Wancura-Kampik

Segment-Anatomie

Ingrid Wancura-Kampik

Segment-Anatomie

Der Schlüssel zu Akupunktur, Neuraltherapie und Manualtherapie

4. Auflage

Unter Mitarbeit von Prof. Dr. med. Jochen Fanghänel, Universität Greifswald

ELSEVIER

Elsevier GmbH, Bernhard-Wicki-Str. 5, 80636 München, Deutschland
Wir freuen uns über Ihr Feedback und Ihre Anregungen an kundendienst@elsevier.com

ISBN 978-3-437-57973-8
eISBN 978-3-437-06261-2

Wichtiger Hinweis für den Benutzer
Die medizinischen Wissenschaften unterliegen einem sehr schnellen Wissenszuwachs. Der stetige Wandel von Methoden, Wirkstoffen und Erkenntnissen ist allen an diesem Werk Beteiligten bewusst. Sowohl der Verlag als auch die Autorinnen und Autoren und alle, die an der Entstehung dieses Werkes beteiligt waren, haben große Sorgfalt darauf verwandt, dass die Angaben zu Methoden, Anweisungen, Produkten, Anwendungen oder Konzepten dem aktuellen Wissensstand zum Zeitpunkt der Fertigstellung des Werkes entsprechen.
Der Verlag kann jedoch keine Gewähr für Angaben zu Dosierung und Applikationsformen übernehmen. Es sollte stets eine unabhängige und sorgfältige Überprüfung von Diagnosen und Arzneimitteldosierungen sowie möglicher Kontraindikationen erfolgen. Jede Dosierung oder Applikation liegt in der Verantwortung der Anwenderin oder des Anwenders. Die Elsevier GmbH, die Autorinnen und Autoren und alle, die an der Entstehung des Werkes mitgewirkt haben, können keinerlei Haftung in Bezug auf jegliche Verletzung und/oder Schäden an Personen oder Eigentum, im Rahmen von Produkthaftung, Fahrlässigkeit oder anderweitig übernehmen.

Für die Vollständigkeit und Auswahl der aufgeführten Medikamente übernimmt der Verlag keine Gewähr.
Geschützte Warennamen (Warenzeichen) werden in der Regel besonders kenntlich gemacht (®). Aus dem Fehlen eines solchen Hinweises kann jedoch nicht automatisch geschlossen werden, dass es sich um einen freien Warennamen handelt.

Bibliografische Information der Deutschen Nationalbibliothek
Die Deutsche Nationalbibliothek verzeichnet diese Publikation in der Deutschen Nationalbibliografie; detaillierte bibliografische Daten sind im Internet über https://www.dnb.de abrufbar.

26 27 28 29 5 4 3 2

In ihren Veröffentlichungen verfolgt die Elsevier GmbH das Ziel, genderneutrale Formulierungen für Personengruppen zu verwenden. Um jedoch den Textfluss nicht zu stören sowie die gestalterische Freiheit nicht einzuschränken, wurden bisweilen Kompromisse eingegangen. Selbstverständlich sind **immer alle Geschlechter** gemeint.

Planung: Marko Schweizer, München
Projektmanagement und Herstellung: Julia Stängle, München
Redaktion: Esther Kinateder, Waldkirchen
Bildrechteklärung: Andrea Ispan, München
Satz: abavo GmbH, Buchloe/Deutschland; TnQ, Chennai/Indien
Druck und Bindung: Rodona Industria Gráfica, S.L., Pamplona/Spanien
Umschlaggestaltung: SpieszDesign, Neu-Ulm
Titelfotografie: Henriette Rintelen, Velbert

Aktuelle Informationen finden Sie im Internet unter **www.elsevier.de**

Geleitwort

Der große Aristoteles resümierte einmal: „Wer die Dinge von Anfang an wachsen sieht, wird sie am besten verstehen.“ In diesem Sinne möchte ich auch die Segment-Anatomie betrachtet wissen. Sie ist nur zu verstehen, wenn man die embryologischen Vorgänge und Sachverhalte der Metamerie berücksichtigt.

Das vorliegende ausführliche Werk von Frau Dr. Ingrid Wancura-Kampik gibt uns einen Überblick über die Segment-Anatomie, welche die Grundlage von Akupunktur, Neuraltherapie und Manualtherapie überhaupt darstellt. Das große Verdienst der Autorin besteht darin, dass sie die Eckpunkte der Segment-Anatomie gesammelt, gesichtet und dazu ihre 40-jährige Erfahrung in der Akupunkturbehandlung eingebracht hat. Dabei hat sie einen großen Fundus auch an älterer Literatur zur Segment-Anatomie zu Tage gefördert. Natürlich sind manche Erkenntnisse aus der älteren Literatur zu überdenken und diskussionswürdig, aber auch zu vervollständigen. Hinzu kommt noch, dass sich Literaturstellen in Werken anderer Disziplinen verstreut finden. Damit ist die vorliegende Lektüre auch eine Art Nachschlagewerk geworden.

Dass auch aus der älteren Literatur neue Aspekte für die moderne Morphologie erwachsen, hat mich als Anatom von Anfang an interessiert und mich bestärkt, die Autorin in ihrem Bemühen zu begleiten. Die Literatur lehrt uns, dass die Altmeister der Segment-Anatomie Grundlegendes erforscht haben, das heute noch Gültigkeit hat, leider aber in Vergessenheit geraten ist.

Bereits 1932 hat der große Neurologe C. S. Sherrington, der sich mit dieser Materie beschäftigt hat, dafür den Nobelpreis in Empfang nehmen dürfen.

Ich wünsche allen Interessierten viel Freude beim Lesen des reich illustrierten Werkes. Mögen Sie dabei erkennen, dass die Kenntnis der segmentalen Innervation aus Sicht aller Behandlungen von der Körperoberfläche aus nicht mehr wegzudenken ist.

Prof. Dr. med. Jochen Fanghänel,
Greifswald im Oktober 2008

Vorwort zur 3. und 4. Auflage

Auf Grund des großen Interesses und der überaus positiven Resonanz seitens der Leser ist erfreulicherweise schon nach kurzer Zeit die 3. und auch 4. Auflage dieses Buches sowie eine Übersetzung ins Englische erforderlich gewesen.

Dies beweist, dass die in Europa begründete Segment-Anatomie hochaktuell ist, insbesondere in einer Zeit, in der immer mehr Ärzte und Therapeuten bei der Diagnose und Therapie von Schmerzsyndromen nach einer Systematik der Schmerzlokalisation suchen und diese in der segmentalen Innervation des Körpers finden können.

Dem Wunsch einiger Leser nach einer genaueren Angabe der Originalliteratur kann ich in manchen Fällen leider nicht nachkommen, da viele der über 150 Jahre alten Texte selbst nicht mehr auffindbar sind, sondern nur noch in der Sekundärliteratur wiedergegeben werden.

Die Bedeutung der Segment-Anatomie für die Akupunktur stößt bei den Lesern deswegen auf besonderes Interesse, da die durch die chinesische Medizinphilosophie geprägte Akupunkturtheorie durch sie eine tragfähige naturwissenschaftliche Basis erhält. Wenn auch die für die Durchführung der Akupunktur durchaus praktikablen altchinesischen Vorstellungen mit ihren archetypischen Bildern eine besondere Faszination und Bindung an dieses Konzept bewirken, können diese Vorstellungen im 21. Jahrhundert nicht mehr als alleinige Basis für die Erklärung der Wirkungsweise der Akupunktur herangezogen werden.

Die Ausbildung in Neuraltherapie und Manualtherapie ist in dieser Beziehung auch in der Vergangenheit deutlich naturwissenschaftlicher ausgerichtet gewesen.

Die "Überfrachtung" der Akupunktur durch Sinologie und Psychologie wird ihrer Bedeutung und Effizienz als Behandlungsmethode nicht gerecht. Dagegen kann eine Annäherung an das Phänomen Akupunktur eher durch ihre Analyse aus der Sicht von Spinalnerv und Sympathikus gelingen.

Eine weiterführende Analyse der Akupunktur aus Sicht der Segment-Anatomie würde den Rahmen dieses Buches sprengen und muss einer weiteren Darstellung vorbehalten bleiben (Wancura-Kampik I. Segment-Akupunktur. München: Kiener-Verlag, 2016).

Bayreuth, im Frühjahr 2017 und 2022
Ingrid Wancura-Kampik

Vorwort zur 1. Auflage

Dieses Buch soll die Segment-Anatomie, jene zu Unrecht „vergessene Wissenschaft“, wieder präsent machen, da sie als Schlüssel zu Akupunktur, Neuraltherapie und Manualtherapie hochaktuell ist.

Denn die Segment-Anatomie liefert die Voraussetzung zum Verstehen und Erkennen jener schmerzhaften Punkte und Areale an der Körperoberfläche, die als algetische und vegetativ-reflektorische Projektionszeichen und Projektionszonen die Folge der Wechselwirkungen im Körper sind und das klinische Erscheinungsbild des „Krank-Seins“ prägen.

Die Basis dieser wechselseitigen Zusammenhänge ist das spinale und vegetative Nervensystem.

Die **Spinalnerven** verbinden wie ein roter Faden Segment-idente, entwicklungsgeschichtlich bedingt aber verstreut liegende und dennoch synchron reagierende Segmentanteile (Dermatome, Myotome, Sklerotome und Enterotome) und machen so den Zusammenhang entfernt liegender Schmerzareale, Hautveränderungen und innerer Krankheiten verständlich.

Dazu ein Beispiel: Da die tiefe Handmuskulatur nach Braus und Elze nur aus C 8- und Th 1-Myotomen besteht und der kaudale Anteil des M. latissimus dorsi nach den metameren Gesetzen von Herringham ebenfalls aus C 8- und Th 1-Mytomen besteht, kann ein tiefer Reiz am Handrücken (z. B. an den Akupunkturpunkten Dü 3, Handpunkt 1, Di 4) den Lumbalbereich beeinflussen.

Das **vegetative Nervensystem,** insbesondere der Grenzstrang des Sympathikus, verwandelt diese spinal-segmentalen Zusammenhänge in einen Gestaltkreis mit sozialer und psychosomatischer Determination, indem es unsere unbewusste Mimik, Gestik und Körpersprache prägt.

Auch dazu ein Beispiel: Über die Rückenmarkssegmente C 8|Th 2 erhält nicht nur die Streckmuskulatur der Arme (M. triceps C 7|C 8|Th 2) spinalsegmentale Impulse, wie sie z. B. für Kampf- und Abwehrbewegungen erforderlich sind, sondern es erhalten über das Centrum cilio-spinale (C 8|Th 2) auch die Augen und die Nackenhaare sympathische Impulse, die ein Haaresträuben und eine Pupillenerweiterung verursachen und so zusammen mit der Streckbewegung der Arme das Bild von Imponiergehabe, Kampf- und Abwehrstellung komplettieren.

Damit werden Bewegungen zu Gebärden und segmentale Wechselwirkungen zum evolutionsbiologischen Pendant somatopsychischer und psychosomatischer Phänomene.

So kann das Wissen über segmentale Zusammenhänge ein Wegweiser für Diagnose und Therapie sein, indem Muskelverspannungen und Schmerzen, Haltungsanomalien und Hautveränderungen, Mimik und Gestik den Leitfaden für eine Segmenttherapie durch Akupunktur, Neuraltherapie und Manualtherapie liefern.

Darüber hinaus kann die Segment-Anatomie aber auch die uns oft unverständliche chinesische Medizinphilosophie als **alleiniges** Erklärungsmodell des Phänomens Akupunktur größtenteils mit seinen naturwissenschaftlichen

Fakten ersetzen und deren Kenntnis darüber hinaus die Effizienz dieser Methode verbessern.

Denn die Einteilung in Yin- und Yang-Bereiche, die Längsdrittelung der Körperoberfläche, die Akupunkturpunkte und die Meridiane, die Wechselbeziehungen zwischen Körperoberfläche und Körperinnerem und zum Teil auch die „pathogenen Faktoren" finden ihre naturwissenschaftliche Erklärung in der Segment-Anatomie.

Nachdem ich mich seit etwa 40 Jahren mit dem Thema „Segment" befasse und alle erreichbare Literatur jener europäischen Anatomen und Neurologen gesammelt habe, die zwischen 1850 und 1960 die Segment-Anatomie begründet haben, und nachdem ich darüber hinaus bei meinem Akupunktur-Studium an der Hochschule für Traditionelle Chinesische Medizin der Universität Peking (1975/76 und 1980) meine Vermutung bestätigen konnte, dass **die chinesische Akupunktur einer Segmenttherapie entspricht,** habe ich mich entschlossen, dieses Thema in ein Buch zu fassen.

Die Abbildungen basieren zum Teil auf Zeichnungen und Skizzen aus Arbeiten europäischer Anatomen in der Zeit von 1850 bis 1900. Da sie von außerordentlicher Genauigkeit sind, habe ich mich ganz bewusst entschlossen, einige Abbildungen „ungeschönt" zu übernehmen, auch wenn sie unseren derzeitigen optischen Erwartungen nicht entsprechen.

Ich hoffe, dass meine eigene Faszination von diesem Thema Segment ein weiteres Mal genauso ansteckend wirkt wie seinerzeit unsere Akupunktur-Bücher (König, Wancura, Maudrich Verlag Wien) Ende der 70er Jahre und dass erneut Interesse geweckt wird an der Segment-Anatomie als dem ältesten architektonischen Konzept der Evolution, das Gesundheit und Krankheit, Psyche und Soma prägt und das in unseren unbewussten sozialen Stimuli zur Basis unseres spontanen Verhaltens, d. h. unserer „Vertebraten-Sprache" wird.

Meinem Mann, Dr. Bernhard Kampik, möchte ich danken für seine Hartnäckigkeit und seine Hilfe, ohne die ich dieses Buch weder begonnen noch beendet hätte.

Herrn Prof. Dr. Jochen Fanghänel möchte ich danken für sein wohlwollendes Interesse und seine konstruktive Kritik als Anatom.

Unserer Mitarbeiterin, Frau Sabine Ziegler, möchte ich danken für ihre unendliche Geduld und Sorgfalt beim Schreiben des Manuskriptes. Frau Christl Kiener, der Lektorin des Buches, ihrem Team und der Herstellerin möchte ich danken für die gute Zusammenarbeit.

Nicht vergessen möchte ich zum Schluss die vielseitigen Anregungen und Hinweise, die mir schon in den 70er Jahren von Professoren der Medizinischen Fakultät der Universität Wien (den Universitätsprofessoren Dr. Auerswald, Dr. Seitelberger und Dr. Tilscher) zuteil wurden und mich darin bestätigt haben, auch gegen die Zeitströmung auf diesem Wege zu bleiben und die Akupunktur aus Sicht der Segment-Anatomie zu interpretieren.

Bayreuth, im Sommer 2008
Dr. med. Ingrid Wancura-Kampik

Inhaltsverzeichnis

Fehler gefunden?

https://else4.de/978-3-437-57973-8

An unsere Inhalte haben wir sehr hohe Ansprüche. Trotz aller Sorgfalt kann es jedoch passieren, dass sich ein Fehler einschleicht oder fachlich-inhaltliche Aktualisierungen notwendig geworden sind.
Sobald ein relevanter Fehler entdeckt wird, stellen wir eine Korrektur zur Verfügung. Mit diesem QR-Code gelingt der schnelle Zugriff.
Wir sind dankbar für jeden Hinweis, der uns hilft, dieses Werk zu verbessern. Bitte richten Sie Ihre Anregungen, Lob und Kritik an folgende E-Mail-Adresse: kundendienst@elsevier.com

1 Segmentierung und Metamerie

Was ist ein Segment?

Segmentierung und Metamerie sind ein Ordnungsprinzip, das sichtbar (in Form von Unterteilungen, „Segmenten") oder unsichtbar (in Form von funktionellen Abschnitten) den Bauplan aller Wirbeltiere charakterisiert.

Segmentierung und Metamerie sind aber auch das älteste architektonische Gerüst der Evolution, das von der Pflanze bis zum Menschen nachweisbar ist. Der Bauplan von Segmentierung und Metamerie folgt Gesetzen, deren Kenntnis keineswegs nur aus Sicht der Evolution interessant, sondern für die Medizin von eminenter Bedeutung, ja von „gebieterischer Notwendigkeit" ist (van Rynberk 1900).

Ein **Segment** ist bei den Vertebraten das Versorgungsgebiet eines Spinalnervs in Haut, Muskulatur, Knochen und inneren Organen (Dermatom, Myotom, Sklerotom, Enterotom u.a.) und die Basis der Wechselbeziehung zwischen Körperoberfläche und Körperinnerem.

Obwohl sich die Segmentanteile während der embryologischen Entwicklung wie die geologischen Erdschichten gegeneinander verschieben und dadurch weit voneinander verlagert werden – so z.B. die segmentgleichen Muskelanteile von C 8 zum Teil an die Hand, zum Teil an den Beckenkamm –, bleiben sie aber dennoch miteinander lebenslang durch denselben Spinalnerven in Verbindung. Somit können sich Schmerzen eines Segmentanteils an weit verstreuten Arealen manifestieren.

Die Gesetze von Segmentierung und Metamerie zu kennen bedeutet, einen Dechiffrierschlüssel zu besitzen, der die Wechselwirkungen und Projektionsphänomene an der Körperoberfläche im Krankheitsfall entziffern kann. Es bedeutet aber auch, in Diagnose und Therapie mit „Fingerspitzengefühl", d.h. „mit sehenden Händen von außen in den unversehrten Körper nach innen schauen zu können" (Kunert 1975).

Segmentierung und Metamerie sind im Zustand der Gesundheit mit freiem Auge nicht zu erkennen. Im Zustand der Krankheit treten sie aber eindrucksvoll in Erscheinung.

Die Gesetze von Segmentierung und Metamerie sind die Gesetze des Spinalnervensystems, ergänzt durch das vegetative Nervensystem. Diese Gesetze wurden im 19. Jahrhundert in umfangreichen Studien von europäischen Anatomen als „Segment-Anatomie" begründet.

Meines Erachtens ist die Segment-Anatomie aber auch der westliche Weg, um die Theorien der alten chinesischen Akupunktur zu interpretieren und diese Erfahrungsheilkunde zu optimieren. Denn die chinesische Akupunktur trägt nach meiner Analyse die Handschrift von Spinalnerv und Sympathikus, man könnte sagen, sie basiert auf dem metameren Gedächtnis des Organismus.

Das Wissen über spinal-segmentale Wechselwirkungen und Projektionsphänomene ermöglicht dem Arzt ein „diagnosein", wörtlich ein Hindurchschauen, somit eine Diagnose im eigentlichen Sinn des Wortes.

Darüber hinaus kann die spürbare und sichtbare Veränderung an der Körperoberfläche, die der Patient in einer ganz bestimmten Weise mit den Parametern von Quantität, Qualität und Intensität erlebt, aber auch der Ausgangspunkt für eine Individualmedizin sein, bei der der Arzt das subjektive Schmerzerlebnis dieser Projektionszeichen in Diagnose und Therapie integrieren kann. Nach Puttkammer (um 1900) sollte

… der Arzt der Zukunft mit souveräner Beherrschung der Kenntnisse über die Zusammenhänge der Körperoberfläche mit den Organen ein umfassendes Wissen um den Wert der verschiedenen therapeutischen Maßnahmen erwerben, die es ermöglichen, das erkrankte Organ von der Reflexzone aus zu diagnostizieren und zu therapieren.

Uns naturwissenschaftlich ausgebildeten Akupunkturärzten ermöglicht die Kenntnis segmentaler Zusammenhänge, auf uns eher fremde philosophische Theorien als **alleinige** Erklärung dieser Erfahrungsheilkunde zu verzichten.

Segmente sind gleichwertige Abschnitte des Organismus, die aus einer äußeren Hülle und inneren Organen bestehen und „metamer", das heißt „aufeinanderfolgend", den Körper des Lebewesens aufbauen. Wenn sich Segmente in kranio-kaudaler Folge, also metamer in der Längsachse des Individuums, aneinanderreihen, dann spricht man

- nicht von Segmenten, sondern von **Metameren,**
- nicht von Segmentierung, sondern von **Metamerie.**

Die Anzahl der Segmente entspricht der Anzahl der Spinalnerven des Individuums.

Die Anordnung in der rechten und linken Körperhälfte, entsprechend dem rechten und linken Spinalnerv, bezeichnet man als **Antimerie.**

Segmentierung und Metamerie ermöglichen die Wechselwirkung zwischen Segmentanteilen der Körperoberfläche und des Körperinneren, die für Diagnose und Therapie genützt werden kann.

Der Aufbau des Organismus aus Teilstücken, „Segmenten“ und „Metameren“, ist charakteristisch für den Bauplan aller Wirbeltierkörper. Die Segmentierung zeigt sich schon auf einer sehr frühen Entwicklungsstufe als Gliederung in Teilstücke.

Jedes dieser Teilstücke besteht aus einem

- Hautareal – **Dermatom**
- Muskelabschnitt – **Myotom**
- Skelettabschnitt – **Sklerotom**
- Eingeweideanteil – **Enterotom**
- nervalen Abschnitt – **Neurotom**

Alle diese „Tome“ (wörtlich „Schnitte“) sind Anteile eines Segmentes und stehen miteinander in nervaler Verbindung.

Trifft ein Reiz einen dieser Segmentanteile, so wird die Erregung auf einer **af**ferenten Bahn zu einem im gleichen Segment liegenden nervösen Zentrum geleitet und gelangt von hier auf einer **ef**ferenten Bahn – im Sinne eines **Eigenreflexes** – zum Reizort zurück, oder dieser Reiz gelangt als **Fremdreflex** zu anderen Teilen des betreffenden Segmentes. Im einfachsten Fall „pendelt“ der Reiz in den Segmentanteilen hin und her:

- vom Dermatom zum Myotom,
- vom Myotom zu anderen Teilen des Myotoms,
- vom Enterotom zum Dermatom,
- vom Enterotom zum Myotom,
- von einem Enterotom zum anderen Enterotom
- usw.

Durch solche Reflexe werden alle Teile des Segmentes in einen nervösen Erregungszustand versetzt.

Da das Neurotom bei diesem Erregungszustand immer mit beteiligt ist, können bei Erkrankungen innerer Organe an der Körperoberfläche Schmerzphänomene sowie motorische und vegetative Reflexe ausgelöst werden.

Eine Teilung des Wirbeltierkörpers in einzelne, aber hintereinander liegende Segmente beginnt bereits in einem sehr frühen Embryonalstadium.

Im Anschluss an das Morula- und Blastula-Stadium entsteht durch Einstülpung das Gastrula-Stadium und damit ein zweiblättriger Keim.

Die Gastrula besteht aus einem äußeren **(Ektoderm)** und einem inneren **(Entoderm)** Keimblatt. Beide umschließen den Urdarm, die künftige Leibeshöhle. Später bildet sich das dritte Keimblatt, das **Mesoderm.**

Bereits in der 3. Fetalwoche bilden sich aus dem Mesodermstreifen beidseits der Chorda dorsalis etwa 40 würfelförmige Abschnitte, die man als **Ursegmente, Urwirbel** oder **Somiten** bezeichnet.

Aus diesen Ursegmenten entstehen später die Myotome und Sklerotome, somit die definitiven Segmente der Körperoberfläche.

Man erkennt bereits in diesem frühen Stadium, dass die Körperhülle schichtartig aufgebaut ist.

Von außen nach innen kann man bei dieser Schichtung unterscheiden

- ein Dermatom – einen Hautabschnitt
- ein Myotom – einen Muskelabschnitt
- ein Sklerotom – einen Knochenabschnitt
- ein Neurotom – einen Spinalnervenabschnitt.

Diese umhüllen den Körperinhalt,

- die Enterotome – die inneren Organe.

Auch das Medullarrohr tritt in segmentgebundene Beziehung zu diesen mesodermalen Myotomen und Sklerotomen.

Damit wird auch das Rückenmark in die metamere Gliederung einbezogen und bleibt mit den Abschnitten der Körperoberfläche durch segmentgebundene Nervenbahnen verbunden.

> Die seitlichen und ventralen Abschnitte des Mesoderms und das entodermale Darmrohr bilden die inneren Organe. Diese sind zwar unsegmentiert, bleiben aber an den segmentierten dorsalen Abschnitt des Mesoderms im metameren Sinn gebunden.

Das heißt, jedes Organ ist und bleibt mit einem definierten Abschnitt des Rückenmarks ein Leben lang durch segmentgebundene Nervenbahnen in Verbindung.

Auch das **Ektoderm** bleibt mit den Neurotomen des Rückenmarks durch segmental verlaufende Bahnen in Verbindung und bildet so die **segmentalen Innervationszonen der Haut, die Dermatome.**

Der Körper des Menschen ist aber nicht nur im Embryonalzustand, sondern auch noch im Erwachsenenstadium in Segmente unterteilt, die in kranio-kaudaler, also metamerer Folge den Organismus teilen, einteilen und die einzelnen Abschnitte einander zuteilen.

Die Unterteilung in Segmente bedeutet also, dass Haut-, Muskel- und Knochenabschnitte an der Körperoberfläche über einen gemeinsamen Spinalnerv mit einem inneren Organ in Beziehung stehen.

Wie Abbildung 1.1 zeigt, besteht ein Segment aus einer horizontalen Scheibe des Körpers, ähnlich jenen anatomischen Präparaten, die als Querschnittpräparate immer nur einen Teil der äußeren Hülle und einen Teil der inneren Organe zeigen.

Jene Segmentanteile an der Körperoberfläche, die von einem Spinalnerv versorgt werden, bezeichnet man auch als **spinale Peripherie.**

Der diese Anteile versorgende Spinalnerv gibt „seinen" Segmentanteilen auch „seinen" Namen. So wird z.B. der vom 5. Thorakalnerv innervierte Haut-, Muskel- und Knochenabschnitt bezeichnet als

- Dermatom Th 5
- Myotom Th 5
- Sklerotom Th 5.

Prinzipiell stimmt dieser Aufbau von Körperhülle und Körperinnerem mit dem Segmentaufbau in früheren Evolutionsstufen überein.

Ein deutlich sichtbarer Rest der ursprünglich segmentalen Gliederung des Körpers ist somit der Spinalnerv.
Zu jedem Segment gehört ein Spinalnerv, und jeder Segmentanteil wird vom selben Spinalnerv innerviert.
Somit definiert nur der Spinalnerv, was zu einem Segment gehört.

Er verbindet die von ihm versorgten Dermatome, Myotome, Sklerotome und Enterotome zu einer **synchron reagierenden, funktionellen Einheit.**

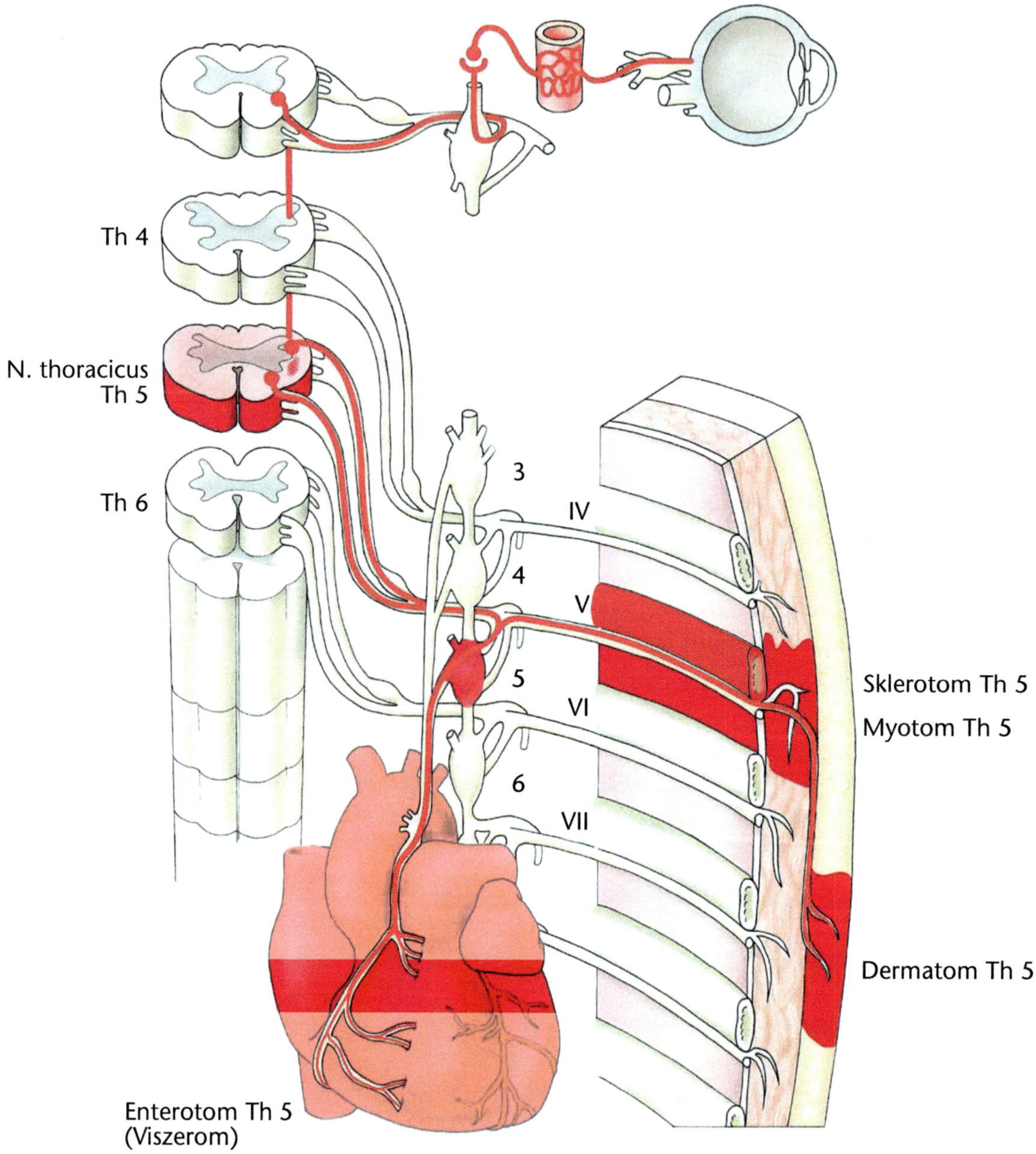

Abb. 1.1 Schema eines Segmentes am Beispiel von Th 5 mit Anteilen von Dermatom, Myotom, Sklerotom und Enterotom sowie Spinalnerv und Sympathikusanteil als Basis von Wechselbeziehungen und Projektionsphänomenen zwischen Körperoberfläche und Körperinnerem; modifiziert nach Hansen und Schliack.

Die Verbindung der Segmentanteile durch ihren Spinalnerv bleibt ein Leben lang bestehen, auch wenn sich durch Wachstum und Weiterentwicklung der Segmentanteile beträchtliche Verschiebungen und Verlagerungen ergeben. Die Wechselwirkung zwischen den Segmentanteilen an der Körperoberfläche untereinander und der Körperoberfläche mit inneren Organen entsteht, weil der Spinalnerv in „seinen" Innervationsarealen Informationen über Störungen „austauscht".

So können bei Krankheiten des Herzens Schmerzen an der Körperoberfläche in Haut, Muskulatur und Knochen jener Segmente auftreten, die mit dem Herzen segmental „verwandt" sind.

Umgekehrt können aber auch bei Störungen der spinalen Peripherie, z.B. bei chronischen Irritationen entsprechender Wirbelanteile oder bei Narben nach Verletzungen, Schmerzen oder Funktionsstörungen am inneren Organ auftreten.

Der Spinalnerv ist demnach die Voraussetzung für die Segmentierung und die Wechselwirkung zwischen den Segmentanteilen (s. Kap. „Algetische und vegetativ-reflektorische Krankheitszeichen", S. 294).

Die Segmentierung hat aber nicht nur den Bauplan der Vertebraten bestimmt. Man findet analoge Unterteilungen, also Segmentierungen, von der Pflanze über niedere Würmer bis zu den Vertebraten. Segmentierung ist somit der älteste Bauplan in der Evolution.

Schon Leonardo da Vinci hat im Spinalnerv und in seiner Verteilung den Plan der Architektur des menschlichen Körpers erkannt, wie eine Abbildung aus dem „Canon" zeigt (s. Abb. 1.2).

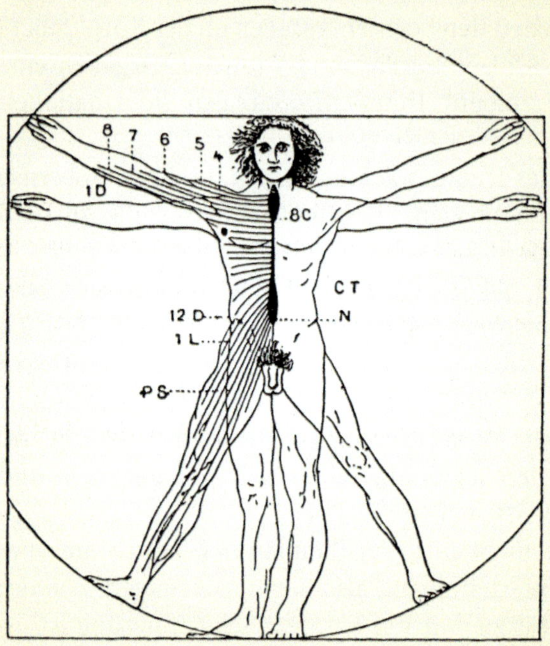

Abb. 1.2 Schema aus dem „Canon" von Leonardo da Vinci, das die Verteilung der Spinalnerven (numeriert) an Rumpf und Extremitäten und ihren Ursprung aus dem Rückenmark bereits exakt wiedergibt, nach Brissaud, zitiert bei van Rynberk. Beachte das bereits von da Vinci richtig erkannte Freibleiben des Gesichtes von der Spinalnerveninnervation.

Wie Abbildung 1.3 zeigt, findet man eine **Segmentierung**

- bei **Pflanzen** in Form von Einkerbungen, Einschnürungen und Markierungen. Innerhalb dieser Abschnitte findet man regelmäßig sich wiederholende Strukturen wie Blätter, Blüten und Knospen,
- bei **niederen Tieren,** z.B. bei Würmern, in den einzelnen Abschnitten lebensnotwendige Organe sich regelmäßig wiederholend,
- bei **Gliederfüßlern** Gliedmaßen oder Gerüstelemente in den äußeren Segmentabschnitten.

In diesem Evolutionsstadium kann sich ein einzelner Segmentanteil noch vollständig zu einem kompletten Organismus weiterentwickeln. So kann aus einem Aststück ein Baum, aus einem Regenwurmteil ein vollständiger Regenwurm entstehen. Solche Beobachtungen hat schon Aristoteles beschrieben.

- Beim **Lanzettfischchen,** dem Urbild der Wirbeltiere, findet man die Unterteilung in Form einer inneren Segmentierung, die vor allem die Muskulatur betrifft.
- Bei **höheren Wirbeltieren** ist die Segmentierung mit freiem Auge nur mehr am Achsenskelett und am Spinalnervensystem erkennbar.

Den gleichen segmentalen Aufbau findet man auch bei

- Fischen
- Reptilien
- Vögeln
- Säugetieren.

Funktionelle Abschnitte von Haut, Muskulatur und Wirbelkörpern sowie Anteile eines inneren Organs bilden eine Einheit, ein Segment.

Durch die Ursegmentbildung erinnert der Embryo an einen Wurm. Dies und andere Ähnlichkeiten mit niederen Tieren haben im 19. Jahrhundert zu eigenartigen Theorien über die Entstehung und Entwicklung des Menschen geführt, die ich, in Anlehnung an van Rynberk, kurz zusammenfassen möchte:

Etwa 1850 hatten Untersuchungen an niederen Würmern zu der Vorstellung geführt, dass die Segmente dieser Tiere kleine Lebenseinheiten mit relativer Überlebensfähigkeit sind.

Man bezeichnete diese kleinsten Lebenseinheiten als „Zooniten“ und nahm an, dass diese erst durch Zusammenschluss und Spezifizierung ein vollständiges Lebewesen „Bion“ entstehen ließen.

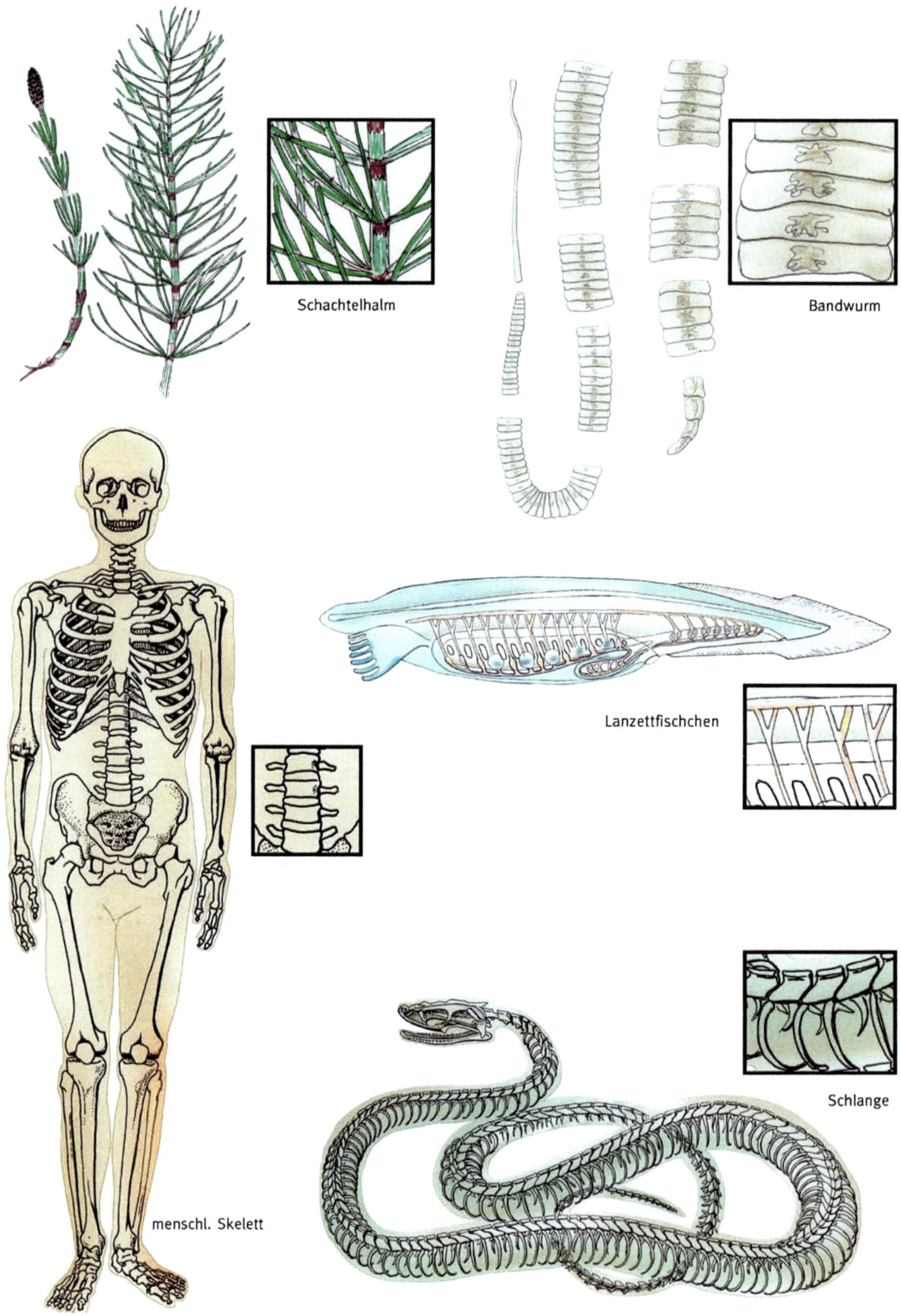

Abb. 1.3 Die Segmentierung im Verlauf der Evolution. Sichtbare äußere Segmentierung bei Pflanzen und niederen Tieren, unsichtbare innere Segmentierung bei den Vertebraten.

Diese Vorstellung führte, passend zur Gedankenwelt des 19. Jahrhunderts, auch der politischen, zur Theorie der **„relativen Individualität"**, die besagt, dass kleine Lebenseinheiten einzeln zwar begrenzt **lebensfähig** sein können, aber nur in der Gruppe **überlebensfähig** sind.

In den Metameren, d.h. den aufeinanderfolgenden Abschnitten oder Segmenten niederer Tiere, vor allem aber in ihrer Fähigkeit zur Regeneration, sahen Haeckel und Gegenbauer den Beweis, dass Wachstum durch Sprossung oder Knospung zustande komme.

Der Gedanke einer Sprossung hat damals auch merkwürdige Vorstellungen von der Segmentierung am menschlichen Körper aufkommen lassen. So vermutete Brissaud, dass die Segmente in Form „glockenförmiger Sprossen" in Erscheinung träten (s. Abb. 1.4).

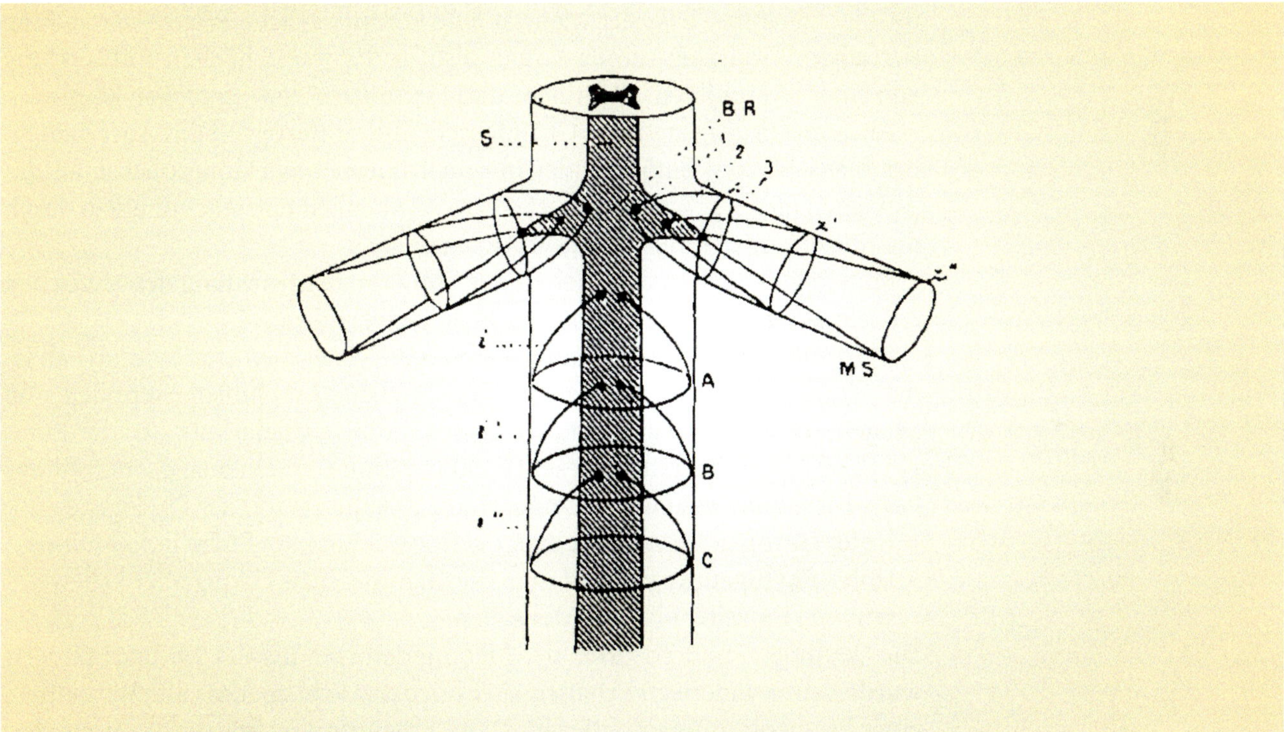

Abb. 1.4 Alte schematische Darstellung der Segmentanordnung an Rumpf und oberer Extremität, nach Brissaud, zitiert bei van Rynberk.
Falsch: Vorstellung einer Segmentsprossung.
Richtig: Der Hinweis auf einen ventralen und dorsalen Anteil des Segmentes.

Dazu schreibt Haeckel:

„Die Metameriebildung ist also durch einen Sprossungsprozess zu erklären, der unvollständige Produkte liefert, die zu einem Ganzen vereinigt bleiben“.

Die Sprossungstheorie von Haeckel und Gegenbauer als Grundlage für die Metamerenbildung ist inzwischen verlassen.

Heute weiß man, dass die primäre Metamerie des Wirbeltieres durch segmentale Gliederung des Längsstreifens des Mesoderms in Somiten oder Urwirbel entsteht (van Rynberk).

Eine weitere Theorie aus dieser Zeit muss noch erwähnt werden, weil sie – obwohl längst widerlegt – noch immer in manchen Büchern vertreten wird. Es ist dies die Theorie vom **biogenetischen Grundgesetz.**

Demzufolge sah man in der Segmentierung des Menschen eine Bestätigung für die Annahme, dass der Mensch eine kontinuierliche Weiterentwicklung tierischer Vorphasen sei, dass man also in der menschlichen Entwicklung von einer „Amphibien-, Reptilien- und Fischphase“ usw. sprechen könne.

Auch dieses biogenetische Grundgesetz nimmt Bezug auf das Aussehen eines menschlichen Embryos, der in sehr frühen Entwicklungsphasen an das Aussehen niederer Tiere erinnert. Diese Ähnlichkeit entsteht vor allem durch die Gliederung des Mesoderms in Ursegmente.

Man folgerte daher, dass sich in der Embryonalentwicklung des Menschen z.B. ein ausgewachsenes Lanzettfischchen widerspiegele.

Demzufolge sei der segmentale Bauplan des Menschen eine Synthese all jener Baupläne, die der Entstehung von Fischen, Amphibien, Reptilien und Säugetieren zugrundeliege. Dieser Theorie zufolge wiederhole also der Embryo die Phasen seiner Stammesentwicklung während seiner eigenen Entwicklung. Die Ontogenese wäre demnach eine Rekapitulation der Phylogenese:

- Unter **Ontogenese** versteht man die Entwicklung des Einzelindividuums.
- Unter **Phylogenese** versteht man die Stammesentwicklung aller Lebewesen vom Einzeller bis zum Menschen.

Die Deutungen und Theorien der Metamerieforschung des 19. Jahrhunderts wurden zwar widerlegt. Erhalten aber blieb das Prinzip, dass alle Wirbeltiere einer Segmentierung unterliegen. Diese Erkenntnis ist aus den naturwissenschaftlichen Disziplinen, insbesondere aber aus der naturwissenschaftlichen Medizin in Diagnostik und Therapie, nicht mehr wegzudenken.

Zur Bedeutung des Segments

Es drängt sich nun die Frage auf, was den Bauplan von Segmentierung und Metamerie so erfolgreich gemacht hat.

Betrachtet man die Segmentierung nicht nur embryologisch und morphologisch, sondern teleologisch mit der Frage nach ihrem biologischen Sinn, so muss man m. E. die Antwort auf diese Frage vor allem in einer evolutiv bewährten individuellen Lebensstrategie suchen.

Dies trifft für niedere Tiere ebenso zu wie auch für den Menschen:

- Jeder Umwelteinfluss, der auf die schützende Außenhülle eines lebenden Individuums trifft, wird der Innenregion zugeleitet – auch wenn es sich nur um ein einzelliges Lebewesen handelt.
- Wenn es für die Existenz eines solchen Lebewesens notwendig und vorteilhaft ist, gelangt dieser Reiz durch plasmatische Zusammenziehungen und Formänderungen zur Oberfläche zurück.

Trifft nun ein Reiz auf einen metamer gegliederten Organismus, so hat dieser als Vorteil gegenüber einem diffus innervierten Organismus die Möglichkeit, auf den Reiz nur mit dem betroffenen Körperabschnitt zu antworten.

Dadurch müssen nur einzelne Abschnitte und nicht der ganze Organismus auf den Reiz reagieren. Dieser Vorgang, der bei allen niederen Lebewesen bereits nachweisbar ist, wurde ebenfalls schon von Aristoteles beschrieben.

Der Vorteil einer Segmentierung besteht also vor allem darin, dass der Reiz ausschließlich auf segmentaler Ebene moduliert und kompensiert werden kann, ohne dass gleich der Gesamtorganismus irritiert wird.

Auch beim Menschen und bei den höheren Vertebraten bilden Segmentierung und Metamerie **eine Form der individuellen Überlebensstrategie,** da sich der Organismus – ohne Zutun unseres Kortex, also automatisch reflexhaft – eine wirkungsvolle Möglichkeit einer Regeneration und Selbstheilung geschaffen hat.

Diese Fähigkeit zur „Überlebens-Fähigkeit“ führt auch beim Menschen dazu, dass bei manchen Krankheiten nur Segmente des Körpers und nicht der ganze Körper krank machend irritiert werden.

Da Körperhülle und Körperinneres durch nervale Verbindungen in ständiger Wechselwirkung stehen, können bei Störungen innerer Organe durch Reize an äußeren Segmentanteilen wie z.B. Haut, Muskulatur und Knochen die inneren kranken Segmentanteile heilend beeinflusst werden.

Viele Methoden der Volksmedizin sind auf segmentbezogene Heilbehandlungen zurückzuführen.

Therapieformen, die versuchen, Krankheiten durch die Körperoberfläche auszuleiten, waren zu allen Zeiten der Medizingeschichte von Bedeutung. Diese „Hautausleitung“ kann man in einem bekannten Lehrsatz von Paracelsus kurz zusammenfassen:

„Wo die Natur einen Schmerz erzeugt, dort will sie schädliche Stoffe anhäufen und ausleeren, wo sie dies nicht kann, muss man nachhelfen.“

Zwar entsprachen diese Überlegungen dem damaligen medizinischen Wissen, die therapeutische Erfahrung dieser Heilerfolge hat aber auch heute noch praktische Bedeutung, so z.B. bei den bekannten „Oberflächentherapien“ wie Kantharidenpflaster, Schröpftherapie, Blutegeltherapie, Aderlassbehandlung, Baunscheidt-Verfahren, aber zum Teil auch bei der Akupunktur und Moxibustion*.

Diese Therapiearten waren bei fast allen Völkern bekannt:

- Nach Herodot haben vor allem Ärzte der Völker Südrusslands, der Balkanländer und Libyens künstliche Verletzungen zur Heilung verschiedener Krankheiten in die Haut gesetzt.
- Hippokrates und seine Nachfolger benutzten die Kauterisation als Hautausleitungsmethode**.
- Diese Anwendungen wurden auch von der römischen Medizin (Galen) übernommen.
- In der mittelalterlichen Medizin war besonders unter arabischem Einfluss die Kauterisation weit verbreitet und besonders bei Gelenkleiden und Neuralgien erfolgreich angewendet worden.

Von all diesen Therapien, die auf empirischen Erfolgen basieren, hat eine Tatsache aber auch heute noch Gültigkeit, nämlich, dass ein Reiz an bestimmten Hautabschnitten eine therapeutische Wirkung auf bestimmte innere Erkrankungen hat.

Natürlich hatte man sich unter den auszuleitenden Stoffen zu verschiedenen Zeiten Verschiedenes vorgestellt und aus dem rein empirischen Wissen unterschiedliche medizinische Theorien abgeleitet.

Das theoretische System ist in den meisten Fällen nur noch medizinhistorisch interessant. Das empirische Wissen über Reflexbeziehungen hingegen hat auch heute noch großen praktischen Wert.

* Die wörtliche Übersetzung von **Zhen jiu** heißt „stechen und brennen".

** Die wörtliche Übersetzung von **καιειν και τεμνειν** heißt „brennen und schneiden".

Insbesondere in der chinesischen Akupunktur zeigt sich, dass diese Theorie über die wechselseitigen Beziehungen zwischen Körperoberfläche und Körperinnerem im Grunde einer Segmenttherapie entspricht, ich würde sagen:

Die Akupunktur trägt die Handschrift von Spinalnerv und Sympathikus.

Ergänzen muss man diese Analyse noch durch die Tatsache, dass das Konzept der chinesischen Medizin auf einer phänomenologischen Sicht der Krankheiten basiert.

Dies konnten wir (König, Wancura) schon 1983 in Zusammenarbeit mit Prof. Auerswald (Physiologisches Institut der Universität Wien) nachweisen und erstmals so beschreiben. Es wurde später von einer Reihe anderer Autoren übernommen.

Man versteht unter phänomenologischer Sicht der Krankheiten, dass das subjektiv erlebte Krank-Sein, also der
- Ort der Krankheitsempfindung und die
- Art der Krankheitsempfindung,

Grundlagen für ein Medizinkonzept sind.

Darüber hinaus lehrt die Analyse der Akupunktur, dass die Parameter von Ort und Art der Krankheitsempfindung über das Vegetativum metamer verankert sind (s. Kap. „Vegetativum", S. 79).

Demnach sind für die Wechselwirkungen zwischen Körperoberfläche und Körperinnerem nicht nur
- spinal-segmentale Wechselwirkungen, sondern auch
- vegetativ-reflektorische Wechselwirkungen von Bedeutung.

Wie später noch aufgezeigt wird (s. S. 115), verursachen vor allem die vegetativ-reflektorischen Projektionszeichen jene qualitativen Parameter, die **Krankeit als zentralnervöse Verarbeitung des Krankheitsgeschehens** definieren. So bekommen z.B. Wärmeempfindung, Kälteempfindung oder Zugluftempfindung einen diagnose- und therapieorientierten Charakter.

Die Basis der segmentalen Wechselwirkungen und Projektionsphänomene ist das periphere Nervensystem, das im nächsten Kapitel beschrieben wird, soweit es für das Verstehen der segmentalen Zusammenhänge notwendig ist.

2 Die Rolle des peripheren Spinalnervensystems in der Segmentlehre

Der Spinalnerv definiert das Segment

Die Spinalnerven verbinden, wie ein roter Faden, Segmentanteile wie die Mitglieder einer Familie zu einer synchron reagierenden funktionellen Einheit. Dadurch werden jene Haut-, Muskel- und Knochenabschnitte, die vom selben Spinalnerv innerviert werden, miteinander und mit inneren Organen in reflektorische Beziehung gesetzt.

Das Studium der Versorgungsgebiete von Spinalnerv und Sympathikus ist die Basis der **Segment-Anatomie**, die überaus interessante Erkenntnisse über die Wechselwirkung einzelner Körperabschnitte liefert.

Bevor man aber die „Tome“, also die Segmentanteile, als synchron reagierende Einheiten analysiert und in praxisnaher Konsequenz interpretiert, müssen diese „Tome“ getrennt, eben ana-tomisch dargestellt werden (s. Kap. Dermatom, Myotom usw.).

Die Kenntnis der „Neurotome“, also von Spinalnerv und Sympathikus, ist von eminenter Bedeutung für das Verständnis von Segment-Anatomie und Akupunktur.

Nach meiner Analyse stimmen die anatomischen Studien und Resultate von van Rynberk, Sherrington, Voigt, Bolk u.a. (1850 bis 1900) in auffallender Weise mit einigen Theorien und Regeln der chinesischen Akupunktur überein.
Die Segment-Anatomie liefert demnach eine naturwissenschaftlich gesicherte Möglichkeit einer Interpretation und Annäherung an das Phänomen Akupunktur.

Der Spinalnerv wird auch als **Segmentalnerv** bezeichnet, da er die einzelnen Segmentanteile an der Körperoberfläche und im Körperinneren zu einer funktionellen Einheit verbindet. Seine Innervationsareale definieren:

- in der Haut – das Dermatom
- in der Muskulatur – das Myotom
- im Skelettbereich – das Sklerotom
- im Rückenmark – das Neurotom
- im Bereich der Eingeweide – das Enterotom.

Jeder Spinalnerv bestimmt über seine Innervationsareale, was zu einem, zu „seinem" Segment gehört. Der Spinalnerv dirigiert und synchronisiert die „wie mit einer Stimmgabel angetönten" (Head) Segmentanteile für jenes biologische Zusammenspiel, das dem Überleben des Einzelindividuums dient.

Dieses biologische Zusammenspiel wird möglich, indem Reflexbeziehungen der Segmentanteile eine Verlagerung oder Verschiebung von Störungen zwischen Oberfläche und Innerem ermöglichen.

Da die Spinalnervenpaare in regelmäßiger kranio-kaudaler, also metamerer Folge, das Rückenmark und die Wirbelsäule verlassen, bildet dieser Bereich den deutlich sichtbaren Rest der ursprünglichen Segmentierung und Metamerie.

Wie jener Ariadne-Faden, der Theseus durch das Labyrinth zum Ausgangspunkt zurückführte, bildet auch der Spinalnerv den nervalen Wegweiser im Labyrinth verstreuter Segmentanteile, der auf den Ursprung des Spinalnerv im Rückenmark hinweist.

Der Spinalnerv wurde deshalb von den Anatomen des 19. Jahrhunderts als **Hodoneuromer*** (van Rynberk) bezeichnet, was sinngemäß als **nervaler Wegweiser im Segment** zu übersetzen ist.

Das enge Zusammenspiel der segmentalen Innervationsareale könnte man als „spinale Anatomie und Symphonie der Beziehungen innerhalb unseres Körpers" bezeichnen. Es stellt die Basis unserer spontanen Körpersprache, vegetativen Mimik und der unbewussten sozialen Stimuli als mögliche Ursache von Schmerzen, Muskelverspannungen und Krankheiten dar.

Für den Akupunkteur sind die Innervationsareale von Spinalnerv und Sympathikus (s. S. 33, 92) keinesfalls nur trockene Anatomie, sondern bringen interessante Erkenntnisse zum Verständnis jener Wechselwirkungen des Körpers, welche die chinesischen Ärzte vor vielen Jahrhunderten rein empirisch gefunden und mit ihren damaligen Möglichkeiten als Akupunkturtheorie erklärt haben.

> Die in vielen Bereichen bestehende Übereinstimmung zwischen Segment-Anatomie und Akupunktur ist so sehr verblüffend und exakt, dass ich mich nach eingehendem Studium nur sehr schwer der Meinung anschließen kann, die alten chinesischen Ärzte hätten überhaupt nicht seziert.

* ὁδός (hodos) [griech.] = der Weg

Die Spinalnerven

Der Mensch besitzt 31 (32) paarweise aus je einem Rückenmarkssegment austretende Nerven und ebenso viele Segmente, die metamer in kranio-kaudaler Reihenfolge und antimer links und rechts angeordnet sind:

8 Halsnerven	Nn. cervicales	C 1 bis C 8
12 Brustnerven	Nn. thoracici	Th 1 bis Th 12
5 Lendennerven	Nn. lumbales	L 1 bis L 5
5 Kreuzbeinnerven	Nn. sacrales	S 1 bis S 5
2 Steißbeinnerven	Nn. coccygei	Co 1 bis Co 2

Spinalnerv und Segment

Der Spinalnerv hält als „roter Faden" die Verbindung zu „seinen" Segmentanteilen ein Leben lang aufrecht, auch wenn diese entwicklungsgeschichtlich bedingt weit voneinander verstreut wurden, wie dies die Abbildung 2.1 am Beispiel von C 5 zeigt.

So können z.B. Schmerzen und Verspannungen im **Myotom C 5** im Bereich von Schulter und Oberarm im Zusammenhang mit einer Irritation des **Sklerotoms C 5** stehen. Zu diesem zählt der 5. Halswirbelkörper bzw. der Dornfortsatz C 4, da diese mit den Rückenmarkssegmenten C 5|C 6 in Beziehung stehen. Auch die Spina scapulae zählt zum Sklerotom C 5.

Ferner können im **Dermatom C 5** eventuell Hautveränderungen im Zusammenhang mit einer Irritation im **Myotom C 5** auftreten.
Es können aber auch Störungen zwerchfellnaher Organe über die **Myotome C 4|C 5** (Zwerchfell) und den **N. phrenicus** (C 4|C 5) Schmerzen verursachen:

- im Bereich der Schulter
- am Dornfortsatz C 4 und Wirbelkörper C 5
- im Bereich der Spina scapulae sowie
- am klavikulären Ansatz des M. pectoralis.

Wie dieses kleine Beispiel zeigt, ist die Kenntnis der Lage zusammengehörender Segmentanteile, also die Kenntnis der Anatomie spinaler Beziehungen, von großer diagnostischer und therapeutischer Bedeutung.
Schmerzforschung muss daher immer auch Metamerieforschung sein.

Die Schultergürtelmuskulatur stammt

- von der Armmuskulatur, die zentripetal zum Rumpf zurückwächst,
- von der Rumpfmuskulatur, die vom Rumpf zentrifugal in die oberen Gliedmaßen einwächst,
- von kranio-thorakalen Muskeln, die vom Kopf auf den Schultergürtel wachsen.

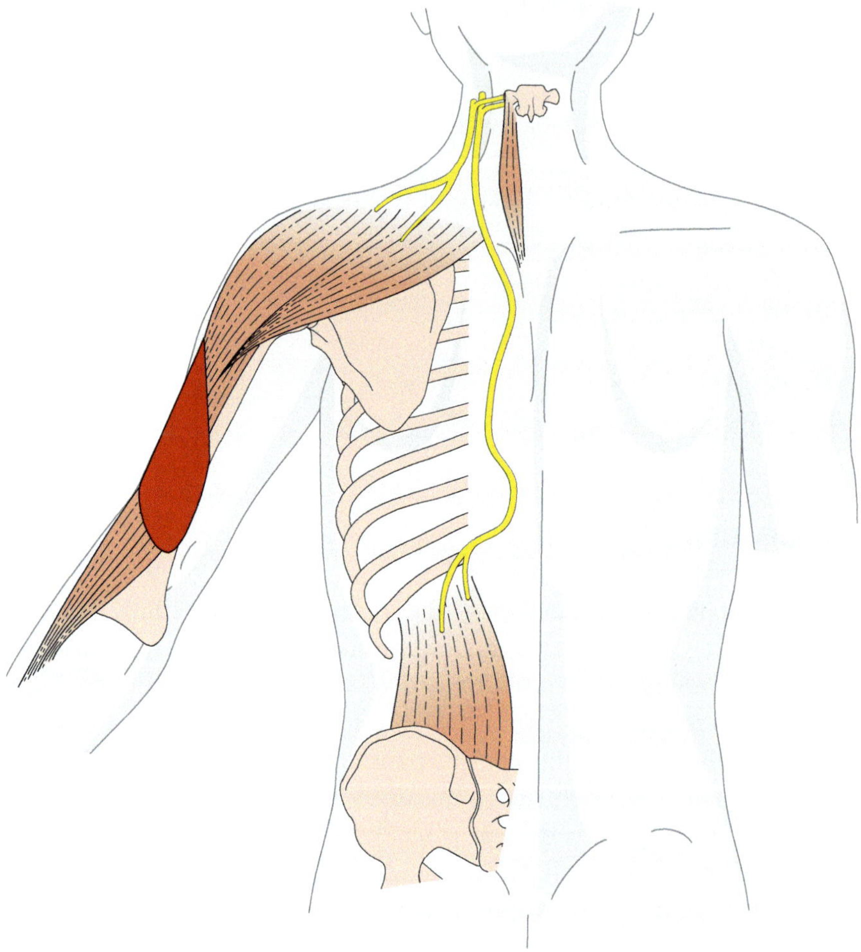

Abb. 2.1 Das Segment C 5 (schematische Darstellung nach einer Originalzeichnung von Bolk): Im Dermatom C 5 als einheitliche Hautfläche, im Myotom C 5 „zerstückelt" in Myotom-Anteile (Schultermuskulatur, Zwerchfell), im Sklerotom verteilt auf verschiedene Knochenabschnitte (Spina scapulae, 5. Halswirbel, Humerus).
Der Spinalnerv C 5 mit seinem Ast, dem N. phrenicus

Kraniokaudale Ordnung

Nach Elze ist das Spinalnervensystem das „konservativste System im Wirbeltierorganismus", weil es seine Innervationsareale immer nur streng kraniokaudal, also in metamerer Folge ordnet und weil der Spinalnerv konsequent ausschließlich „seine" Innervationsareale versorgt.

Dazu ein Beispiel:

Die Extremitätenmuskulatur entwickelt sich während der Embryonalzeit aus der ventro-lateralen Bauchwand.

In einem weiteren Schritt der Entwicklung „wandert", d.h. wächst Extremitätenmuskulatur aber wieder auf den Rumpf zurück und legt sich, wie Abbildung 2.2a zeigt, wie eine zervikale Pufferzone (rot) zwischen die thorakal innervierte Haut (gelb) und thorakal innervierte Interkostalmuskulatur.

Die auf den Thorax zurückgewanderte, zervikal innervierte Extremitätenmuskulatur lagert sich aber, wie Untersuchungen von Bolk zeigen, ebenfalls in streng kranio-kaudaler, also metamerer Ordnung an die Thoraxwand an (Abb. 2.2b).

Man könnte sagen: Der Spinalnerv ordnet den Muskelanteilen seiner Familie in strenger metamerer Hierarchie immer denselben Platz zu, und zwar

- die kranialer innervierten Myotome liegen am Rumpf kranialer,
- die kaudaler innervierten Myotome liegen am Rumpf kaudaler.

Diese Anordnung der Myotome folgt bestimmten Gesetzen, die Herringham zusammengefasst hat (s. S. 207).

Die Gesetze von Segmentierung und Metamerie können für den Schmerztherapeuten eine große Hilfe sein – wenn er denn diese Ordnung zu lesen versteht.

Als **„Wegweiser im Segment"** ist der Spinalnerv somit auch **„Wegweiser zu Schmerzarealen"**, die der Patient nicht primär spontan, sondern erst auf Druck als schmerzhaft empfindet.

> Nur die Kenntnis der segmentalen Zusammenhänge versetzt den Therapeuten – Akupunkteur, Neuraltherapeuten oder Manualtherapeuten – in die Lage, gezielt nach diesen „versteckten" druckschmerzhaften Punkten zu suchen, um hier therapeutisch anzusetzen.

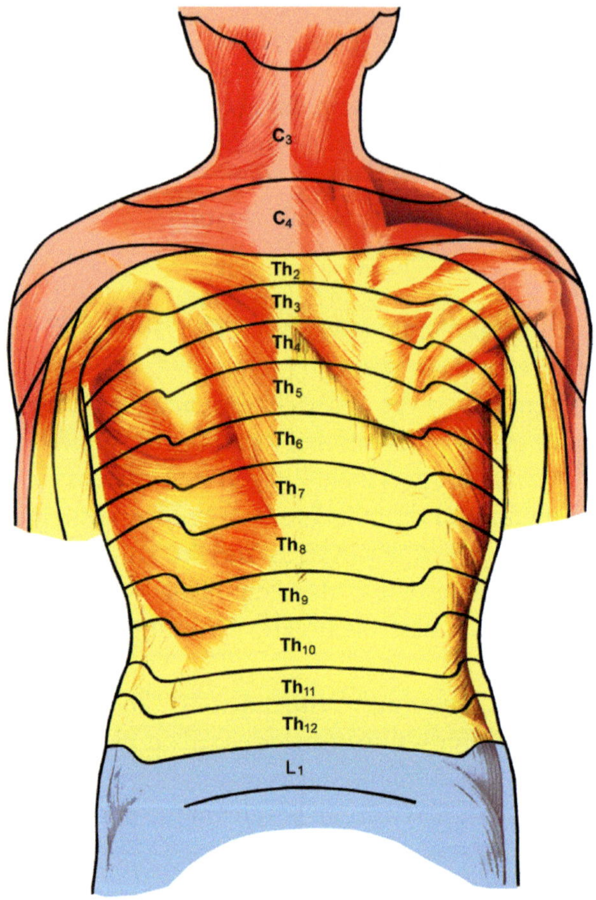

Abb. 2.2a Deckungsgleiche Anordnung der zervikalen Dermatome und Myotome auf der Schulterhöhe C 2, C 3, C 4 (rot). **Nicht** deckungsgleiche Anordnung der thorakalen Dermatome (gelb) und der darunterliegenden, vom Arm auf den Rumpf „eingewanderten", zervikal innervierten Muskeln.

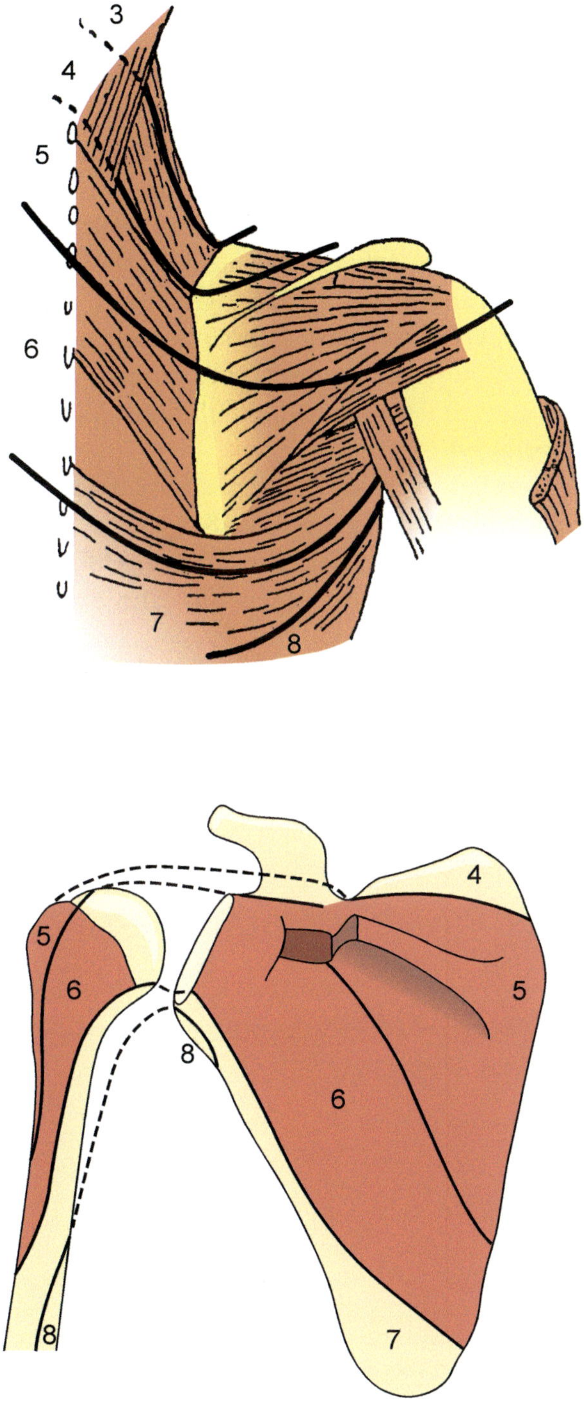

Abb. 2.2b Metamere Anordnung der Myotome und Sklero-Zonen C 3 bis C 8 an der Muskulatur von Schulterblatt und Rücken, modifiziert nach Bolk.

Vertikale spinal-segmentale Ordnung

Der **Spinalnerv Th 6** versorgt **ausschließlich** seine Segmentanteile.

Auf seinem Weg vom Rückenmark zur Peripherie gibt er Nervenfasern **nur** an die entsprechenden **Myotome Th 6** der tiefen autochthonen Rückenmuskulatur ab.

Anschließend zieht er durch die darüberliegende zervikale Muskelschicht hindurch, ohne auch nur eine einzige Versorgungsfaser abzugeben und innerviert erst wieder die Haut in „seinem" **Dermatom Th 6.**

Im Bereich der autochthonen Rückenmuskulatur sendet der Spinalnerv Th 6 motorische Fasern zu bestimmten Abschnitten des M. rotator brevis, M. intertransversarius, M. multifidus, M. semispinalis thoracis und M. longissimus thoracis.

Durch die verschiedene Lokalisation der **Myotome Th 6** in den genannten Muskeln entsteht gewissermaßen eine vertikale Auffächerung (Abb. 2.3).

Nach Brügger erklärt dies, warum beim Gelenkreizzustand eines Wirbelbogengelenkes auf Beklopfen hin eine **Schmerzausstrahlung in vertikaler Richtung** stattfindet.

Diese klinische Beobachtung und die anatomische Tatsache lassen eine **vertikale spinal-segmentale Ordnung am Rumpf** erkennen.

Dieses kleine Beispiel soll vorab zeigen, dass die Akupunkturforschung auch Metamerieforschung sein muss, wenn man die von den chinesischen Ärzten postulierte vertikale Ordnung am Rumpf erkennen und verstehen will.

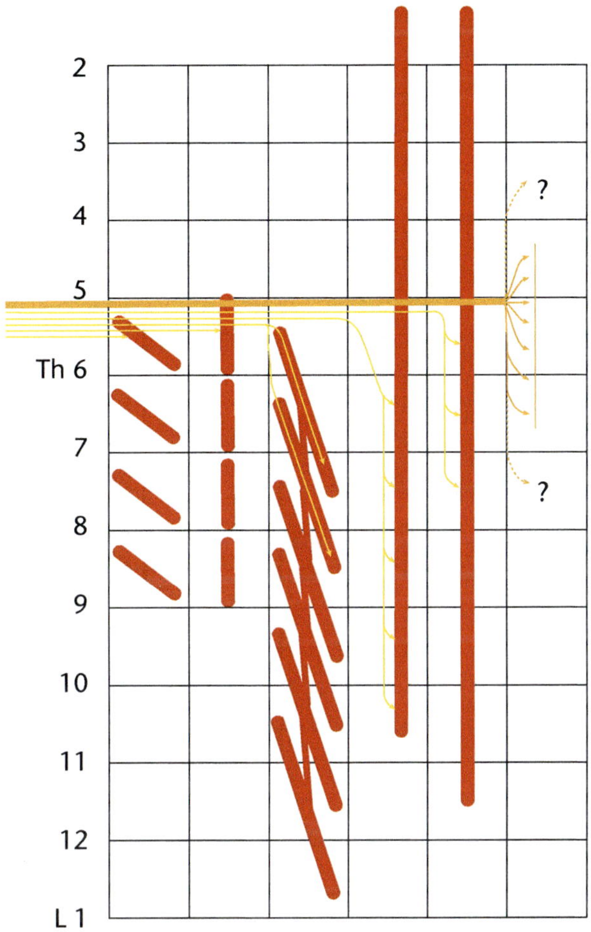

Abb. 2.3 Der Spinalnerv Th 6, seine Nebenäste zu den verschiedenen Myotom-Anteilen Th 6 in der tiefen Rückenmuskulatur (rot) und sein Endast zum Dermatom Th 6 (gelb), schematisch modifiziert nach Brügger. Der Spinalnerv ist im Thorakalbereich identisch mit dem Interkostalnerven.

Die Wurzelfäden der Spinalnerven

Der **Spinalnerv** entsteht aus der Vereinigung von dorsalen und ventralen Wurzelfäden, die in regelmäßiger segmentaler Anordnung aus dem Rückenmark austreten (s. Abb. 2.4):

Dorsale Wurzelfäden	Ventrale Wurzelfäden
Die dorsalen Wurzelfäden bilden die **Hinterwurzel.**	Die ventralen Wurzelfäden bilden die **Vorderwurzel.**
Die entsprechenden Nervenzellkörper liegen im sensiblen Ganglion spinale, einer ovalen Verdickung an der Hinterwurzel.	Sie bestehen aus Axonen, deren Zellkörper im Rückenmark und zwar im Vorder- und Seitenhorn liegen.
Die Hinterwurzel besteht aus somatischen und viszeralen **afferenten** Fasern,	Die Vorderwurzel besteht aus **efferenten** Fasern,
zum geringen Teil auch aus **efferenten** Fasern.	zum geringen Teil auch aus **afferenten** Fasern.

Der Spinalnerv besteht somit aus dorsalen und ventralen Wurzelfäden eines Rückenmarksabschnittes und zieht als sogenannter gemischter Nerv zur Peripherie.

Gemischt bedeutet, dass im Stamm des N. spinalis die Fasern der dorsalen und ventralen Wurzel so verteilt werden, dass die nach der Teilung des Spinalnervs entstehenden Rami ventrales und dorsales sensible **und** motorische Fasern erhalten.

Die Spinalnerven sind daher in Hinsicht auf ihren Fasergehalt **„gemischte" Nerven,** das heißt, in ihnen verlaufen **motorische, sensible** und **vegetative** Fasern.

Bei den Ästen für die Haut spricht man von sensiblen Nerven, bei den Ästen für die Muskulatur spricht man von motorischen Nerven. Dies ist aber nur eine vereinfachte, verkürzte Ausdrucksweise. Es gibt keinen Hautnerv, der nur sensible Fasern führt, und keinen Muskelnerv, der nur motorische Fasern führt, immer sind auch sensible und vegetative Fasern vorhanden.

Vereinfacht und zusammenfassend: Für jedes Ursegment steht ein Spinalnerv zur Verfügung, wobei die motorischen Fasern des Nervs dem Myotom, die sensiblen Fasern des Nervs dem Dermatom des betreffenden Ursegments gehören.

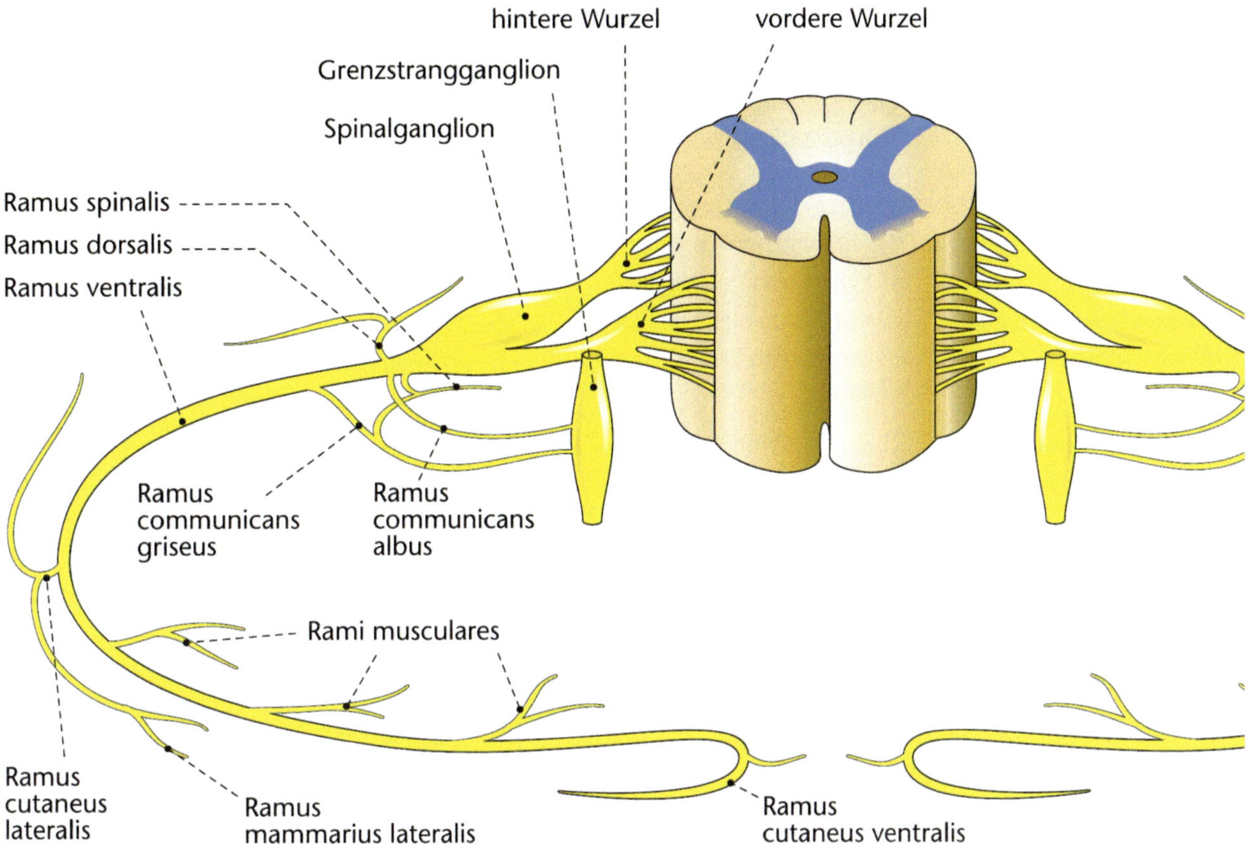

Abb. 2.4 Der Spinalnerv und seine Äste, schematisch.

Die Faserarten der Spinalnerven

Der Spinalnerv enthält alle Faserarten, die für die nervale Versorgung des Körpers notwendig sind.

		in der Abbildung
somato-**sensible** Fasern	somato-**a**fferente Fasern	blau
viszero-**sensible** Fasern	viszero-**a**fferente Fasern	blau/strichliert
somato-**motorische** Fasern	somato-**e**fferente Fasern	rot
viszero-**motorische** Fasern	viszero-**e**fferente Fasern	rot/strichliert

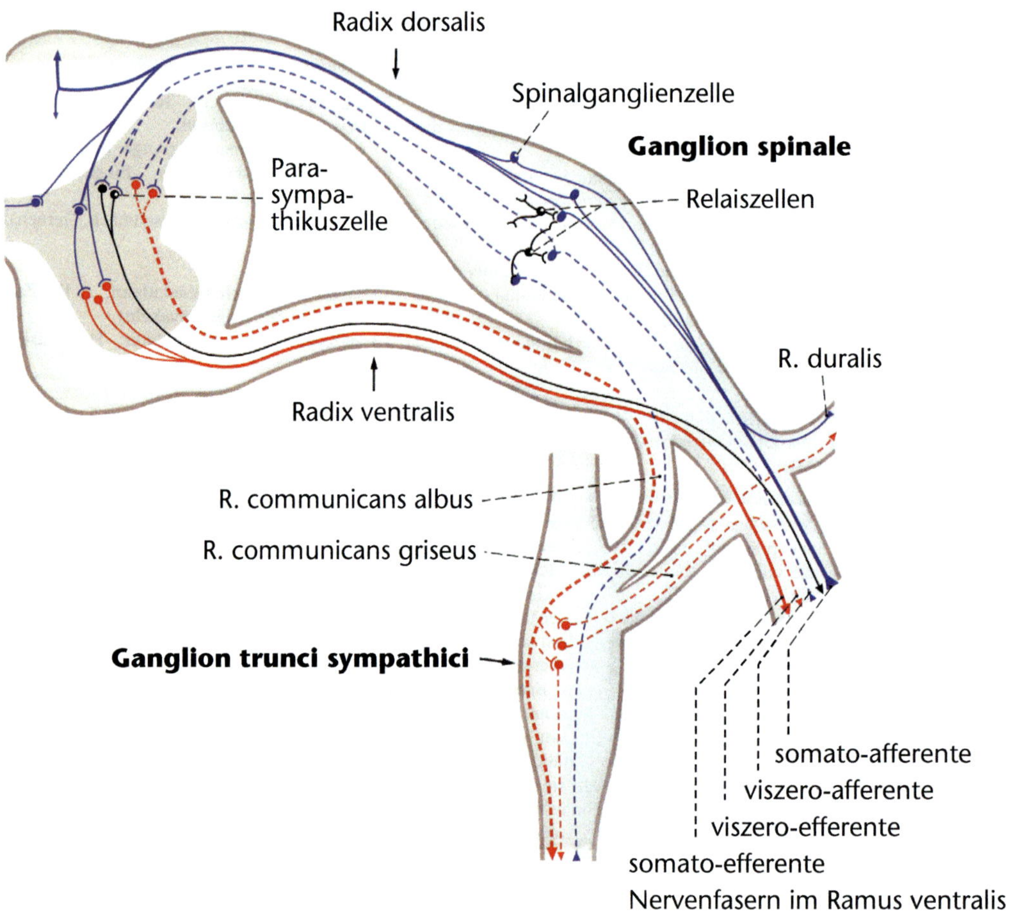

Abb. 2.5a Der Spinalnerv und seine Faserarten, nach Waldeyer.

Der Spinalnerv und seine Beziehung zum Vegetativum (s. Abb. 2.5a), die viszero-afferenten und viszero-efferenten Fasern im Spinalnerv in Beziehung zum Sympathikus (s. Abb. 2.5b):

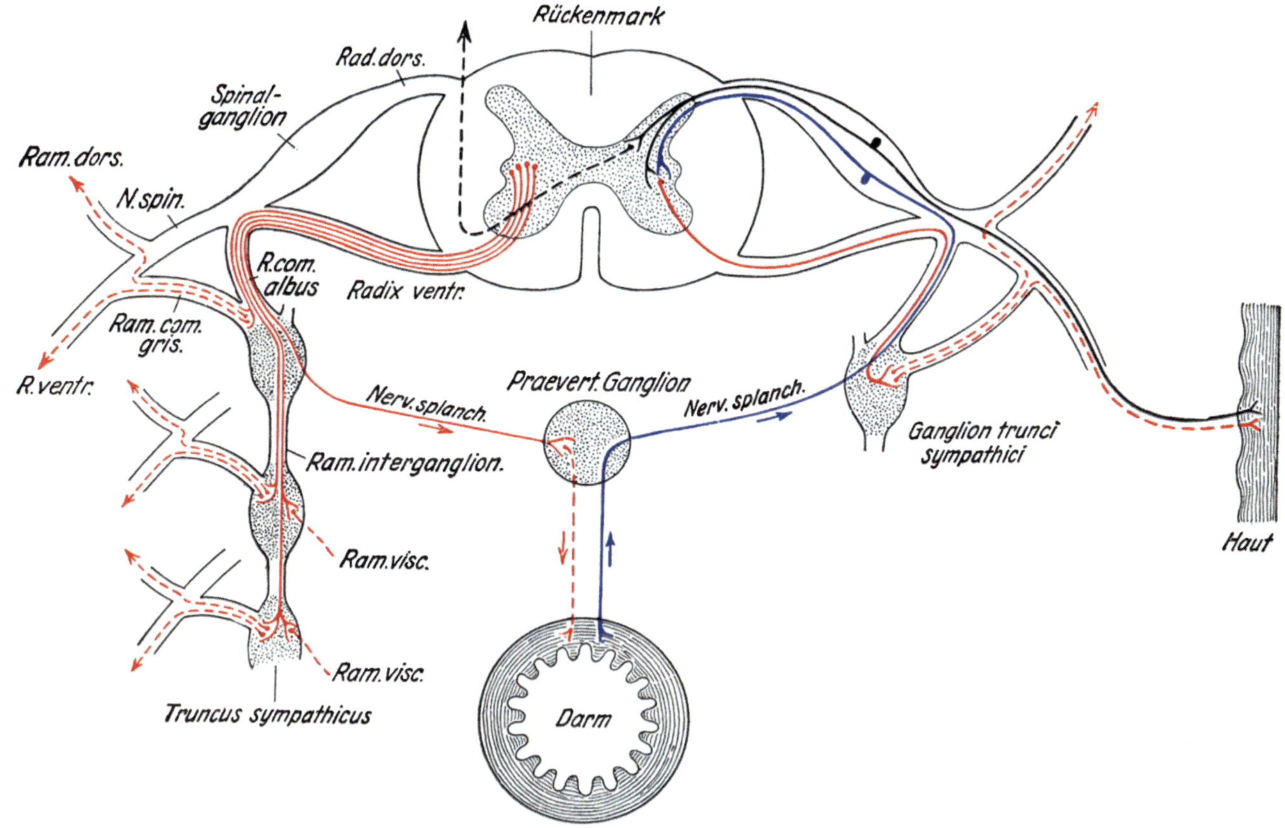

Abb. 2.5b Schema vom Faserverlauf des Sympathikus.
Links: Umschaltung der präganglionären Fasern (vollrot) im Grenzstrangganglion auf die postganglionären Fasern (rot gestrichelt). Weiterleitung zur Körperperipherie über den Ramus dorsalis und Ramus ventro-lateralis.
Mitte: „Durchläufer", z.B. N. splanchnicus zum prävertebralen Ganglion (vollrot), z.B. Ganglion coeliacum. Erst hier Umschaltung auf postganglionäre Fasern (rot gestrichelt) und Weiterleitung zum inneren Organ, z.B. Darm.
Rechts: Viszero-kutaner (= viszero-sensibler) Reflexbogen vom inneren Organ, z.B. über den N. splanchnicus (vollblau) zum Hinterhorn, dann zum Vorderhorn und anschließend als präganglionäre Fasern (vollrot) zum Grenzstrang mit Umschaltung auf postganglionäre Fasern (rot gestrichelt) und Weiterleitung zur Körperperipherie im Ramus dorsalis und Ramus ventro-lateralis, modifiziert nach Waldeyer.

Die Äste der Spinalnerven

Die ventralen und dorsalen Wurzelfäden vereinigen sich zum Spinal- oder Segmentalnerv und verlassen den Wirbelkanal. Der Stamm des Spinalnervs ist relativ kurz und zerfällt meistens schon innerhalb des Foramen intervertebrale in seine Hauptäste (s. Abb. 2.6):

Ramus dorsalis	Er versorgt die tiefe autochthone Rückenmuskulatur, die Haut des Rückens und die Wirbelgelenke.
Ramus ventralis	Stärkster gemischter Ast. Er verläuft in der vorderen Rumpfwand und im Brustgebiet zwischen den Rippen, im Bauchgebiet zwischen den Bauchmuskeln. Er versorgt mit den motorischen Anteilen die ventrale Rumpfmuskulatur. Der sensible Anteil versorgt mit den Rami cutanei laterales und mediales die Haut der seitlichen und vorderen Bauchwand.
Ramus lateralis	Er ist ein Ast des Ramus ventralis. Da die Extremitäten Ausstülpungen der ventro-lateralen Rumpfwand sind, werden sie nur von den Rami ventro-laterales versorgt.
Ramus meningeus	Ein kleiner Ast mit sensiblen sympathischen vasomotorischen Fasern. Dieser hat für die Analyse der Akupunktur keine weitere Bedeutung und wird daher auch nur erwähnt.
Rami communicantes	Diese zwei „Verbindungen" stellen die Beziehung zu den paravertebralen, neben der Wirbelsäule gelegenen Grenzstrangganglien des Sympathikus her.
Ramus communicans albus	In dem weißen markhaltigen Ast R. communicans albus verlaufen vorzugsweise die Axone der präganglionären sympathischen Neurone, die von der Seitensäule des Rückenmarks über die vordere Wurzel bis zum Grenzstrangganglion ziehen.
Ramus communicans griseus	Nachdem der größere Teil der Fasern im Grenzstrangganglion auf das postganglionäre Neuron umgeschaltet wurde, ziehen die postganglionären, grauen, marklosen oder markarmen Axone im R. communicans griseus wieder zum Spinalnerv, um diesem die sympathischen Axone für die Gefäße, Drüsen usw. zuzuführen.

Die Rami dorsales, Rami laterales und Rami ventrales bilden die Basis einer Längsdrittelung der Körperoberfläche.

In den Abbildungen 2.6a und b sind diese Äste bezüglich ihrer Versorgungsgebiete farblich markiert. Die Versorgungsgebiete sind schon am Embryo erkennbar.

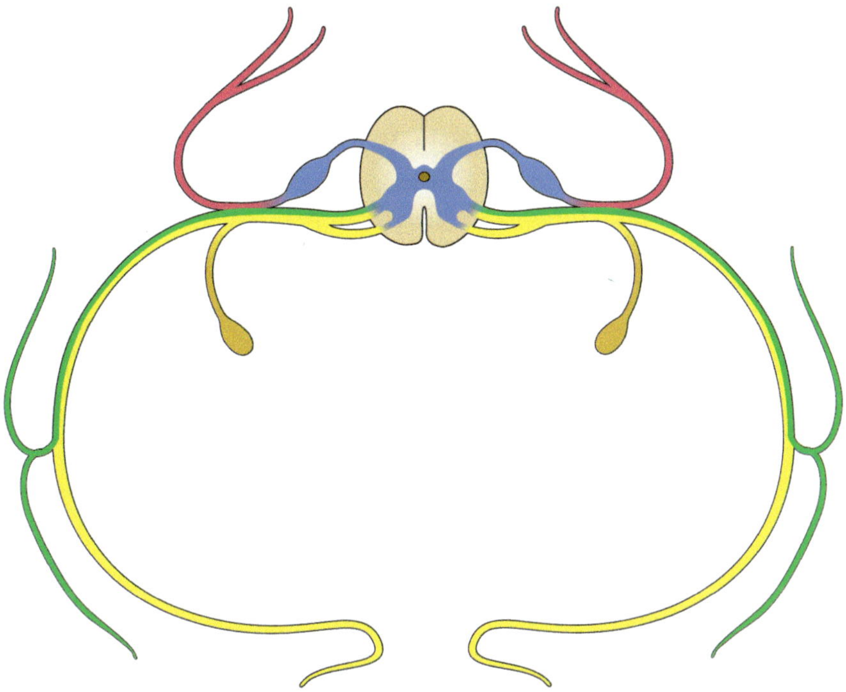

Abb. 2.6a Der Spinalnerv und seine Äste, schematisch. Ramus dorsalis (rot), Ramus ventralis (gelb), Ramus lateralis (grün). Basis einer Längsdrittelung des Rumpfes (modifiziert nach van Rynberk 1900).

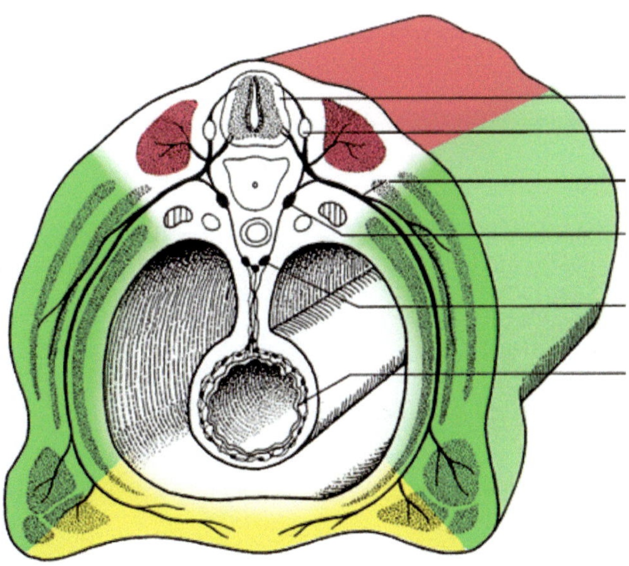

Abb. 2.6b Schema der Versorgungsgebiete der Spinalnervenäste am Embryoquerschnitt: Ramus dorsalis (rot), Ramus lateralis (grün), Ramus ventralis (gelb) [modifiziert nach Rohen].

Die drei Äste der Spinalnerven als Basis der Längsdrittelung der Körperoberfläche

Die Innervationsgebiete der Rami dorsales, ventrales und laterales bilden am Rumpf Längsdrittel, die den langen Yang-Meridianen* der chinesischen Akupunktur entsprechen (König, Wancura 1978, s. Abb. 2.7).
Für den Rumpf gilt:

Das Versorgungsgebiet der **Rami dorsales**	bildet in der Summe ein **dorsales Längsdrittel**	Dies entspricht dem Bereich des **Blasen-Meridians Tai-Yang**
Das Versorgungsgebiet der **Rami laterales**	bildet in der Summe ein linkes und rechtes **laterales Längsdrittel**	Dies entspricht dem Bereich des **Gallenblasen-Meridians Shao-Yang**
Das Versorgungsgebiet der **Rami ventrales**	bildet in der Summe ein **ventrales Längsdrittel**	Dies entspricht dem Bereich des **Magen-Meridians Yang-Ming**

Da auch der Kopf und die Extremitäten in diese Längsgliederung einbezogen werden, kann man – wie ich meine – zeigen, dass das für Diagnose und Therapie wichtige Ordnungsprinzip der Akupunktur der spinal-segmentalen Ordnung entspricht, somit die Handschrift von Spinalnerv und Sympathikus trägt.

* Die Bezeichnung „Meridian" wird von manchen Akupunkturgesellschaften durch das Wort „Leitbahn" ersetzt.

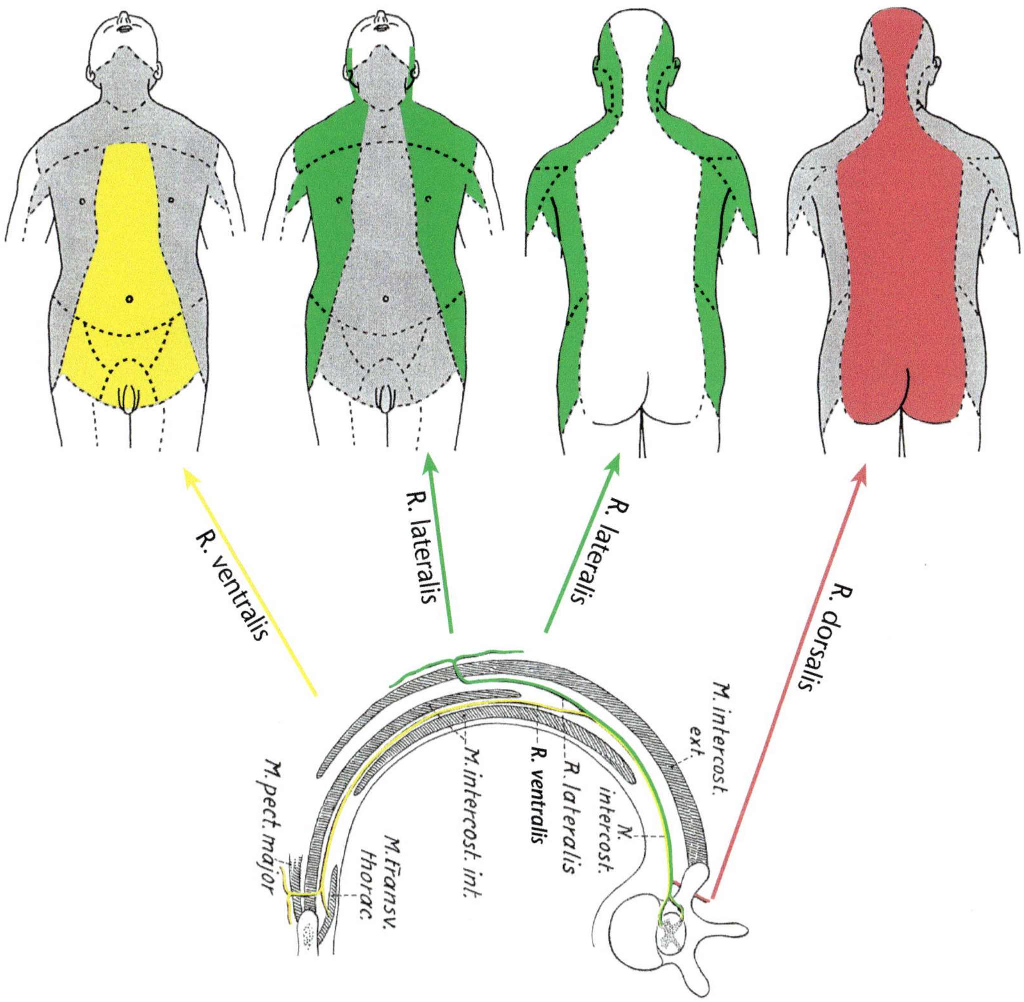

Abb. 2.7 Innervationsareale der dorsalen (rot), ventralen (gelb), lateralen (grün) Spinalnervenäste in der Haut von Rumpf, Hals und Kopf, modifiziert nach Villinger (1933).

Die **Längsdrittelung des Rumpfes** wurde bereits 1850 von Ross und Voigt beschrieben. Ross konnte nachweisen, dass schon am Beginn der Entwicklung der Wirbeltiere der Wirbeltierkörper in Längsdrittel geteilt ist.

So findet man beim Lanzettfischchen (Amphioxus) eine Verteilung der Nervenäste in dorsale, ventrale und laterale Areale. Seine Innervationsareale der 7 Halsnerven, 12 Thoraxnerven und 9 Lumbosakralnerven sind in Längsdritteln geordnet.

Wie Abbildung 2.8 zeigt, liegt das Innervationsgebiet

		in der Abbildung
der **dorsalen** Äste der Spinalnerven	im **dorsalen** Längsdrittel	rot
der **lateralen** Äste der Spinalnerven	im **lateralen** Längsdrittel	grün
der **ventralen** Äste der Spinalnerven	im **ventralen** Längsdrittel	gelb

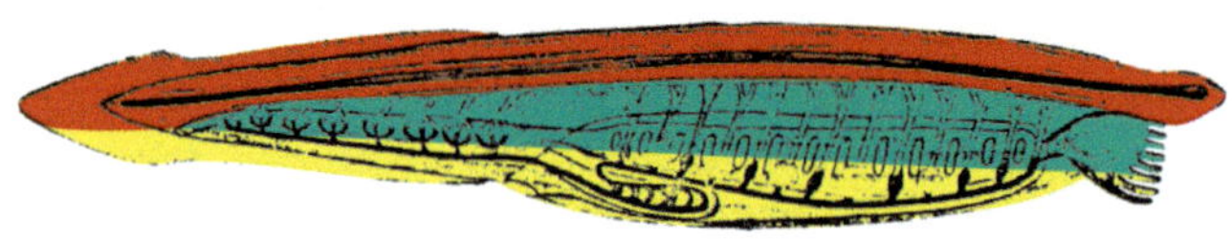

Abb. 2.8 Erstmaliges Auftreten einer Längsdrittelung des Körpers am Beginn der Wirbeltierreihe am Beispiel des Lanzettfischchens, modifiziert nach J. Ross.

Eine derartige Längsdrittelung, die sich also schon beim Lanzettfischchen (Amphioxus) zeigt, ist auch beim Menschen noch zu finden.

Eine besonders interessante Veröffentlichung stammt von dem Wiener Anatomen Voigt, der 1850 eine „Studie über die Verästelungsgebiete der Spinalnerven" durchführte und zu analogen Schlüssen wie Ross kam. Beide haben die Innervationsareale der Spinalnerven nicht nur am Rumpf, sondern auch an den Extremitäten dargestellt (s. Abb. 2.9).

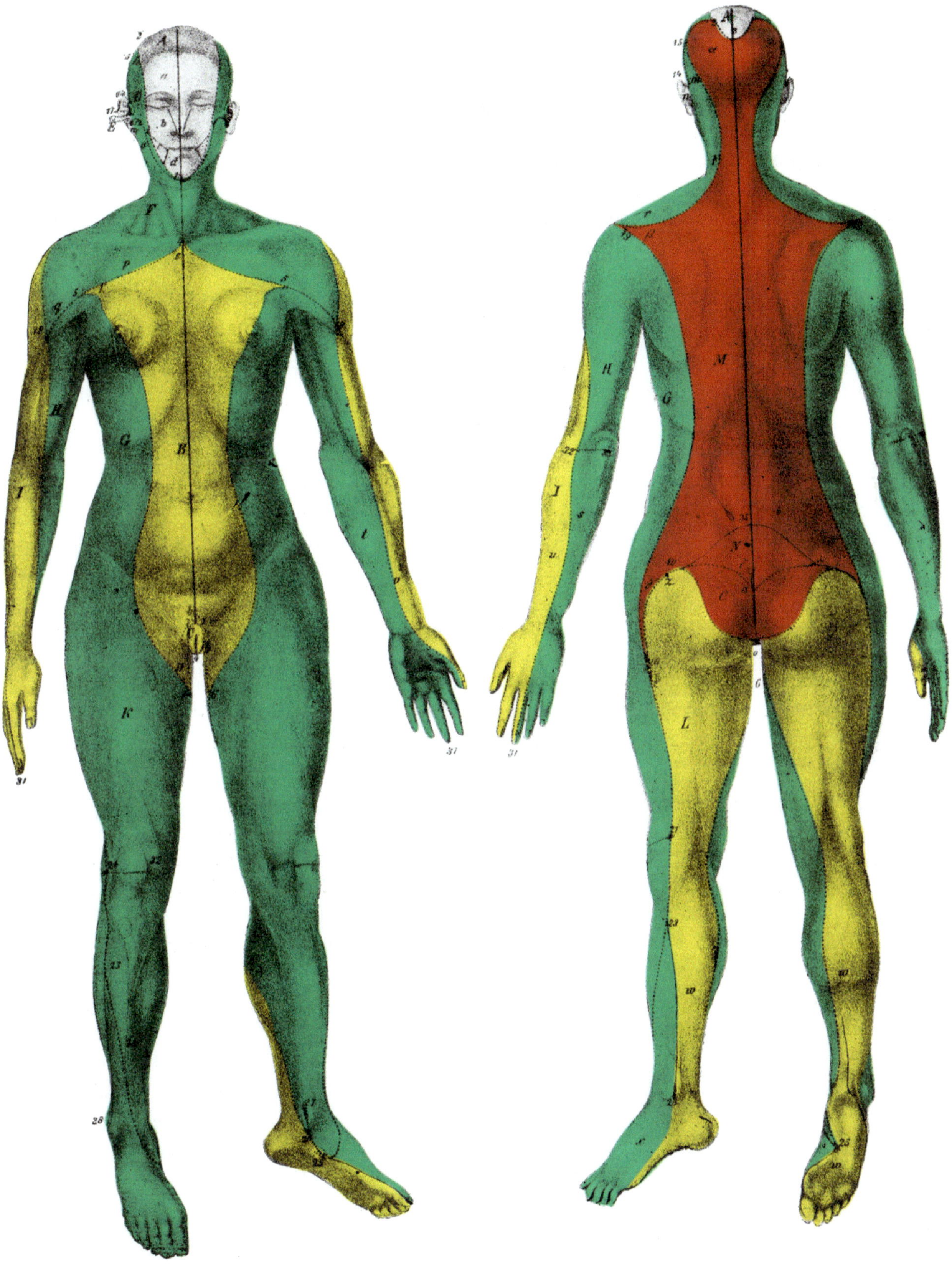

Abb. 2.9 Überblick über die Längsdrittelung des Körpers am Menschen mit den Innervationsarealen der dorsalen, ventralen und lateralen Spinalnervenäste (modifiziert nach Voigt; Buchstaben in der Zeichnung sind Teil der Originalbeschriftung).

Die Innervationsbereiche der Spinalnerven

Die Innervationsbereiche der Rami laterales

Der Innervationsbereich der lateralen Spinalnervenäste (in Abb. 2.10 grün) erfasst

in der oberen Körperhälfte	• den seitlichen Kopf- und Halsbereich • den Schulterbereich • die Streckseite der oberen Extremität
in der unteren Körperhälfte	• den seitlichen Bereich des Rumpfes • den seitlichen Bereich der Hüfte • den vorderen Bereich des Oberschenkels • den tibialen Bereich des Unterschenkels • den Innenknöchel und den medialen Fußrand • zum Teil den Außenknöchel und den Fußrücken

Die Rami laterales der Spinalnerven innervieren somit

an der oberen Extremität	• die **Streck**muskulatur und • den darüberliegenden lateralen Hautbereich
an der unteren Extremität	• die **Streck**muskulatur und • den darüberliegenden lateralen Hautbereich

Betrachtet man diese anatomische Tatsache, so fällt dem Akupunkteur sofort auf, dass die Innervationsareale der **lateralen** Spinalnervenäste

an der oberen Extremität	dem **Hand-Shao-Yang (3E-Meridian)** und dem **Hand-Tai-Yang (Dünndarm-Meridian)** entsprechen,
an der unteren Extremität	dem **Fuß-Shao-Yang (Gallenblasen-Meridian)** und dem **Fuß-Yang-Ming (Magen-Meridian),**
an Kopf und Rumpf	dem **Shao-Yang-Gebiet** entsprechen.

Nach meiner Analyse kann man demnach das Innervationsareal aller lateralen Spinalnervenäste mit dem Shao-Yang-Meridian, Tai-Yang-Meridian und z.T. Yang-Ming-Meridian gleichsetzen.

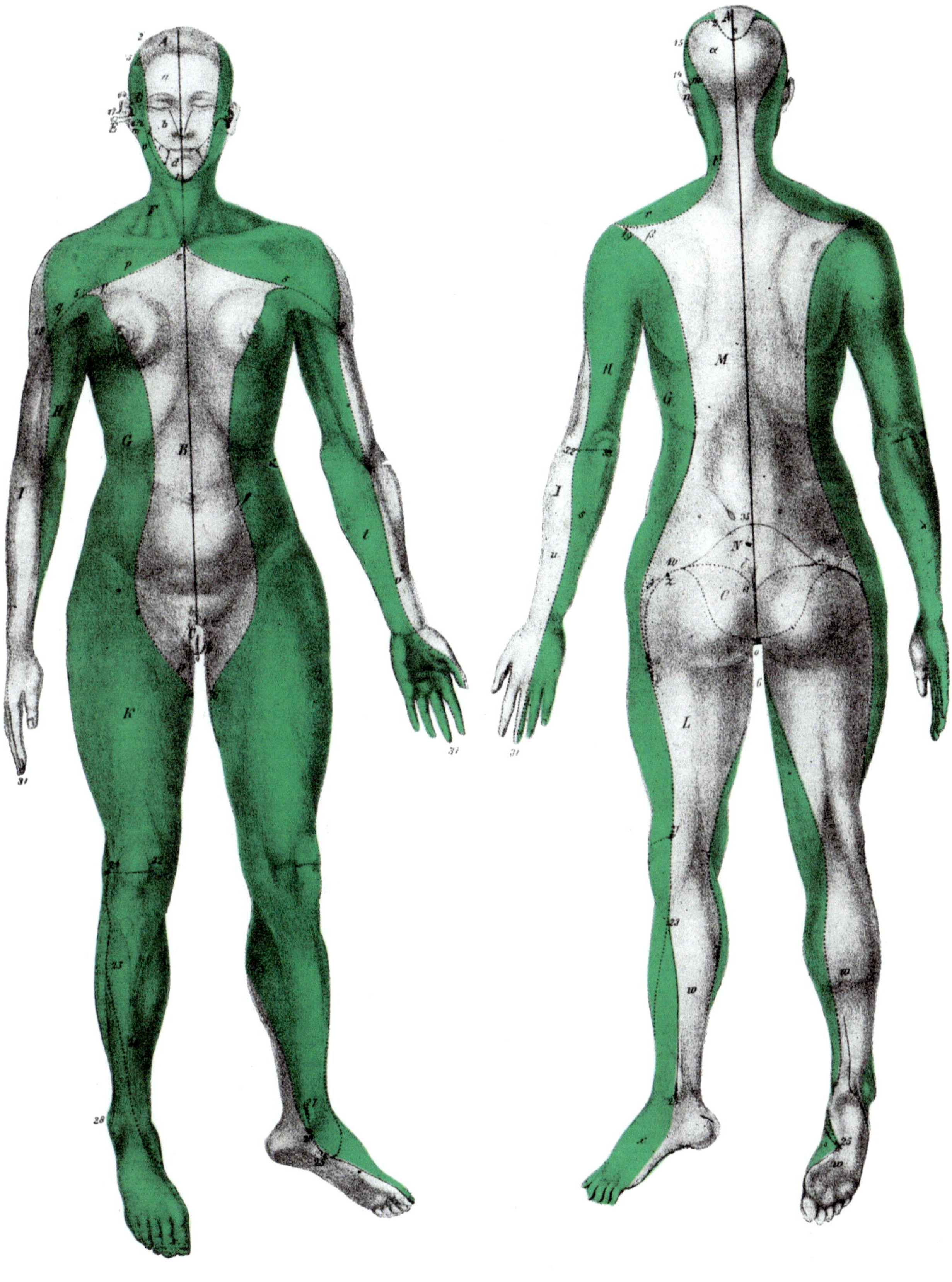

Abb. 2.10 Die Innervationsareale der **lateralen** Spinalnervenäste (grün) an der Haut von Kopf, Rumpf und Extremitäten (modifiziert nach Voigt).

Die Innervationsbereiche der Rami ventrales

Der Innervationsbereich der ventralen Spinalnervenäste (in Abb. 2.11 gelb) erfasst:

in der oberen Körperhälfte	• ein ventrales Längsdrittel am Rumpf • die Innen- und radiale Seite an der oberen Extremität
in der unteren Körperhälfte	• zum Teil das Gesäß • die Rückseite von Ober- und Unterschenkel • den Bereich von Außenknöchel und Fußsohle an der unteren Extremität

Die Rami ventrales der Spinalnerven innervieren somit:

an der oberen Extremität	• die **Beuge**muskulatur und • den darüberliegenden ventralen Hautbereich
an der unteren Extremität	• die **Beuge**muskulatur und • den darüberliegenden ventralen Hautbereich

Betrachtet man diese anatomische Tatsache, so fällt dem Akupunkteur sofort auf, dass die Innervationsareale der **ventralen** Spinalnervenäste

- an der oberen Extremität dem **Hand-Yang-Ming (Dickdarm-Meridian)** und
- am Rumpf dem **Yang-Ming-Gebiet (Magen-Meridian)** entsprechen.

Die geänderte Lokalisation am Bein erklärt sich durch die während der embryologischen Entwicklung erfolgte Drehung der unteren Extremität, wodurch die ursprünglich dorsal gelegenen Streckermuskeln sowie die sie bedeckende Haut nach ventral und lateral gelangen.

Die ursprünglich ventral gelegenen Beugemuskeln und die sie bedeckende Haut gelangen dadurch nach dorsal.

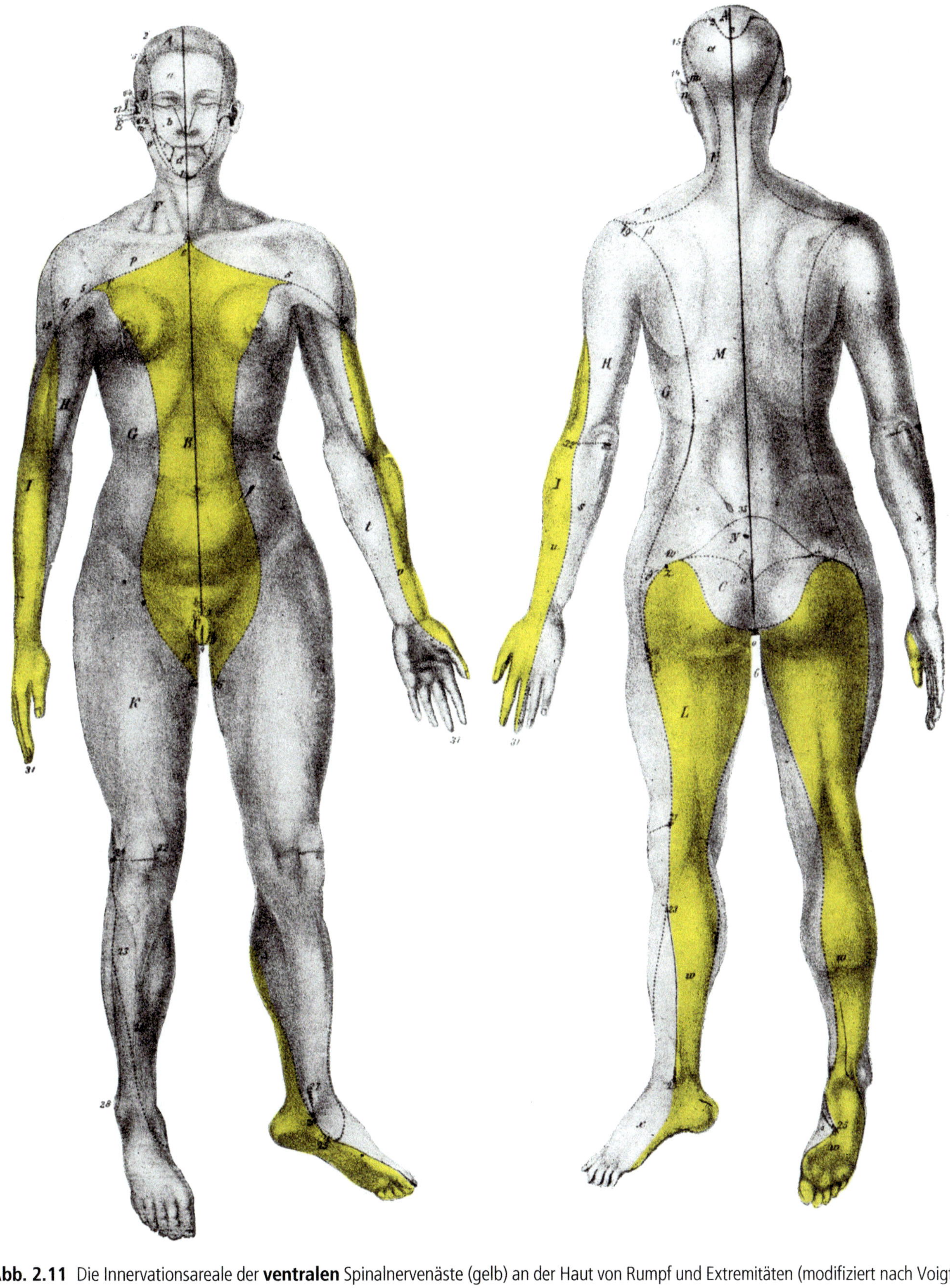

Abb. 2.11 Die Innervationsareale der **ventralen** Spinalnervenäste (gelb) an der Haut von Rumpf und Extremitäten (modifiziert nach Voigt).

Die Innervationsbereiche der Rami dorsales

Der Innervationsbereich der dorsalen Spinalnervenäste (in Abb. 2.12 rot) erfasst:

an Kopf und Rücken

- ein dorsales Längsdrittel an der Haut
- die tiefe autochthone Rückenmuskulatur
- die Wirbelgelenke

Die dorsalen Äste haben aber keine Innervationsareale an den Extremitäten.

Betrachtet man diese anatomische Tatsache, so fällt dem Akupunkteur sofort auf, dass die Innervationsareale der **dorsalen** Spinalnervenäste

- an Kopf und Rücken dem **Tai-Yang (Blasen-Meridian)** entsprechen.

Die Beziehung der metameren Spinalnervenäste

Nach Fanghänel haben die „lateralen, ventralen und dorsalen Spinalnervenäste jeweils eine besonders innige Beziehung untereinander". Diese besonders innige Beziehung der Spinalnervenäste mit ihren Nachbarmetameren hat eine histologisch nachgewiesene Basis, wie die Abbildungen 2.13 und 2.14 zeigen.

Ich interpretiere diesen Kommentar von Fanghänel aus der Sicht der Akupunktur dahingehend, dass diese enge Beziehung der Spinalnervenäste untereinander auch eine Erklärungsmöglichkeit für die enge funktionelle Beziehung innerhalb der Meridian-Achsen bietet:

- 3E und Gallenblase (Shao-Yang),
- Dickdarm und Magen (Yang-Ming)
- Dünndarm und Blase (Tai-Yang)

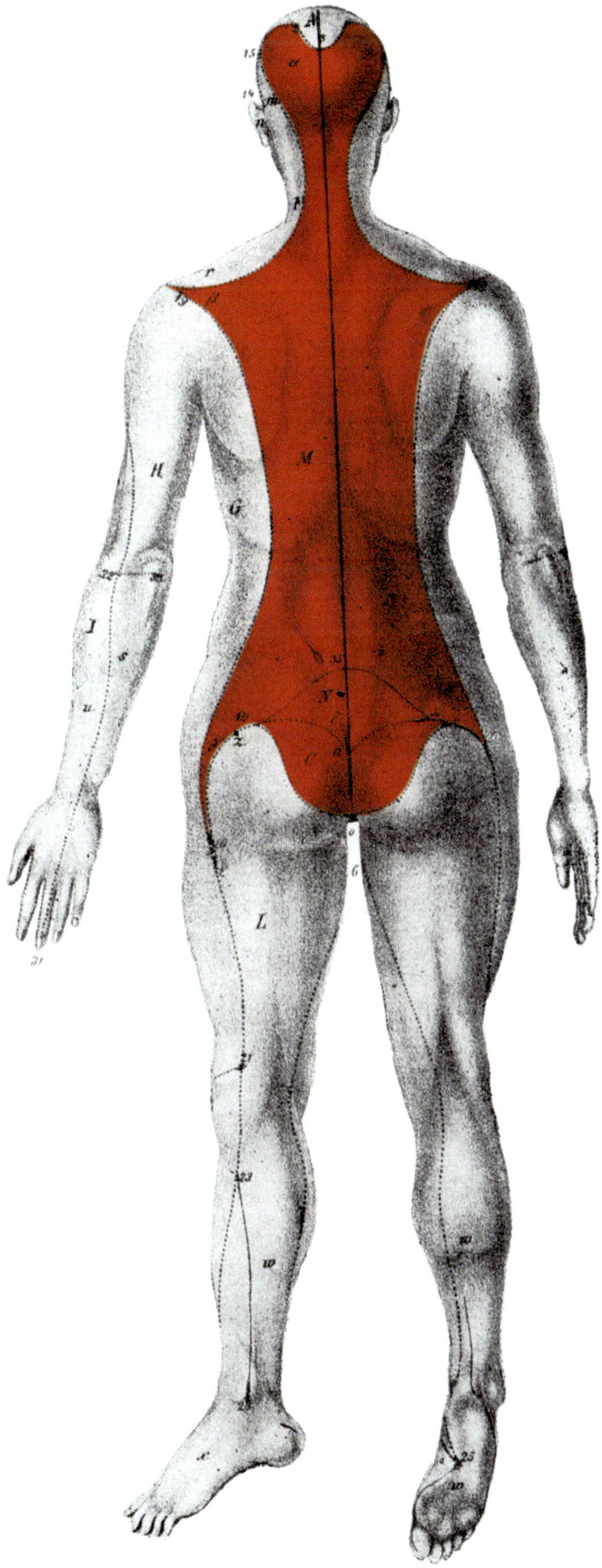

Abb. 2.12 Die Innervationsareale der dorsalen Spinalnervenäste (rot) an der Haut von Kopf und Rumpf (modifiziert nach Voigt).

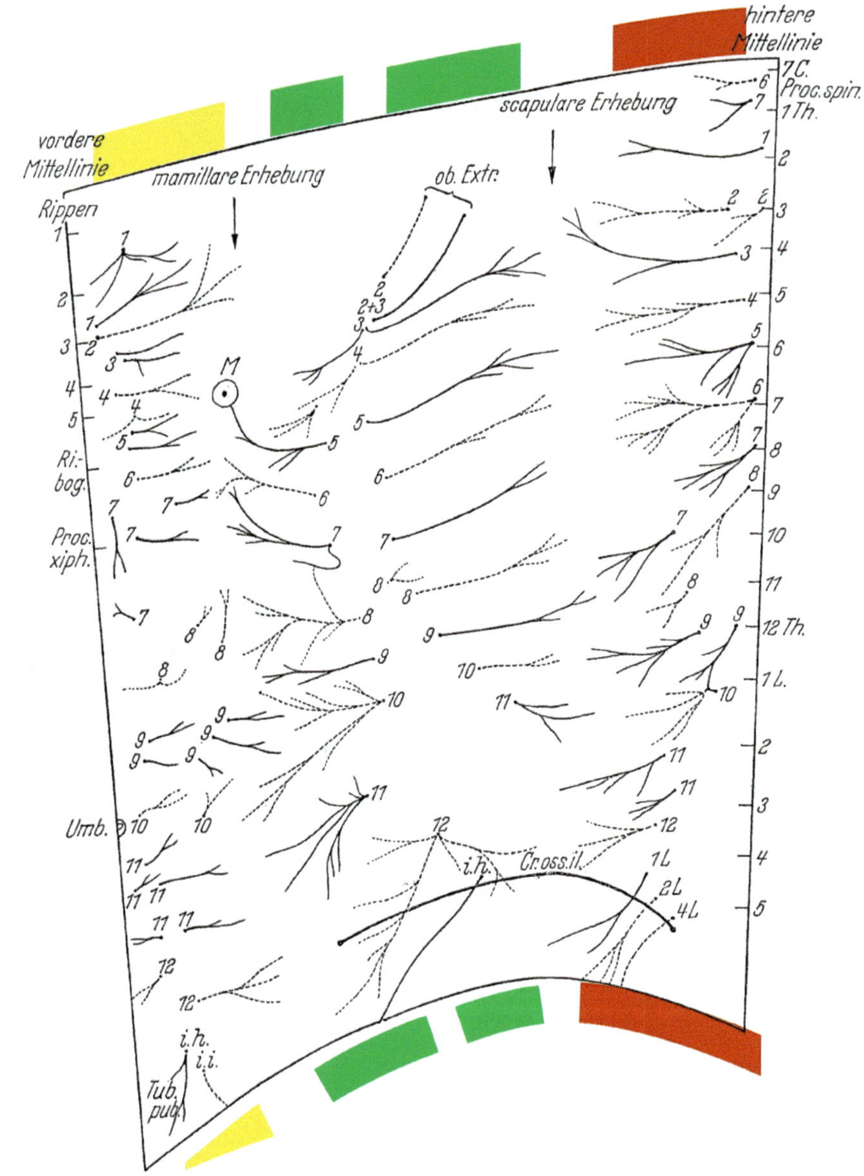

Abb. 2.13 Schematische Darstellung der histologisch nachgewiesenen, besonders innigen Beziehung der dorsalen (rot), ventralen (gelb) und lateralen (grün) Spinalnervenäste mit den Nachbarmetameren jeweils untereinander als Basis der Längsdrittelung. Beachte z.B. die besonders deutlich fehlende Verbindung zwischen Ramus dorsalis (rot) und Ramus lateralis (grün) bzw. zwischen Ramus lateralis (grün) und Ramus ventralis (gelb) im Thorakalbereich, modifiziert nach Grosser und Fröhlich 1902.

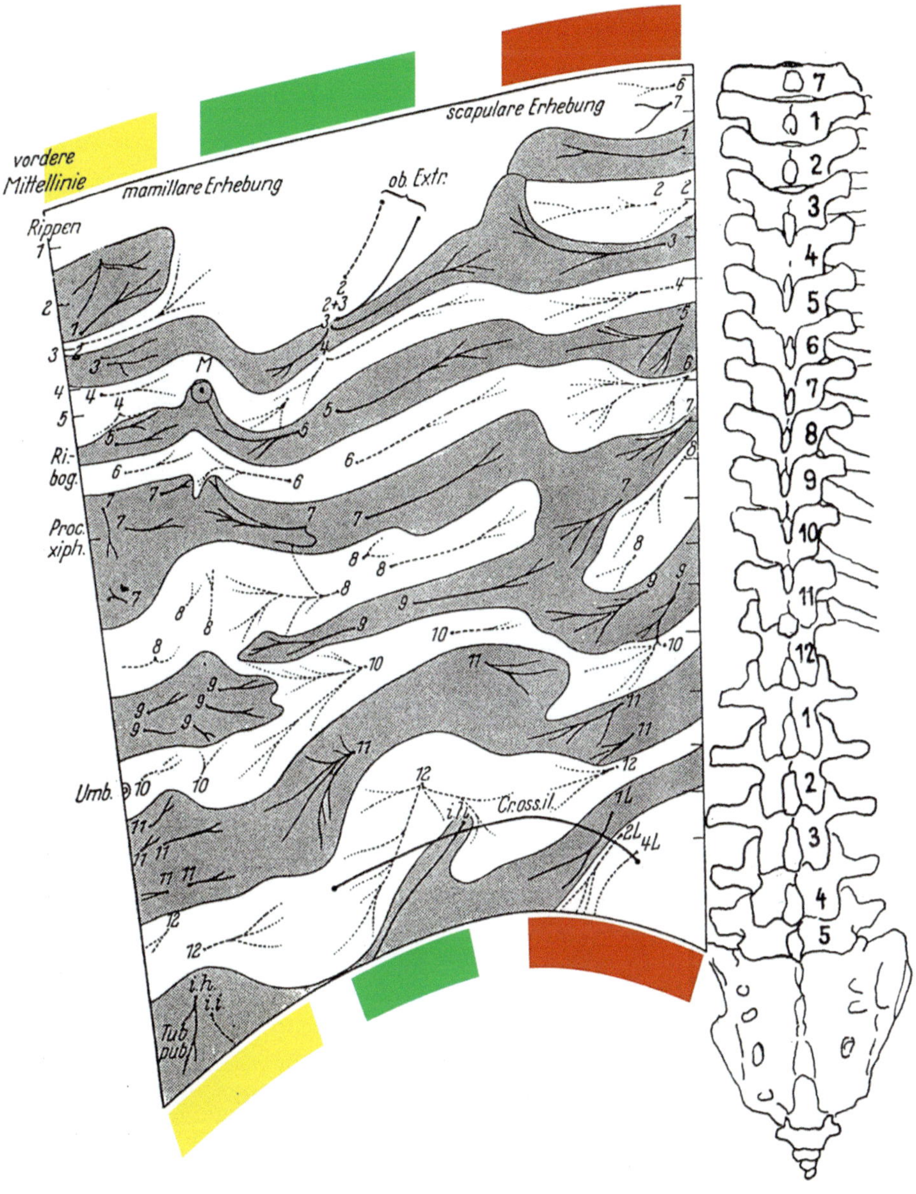

Abb. 2.14 Dieselbe Aussage wie Abb. 2.13. Die einzelnen Dermatome sind hier einheitlich grau markiert.

Horizontale Ordnung

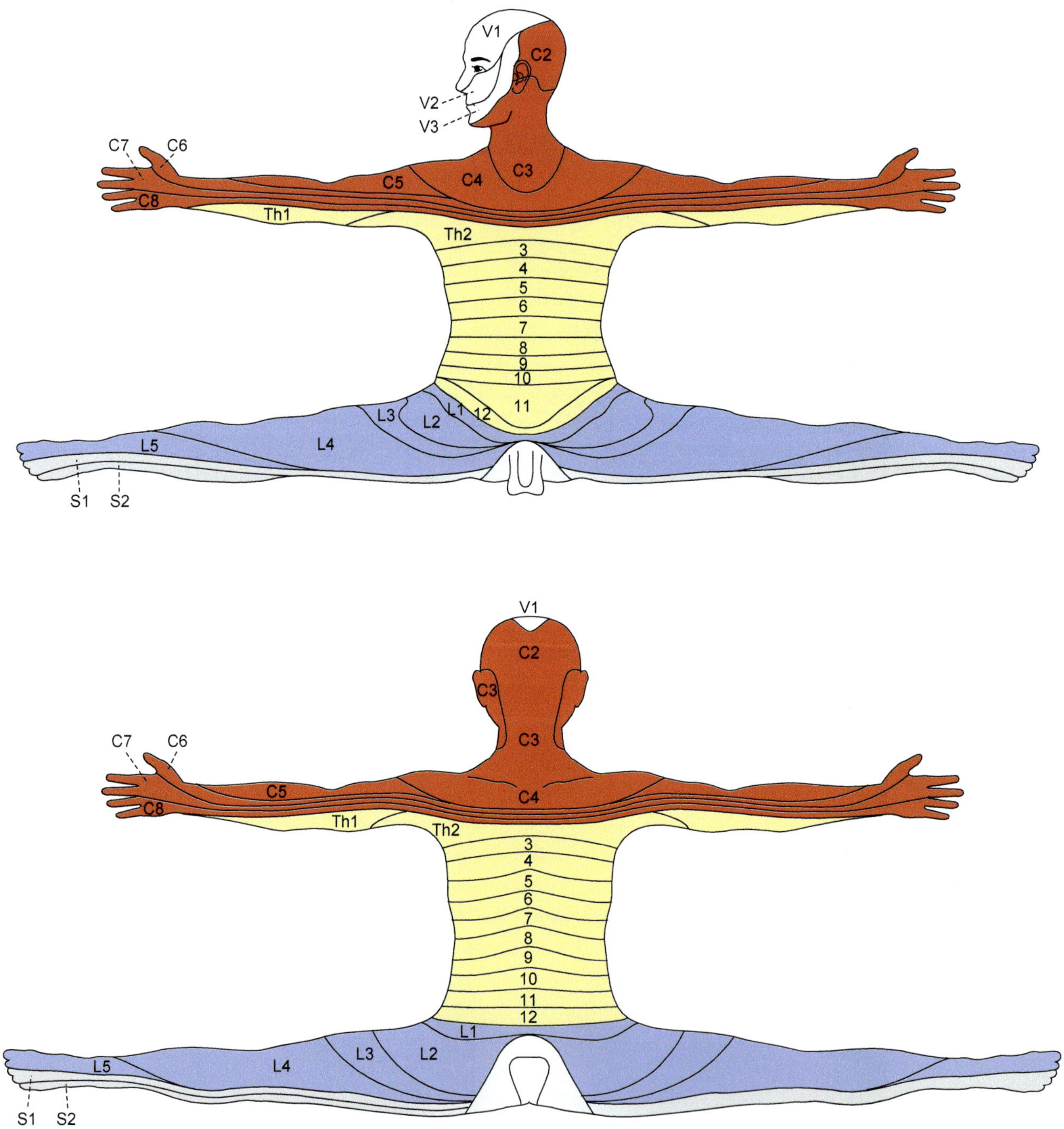

Abb. 2.15 Die **horizontale** segmentale Ordnung, bedingt durch die Spinalnerven. Farblich abgestimmt zervikal (rot), thorakal (gelb), lumbal (blau), sakral (grau), modifiziert nach Hansen und Schliack.

Vertikale Ordnung

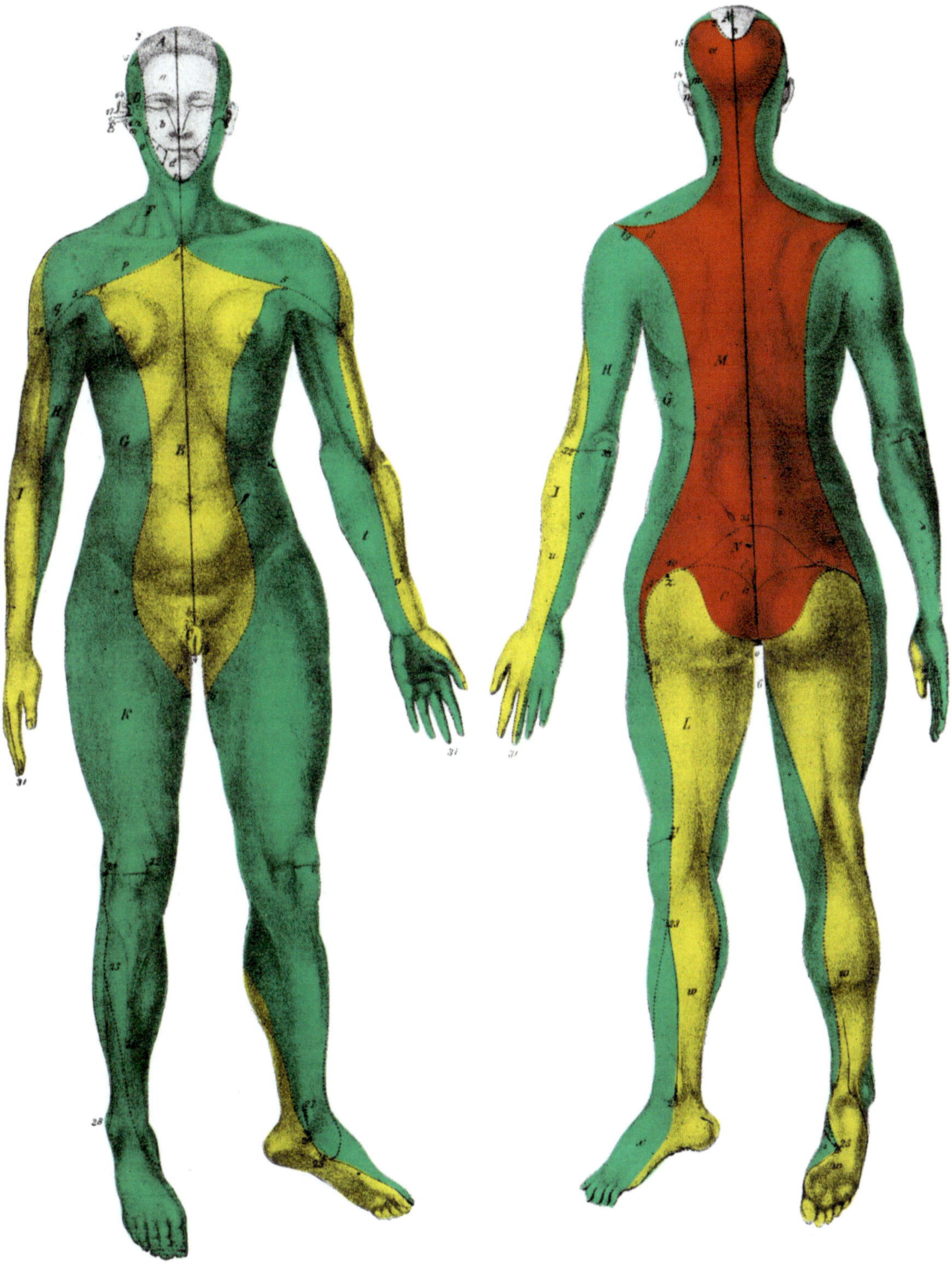

Abb. 2.16 Die **vertikale** Ordnung, bedingt durch die benachbarten (metameren) Spinalnervenäste. Farblich abgestimmt Rami ventrales (gelb), Rami laterales (grün), Rami dorsales (rot).

2

Rechter und linker Spinalnerv teilen den Körper gedanklich in **horizontale,** längsovale Scheiben (s. Abb. 2.15).
Die **drei Äste aller Spinalnerven** teilen den Körper gedanklich in drei **vertikale** Streifen (s. Abb. 2.16).
Gemeinsam ergibt dieses **horizontale und vertikale Einteilungsschema eine Art „Raster“,** das heißt ein Ordnungsprinzip mit überaus wichtigen therapeutischen und diagnostischen Konsequenzen. Zwei Beispiele sollen dies vorab erklären:

Beispiel 1
Der Reiz am Akupunkturpunkt Di 4
- trifft das Dermatom C 6 und
- die Myotome C 6 und C 8 (M. adductor pollicis C 6, M. interosseus dorsalis I C 8) → **horizontales Einteilungsschema.**
- Darüber hinaus liegt der Punkt Di 4 aber auch im Bereich der Rami ventrales dieser Segmente (in der Abbildung gelb) → **vertikales Einteilungsschema.**

Die Wirkung des Akupunkturreizes an Di 4 erfasst demnach auch die Segmente C 6 bis C 8 **am Rumpf, aber nur** im Bereich der Rami ventrales dieser Segmente. Das heißt, sie erfasst jene Myotome C 6 bis C 8, die von Rami ventrales versorgt werden, in diesem Fall alle Abschnitte des M. pectoralis.
Der Punkt Di 4 hat demnach Wirkung auf das ventrale, aber auch auf das laterale oder dorsale Längsdrittel.

> Dies entspricht der Akupunkturpraxis, dass der Hand-Yang-Ming auf den Yang-Ming-Bereich am Rumpf wirkt.

Beispiel 2
Der Reiz am Akupunkturpunkt Dü 3
- trifft das Dermatom und Myotom C 8|Th 1
  → **horizontales Einteilungsschema.**
- Darüber hinaus liegt der Punkt Dü 3 aber auch im Bereich der Rami laterales dieser Segmente (in der Abbildung grün)
  → **vertikales Einteilungsschema.**

Die Wirkung des Akupunkturreizes an Dü 3 erfasst demnach die Segmente C 8|Th 1 **am Rumpf, aber nur** im Bereich der Rami laterales dieser Segmente. Das heißt, sie erfasst die Myotome C 8|Th 1, in diesem Fall den kaudalen Abschnitt des M. latissimus dorsi.

Der Punkt Dü 3 hat demnach **nur** Wirkung auf das dorso-laterale Längsdrittel, nicht aber auf das ventrale Längsdrittel.

Die Äste der Spinalnerven im Einzelnen

Die Rami dorsales der Spinalnerven

Die Rami dorsales (in den Abbildungen rot) sind für die genuine Rückenmuskulatur und ihre Derivate im Nacken bestimmt. Darüber hinaus versorgen sie die Wirbelgelenke und einen Hautstreifen am Rücken, der sich vom Scheitel über den Nacken bis hin zur Steißbeinspitze und in die Gesäßgegend erstreckt. Seine Breite ist in verschiedenen Höhen verschieden (s. Abb. 2.17 und Abb. 2.18).

Die Rami dorsales der Zervikalnerven

Sie versorgen die zur genuinen, autochthonen Rückenmuskulatur gehörenden Muskeln und die Haut der Nacken- und Okzipitalregion.

- Der **Ramus dorsalis des 1. Zervikalnervs** ist rein motorisch, er versorgt die kurzen Muskeln zwischen Atlas und Axis und besitzt keinen sensiblen Ast, weshalb es ein Dermatom C 1 nicht gibt.
- Der **Ramus dorsalis des 2. Zervikalnervs** ist ein gemischter Nerv, das heißt, er führt motorische Fasern für die Schlundmuskulatur und sensible Fasern für das Dermatom C 2. Unmittelbar unter dem Ansatz des M. trapezius verläuft er subkutan, zerfällt in zahlreiche Endäste und heißt **N. occipitalis major.** Dieser Nerv versorgt die Haut des Hinterhauptes bis zum Scheitel und lateralwärts bis gegen das Ohr und bis zur Schläfengegend.
- Der **Ramus dorsalis des 3. Zervikalnervs** ist ein gemischter Nerv, er versorgt mit einem schmalen Streifen das Dermatom C 3 und wird als **N. occipitalis tertius** bezeichnet. Motorisch beteiligt sich der Ramus dorsalis des 3. Zervikalnerven an der Innervation der Mm. splenius, longissimus thoracis, transversus occipitalis und transversus spinalis.
- Die **Rami dorsales der 4.–8. Zervikalnerven** sind ebenfalls gemischte Nerven und versorgen die Mm. longissimus thoracis und splenius sowie die Haut mit immer länger werdenden, lateralwärts gegen die Spina scapulae und das Acromion verlaufenden Ästen.

2

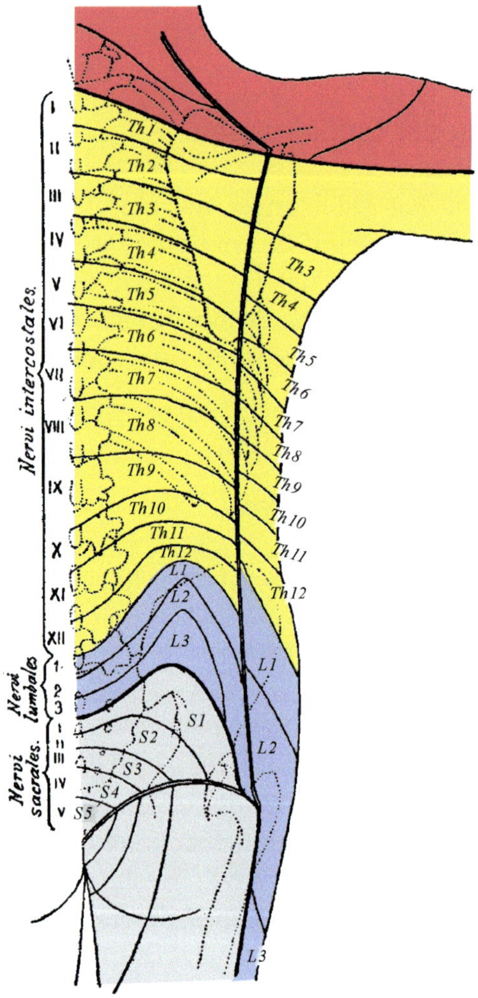

Abb. 2.17 Die thorakalen Dermatome Th 1 bis Th 12 am Rumpf als **horizontale** Einteilung, Dorsalansicht (modifiziert nach Bolk).

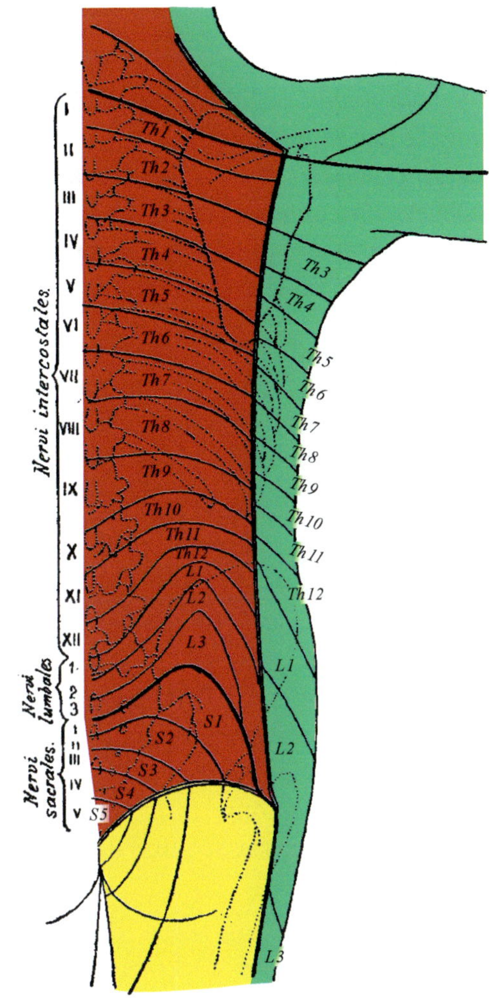

Abb. 2.18 Die thorakalen Dermatome Th 1 bis Th 12 am Rumpf als **longitudinale** Einteilung mit ventralem, lateralem und dorsalem Längsdrittel, vorgegeben durch die Spinalnervenäste Ramus dorsalis (rot), Ramus lateralis (grün), Ramus ventralis (gelb), modifiziert nach Bolk.

Die Rami dorsales der Thorakalnerven

Diese Nerven versorgen die genuine Rückenmuskulatur und zerfallen dort in ihre Endäste, die Rami mediales und laterales.

Die Rami mediales und laterales der Rami dorsales der Thorakalnerven verhalten sich in der oberen und unteren Hälfte des Thorax insofern verschieden, als oben die Rami mediales und unten die Rami laterales neben den motorischen auch sensible Äste führen und somit an die Haut treten:

Der **mediale Ast** der Rami dorsales versorgt Haut und Subkutis der **oberen** Hälfte des Rückens.	Der **laterale Ast** der Rami dorsales versorgt Haut und Subkutis der **unteren** Hälfte des Rückens.
Eine gedachte Verlängerungslinie der **medialen Äste** der Rami dorsales markiert **den inneren Ast des Blasen-Meridians**	Eine gedachte Verlängerungslinie der **lateralen Äste** der Rami dorsales markiert **den äußeren Ast des Blasen-Meridians.**

In Abbildung 2.17 erkennt man, dass es in Höhe des Schulterblatts zu einer Höhenverlagerung der Dermatome nach kranial kommt, was auch als **„skapuläre Elevation"** bezeichnet wird.

Dies führt dazu, dass eine horizontal und tangential vom äußeren Rand des dorsalen Längsdrittels, also dem äußeren Ast des Blasen-Meridians, über den inneren Ast des Blasen-Meridians auf die dorsale Mittellinie zu gestochene Nadel mehrere benachbarte Dermatome erreicht und damit ganz unterschiedliche Rückenmarksabschnitte erfassen und beeinflussen kann.

Demnach kann durch eine einzige subkutane Nadel, die den äußeren und inneren Blasen-Meridian-Ast verbindet, ein breiter Rückenmarksabschnitt therapeutisch erfasst werden.

Die Rami dorsales der Lumbalnerven

Die dorsalen Äste der lumbalen Nerven teilen sich in einen
- **Ramus medialis:** Dieser versorgt den Lumbalanteil des M. transversus spinalis und des M. spinalis.
- **Ramus lateralis:** Die Hautäste werden als Nn. clunium superiores bezeichnet und versorgen die Haut über dem hinteren Teil des Gesäßes.

Die Rami dorsales der sakralen und kokzygealen Nerven

Die dorsalen Äste der Nn. sacrales treten durch die Foramina sacralia posteriora aus, der N. coccygeus durch den Hiatus canalis sacralis.

In der Haut des Gesäßes bilden sie die Nn. clunium medii.

Die Rami dorsales aus Sicht der Psychosomatik und Evolution

Wie die Abbildung 2.12 zeigt, dehnt sich das Innervationsgebiet der sensiblen Äste der Rami dorsales der Zervikalnerven C 2|C 3 nach kranial aus und bedeckt den Hinterkopf bis zum Scheitel.

Ebenso dehnt sich das Innervationsgebiet der sensiblen Äste der Rami dorsales der Thorakalnerven und Lumbalnerven nach kaudal aus.

Es stellt sich die Frage, warum die sensiblen Äste der Rami dorsales an der Rückseite des Körpers ein so **großes Areal zwischen Hinterkopf und Steißbeinspitze** bedecken.

Da die **dorsalen Spinalnervenäste** von allen Spinalnervenästen die meisten sympathischen Fasern besitzen, wird dieser Haut- und Muskelbezirk zu einem besonders empfindlichen **Resonanzareal sympathischer Impulse.**

So können Erregungsimpulse wie Angst oder Kälte nicht nur ein Beugen oder Strecken der autochthonen Rückenmuskulatur bewirken, also ein „Buckeln oder Aufbegehren", sondern auch ein Sträuben der Rückenhaare durch Kontraktion der sympathisch innervierten Mm. arrectores pilorum auslösen.

Da Piloarrektion immer mit dem Gefühl von Kälte- und Schauerrieseln verbunden ist, werden Angst und Kälte vor allem in diesem an Sympathikusfasern reichen Innervationsareal des dorsalen Längsdrittels auftreten. Das heißt: Angst macht Piloarrektion und diese löst ein Kältegefühl aus.

Diese somato-psychische Einheit von dorsalem Längsdrittel und sympathikotonen Reflexen an Muskulatur und Haut wird in der TCM als „Entsprechung" dieses Bereichs mit einem inneren und äußeren pathogenen Faktor (Kälte und Angst) bezeichnet.

Nach meiner Analyse ist die neurophysiologische Basis dieser „Entsprechung" der Reichtum des dorsalen Längsdrittels an sympathischen Fasern und das Reagieren der sympathischen Erfolgsorgane der Haut auf sympathikotone Impulse.

Mit anderen Worten: Die „Entsprechungen" eines psychischen und klimatischen Faktors mit einem bestimmten Bereich an der Körperoberfläche sind nur dann zu verstehen, wenn man den Meridianbereich als **Ort der subjektiven Empfindung** betrachtet, an dem psychische und klimatische Faktoren besonders wahrgenommen werden, das gilt im Prinzip für alle Entsprechungen (König, Wancura 1978).

Im obigen Beispiel wird Kälte als Klimafaktor und Angst als psychischer Faktor vor allem am Rücken erlebt. Deshalb wurde der Blasen-Meridian Tai-Yang mit den Faktoren Kälte und Angst in Beziehung gebracht.

Dies hat therapeutische und diagnostische Konsequenzen: Alle Erkrankungen, die durch Kälte und Angst ausgelöst oder verschlechtert werden, müssen eine Akupunkturtherapie erhalten, die das dorsale Längsdrittel durchblutet und somit ein Wärmegefühl am Rücken auslöst.

Hier zeigt sich der phänomenologische Aspekt der chinesischen Akupunktur besonders deutlich: Die Wahrnehmung von subjektiven Empfindungen in bestimmten Arealen der Körperoberfläche wird als Basis eines Entsprechungssystems gesehen.

Im obigen Beispiel werden demnach Angst, Kälte und dorsales Längsdrittel miteinander in Beziehung gesetzt, „entsprechen sich".

Der psychosomatische Aspekt der chinesischen Akupunktur basiert zum großen Teil auf diesen neurophysiologischen Tatsachen. Da diese Beobachtungen **intersubjektiv** sind, das heißt unabhängig vom Beobachter bei allen Menschen vorkommen, sind sie auch **wissenschaftlich** (Pietschmann).

Da die Vertebraten somit vom Scheitel bis zur Steißbeinspitze im dorsalen Längsdrittel durch dessen Reichtum an sympathischen Fasern über eine besondere Sensibilität verfügen, kann man dieses dorsale Längsdrittel auch als eine besonders sensible Seite und „Saite", also als besonders sensibles Resonanzareal innerer Stimmungen, bezeichnen.

Dies betrifft sowohl Reize, die von außen kommen, als auch das „Äußern" innerer Stimmungen:

- So „sträuben sich die Nackenhaare" im Bereich der Rami dorsales, aber nicht die Barthaare im Bereich der entsprechenden Rami ventrales (Elze).
- Bei vielen Wirbeltieren ist das Sträuben der Haare in diesem dorsalen Längsbereich auch Ausdruck einer Kampfbereitschaft und Aggression, eine Mitteilung, welche die Gruppenmitglieder auch als solche verstehen.
- Wenn sich hingegen die Rücken- und Kopfhaare im dorsalen Bereich anlegen, dann bedeutet dies ein „sich ducken wollen" und „sich kleiner machen".

Durch das Haaresträuben wird eine Vergrößerung der Körperoberfläche erreicht, durch das Anlegen der Haare scheint sich die Körperoberfläche zu verkleinern. Es handelt sich bei diesem Beispiel somit um zwei grundsätzlich konträre Mitteilungen, die man bei allen Wirbeltieren beobachten kann:

Eibl-Eibesfeldt erwähnt, dass in jenen Arealen, „in denen sich die Haare sträuben, später auch die Mähnen wachsen".

Selbst bei niederen Tieren ist dieser Bereich durch Hautfalten besonders hervorgehoben.

So weiß man, dass bestimmte Eidechsenarten am Rücken eine Hautfalte tragen, die dem Gebiet der Rami dorsales entspricht. Diese Hautfalte besitzt eine besondere Sensibilität für alle Reize von außen. Selbst bei niederen Tieren entspricht somit das dorsale Längsdrittel einer besonders empfindlichen Sende- und Empfängerstation.

Dieser Bereich ist aber auch ein Abschnitt an der Körperoberfläche, an dem vegetativ-sympathische Reaktionen subjektiv am intensivsten erlebt werden. So „rieselt es kalt über den Rücken", „sitzt die Angst im Nacken" usw.

Daher hat das dorsale Längsdrittel in der Psychosomatik eine besondere Bedeutung.

Die Rami ventrales und laterales der Spinalnerven und Plexus

Die Rami ventrales (gelb) sind die stärksten Äste der Spinalnerven. Sie verlaufen im Brustgebiet und in der vorderen Bauchwand und versorgen die ventrale Rumpfmuskulatur sowie die seitliche und vordere Haut der Bauchwand. Die Rami laterales (grün) sind Äste der Rami ventrales:

Die **Rami ventrales** (Abb. 2.11) der Spinalnerven markieren	Die **Rami laterales** (Abb. 2.10) der Spinalnerven markieren
ein **ventrales** Längsdrittel am Rumpf	ein **laterales** Längsdrittel an Kopf, Hals und Rumpf
ein **volares** und **radiales** Areal an der oberen Extremität, das die **Flexoren** der oberen Extremität bedeckt	ein **dorsales** und **ulnares** Areal an der oberen Extremität, das die **Extensoren** der oberen Extremität bedeckt
ein **dorsales** Areal an der unteren Extremität, das die **Flexoren** der unteren Extremität bedeckt	ein **ventro-laterales** Areal an der unteren Extremität, das die **Extensoren** der unteren Extremität bedeckt

Die ventro-lateralen Äste der Spinalnerven bilden ausgedehnte Plexus:
- das Halsgeflecht, den Plexus cervicalis,
- das Armgeflecht, den Plexus brachialis,
- das Beingeflecht, den Plexus lumbosacralis.

Zur Erinnerung: Die Extremitäten sprossen aus der ventro-lateralen Brust- und Bauchwand aus. Sie werden daher auch nur von den ventro-lateralen Ästen der Spinalnerven versorgt. Ich möchte noch einmal hervorheben, dass die dorsalen Äste der Spinalnerven nicht an die Extremitäten gelangen, sondern am Rücken in streng metamerer Ordnung verbleiben.

Zur Plexusbildung aus Sicht der Segment-Anatomie

Die Plexus werden von den Rami vetrolaterales gebildet.
Nach Untersuchungen von Schumacher findet man bereits im Vorderhorn des Rückenmarks (s. Abb. 2.19a und b) eine Trennung in jene Fasern, welche die späteren ventralen und lateralen („dorsalen“) Äste des Plexus brachialis und lumbo-sacralis bilden.

Aus diesen Befunden geht hervor, dass die Trennung der Nervenfasern in den Arm- und Beinplexus in ventrale und laterale („dorsale“) Äste nicht erst im Plexus selbst erfolgt, sondern bereits an den Austrittsstellen der vorderen Wurzeln des Rückenmarks zu erkennen ist.

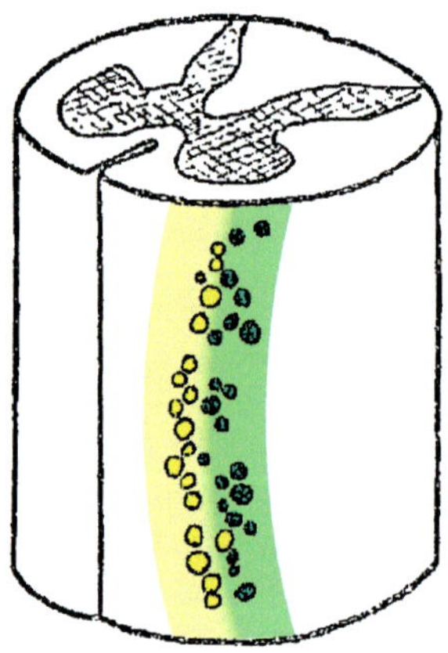

Abb. 2.19a Schematische Darstellung der bereits an ihrem Ursprung im Vorderhorn getrennt entstehenden Rami ventrales (gelb) und Rami laterales (grün), modifiziert nach Schumacher.

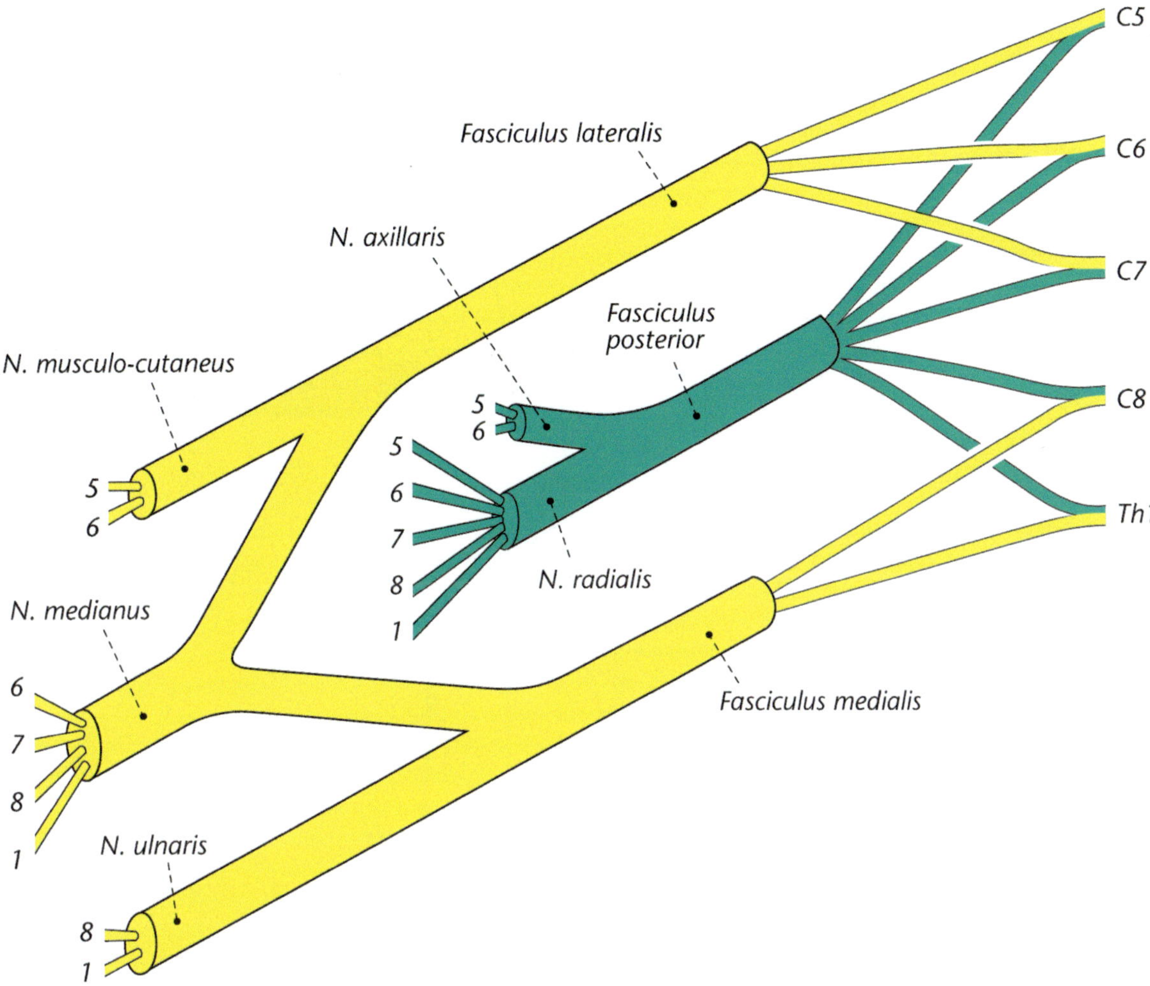

Abb. 2.19b Schematische Darstellung der Verteilung der segmentalen Wurzeln auf die Hauptstämme des Plexus brachialis. **Ventraler** Ast der Spinalnerven C 5 bis Th 1 (gelb), N. musculocutaneus C 5, C 6, N. medianus C 6 bis Th 1, N. ulnaris C 8, Th 1. Dorsal gelegener **lateraler** Ast der Spinalnerven C 5 bis Th 1 (grün), N. axillaris C 5, C 6, N. radialis C 5 bis Th 1, modifiziert nach Braus und Elze.

Durch die Plexusbildung erfolgt eine ausgiebige Vermischung der Nerven mehrerer Wurzeln, wodurch ein peripherer Nerv entsteht, der Äste verschiedener Neuriten führt (**„periphere Innervation“**, s. Abb. 2.20).

Dennoch versorgt jede Nervenwurzel – trotz ihrer Aufteilung und Vermischung mit anderen Nerven im Plexus – ein bestimmtes peripheres Areal (**„radikuläre Innervation“**, s. Abb. 2.20).

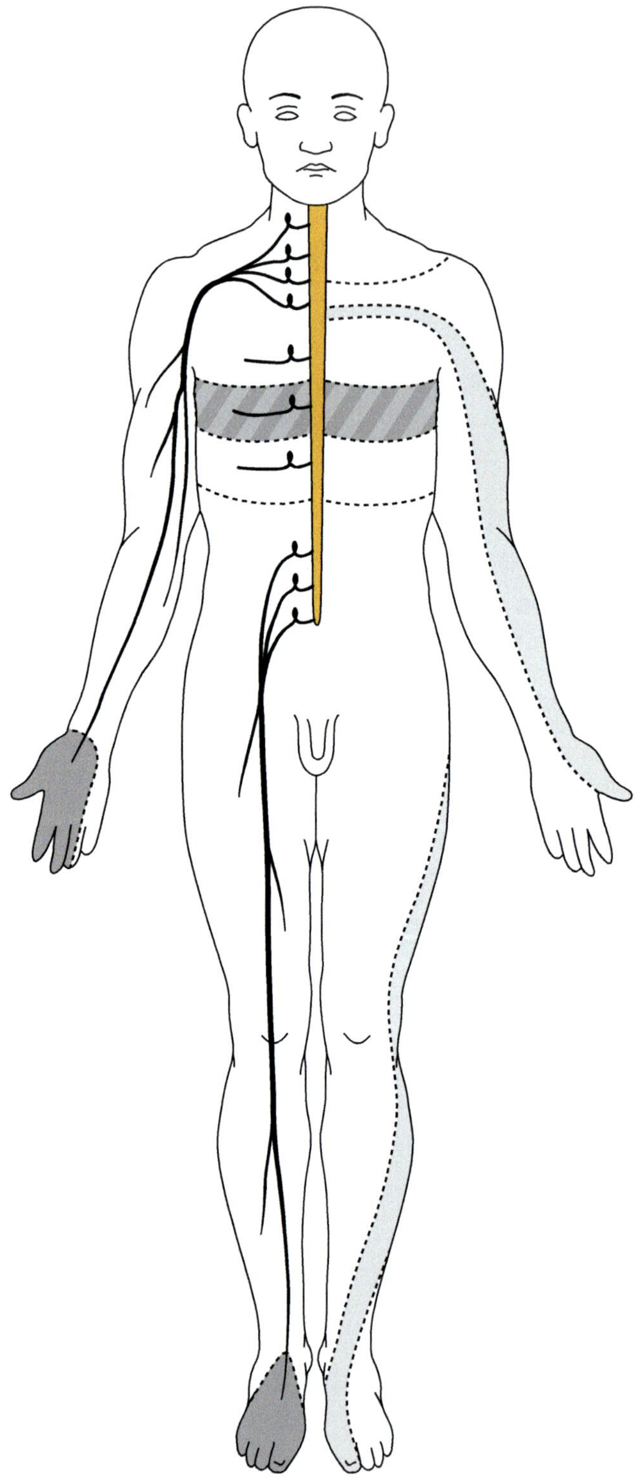

Abb. 2.20 Schematische Gegenüberstellung von peripherer (dunkelgrau) und segmentaler (hellgrau) Innervation: Periphere Störung, z.B. bei Karpaltunnel-Syndrom wie in der Abb. rechts (dunkelgrau). Segmentale Störung, z.B. bei mechanischer Irritation der Nerven**wurzel**, z.B. Bandscheibenprolaps **(radikulär),** oder durch **übertragenen Schmerz** (Referred Pain), in der Abb. L 5 links, z.B. bei Oberbaucherkrankungen (hellgrau).

Zum Beispiel:

Das von einer **hinteren Wurzel** versorgte Hautgebiet	Das von einer **vorderen Wurzel** versorgte Muskelgebiet
ist ein **Dermatom.**	ist ein **Myotom.**
Das Hautgebiet eines **peripheren Nervs** hingegen	Das Innervationsgebiet eines **peripheren Nervs,** der einen Muskel versorgt,
setzt sich aus **Teilen verschiedener Dermatome** zusammen.	setzt sich aus **Neuriten mehrerer vorderer Wurzeln** zusammen.

So erhält z.B. der 3-segmentige M. deltoideus Neuriten aus den Segmenten C 4|C 5|C 6, die den N. axillaris bilden („periphere Innervation").

Ein Myotom, das ursprünglich eine Einheit darstellt, wird bei seiner Verlagerung in die Peripherie „in Stücke zerlegt" (Villinger) und beteiligt sich am Aufbau vieler Muskeln.

So findet sich das Myotom C 8 im kaudalen Teil des M. latissimus dorsi sowie im kaudalen Teil des M. pectoralis, darüber hinaus in der tiefen Handmuskulatur und den ulnaren Muskeln des Arms.

Die Neuriten eines Rückenmarkssegments werden also im peripheren Nerven wie beim Flechten eines Zopfes in ihrer Lage verändert und gebündelt, gelangen an ihrer Endstrecke aber wieder segmental geordnet zu ihren Dermatomen, Myotomen und Sklerotomen. Dagegen bleibt ein Dermatom eine Einheit und wird nie „zerstückelt".

Nach Braus und Elze sind Verlagerung und Zerstückelung einzelner Myotom-Anteile der Grund für die Plexusbildung, da alle Muskel- bzw. Myotom-Anteile ihre Nervenfasern bei der Zerstückelung mitnehmen.

Da die Verlagerung und Zerstückelung der Myotome vor allem jene im zervikalen und lumbo-sakralen Bereich betrifft, ist die Plexusbildung für den zervikalen und lumbo-sakralen Bereich charakteristisch.

Im thorakal innervierten Bereich des Rumpfes findet eine Plexusbildung **nicht** statt. Die Nn. intercostales sind daher gleichzeitig radikulär **und** peripher.

Man kann sich zusammenfassend und vereinfacht folgendes merken: Die Rami ventrales und laterales werden zwar vermischt, erhalten aber in ihrem Endgebiet wieder scharf begrenzte Areale zugeteilt („radikuläre Innervation“):

Die **Rami ventrales** versorgen	Die **Rami laterales** (irreführend an den Extremitäten auch als „Rami dorsales“ bezeichnet) versorgen
an der **oberen Extremität**	an der **oberen Extremität**
die **volar** (z.T. radial) gelegenen Muskeln und Hautareale	die **dorsal** (z.T. ulnar) gelegenen Muskeln und Hautareale
an der **unteren Extremität**	an der **unteren Extremität**
(bedingt durch die embryologische Drehung) die **dorsal** gelegenen Muskeln und Hautareale.	(bedingt durch die embryologische Drehung) die **ventro-lateral** gelegenen Muskeln und Hautareale.

Der **Ramus dorsalis** dagegen verbleibt **ausschließlich** am Rücken.

Zur Erinnerung: Die Rami laterales sind Äste der Rami ventrales. Vereinfachend spreche ich von Rami „ventro-laterales“.

Die Plexus im Einzelnen

Gemäß dem Buchtitel „Segment-Anatomie" werden der Vollständigkeit halber im Folgenden die Plexus einzeln beschrieben.

Die Rami ventro-laterales der Zervikalnerven

Der Plexus cervicalis

Der Plexus cervicalis entsteht aus den Rami ventrales der Spinalnerven C 1 bis C 4.

Die Hautäste des Plexus cervicalis

Die Hautäste des Plexus cervicalis sind (s. Abb. 2.21 und 2.16):

- Der **N. occipitalis minor (aus C 2 und C 3)** – in der Abb. grün – versorgt die Haut lateral vom Areal des N. occipitalis major – in der Abb. rot. Er dehnt sich bis gegen den Proc. mastoideus hin aus.
- Der **N. auricularis magnus* (aus C 3)** – in der Abb. grün – versorgt die hintere Fläche der Ohrmuschel und das Ohrläppchen sowie die Haut des Kieferwinkels und der Fossa retromandibularis.
- Der **N. transversus colli* (aus C 3)** – in der Abb. grün – versorgt die Haut im vorderen Halsdreieck.
- Die **Nn. supraclaviculares* (aus C 3 und C 4)** – in der Abb. grün – versorgen eine breite Hautfläche über der Fossa jugularis und dem Manubrium sterni, über dem Schlüsselbein, dem M. pectoralis major bis zur Mamilla und dem Sulcus deltoideo-pectoralis, die Haut über dem Acromion und der Spina scapulae sowie über den hinteren Ursprüngen des M. deltoideus.

Dieses Areal ist aus Sicht der Segmentlehre deshalb von großer Bedeutung, weil alle Störungen der zwerchfellnahen Organe über den N. phrenicus Projektionszeichen in dieses Areal der Nn. supraclaviculares senden können (s. S. 62).

* Unterschiedliche Angaben bei den verschiedenen Autoren.

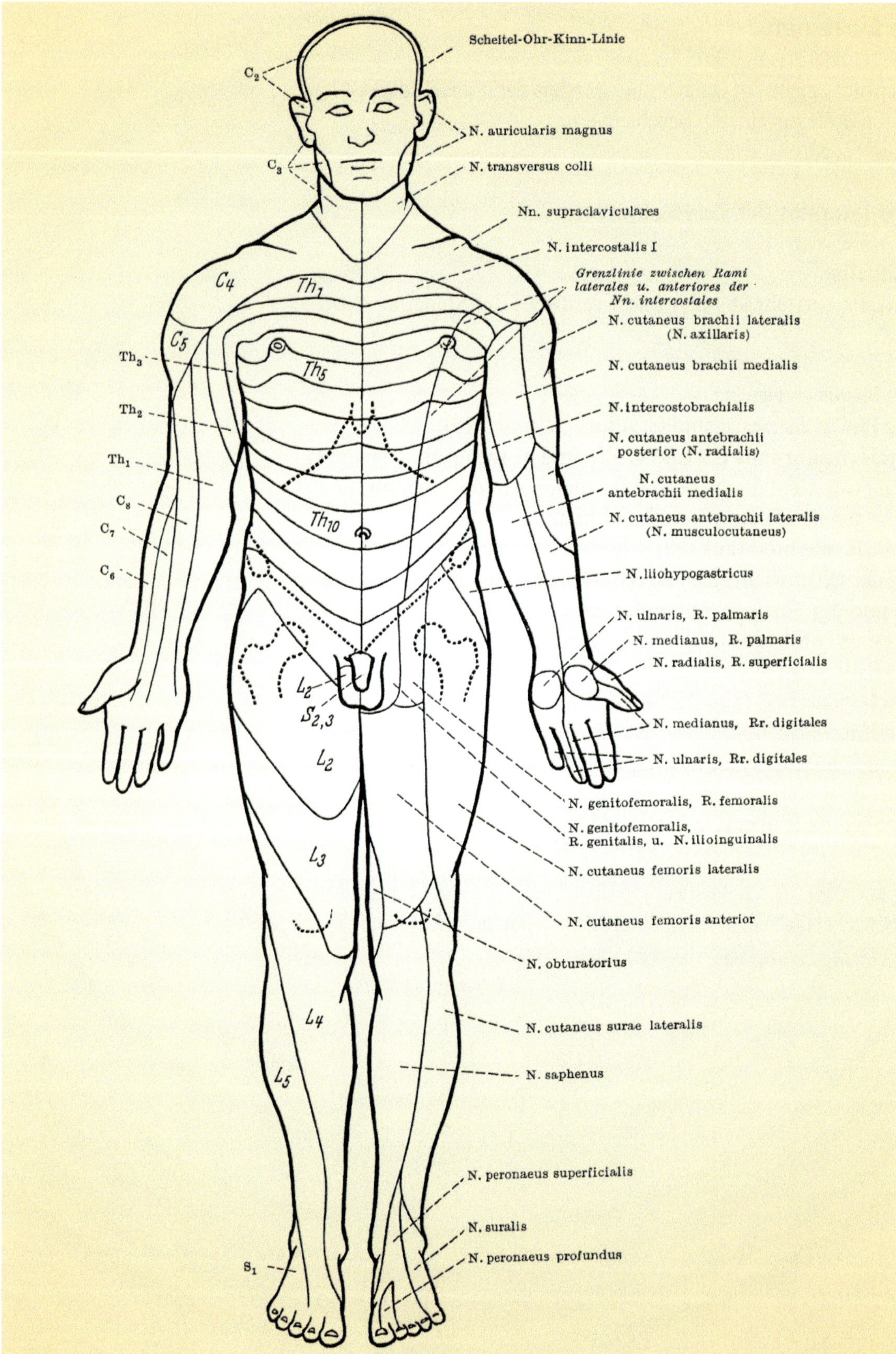

Abb. 2.21a Auf der rechten Körperseite Darstellung der segmentalen (radikulären) Innervationsareale der Haut. Auf der linken Körperseite Darstellung der peripheren Innervationsareale der Haut, Ventralseite.

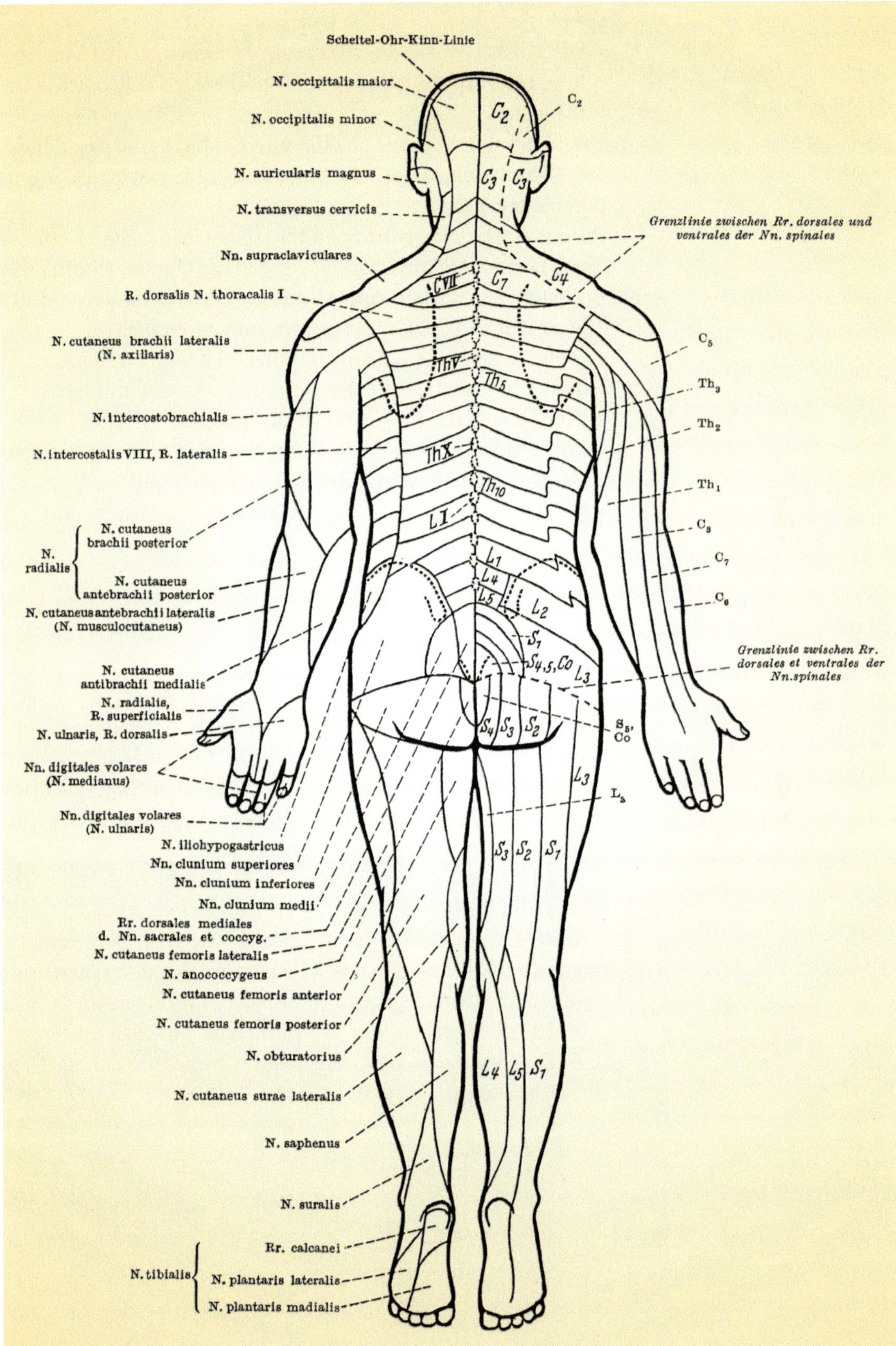

Abb. 2.21b Gleiche Darstellung wie in Abb. 2.21a, Dorsalseite (nach Braus-Elze).

Die Muskeläste des Plexus cervicalis

- Die Muskeläste des Plexus cervicalis ziehen zu den Mm. intertransversarii, Mm. recti capitis, longus capitis und longus colli sowie zum M. levator scapulae.

Der M. levator scapulae aus C 3 und C 4 hat in der Segmentlehre eine besondere Bedeutung, da er, ebenso wie der M. trapezius, Impulse aus dem N. phrenicus erhält.

Das heißt: Die gehobene Schulter („der eingezogene Kopf") kann auch Ausdruck einer Projektion von Störungen der Oberbauchorgane sein.

- Weitere Äste ziehen zum M. sternocleidomastoideus (C 2|C 3) und zum M. trapezius (C 2|C 3|C 4) sowie zum Zwerchfell.
- Motorische Fasern gelangen ferner zu den prävertebralen Muskeln und den Mm. scaleni sowie den unteren Zungenbeinmuskeln.

Verbindungen des Plexus cervicalis bestehen

- mit dem Sympathikus (die Rami communicantes grisei verbinden das Ganglion stellatum und den N. phrenicus) und
- mit den Hirnnerven N. hypoglossus, N. accessorius und N. facialis.

Der N. phrenicus spielt in der Segment-Anatomie und beim Phänomen des Referred Pain eine besondere Rolle.

Da aus allen zwerchfellnahen Organen von Brust- und Bauchraum afferente Parasympathikus-Fasern in die Bahn des N. phrenicus gelangen, können Störungen der Organe von Brust- und Bauchraum Schmerzen in jenen Segmenten auslösen, in denen der N. phrenicus entspringt, also in den Segmenten C 3, C 4, C 5 (Schultergürtel), wobei der Ursprung des N. phrenicus bei verschiedenen Volksgruppen verschieden ist.

Wie die Fasern dieser Organe zum N. phrenicus gelangen, ist nicht bekannt (Braus und Elze).

Nach M. Clara sind es sympathische Fasern im N. phrenicus, die eine Übertragung bei Erkrankungen von Brust- und Bauchorganen und weiblichen Adnexen in die Schultergegend (C 3|C 4|C 5) verursachen (s. auch S. 327).

In 20–25 % erhält der N. phrenicus aus den unteren Zervikalnerven (C 5–C 6) akzessorische Zweige, die als **Nebenphrenicus**, N. phrenicus accessorius, bezeichnet werden.

Der Plexus brachialis

Der Plexus brachialis entsteht aus den Rami ventro-laterales der Spinalnerven C 5 bis Th 1. Jeder Ramus ventro-lateralis spaltet sich in zwei Äste, einen ventralen und einen lateralen („dorsalen") Ast (s. Abb. 2.19b):

Der **ventrale Ast** (in Abb. 2.19b gelb) bildet den

- **Fasciculus lateralis** (C 5|C 6|C 7), aus dem der N. musculocutaneus, der N. brachii und N. antebrachii medialis entsteht.
  Der Fasciculus lateralis versorgt die **radial** gelegenen Flexoren an der volaren Seite des Arms und erhält über Kollateralen im Grenzstrang Impulse aus dem Respirationstrakt.

Der **ventrale Ast** bildet außerdem den

- **Fasciculus medialis** (C 8|Th 1), aus dem der N. ulnaris entsteht.
  Der Fasciculus medialis versorgt die **ulnar** gelegenen Flexoren **und** Extensoren des Arms und erhält Impulse von Herz, Ösophagus und Magen.

Fasciculus lateralis und medialis bilden darüber hinaus die **Medianusschlinge,** aus der der N. medianus entsteht, der zu C 6 bis Th 1 Beziehung hat und somit Impulse aus Herz, Lunge und Magen erhält.

Der **laterale („dorsale") Ast** (in Abb. 2.19b grün) bildet den

- **Fasciculus posterior** (C 5 bis Th 1), aus dem sich die Nn. radialis und axillaris bilden.
  Diese versorgen die zervikal innervierte Muskulatur am Rücken und erhalten Impulse aus Herz, Lunge und Magen.

Die Hautäste des Plexus brachialis

Die Hautäste des Plexus brachialis versorgen

- als Rami ventrales die volare und radiale Seite des Arms,
- als Rami laterales die dorsale und ulnare Seite des Arms.

Die Muskeläste des Plexus brachialis

Die Muskeläste des Plexus brachialis, die oft fälschlicherweise als „dorsale" Äste des Plexus brachialis bezeichnet werden, in Wirklichkeit aber laterale Äste sind, ziehen zum M. levator scapulae und zu den Mm. rhomboidei, den Mm. supra- und infraspinatus, zum M. subscapularis und M. teres minor, zum M. latissimus dorsi sowie zum M. deltoideus.

- Die **ventralen** Äste versorgen den M. subclavius, die Mm. pectorales major und minor sowie alle **Flexoren** am Oberarm und Unterarm und die Muskeln der Hand.
- Die **lateralen („dorsalen")** Äste versorgen über den N. radialis alle **Extensoren** am Oberarm und Unterarm.

Die Kenntnis dieser Versorgung ist aus folgendem Grund von großer Bedeutung:

- Die Extensoren an Oberarm und Unterarm stehen in Beziehung zu den Segment-identen Streckmuskeln am Rücken, die sekundär von den Extremitäten auf den Rücken „zurückgewandert" sind.
- Schmerzen im Bereich dieser Muskelschicht, die vom Hinterkopf bis zum Beckenkamm reicht und den ganzen Rücken bedeckt, können somit eine Wechselwirkung zu den Extensoren an Oberarm und Unterarm haben.

Therapeutische Konsequenz:

- Schmerzen an der **Streckseite** von Ober- und Unterarm
- sollten immer auch mit **Punkten am Rücken** kombiniert werden,
- die im Bereich der **lateralen („dorsalen")** Äste des Plexus brachialis liegen.

Ganz analog zu dieser Überlegung werden in der Akupunktur für Schmerzen am Rücken vom Hinterkopf bis zum Beckenkamm immer die Punkte am Unterarm 3E 5 bzw. Dü 3 empfohlen.

Dies entspricht exakt einer Segmenttherapie, wobei zusätzlich die vertikale Ordnung, nämlich die Teilung in „dorsale" (exakter „laterale") und ventrale Äste berücksichtigt wird.

- Schmerzen an der **Beugeseite** von Ober- und Unterarm
- sollten immer auch mit **Punkten an Brust und Bauch** kombiniert werden,
- die im Bereich der **ventralen** Äste des Plexus brachialis liegen.

Umgekehrt steht die von ventralen Ästen versorgte, auf den Rumpf zurückgewanderte Extremitätenmuskulatur, bestehend aus M. subclavius, M. pectoralis major, M. pectoralis minor, in Wechselwirkung mit den von ventralen Ästen versorgten Flexoren an Oberarm und Unterarm.

- Schmerzen im Bereich der **Mm. pectorales**
- sollten daher immer auch mit **Punkten im Bereich der Flexoren** des Armes behandelt werden, z.B. mit KS 6 oder Xin Pin.

Auch dieses Beispiel zeigt, dass nicht nur die horizontale segmentale Ordnung, sondern auch die longitudinale Ordnung entsprechend den Ästen der Spinalnerven für die Einteilung und Behandlung von Bedeutung ist.

Exkurs:
Die radikuläre Schmerzsymptomatik des Zervikalsyndroms (in Anlehnung an Hansen und Schliack)

Schmerzcharakter:
- plötzlich einschießend
- segmentale Ausstrahlung
- Zunahme bei ungünstiger Kopfhaltung

Schmerzlokalisation:

C 3, 4	• Schulterschmerzen • Hypalgesie
C 5	• Schulter-Oberarm-Schmerzen • Hypalgesie • Funktionsstörungen des M. deltoideus und M. biceps brachii
C 6	• Schmerzen, ggf. Hypalgesie der radialen Ober- und Unterarmseite, des Daumens und Zeigefingers • Funktionsstörungen des M. biceps brachii und M. brachioradialis
C 7	• Schmerzen an der Radialseite des Unterarmes zum Mittelfinger hinziehend • motorische Funktionsstörungen im M. pectoralis major, M. triceps brachii, M. pronator teres, Daumenballen, gelegentlich der langen Fingerbeuger
C 8	• Schmerzen und Sensibilitätsstörungen im ulnaren Handbereich und Unterarm; • Paresen im M. triceps brachii, in den kleinen Handmuskeln und Atrophie des Kleinfingerballens

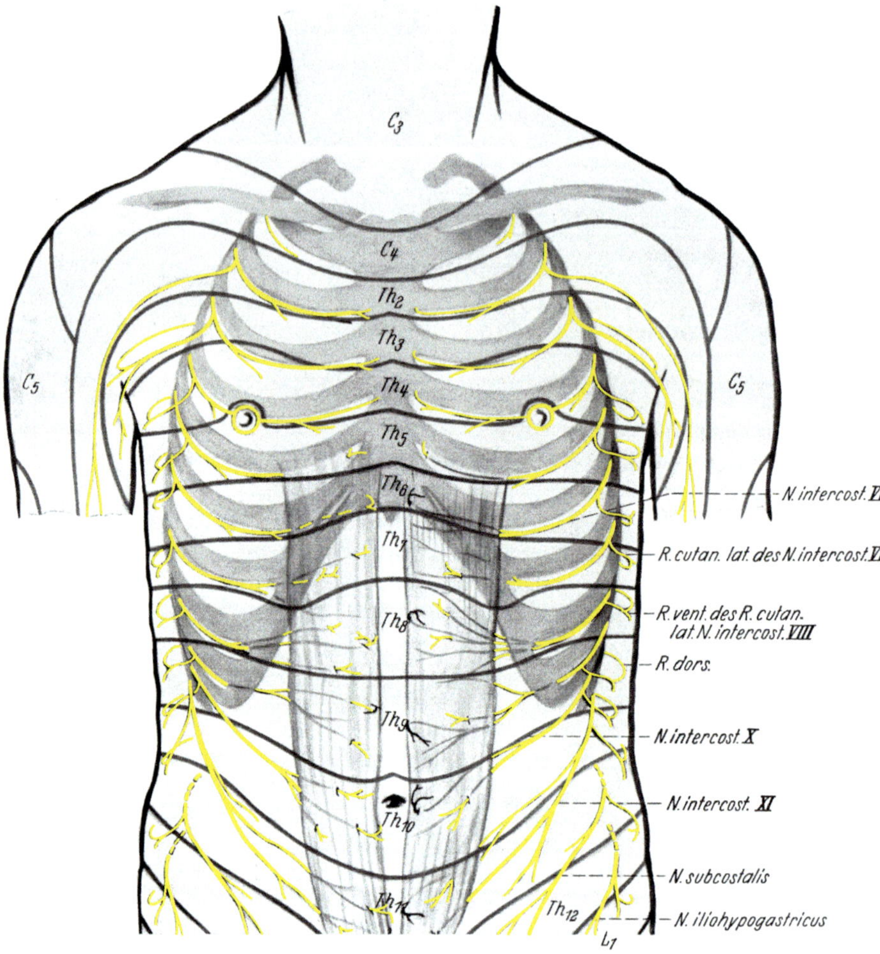

Abb. 2.22a Anatomische Darstellung der thorakalen ventralen und lateralen Spinalnervenverläufe mit eingezeichneten Dermatomgrenzen (nach Clara 1942).

Die Rami ventro-laterales der Thorakalnerven

Die ventro-lateralen Äste der thorakalen Spinalnerven werden auch als **Nn. intercostales** bezeichnet (Abb. 2.22a).

- Sie versorgen mit den **Rami cutanei ventrales,** den Endästen der Nn. intercostales (in Abb. 2.22b gelb), die Haut an Brust und Bauch von der Mamillarhöhe bis zur Symphyse bzw. bis zur Inguinalgegend.
- Sie versorgen mit den **Rami cutanei laterales** (in Abb. 2.22b grün) die Haut lateral am Rumpf von der Achselhöhle und dem Oberarm bis zur Crista iliaca und bis zum Trochanter.
- Sie versorgen mit den **Rami musculares**
  - die Mm. levatores costarum,
  - die Mm. serrati posteriores,

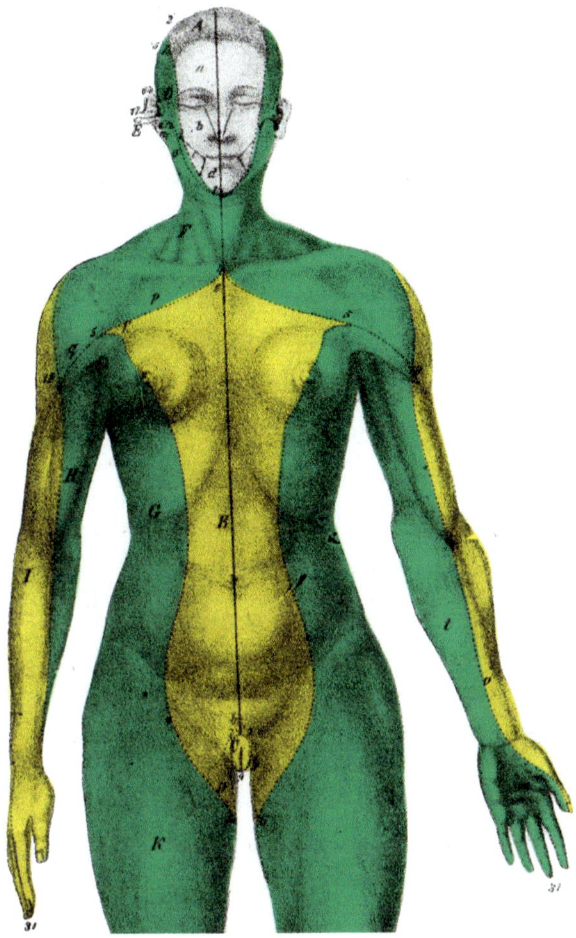

Abb. 2.22b Die **vertikale** Ordnung, bedingt durch die benachbarten (metameren) **Spinalnervenäste**. Farblich abgestimmt Rami ventrales gelb, Rami laterales grün (Ansicht von ventral).

- die Mm. intercostales,
- die Mm. transversus thoracis und abdominis,
- die Mm. obliquus abdominis internus und externus und
- den M. rectus abdominis.

Zusammenfassend:
Die ventro-lateralen Äste der thorakalen Spinalnerven, also die Nn. intercostales, versorgen die genuine Brust- und Bauchmuskulatur sowie die Haut an Brust und Bauch bis zum Leistenband und bis in die Hüftgegend. Sie markieren

- ein mediales Längsdrittel (Rami ventrales) und
- ein laterales Längsdrittel (Rami laterales).

Das mediale Längsdrittel entspricht dem Yang-Ming-Meridian, das laterale Längsdrittel entspricht dem Shao-Yang-Meridian.

Die Rami ventro-laterales der Lumbosakralnerven

Der Plexus lumbo-sacralis

Der Plexus lumbo-sacralis entsteht aus den Rami ventro-laterales der Spinalnerven von Th 12 bis S 5. Schematisch setzt sich der Plexus lumbo-sacralis aus mehreren Schlingen, „Ansae", zusammen, aus denen Plexus lumbalis, Plexus sacralis, Plexus pudendus und Plexus coccygeus entstehen.
Der **Plexus lumbalis (Th 12 bis L 4)** bildet

- den N. iliohypogastricus (Th 12 bis L 1),
- den N. ilioinguinalis (L 1),
- den N. genitofemoralis (L 1 bis L 2),
- den N. cutaneus femoris (L 2 bis L 3).

Darüber hinaus bildet er

- den N. femoralis (L 1 bis L 4),
- den N. obturatorius (L 2 bis L 4), der die Adduktoren-Gruppe versorgt, sowie
- den N. saphenus (L 1 bis L 4), der Haut und Muskulatur des Unterschenkels bis zum Os naviculare versorgt.

Die Segmente des Plexus lumbalis bedecken somit die gesamte ventromediale Seite des Beins. Dieses Versorgungsgebiet erhält über Kollateralen im Grenzstrang Impulse der **Oberbauchorgane** Leber, Milz, Pankreas, Dünndarm, Dickdarm bis zur Flexura coli lienalis (s. Abb. 3.11).

Aus Sicht der Akupunktur entspricht dies dem Verlauf von Leber-Meridian und Milz-Meridian sowie dem Verlauf des Magen-Meridians, die alle mit den Oberbauchorganen in Beziehung stehen.

Der **Plexus sacralis (L 5 bis S 5)** bildet Muskeläste u. a. zu den Muskeln

- M. piriformis
- Mm. gemelli
- M. glutaeus

(s. auch Angaben der verschiedenen Anatomiebücher).
Diese Muskeln gehören zu den Myotomen (L 4), L 5, S 1, S 2.

Der stärkste Ast des Plexus sacralis ist der N. ischiadicus. Dieser versorgt die Muskulatur im Bereich der Hüfte und an der Rückseite des Beines.

Mit seinen Endästen versorgt er die **dorso-laterale Seite des Beines.** Der Plexus sacralis erhält über Kollateralen im Grenzstrang Impulse aus den **Beckenorganen** (s. Abb. 3.11).

Aus Sicht der Akupunktur entspricht dies dem Verlauf des Blasen-Meridians und des Nieren-Meridians, die mit den Beckenorganen in Beziehung stehen.

Der Plexus pudendus und der Plexus coccygeus sind in diesem Zusammenhang von untergeordneter Bedeutung.

Die Ursprünge der peripheren Nerven des Plexus brachialis und lumbosacralis (nach Paterson 1886)

Die Zuordnung der Muskeln des Schulter- und Beckengürtels hinsichtlich ihrer Innervation durch ventrale bzw. laterale („dorsale") Äste des Plexus brachialis und Plexus lumbosacralis hat Paterson bei den Säugetieren nachgewiesen und wie folgt zusammengefasst.

Nervenäste	Muskeln
Plexus brachialis	
Ventrale Äste	
N. thoracicus anterior	Mm. pectorales
N. musculocutaneus	Mm. pectorales auf der Vorderfläche des Oberarmknochens. Haut der äußeren und vorderen Fläche des Vorderarmes.
N. medianus et ulnaris	Muskeln und Haut der Vorderfläche des Unterarmes, der Hand.
N. cutaneus internus	Haut der Innen- und Vorderfläche des Oberarmes und des Unterarmes.
Laterale („dorsale") Äste	
N. suprascapularis	Muskeln der dorsalen Fläche der Schulter.
N. subscapularis brevis	M. subscapularis
N. circumflexus	Mm. deltoideus et teres minor Haut der Hinter- und Außenfläche der Schulter und des Armes.
N. subscapularis medius	Mm. subscapularis et teres major
N. musculospiralis	Muskeln der Hinterfläche des Humerus, des Vorderarmes, der Hand. Haut der Hinterfläche des Vorderarmes und der Hand.
N. subscapularis longus	M. latissimus dorsi
Plexus lumbosacralis	
Ventrale Äste	
N. cruralis	
N. obturatorius	Muskeln der Innenfläche des Oberschenkels und Flexoren des Knies.
N. popliteus internus	Muskeln der Haut der Hinterfläche des Beines und der Fußsohle.
Laterale („dorsale") Äste	
N. cruralis anterior	Muskeln der Vorderfläche des Oberschenkels und der Innenfläche des Beines und des Fußes. Haut der Innenfläche des Beines und des Fußes.
N. glutaeus superior	Mm. glutaeus medius et minimus, tensor fasciae femoris.
N. popliteus externus	Muskeln und Haut der Außen- und Vorderfläche des Beines und des Fußes.

Besondere Aspekte der Innervationsareale der Rami ventrales

Die Hautinnervationsgebiete der Rami ventrales bedecken
- am Rumpf die ventral gelegene Beugemuskulatur sowie
- an der oberen und unteren Extremität die Flexoren.

Die gemeinsame Funktion aller Rami ventrales könnte man m. E. definieren als **„protektiven Beugereflex"**.

Sherrington konnte nachweisen, dass der Beugereflex durch einen Reiz ausgelöst wird, der seiner Natur nach eine Schutzfunktion für den Organismus bedeutet. Ein solcher Beugereflex kann von allen Innervationsarealen der Rami ventrales ausgelöst werden. (Im Gegensatz dazu wird ein Streckreflex von allen Innervationsarealen der Rami laterales ausgelöst.)

Der wichtigste Beugereflex wird von der Fußsohle ausgelöst, einem Areal der Rami ventrales. Dieser Beugereflex schützt den Körper vor Gefahr, indem er die gefährdete Extremität schnellstmöglich aus der Gefahrenzone entfernt. Verletzt sich ein Mensch die Fußsohle, so zieht er das Bein sofort ein oder er fällt um.

Liegen Erkrankungen innerer Organe vor, so wird durch denselben Beugereflex der Körper bzw. der Rumpf durch die gebeugten Extremitäten geschützt, z.B. angezogene Beine bei akuter Appendizitis.

Beugen ist ursprünglich ein lebenserhaltender Reflex. Kann dieser nicht mehr ausgelöst werden, dann „streckt man alle viere von sich" und stirbt.

Auch dieses Beispiel zeigt, dass die Spinalnervenäste – in diesem Fall die Rami ventrales – einer gemeinsamen Funktion dienen, nämlich dem Beugen und damit dem Schutz.

- Die lebenserhaltende „Beugefunktion" aller Rami ventrales zeigt sich an der **oberen Extremität** auch beim Aufnehmen der Nahrung und Einführen der Nahrung in den Mund. Diese Haltung und Stellung der Extremität charakterisieren auch die embryonale Urstellung der oberen Extremität in Beugung.
- Die „Beugefunktion" aller Rami ventrales zeigt sich an der **unteren Extremität** vor allem in der entsprechenden Stellung der Beine bei der Defäkation und Kohabitation.

Analog dieser protektiven Beugefunktion der Areale der Rami ventrales wird in der chinesischen Medizin dem Hand- und Fuß-Yang-Ming die Funktion von „Aufnehmen und Umwandeln" zugeordnet.

Besondere Aspekte der Innervationsareale der Rami laterales

Die Rami laterales sind Äste der Rami ventrales und versorgen die seitliche Brust- und Bauchwand. Die Hautinnervationsgebiete der Rami laterales der Spinalnerven markieren

- an Kopf und Rumpf ein laterales Längsdrittel,
- an der oberen Extremität ein dorsales und ulnares Areal, das die Extensoren der oberen Extremität bedeckt,
- an der unteren Extremität ein ventrales und laterales Areal, das die Extensoren der unteren Extremität bedeckt.

Die Innervationsgebiete der Rami laterales bilden in der Summe ein laterales Längsdrittel und entsprechen, nach meiner Analyse, dem Shao-Yang-Bereich (3E – Gallenblase).

Die gemeinsame Funktion der Rami laterales könnte man m. E. auch definieren als **„Streckreflex bei Abwehr und Kampf"**, womit auch eine „Standfestigkeit", ein „Stehvermögen" ausgedrückt wird, gewährleistet durch die Tätigkeit der Extensoren an oberer und unterer Extremität.

Bemerkenswert ist, dass diese Hautareale der Rami laterales jene Myotome bedecken, die noch in den Bereich der sympathischen Ursprungszellen im Rückenmark (C 8 bis L 3) einbezogen sind, nämlich

- am Arm C 8 bis Th 2,
- am Bein L 2 bis L 3.

Die „aggressive sympathikotone Trias", die den Extensoren zugeordnet ist, somit die Basis von Kampfbewegung, Standfestigkeit und vergrößernder Körperhaltung, korreliert aus Sicht der Segment-Anatomie mit dem Anfang und Ende der sympathischen Ursprungszellen im Rückenmark.

Vereinfacht könnte man auch sagen: Die Areale der Rami laterales haben „einen direkten Draht zum Sympathikus".

Dieser Innervationsmodus und die Beziehung zu den sympathischen Ursprungszellen im Rückenmark bedeuten aber auch, dass bei Erkrankung innerer Organe nur im Bereich der **lateralen Hautbereiche** bzw. der **Extensoren** der Extremität ein **Referred Pain** auftreten kann (s. S. 90).

Der Referred Pain kann **nicht** auftreten im Bereich der **ventralen Hautbereiche** bzw. der **Flexoren** der Extremität.

Der Referred Pain kann demnach wohl die aggressive sympathikotone Trias hemmen oder sogar unterbinden, nicht aber die lebenserhaltenden Beugereflexe beeinflussen.

Mit anderen Worten: Innere Krankheiten irritieren die Extensoren und können so Kampf- und Angriffsbewegungen verhindern.
Innere Krankheiten irritieren nicht die Flexoren, wodurch die lebenserhaltenden Beugereflexe bestehen bleiben.

Die Rami ventrolaterales haben aus Sicht der Wechselwirkungen und Projektionsphänomene zwischen Körperoberfläche und Körperinnerem aber noch eine weitere Besonderheit und damit große Bedeutung in der Segmentlehre: Sie stehen in besonderer Beziehung zu den Projektionsarealen innerer Organe, den Head-Zonen.

Nach Hansen und Schliack ist „auffallend, aber eine ausschließlich empirische Tatsache, dass die Head-Zonen der Entoderm-Derivate nur an den ventro-lateralen Bauchdecken zu finden sind".

Nach meiner Analyse ist dieses aber keineswegs eine „ausschließlich empirische Tatsache", sondern es ist aus Sicht der Segment-Anatomie und Neurophysiologie erklärlich, dass die Head-Zonen nur in der vorderen und seitlichen Bauchwand auftreten können.

Übereinstimmend zeigen fast alle Abbildungen aus der Embryologie, dass
- die präganglionären Rami communicantes albi vom Stamm des N. spinalis abgehen,
- die postganglionären Rami communicantes grisei aber **ausschließlich** zum Ramus ventralis des Spinalnervs zurückziehen.

Das heißt,
- alle Informationen vom Körperinneren und von der Körperoberfläche sind über viszeral-afferente und somatisch-afferente Fasern, die zum Hinterhorn ziehen und ihre Impulse zum Seiten- und zum Vorderhorn weiterleiten, über die Rami communicantes albi mit dem Grenzstrang in Verbindung.
- Vom Grenzstrang zurück zum Spinalnerv über die Rami communicantes grisei gelangen die Impulse aber **ausschließlich** in den Ramus ventrolateralis und **nicht** in den Ramus dorsalis.

Daher können auch ausschließlich in der vorderen und seitlichen Rumpfwand Head-Zonen und Veränderungen im Sinne eines Referred Pain entstehen.

Diese Tatsache erklärt, dass die Head-Zonen der Entoderm-Derivate (Respirationstrakt, Digestionstrakt, Verdauungsdrüsen) **nur** am ventrolateralen Rumpfbereich auftreten.

Diese Tatsache erklärt aber auch, dass diese Head-Zonen als Resonanzareal innerer Organe auch mit den Extremitäten und hier speziell mit den Extensoren in Beziehung stehen, da ja, wie früher schon beschrieben, die Extremitäten aus der ventro-lateralen Rumpfwand stammen.

In der chinesischen Akupunktur findet dies insofern Berücksichtigung, als Erkrankungen des Respirations- und Digestionstrakts sowie der Verdauungsdrüsen sowohl mit Punkten im Bereich der Head-Zonen als auch mit Punkten an den Extremitäten behandelt werden.

In jedem Fall werden Punkte eingesetzt, die in den ventro-lateralen Innervationsarealen der Spinalnerven liegen. So werden

- an der unteren Extremität für alle Hohlorgane die Unteren Einflussreichen Punkte Ma 36, Gb 34, Ma 37, Ma 39 und
- an oberer **und** unterer Extremität für alle Speicherorgane die Quellpunkte empfohlen.

Zusätzlich werden natürlich Punkte in den Head-Zonen am Rumpf behandelt.

Auch dieses Beispiel zeigt, dass die Akupunktur bei ihrer Punktewahl den „Richtlinien" von Spinalnerv und Sympathikus folgt.

Konsequenz für die Praxis

Die Rami ventrolaterales haben aus Sicht der Wechselwirkungen und Projektionsphänomene zwischen Körperoberfläche und Körperinnerem aber noch eine weitere Besonderheit und große Wichtigkeit für die Praxis:

Der ventrale und laterale Bereich von Kopf und Rumpf steht mit den Extremitäten in besonders intensiver Beziehung, da die Extremitäten als Derivate der ventro-lateralen Bauchwand auch nur von den Rami ventrolaterales der Spinalnerven versorgt werden. An den Extremitäten teilen sich die Rami ventrolaterales der Spinalnerven in

- ventrale Äste der Extremitätenversorgung und
- laterale („dorsale") Äste der Extremitätenversorgung.

(Diese „Rami dorsales" der Extremitätenversorgung haben **nichts** mit den Rami dorsales am Rücken zu tun, man würde sie besser grundsätzlich nur als Rami laterales bezeichnen).

Während der embryonalen Entwicklung „wandert" bzw. wächst zervikal innervierte Extremitätenmuskulatur auf den Rumpf zurück und lagert sich zwischen thorakal innervierte Haut und thorakal innervierte tiefe Rumpfmuskulatur.

Diese eingewanderte, zervikal innervierte Muskulatur zeigt eine charakteristische Anordnung (s. Abb. 5.2 auf S. 205):

Die Muskeln lagern sich, streng nach dem atavistischen architektonischen Bauprinzip der Spinalnerven, in derselben Weise an die Rumpfwand an, in der sie an den Extremitäten gelagert sind:

- Die ventral gelegene **Flexorenmuskulatur** lagert sich an die **ventrale Brustwand** an.
- Die dorsal gelegene **Extensorenmuskulatur** lagert sich an die **dorso-laterale Rumpfwand** an.

Beide behalten ihre Beuge- und Streckwirkung auch an ihrem neuen Wirkungsort bei.

Die **kranialer** gelegenen Myotome C 5|C 6 lagern sich darüber hinaus in den kranialen Bereich und bilden so	**ventral** die obere Hälfte des M. pectoralis	**dorsal** die obere Hälfte der Rückenmuskulatur (Mm. rhomboidei, supraspinatus, teres)
Die **kaudaler** gelegenen Myotome C 7|C 8|Th 1 lagern sich in den kaudalen Bereich und bilden so	**ventral** die untere Hälfte des M. pectoralis	**dorsal** die untere Hälfte der Rückenmuskulatur (kaudaler Teil des M. serratus anterior und M. latissimus dorsi)

Dies hat weitreichende therapeutische Konsequenzen:
- Schmerzen im Bereich der vorderen Brustwand benötigen zusätzlich Punkte im Bereich der Flexoren des Armes.
- Schmerzen im Bereich des Rückens benötigen zusätzlich Punkte im Bereich der Extensoren des Armes.

Dies gilt natürlich auch umgekehrt für Schmerzen an den Armen:
- Liegen sie im ventralen Bereich des Armes, benötigen sie zusätzlich Punkte an der vorderen Brustwand.
- Liegen sie im dorsalen Bereich des Armes, benötigen sie zusätzlich Punkte im Rückenbereich.

Aus Sicht der Akupunktur bedeutet dies:
- Schmerzen in der ventro-lateralen Brust- und Bauchwand, also vorne, benötigen zur Verstärkung der Therapie Akupunkturpunkte im Bereich der Flexoren (so z.B. KS 6, He 7, Lu 9).
- Schmerzen im Bereich des Rückens, also im Bereich jener Muskulatur, die rückläufig von den Extremitäten auf den Rumpf zurückgewachsen ist, benötigen zur Verstärkung der Therapie Akupunkturpunkte im Bereich der dorsalen Streckermuskulatur des Armes (3E 5, Dü 3).

Die ventral gelegenen Flexoren an den Extremitäten stehen also in Beziehung mit den ventral gelegenen Beugemuskeln des Rumpfes.
Die dorsal gelegenen Extensoren an den Extremitäten stehen also in Beziehung mit den dorsal gelegenen Streckmuskeln des Rumpfes.

Die Prä- und Postaxiallinien, Basis der Meridian-„Linien"

Dorsale und volare Fläche der **oberen Extremität** werden durch die sogenannte Prä- und Postaxiallinie voneinander getrennt (s. Abb. 2.23).
Bei embryonaler Haltung der Arme verläuft
- die **Präaxiallinie daumenseitig** und kranialer
- die **Postaxiallinie kleinfingerseitig** und kaudaler.

An der **unteren Extremität** ist der Verlauf der Prä- und Postaxiallinien, bedingt durch die embryonale Drehung, etwas anders (s. Abb. 2.24):
- Die **Präaxiallinie** verläuft **großzehenseitig** vom Innenrand des Fußes über Tibia und medialen Oberschenkelkondylus entlang des M. sartorius zur Leiste.
- Die **Postaxiallinie** verläuft **kleinzehenseitig** vom Außenrand des Fußes über den Außenknöchel zum Wadenbeinköpfchen und weiter über die äußere und hintere Fläche des Oberschenkels zum Steißbein.

Zwischen diesen Linien liegen
- an der **Rückseite des Beines** die von **Rami ventrales** versorgten Haut- und Muskelanteile, die aber nur einen **schmalen Streifen** ausmachen
- an der **Vorderseite des Beines** liegen die von **Rami laterales** versorgten Haut- und Muskelanteile, die hingegen einen **breiteren Streifen** ausmachen.

Diese Prä- und Postaxiallinien an der oberen und unteren Extremität entsprechen in der Tiefe an der Grenze der Muskelinnervation durch Rami ventrales und Rami laterales jenem bindegewebsreichen Raum, in dem der Gefäßnervenstrang verläuft.

Nach meiner Analyse entsprechen die Prä- und Postaxiallinien mit dem darunterliegenden Gefäßnervenstrang (Jing-Luo) jeweils den radial oder ulnar bzw. den tibial oder fibular gelegenen Meridian-„Linien" an der Haut der Extremitäten.

Diese Meridian-„Linien" könnte man demnach definieren als die **Grenzlinien metamerer Spinalnervenäste** zwischen
- Rami ventrales und Rami laterales an den **Extremitäten** sowie
- Rami ventrales, Rami laterales und Rami dorsales am **Rumpf** (s. Abb. 2.25).

Der Meridianbereich zwischen diesen Grenzlinien entspricht dem Innervationsbereich der entsprechenden Spinalnervenäste.

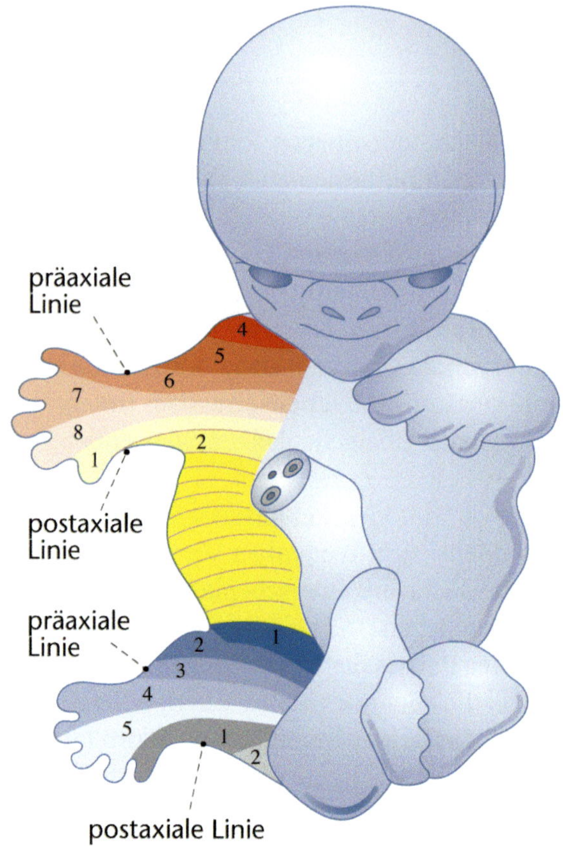

Abb. 2.23 Anordnung der Dermatome in der „embryonalen Haltung" mit streng metamerer kranio-kaudaler Reihung der Segmente (nach Langmann; vgl. auch Abb. 4.6). Anlage von Daumen und großer Zehe kranialwärts gerichtet.

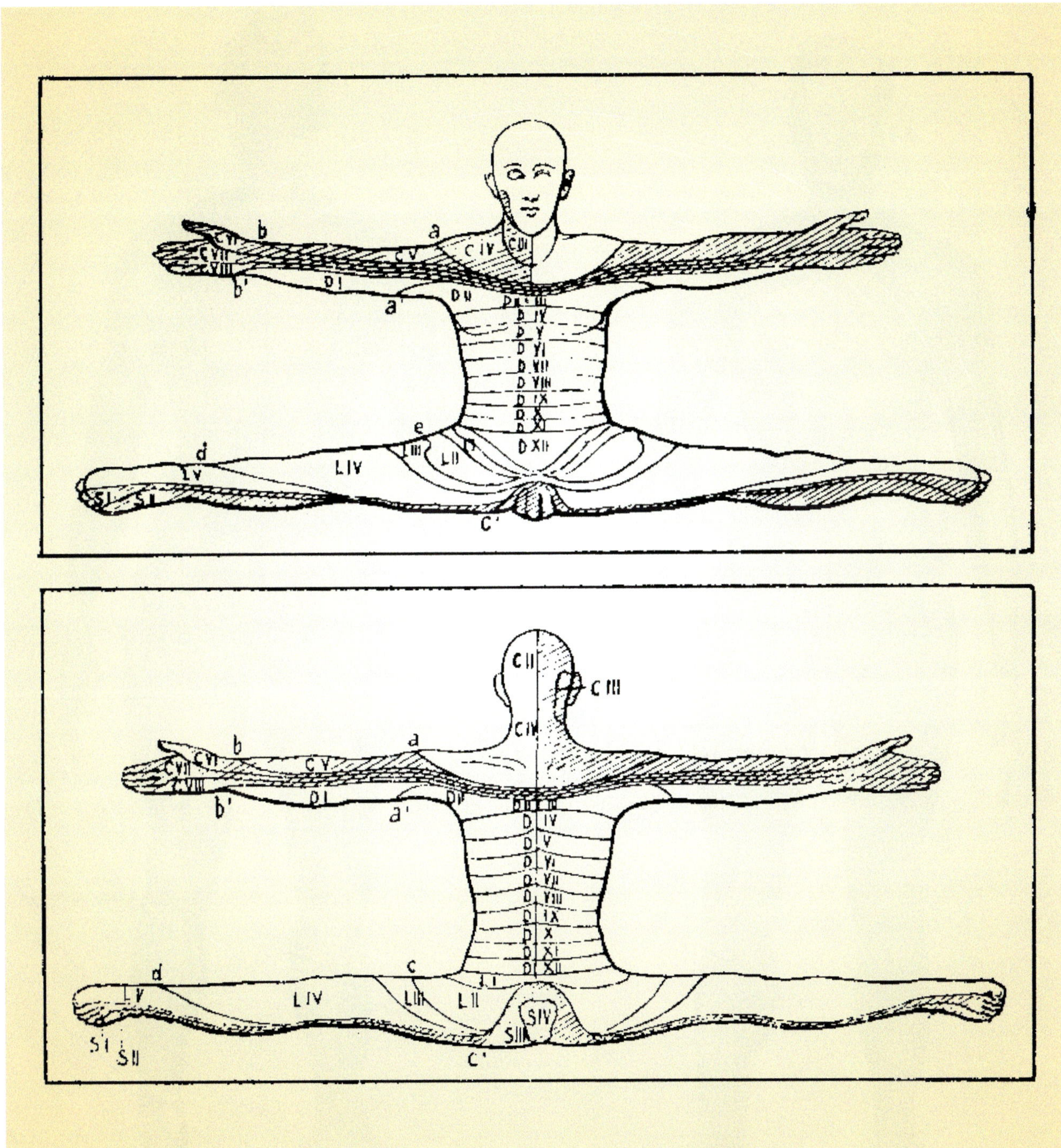

Abb. 2.24 Prä- und Postaxiallinien an der oberen und unteren Extremität, Ventral- und Dorsalansicht (Pansini, zitiert bei van Rynberk). Obere Extremität: Die Präaxiallinien (daumenseitig) sind jeweils mit a und b gekennzeichnet. Die Postaxiallinien (kleinfingerseitig) sind jeweils mit a' und b' gekennzeichnet.
Untere Extremität: Die Präaxiallinien (großzehenseitig) sind jeweils mit c und d gekennzeichnet. Die Postaxiallinien (kleinzehenseitig) sind jeweils mit c' und d' gekennzeichnet.

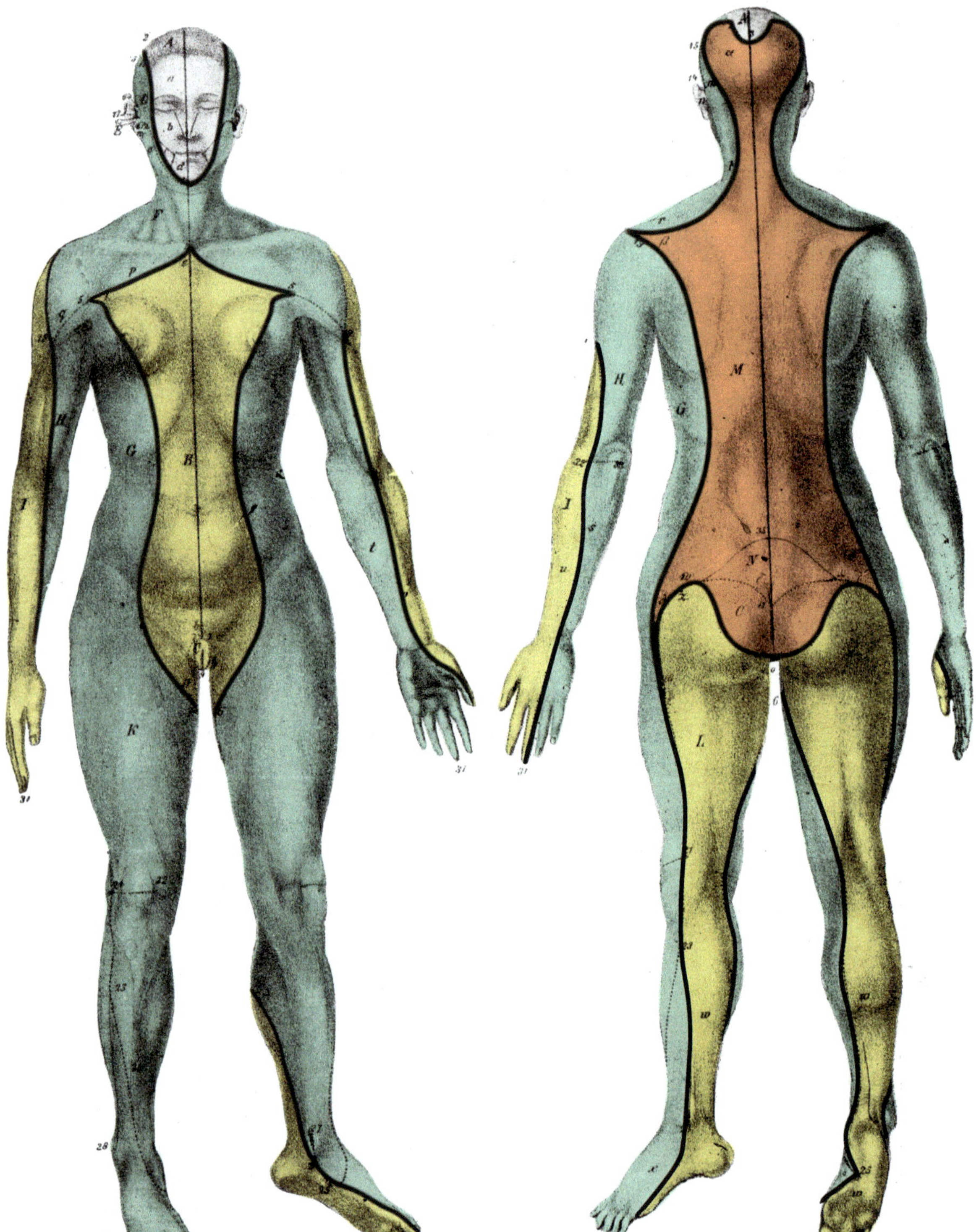

Abb. 2.25 Die Grenzlinien metamerer Spinalnervenäste zwischen Rami ventrales (gelb) und Rami laterales (grün) an den Extremitäten sowie den Rami ventrales, laterales und dorsales (rot) am Rumpf, Ventral- und Dorsalansicht.
Interpretationsmöglichkeit der langen Yang-Meridian-„Linien".

3 Die Rolle des peripheren vegetativen Nervensystems in der Segmentlehre

Für unsere Sensibilität spielt neben dem Spinalnervensystem auch das vegetative Nervensystem eine bedeutende Rolle.

Für jede Reiz- und Schmerztherapie wie Akupunktur, Neural- und Manualtherapie, die von der Körperoberfläche aus entfernte Areale sowie innere Organe erfassen will, spielen das vegetative Nervensystem und seine Innervationsareale eine eminent wichtige Rolle.

Für das Verstehen von Wechselwirkungen und Projektionsphänomenen sind daher der Ursprung, der Verlauf und die Kenntnis der peripheren Innervationsareale des vegetativen Nervensystems von großer Bedeutung. Diese Kenntnis führt den Therapeuten zum

- **Schmerz-Ort** und damit zum **Reiz-Ort,** interpretiert die
- **Schmerz-Art** und führt damit zur **Reiz-Art** und findet von der
- **Schmerz-Intensität** zur **Reiz-Intensität.**

Diese Basisregel hatten wir (König, Wancura 1975) als **Grundregel der Akupunktur** bezeichnet. Ich freue mich, dass sie als Basisregel der Akupunktur in allen deutschsprachigen Akupunkturgesellschaften bei der Ausbildung ihren Niederschlag gefunden hat.

Das vegetative Nervensystem, insbesondere der sympathische Grenzstrang, prägt aber auch unsere unbewusste Mimik und Gestik, verwandelt Bewegungen in Gebärden und modifiziert so nach meiner Analyse die spinale Metamerie in einen Gestaltkreis mit psychosomatischer und sozialer Determination.

Für das Zustandekommen der bei Krankheiten im Körperinneren auftretenden algetischen und vegetativ-reflektorischen Krankheitszeichen an der Körperoberfläche ist das vegetative Nervensystem und ganz besonders der Grenzstrang des Sympathikus von großer Bedeutung.

Aus diesem Blickwinkel soll das vegetative Nervensystem im Folgenden besprochen werden.

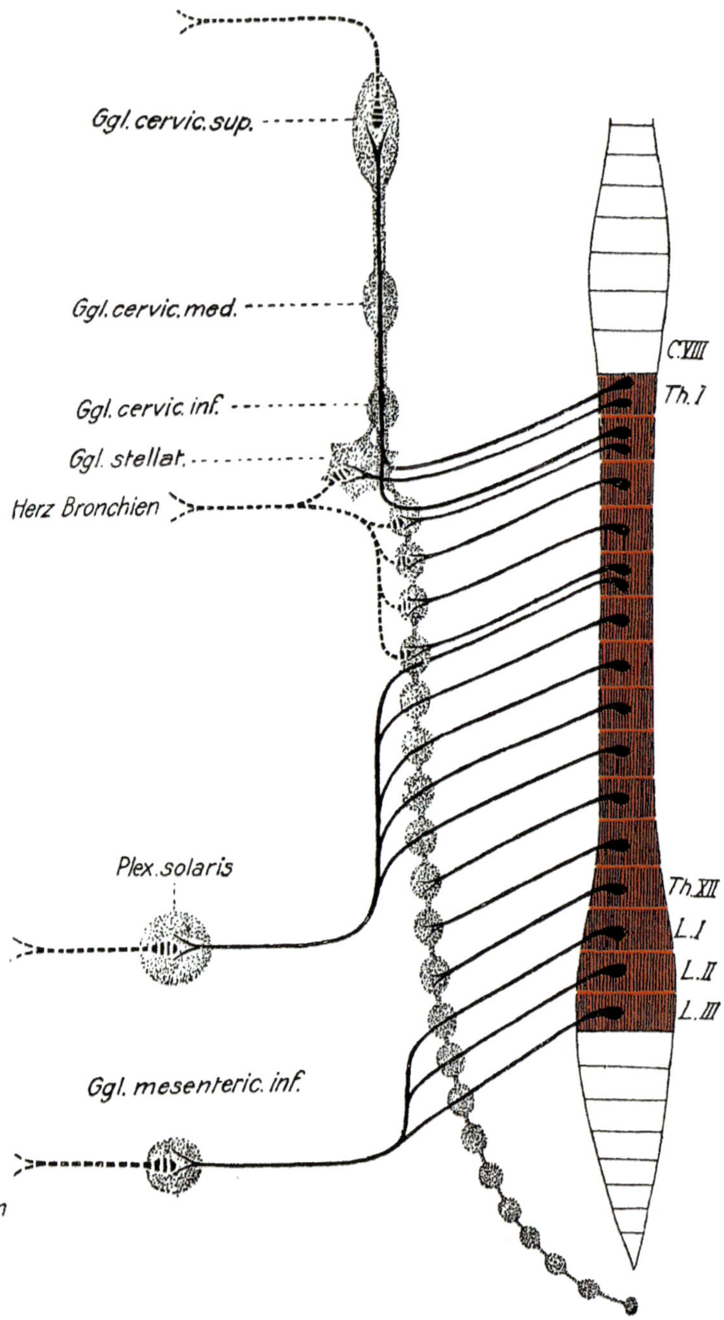

Abb. 3.1a Vegetatives Nervensystem. Grenzstrang des Sympathikus mit seinen Ganglien. Ursprung im Rückenmark vom ersten Thorakal- bis zum dritten Lumbalsegment, präganglionäre Fasern ausgezogen, postganglionäre Fasern unterbrochen gezeichnet, modifiziert nach Villinger.

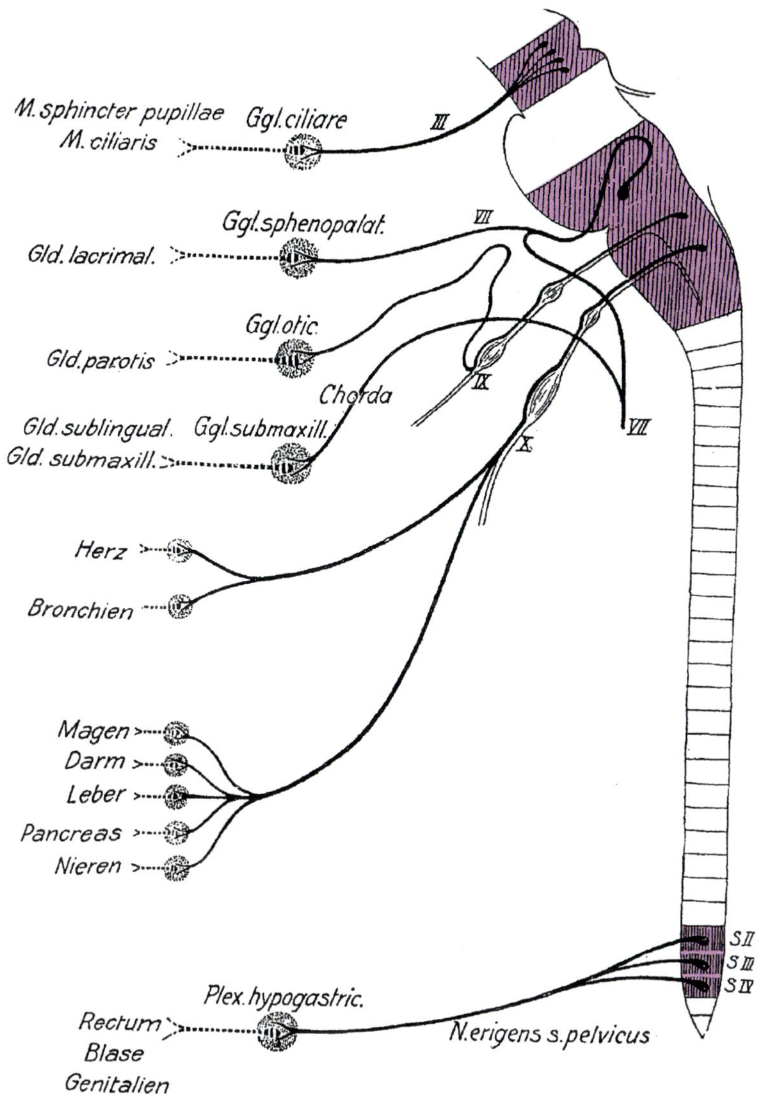

Abb. 3.1b Vegetatives Nervensystem. Parasympathikus, präganglionäre Fasern ausgezogen, postganglionäre Fasern unterbrochen gezeichnet, modifiziert nach Villinger.

Anatomie

Anatomisch lässt sich der zentral-efferente Anteil des vegetativen Nervensystems unterteilen in einen
- kranialen
- thorako-lumbalen und
- sakralen Abschnitt (s. Abb. 3.1).

Die präganglionären Fasern **des kranialen Abschnittes** sind **parasympathischer Natur** (in der Abb. violett). Sie haben ihren Ursprung im Zwischenhirn, Mittelhirn und in der Medulla und bilden den **N. vagus.** Dieser versorgt die inneren Organe bis zur Flexura coli lienalis (Cannon-Böhm-Punkt).

Die präganglionären Fasern **des thorako-lumbalen Abschnittes** sind **sympathischer Natur** (in der Abb. rot). Sie entspringen in den Rückenmarkssegmenten C 8 bis L 3, ziehen zu den Grenzstrangganglien, weiter zu den peripheren großen sympathischen Ganglien bzw. zu den peripheren Nerven und zur Körperoberfläche.

Die präganglionären Fasern **des sakralen Abschnittes** sind wieder **parasympathischer Natur** (in der Abb. violett). Sie treten mit dem 2., 3. und 4. Sakralnerv aus und bilden die **Nn. pelvici.**

Das vegetative Nervensystem wird auch als viszerales oder – im englischen Sprachraum – als autonomes Nervensystem bezeichnet. Das Wort „vegetativ" ist aber sicherlich die treffendere Bezeichnung, weil in der Urbedeutung des Wortes „vegetativ" – „das zur Pflanze gehörende" – die Beziehung zu den Grundfunktionen des Lebens wie Stoffwechsel, Fortpflanzung, Atmung bzw. Assimilation und Dissimilation angezeigt wird, die auch schon bei der Pflanze nachweisbar sind.

Die Bezeichnung autonomes Nervensystem ist weniger treffend, da der Sympathikus nirgendwo autonom und vom Spinalnervensystem getrennt in Erscheinung tritt.

Die Unterscheidung von sympathischen und parasympathischen Fasern ist bezüglich der Übertragungsphänomene aus folgenden Gründen wichtig:
- Die **sympathischen Fasern** verursachen an der Körperoberfläche algetische **und** vegetativ-reflektorische Krankheitszeichen.
- Die **Vagus- und Parasympathikus-Fasern** verursachen an der Körperoberfläche **ausschließlich** algetische Krankheitszeichen.

Die Vagus- und Parasympathikus-Fasern machen keine begleitenden vegetativen Veränderungen an der Haut, da sie keine Erfolgsorgane an der Haut haben.

Das periphere sympathische Nervensystem und seine Rolle in der Segmentlehre

Das Zentrum des sympathischen Nervensystems bildet der Grenzstrang. Dieser steht einerseits durch die

- **Rami communicantes albi** mit den Spinalnerven und durch sie mit dem Rückenmark in Verbindung.
- Andererseits tritt der sympathische Grenzstrang durch die **Rami communicantes grisei** mit verschiedenen Arealen der Körperoberfläche in Verbindung.

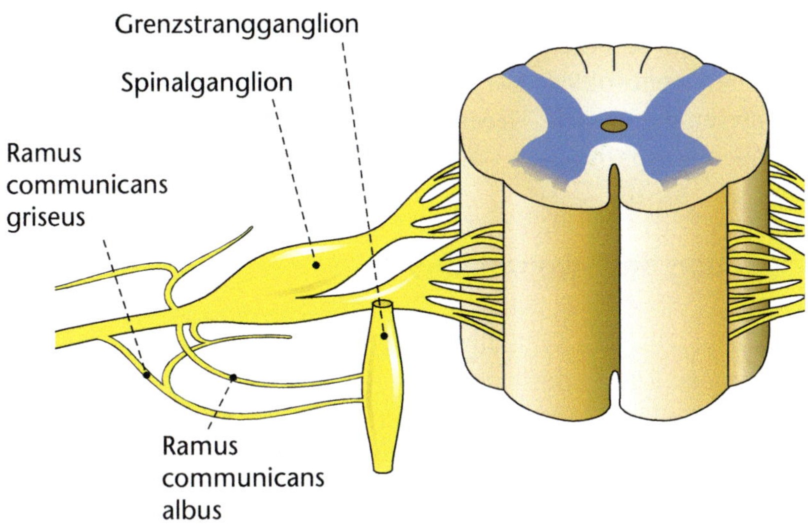

Abb. 3.2 Der Spinalnerv und die Rami communicantes, schematisch.

Das Verstehen der Wechselwirkungen und Projektionsphänomene setzt Folgendes voraus:

- Die Kenntnis vom **Ursprung des Sympathikus** im Rückenmark (S. 85).
- Sein **„Mitversorgen" von Kopf und Extremitäten** (S. 91).
- Die Kenntnis von den **sympathischen Efferenzen** (S. 95).
  - Die Efferenzen vom Rückenmark zur Körperoberfläche:
    die Wirkung des Sympathikus an der Haut,
    die vegetativ-reflektorischen Krankheitszeichen,
    das individuelle Krankheitserlebnis.
  - Die Efferenzen vom Rückenmark zum inneren Organ:
    aus segmentaler Sicht von untergeordneter Bedeutung.
- Die Kenntnis von den **sympathischen Afferenzen** (S. 124).
  - Die Afferenzen vom inneren Organ zum Rückenmark:
    das „Enterotom", die Anbindung des inneren Organs an das Segment.
  - Die Afferenzen von der Körperoberfläche zum Rückenmark:
    die afferente „Schmerz-Nebenleitung".
- Die großen **sympathischen Ganglien** und ihre Hautprojektion (S. 132).

Der Ursprung des Sympathikus

Die Ursprungszellen des Sympathikus liegen im Seitenhorn des Rückenmarks und zwar in den Rückenmarkssegmenten C 8 bis L 3*.

Da diese Lokalisation eine weitreichende Konsequenz für die Innervation von Kopf und Extremitäten, darüber hinaus aber auch eine evolutionsbiologische Bedeutung hat, möchte ich kurz darauf eingehen.

Alle Informationen, die über somato-sensible Fasern, also von der Körperoberfläche kommend, und über viszero-sensible Fasern, also vom Körperinneren kommend, zum Hinterhorn gelangen, erreichen durch Schaltzellen auch die sympathischen Ursprungszellen im Seitenhorn.

Der Sympathikus wird demnach bereits „in seiner Wiege" über alles informiert, was in seinem Segmentanteil an der Körperoberfläche und im Körperinneren „so läuft".

Er verteilt und verstreut diese Informationen aus dem Körperinneren weit- und breitflächig auf der Körperoberfläche, da jedes präganglionäre Neuron etwa 20 postganglionäre Neurone informieren kann.

Das Ursprungsgebiet des Sympathikus ist bei allen Wirbeltieren immer auf den zwischen Plexus brachialis und Plexus lumbosacralis gelegenen Teil des Rückenmarkes beschränkt, unabhängig davon, wie viele Rückenmarkssegmente die einzelnen Wirbeltiere haben (Braus und Elze, s. Abb. 3.3).

* Das Ursprungsgebiet des Sympathikus wird von manchen Autoren bis L4 reichend beschrieben.

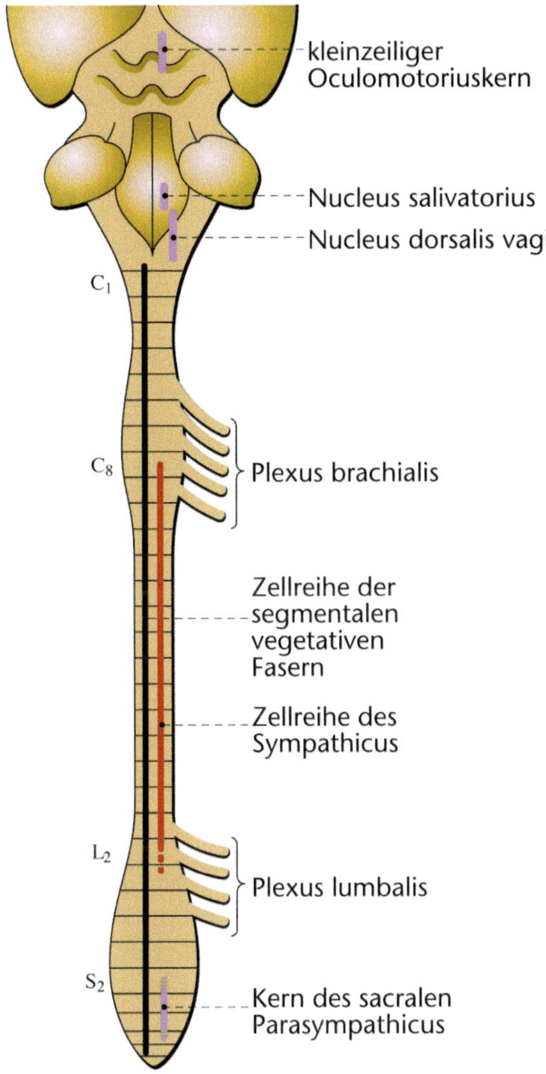

Abb. 3.3 Ursprungsgebiet des Sympathikus im Rückenmark (rot), bei allen Wirbeltieren nach oben vom Plexus brachialis und nach unten vom Plexus lumbalis begrenzt, modifiziert nach Braus und Elze.

So reicht das Ursprungsgebiet des Sympathikus
- beim Menschen von C 8 bis L 3,
- bei der Katze von Th 1 bis L 4,
- beim Huhn von C 16 bis L 3.

Sympathische Innervierung der Extremitäten

Entscheidend ist die Tatsache, dass
- der letzte und vorletzte segmentale Nerv des Plexus brachialis sowie
- der erste und zweite segmentale Nerv des Plexus lumbosacralis

bei allen Wirbeltieren noch sympathische Fasern führen.

Braus und Elze bezeichnen dies als unerklärliche Tatsache. Nach meinen Überlegungen könnte diese „unerklärliche Tatsache" eine gewisse evolutionsbiologische Bedeutung haben:

Da nämlich die an den Ursprung des Sympathikus angrenzenden Nerven des Plexus brachialis und des Plexus lumbosacralis noch sympathische Fasern führen, haben sie einen „direkten Draht" zum Sympathikus.

Diese segmentalen Nerven versorgen jeweils die **Extensoren der oberen und unteren Extremität.** Damit haben die Extensoren der oberen und unteren Extremität diesen „direkten Draht" zu sympathikotonen Impulsen.

Die Extensoren der oberen Extremität

Beim Menschen haben die sympathischen Fasern der **kranialen Ursprungszellen** (C 8 bis Th 1) Beziehung zu den Extensoren des Armes und zur tiefen Handmuskulatur.

Wenn in einer bestimmten Situation der Arm im Ellenbogengelenk gestreckt wird, ein Faustschluss gebildet wird oder eine Spreizung der Finger durch die tiefe Handmuskulatur erfolgt, so können dies direkte Signale des Sympathikus sein. Es ist unschwer zu erkennen, dass es sich hierbei um die Grundstellung der oberen Extremität bei Angriff und Abwehr und somit die Gebärde von Aggression, aber auch Begeisterung handelt.

Die Extensoren der unteren Extremität
Beim Menschen haben die sympathischen Fasern der **kaudalen Ursprungszellen** (L 2 und L 3) Beziehung zu den Extensoren des Beines.

Wenn in einer bestimmten Situation das Bein im Kniegelenk gestreckt und leicht außenrotiert wird, so bewirkt dieses ein „breitbeiniges Aufrechtstehen". Auch dies kann ein direktes Signal des Sympathikus sein, indem man „seinen Mann steht". Darüber hinaus ist „Niedertreten", mit den Füßen abwehren und „sich erheben" eine Funktion der Extensorenmuskulatur, damit die Gebärde von Aggression, Drohung, aber auch Begeisterung.

Die Flexoren der oberen Extremität
Die Flexoren der oberen Extremität bewirken eine Beugung im Ellenbogengelenk und eine Innenrotation, die Urbewegung, welche die Hand zum Munde führt bzw. jene Gebärde, mit der man schützend „sich etwas zur Brust nimmt", aber niemals angreifen oder kämpfen könnte.

Die Flexoren der unteren Extremität
Die Flexoren der unteren Extremität beugen im Kniegelenk, lösen damit „weiche Knie" aus, ein „Nicht-durchstehen-Können" oder ein „In-die-Knie-Gehen", eine Haltung, mit der man niemals angreifen oder kämpfen könnte.

Vereinfacht könnte man sagen: Die Flexoren der Extremitäten haben nicht den direkten Draht zum Sympathikus wie die Extensoren und sind gleichsam „Kampfverweigerer".

Sympathische Wirkung am M. dilatator pupillae und an den sympathischen Erfolgsorganen an der Haut

Darüber hinaus ist die Tatsache interessant, dass der **M. dilatator pupillae** bei allen Wirbeltieren aus jenem ersten Rückenmarkssegment innerviert wird, das überhaupt Ursprungszellen des Sympathikus enthält (s. Abb. 3.4):

- beim Menschen aus dem 8.,
- bei der Katze aus dem 9.,
- beim Huhn aus dem 16.,
- beim Frosch aus dem 3. Rückenmarkssegment.

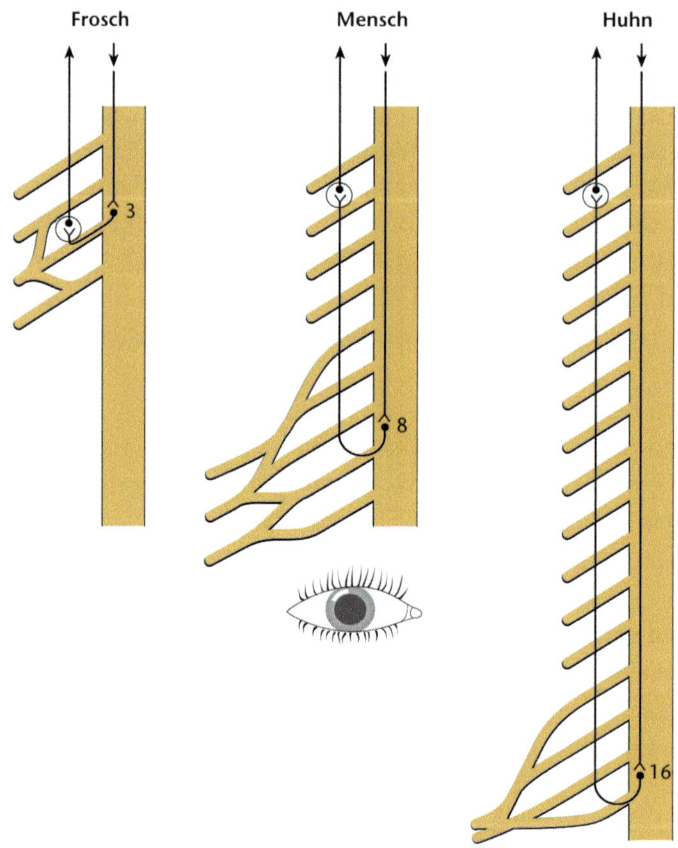

Abb. 3.4 Innervation des M. dilatator pupillae bei allen Wirbeltieren aus dem jeweils obersten Rückenmarkssegment, das überhaupt Ursprungszellen des Sympathikus enthält, z.B. beim Menschen aus C 8, beim Frosch aus C 3, beim Huhn aus dem 16. Rückenmarkssegment.

Dadurch kommt es, dass die oben beschriebene sympathikotone, aggressive Kampf- und Verteidigungsstellung durch die entsprechende Haltung der Extremitäten und durch die gleichzeitige Aktivierung des sympathisch innervierten M. dilatator pupillae noch betont wird.

Der M. dilatator pupillae verursacht ein großes, furchteinflößendes, drohendes, aber auch ein Angst- und Schreckauge. Große Pupille, weite Lidspalte, vermehrte Tränensekretion basieren auf einem sympathikotonen Reiz, der gleichzeitig mit der geballten Faust, dem gestreckten Arm und der typischen Beinstellung sowie den vegetativ-reflektorischen Zeichen in „segmentaler aggressiver Trias" auftritt.

Verstärkt wird dieses nämlich durch die Tatsache, dass es durch die Innervation der sympathischen **Mm. arrectores pilorum** zu einem Sträuben der Haare und damit zu einer Vergrößerung der Körperoberfläche kommt.

Evolutionsbiologisch bedeutet dies: Großsein, Bösesein, Kämpfen. Das mittelhochdeutsche Wort „bho" (boese) bedeutet gleichzeitig groß und böse und weist auf diese sympathischen Zusammenhänge in unserer Erbstruktur hin (s. S. 182).

Vergrößerung der Körperoberfläche ist somit ein Teil jener Drohgebärden und jenes Imponiergehabes, die im Rahmen unserer sozialen Kommunikation die averbale Körpersprache aller Vertebraten prägt.

Der „Sym-pathikus", der „Mit-Erreger", der „Mit-Leidende" ist somit auch als sozialer Kommunikator anzusehen, der Bewegungen zu Gebärden verwandelt, die äußere Haltung mit der inneren Haltung verbindet und damit „averbal spricht".

Da diese **Vertebratensprache** von allen Wirbeltieren und auch vom Menschen verstanden wird, wir uns somit einstimmen und miterregen können und damit reflektorisch spontan ohne Einschaltung unseres Großhirns agieren und reagieren, ist der Sympathikus evolutionsbiologisch gesehen jener Nerv, der das individuelle Überleben und damit gleichzeitig auch das soziale Überleben der Gruppe ermöglicht, indem er die dazu notwendigen Gebärden als Voraussetzung schafft.

Zur Ausdehnung der sympathischen Ursprungszellen

Rückenmark und Wirbelsäule haben ein sehr unterschiedliches Längenwachstum, wobei das Rückenmark deutlich kürzer ist als die Wirbelsäule.

Da **die sympathischen Ursprungszellen im Rückenmark nur auf die Segmente C 8 bis L 3** beschränkt sind, ist dieser Rückenmarksabschnitt noch einmal kürzer.

Stellt man sich gedanklich den Abschnitt der sympathischen Ursprungszellen auf die vordere Brustwand projiziert vor, so entspricht dieser Bereich etwa dem **Bereich zwischen Incisura jugularis und Proc. xiphoideus des Sternums.**

Verfolgt man diesen Gedanken weiter, so projizieren sich hinter dieses Brustbein jene „zwei Seelen, die ach in unserer Brust wohnen", nämlich das Bewusste und das Unbewusste.

Da der Sympathikus, Repräsentant unserer unbewussten Natur, aus segmentaler Sicht nur aus C 8 bis L 3 besteht, würde er virtuell einem kopflosen Humunculus mit dünnen Ärmchen (ulnarer Armbereich C 8 bis Th 1) und kurzen dünnen Beinchen (L 2 bis L 3) entsprechen.

Dieser kleine „vegetativ-sympathische Zwerg" läge hinter unserem Brustbein und würde unsere unbewusste, überindividuelle, vegetative Mimik und unsere erdgebundenen Instinkte dirigieren.

Er wäre demnach das Zentrum unserer Vertebratensprache, die – unbeeinflusst von unserem Bewusstsein – von allen Wirbeltieren verstanden wird. Er wäre aber auch der soziale Kommunikator, der ritualisierte Handlungen auslöst, die unser soziales Zusammenleben ermöglichen.

Evolutionsgeschichtliche Bedeutung

Zusammengefasst hat die Tatsache, dass die Extensoren der oberen und unteren Extremität einen „direkten Draht“ zum Sympathikus haben, evolutionsbiologisch aus Sicht des individuellen Überlebens folgende Bedeutung:

Da ein Referred Pain, ein übertragener Schmerz, der von einem erkrankten inneren Organ an die Körperoberfläche projiziert wird, ausschließlich in jenen Arealen auftreten kann, die segmental den Ursprungszellen des Sympathikus im Rückenmark entsprechen, können Schmerzen bei Erkrankungen innerer Organe **nur** in diesem Bereich auftreten.

Das bedeutet für das individuelle Überleben:

- **An den Extensoren der Extremitäten** können im Rahmen eines Referred Pain Schmerzen und Muskelverspannungen auftreten, die Extensoren können daher **„ausfallen“.** Eine Kampf- und Aggressionshandlung wäre daher nur schwer oder gar nicht möglich.
- **Die Flexoren der Extremitäten,** also die „Kampfverweigerer“, werden durch einen Referred Pain **niemals betroffen,** weil ihre Rückenmarkssegmente bei inneren Erkrankungen **nicht** durch sympathische viszerale Afferenzen irritiert werden, d.h. auch **„nicht ausfallen“** können.

Das bedeutet aber, dass ein In-die-Knie-Gehen, somit der lebenserhaltende Beugereflex, bestehen bleibt und nicht durch eine innere Erkrankung aufgehoben werden kann wie im Falle der Extensoren.

Solange wir „beugen können“, leben wir; wenn wir nicht mehr beugen können, dann „strecken wir alle viere von uns“ und sterben, anders ausgedrückt: „Beugen ist Leben“.

Aus Sicht der Verhaltensforschung bedeutet dies: Der Beugereflex, der bei allen Vertebraten eine „Kindchen-Haltung“ auslöst, bewirkt jene Demutshaltung (Rückenlage, Bauchdemonstrieren), die im sozialen Verband zu einer Hemmung der Aggression der Angreifenden führt.

Dieser Beugereflex oder diese Demutshaltung ist herausgelöst aus der sympathikotonen Gebärde und führt im sozialen Verband zu einer Aggressionshemmung und damit zum Überleben des Einzelindividuums.

Auch dieses Beispiel zeigt, dass unsere unbewusste vegetative Mimik und Gestik ein evolutionsbiologisches Pendant zu unseren Emotionen und Affekten ist.

In jedem Fall sind die erzwungenen sozialen Reaktionen der Gruppenmitglieder als „moralanalog“ im Sinne von gut und sozial zu bezeichnen, da sie zu einer Schonung des Unterlegenen, des bereits Gebeugten führen (Eibl-Eibesfeldt).

Das „Mitversorgen" von Kopf, Hals und Extremitäten durch den Sympathikus

Die anatomische Tatsache, dass die Ursprungszellen des sympathischen Grenzstranges im Rückenmark auf die Segmente C 8 bis L 3* beschränkt sind, hat weitreichende und wichtige Konsequenzen nicht nur für die Analyse der Akupunktur, sondern auch für jede Art einer Reiztherapie von der Körperoberfläche aus.

Diese Beschränkung auf die Rückenmarkssegmente C 8 bis L 3 bedeutet, dass alle darüber- und darunterliegenden Segmentanteile des Körpers von diesen Ursprungszellen in C 8 bis L 3 „sympathisch mitversorgt" werden müssen (Hansen und Schliack, Monnier, s. Abb. 3.5, 3.6):

	„mitversorgt" von	in der Abbildung
Kopf und Hals	C 8 bis Th 3	grün
Arme	Th 3 bis Th 7	rot
Beine	Th 10 bis L 3	blau

Viszerogene Reizerscheinungen an den Extremitäten

Dieses sympathische Mitversorgen von Kopf, Armen und Beinen führt dazu, dass

- pathologische Impulse der **Thoraxorgane** zu den **Armen** weitergeleitet werden
- pathologische Impulse der **Abdominal- und Beckenorgane** zu den **Beinen** weitergeleitet werden.

Man bezeichnet diese diffuse vegetative Irritation an den Armen durch die Thoraxorgane, an den Beinen durch die Abdominal- und Beckenorgane auch als **viszerogene Reizerscheinungen an den Extremitäten** (Hansen und Schliack).

Der Sympathikus markiert also am Kopf, am Rumpf und an den Extremitäten seine Areale als sein Territorium, in dem er **vegetativ-reflektorische Zeichen** setzt.

Diese vegetativ-reflektorischen Krankheitszeichen sind das erste Projektionszeichen, das bei einer inneren Erkrankung an der Haut auftritt, lange Zeit bevor Schmerzen oder klinische Veränderungen am Organ nachweisbar sind. Deshalb haben diese vegetativ-reflektorischen Krankheitszeichen als Frühwarnsystem in der Medizin eine besonders große Bedeutung (weitere Einzelheiten hierzu s. S. 291).

* Das Ursprungsgebiet des Sympathikus wird von manchen Autoren bis L4 reichend beschrieben.

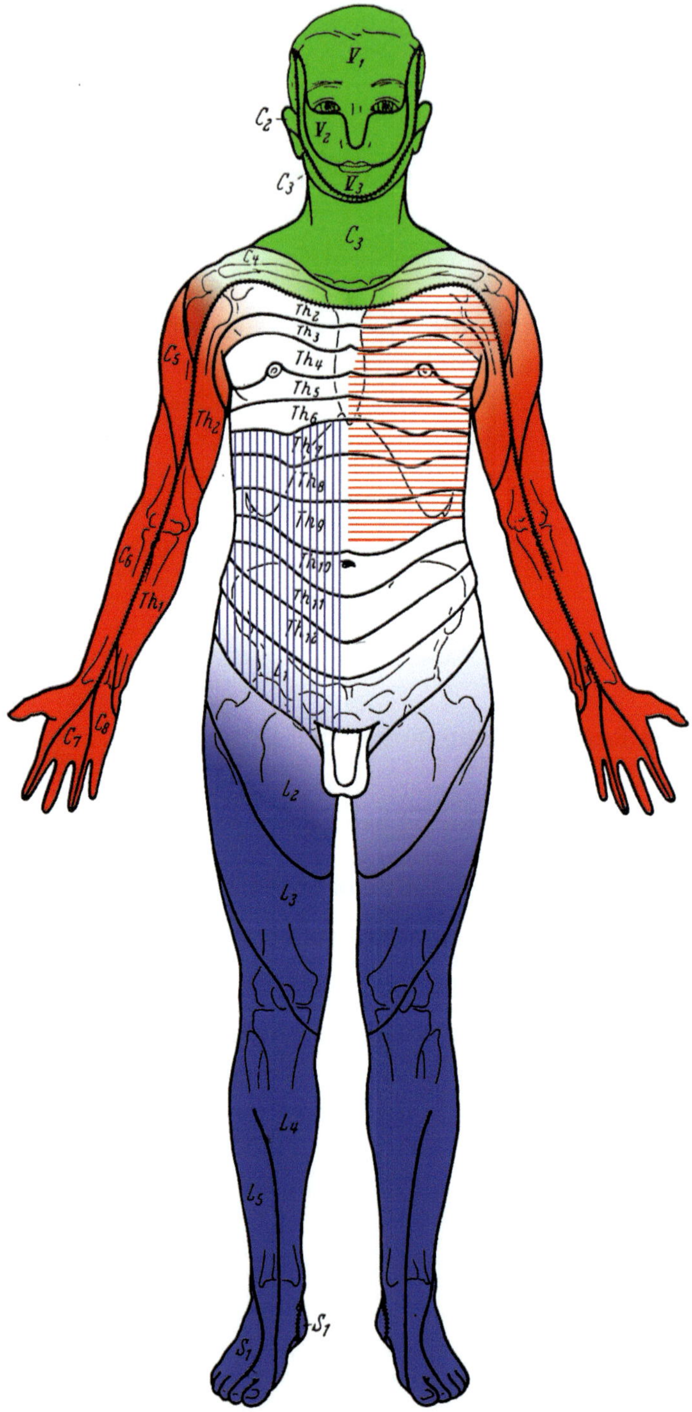

Abb. 3.5 Schema der vegetativen Innervation: „Mitversorgen" von Kopf, Hals und Extremitäten durch den Sympathikus. Kopf und Hals mitversorgt von C 8 bis Th 3 (grün), Arme mitversorgt von Th 3 bis Th 7 (rot), Beine mitversorgt von Th 10 bis L 2 (L 3) (blau).

Efferente symphatische Innervation

	Organe	Präganglion	Postganglion	Reizeffekt
OBERE EXTR.	Ob. Extremitäten	Th_{2-7}	Gangl. stellare Gangl. thorac. sup.	Vasokonstriktion Sudation Piloerektion
RUMPF	Haut Vasomot., Pilomot. Schweißdrüsen	Th_1-L_2	Grenzstrang	Konstriktion, Piloerektion, Sekretion
	Herz	Th_{1-4}	Gangl. cervic. Gangl. thorac.	Tachykardie Dilat. A. coronar.?
	Lunge	Th_{2-6}	Gangl. cervic. inf.	Bronchodilatation Vasoconstr. (Dilat.?)
ABDOMEN	Cardia	Th_{5-6}	id.	Kontraktion
	Magen	Th_{6-9}	Plex. coeliacus	Hemmung der Peristaltik + Sekret. Vasokonstriktion
	Leber	Th_{6-9}	Plex. coeliacus	Vasokonstriktion
	Pankreas	Th_{6-10}	id.	Vasokonstriktion Sekretion ±
	Darm	Th_{9-10}	Plex. coeliacus	Hemmung der Peristaltik + Sekret. Vasokonstriktion
	Colon prox.	$Th_{12}-L_1$	Gangl. mesent. sup.	Hemmung der Peristaltik + Sekretion Vasokonstriktion
	Niere	$Th_{12}-L_1$	Plex. coeliac. Gangl. renale	Vasokonstriktion Hemmung Sekretion
	Nebenniere	$Th_{10}-L_1$	Chromaffine Z.	Sekretion
BECKEN	Colon dist. Rectum	L_{1-2}	Gangl. mes. inf. Plex. hypogast. inf.	Hemmung Peristaltik Kontrakt. Sphinct. ani
	Blase	$Th_{12}-L_{1,\,2}$	Plex. hypogast. inf.	Hemmung M. vesicae Kontrakt. Sphinct. int.
	Genital.			Kontrakt. Prostata Kontrakt. V. semin.
	Uterus	$Th_{12}-L_{1,\,2}$	Plex. hypogastr.	Kontrakt. sub partu
UNT. EXTR.	Unt. Extremitäten	$Th_{10}-L_2$	Grenzstrang lumbal, sacral	Vasokonstrikt., Sudation Piloerektion

Abb. 3.6 Efferente sympathische Innervation, aus M. Monnier (unterschiedliche Angaben bei den verschiedenen Autoren).

Viszerogene Projektionen in den Kopf und in den Hals

Störungen **aller** inneren Organe können durch Kollateralen im Rückenmark oder durch Kollateralen im Grenzstrang zum **Centrum cilio-spinale** des Rückenmarks geleitet werden.

Dieses Centrum ist eine Verdickung der Rückenmarkssegmente C 8 bis Th 2|Th 3.

Von hier aus werden Kopf und Hals, Nacken und Schulter sympathisch versorgt.

Irritationen **aller** inneren Organe können daher auf diesem Wege in den Bereich von Kopf, Hals, Nacken und Schulter gelangen.

Die sympathischen Efferenzen von C 8 bis Th 2|Th 3 haben Beziehung zum sympathisch innervierten M. dilatator pupillae, zur glatten Muskulatur der Orbita, zum Trigeminusbereich, zur Haut von Hals, Nacken und Schulterhöhe.

Bei experimenteller Reizung lösen sie in diesem Bereich eine Schweißsekretion, eine Piloarrektion sowie Veränderungen am Auge aus. Dies erklärt, dass am Beginn einer Erkrankung im Gesicht, am Hals und an der Haut der Schulter eine erhöhte Schweißsekretion, eine Piloarrektion mit dem Gefühl des Schauerrieselns und eine besondere Kälteempfindlichkeit als Frühwarnzeichen auftreten können, lange Zeit bevor die Erkrankung von Rumpforganen manifest ist.

Insbesondere die homolateral zum erkrankten Organ auftretende Pupillenerweiterung ist ein wichtiges Früherkennungszeichen innerer Erkrankungen.

Die sympathischen Efferenzen

Verantwortlich für die Veränderungen an der Haut und für das subjektive Erleben der Krankheitssymptome sind die Efferenzen des Sympathikus. Sie lösen in umschriebenen Arealen an der Körperoberfläche, insbesondere aber an der Haut, Veränderungen aus, die als **vegetativ-reflektorische Krankheitszeichen** bezeichnet werden.
Man unterscheidet zwischen:
- Fasern, die das Rückenmark durch die Vorderwurzel verlassen, und
- Fasern, die das Rückenmark durch die Hinterwurzel verlassen.

Sympathische Fasern, die das Rückenmark durch die Vorderwurzel verlassen

Zur Anatomie

Sie ziehen als Ramus communicans albus zum paravertebralen Grenzstrangganglion (s. Abb. 3.7).

Diese Strecke heißt präganglionäres Neuron.

Im Grenzstrang werden diese Fasern umgeschaltet, wobei sie mit mindestens 7 Grenzstrangganglien Kontakt aufnehmen und auf diesem Weg ihre Informationen streuen und verteilen.

Daher kann die Reizung einer einzigen Vorderwurzelfaser (experimentell mehrfach nachgewiesen) an der Haut ein großes Areal vegetativ-reflektorisch verändern.

Die in den Grenzstrang gelangten Fasern ziehen:
- Zum einen Teil zu den inneren Organen, wobei sie **ohne Umschaltung** den Grenzstrang durchlaufen („Durchläufer").
  Die Umschaltung findet erst in den großen prävertebralen sympathischen Ganglien (Ganglion coeliacum u.a.) oder in der Wand der inneren Organe statt.
- Zum anderen Teil als **umgeschaltete postganglionäre „viszero-somatomotorische" sympathische Fasern** mit den peripheren Nerven und dem sympathischen Geflecht der Gefäße zur **Peripherie**.

Zur Einteilung der Fasern

Jene vegetativen Fasern, die Impulse vom inneren Organ zur Körperperipherie senden, werden als **viszero-motorische Fasern** bezeichnet, weil sie das Rückenmark durch die motorische Vorderwurzel verlassen und zu ihrem Ziel, den

- vaso-motorischen
- pilo-motorischen und
- sudo-motorischen Erfolgsorganen an der Haut ziehen.

Sie lösen an der Haut im Krankheitsfall vegetativ-reflektorische Krankheitszeichen aus, die in einer

- Vasokonstriktion
- Piloarrektion und
- erhöhten Schweißsekretion bestehen (S. 111).

Dies erlebt der Patient subjektiv als nass-kalte Gänsehaut. Diese vegetativen Zeichen können einen ganzen Körperquadranten erfassen, da sie durch die Kollateralbildung im Grenzstrang breitflächig verteilt werden.

Jener Hautabschnitt, der einem Rückenmarksabschnitt mit seinen sympathischen Ursprungszellen entspricht, wird als **„vegetatives Dermatom"** bezeichnet.

Manche Autoren bezeichnen diesen Hautabschnitt auch als **„motorisches Dermatom"**, da die Fasern das Rückenmark durch die motorische Vorderwurzel verlassen.

Des Weiteren werden jene vegetativen Fasern, die Impulse von inneren Organen zur Körperperipherie senden, auch als **somato-motorische Fasern** bezeichnet. Sie führen Impulse zur Muskulatur der Körperoberfläche und verursachen dort unter anderem z.B. eine tonische Kontraktur der Bauchdecke – Grundlage der Défense musculaire.

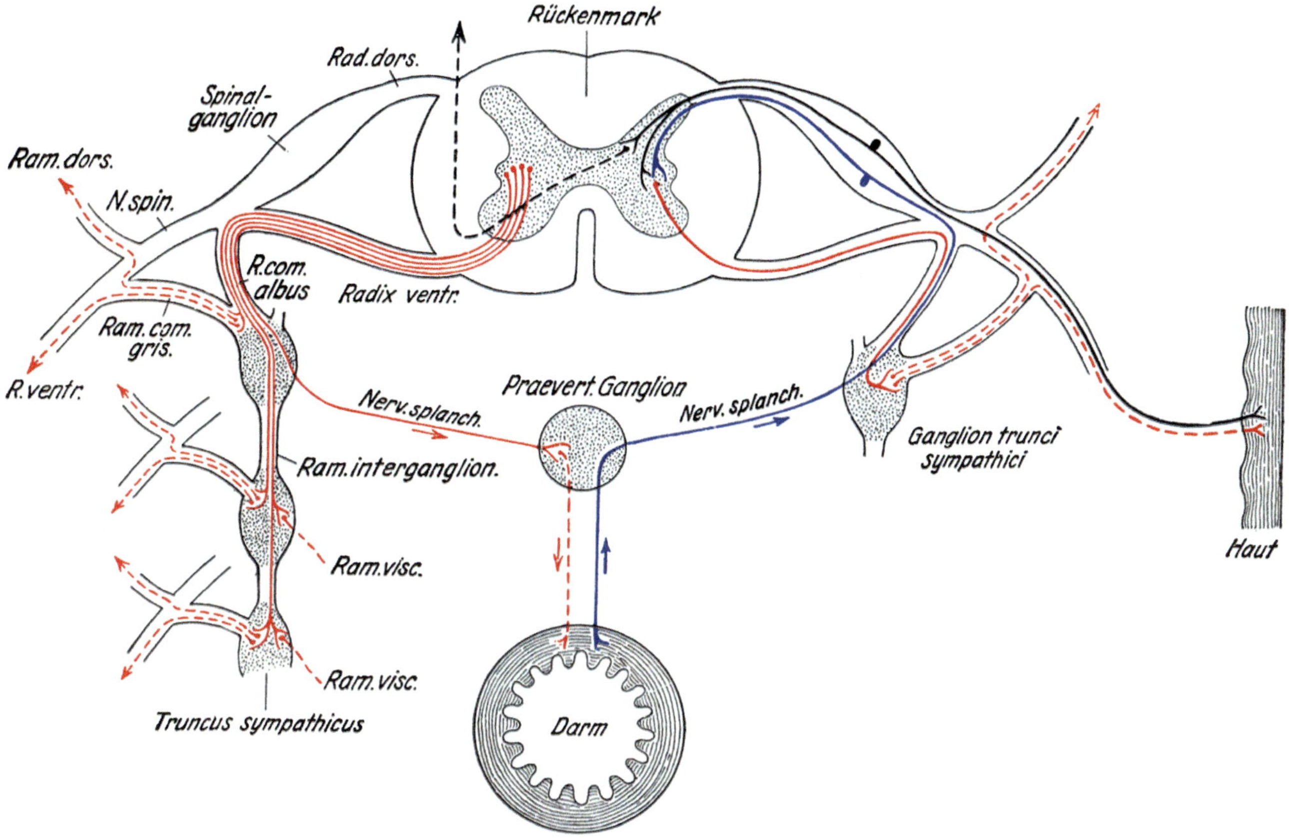

Abb. 3.7 Schema vom Faserverlauf des Sympathikus.
Links: Umschaltung der präganglionären Fasern (vollrot) im Grenzstrangganglion auf die postganglionären Fasern (rot gestrichelt). Weiterleitung zur Körperperipherie über den Ramus dorsalis und Ramus ventrolateralis.
Mitte: „Durchläufer", z.B. N. splanchnicus zum prävertebralen Ganglion (vollrot), z.B. Ganglion coeliacum. Erst hier Umschaltung auf postganglionäre Fasern (rot gestrichelt) und Weiterleitung zum inneren Organ, z.B. Darm.
Rechts: Viszero-kutaner (= viszero-sensibler) Reflexbogen vom inneren Organ, z.B. über den N. splanchnicus (vollblau) zum Hinterhorn, dann zum Vorderhorn und anschließend als präganglionäre Fasern (vollrot) zum Grenzstrang mit Umschaltung auf postganglionäre Fasern (rot gestrichelt) und Weiterleitung zur Körperperipherie im Ramus dorsalis und Ramus ventrolateralis, modifiziert nach Waldeyer.

Beziehung von Rückenmarkssegmenten zu den sympathischen Erfolgsorganen in der Haut

Efferente Sympathicusfasern in den Vorderwurzeln
(nach den Angaben von O. FOERSTER im Handbuch
Zugehörige segmentale Hautzonen (vgl. Abb. 64/65),

Vorderwurzeln	Dilatator pupillae	Glatte Muskeln der Orbita	Trigeminusgebiet	C_2	C_3	C_4	Arm C_5	C_6	C_7	C_8	Th_1	Th_2	Th_3
C_8	×	×	+	○+	○+	○+							
Th_1	××	××	○+	○+	○+	○+							
Th_2	×	×	○+	○+	○+	○+							
Th_3			○	○	○	○	○+	○+	○+	○+	○+	○+	+
							—	—	—	—	—	—	—
Th_4							○+	○+	○+	○+	○+	○+	○+
							—	—	—	—	—	—	—
Th_5							○+	○+	○+	○+	○+	○+	○+
							—	—	—	—	—	—	—
Th_6							○+	○+	○+	○+	○+	○+	○+
							—	—	—	—	—	—	—
Th_7							○	○	○	○	○	○	○
Th_8													
Th_9													
Th_{10}													
Th_{11}													
Th_{12}													
L_1													
L_2													
L_3	individuell sehr verschieden etwa wie L_2												
	Dilatator pupillae	Glatte Muskeln der Orbita	Trigeminus	C_2	C_3	C_4	C_5	C_6	C_7	C_8	Th_1	Th_2	Th_3

○ Schweißsekretion + Kontraktion der

Abb. 3.8 Beziehung von Rückenmarkssegmenten bzw. deren Vorderwurzeln zu den Erfolgsorganen in den entsprechenden Dermatomen nach experimenteller Reizung (Tabelle aus dem Handbuch für Neurologie von Foerster-Bumke).

der Spinalnerven des Menschen, soweit bekannt
der Neurologie v. BUMKE-FOERSTER, Bd. 5).
in denen der Erfolg auftritt.

Th_4	Th_5	Th_6	Th_7	Th_8	Th_9	Th_{10}	Th_{11}	Th_{12}	Bein L_1	Bein L_2	Bein L_3	Bein L_4	Bein L_5	Bein S_1	Bein S_2	S_3	S_4	S_5	
																			C_8
																			Th_1
																			Th_2
																			Th_3
○+	○+	○+																	Th_4
○	○	○	○	○	○														Th_5
○	○	○	○	○	○														Th_6
○	○	○	○	○	○														Th_7
	○	○	○	○	○	○	○												Th_8
		○	○	○	○	○	○	○	○										Th_9
	+	+	○+	○+	○+	○+	○+	○+	○+ —	○+ —	○+ —	○+ —	○+ —	—	—				Th_{10}
					○	○	○	○	○+ —	○+ —	○+ —	○+ —	○+ —	○+ —	○+ —	○	○	○	Th_{11}
						○+	○+	○+	○+ —	○+ —	○+ —	○+ —	○+ —	○+ —	○+ —	○+	○+	○+	Th_{12}
							○	○	○+ —	○+ —	○+ —	○+ —	○+ —	○+ —	○+ —	○+	○+	○+	L_1
								○+	○+ —	○+ —	○+ —	○+ —	○+ —	○+ —	○+ —	○+	○+	○+	L_2
																			L_3
Th_4	Th_5	Th_6	Th_7	Th_8	Th_9	Th_{10}	Th_{11}	Th_{12}	L_1	L_2	L_3	L_4	L_5	S_1	S_2	S_3	S_4	S_5	

Arrectores pilorum (Piloarrektion) — Vasoconstriction

Die Tabelle von Foerster-Bumke aus dem Handbuch für Neurologie (s. Abb. 3.8) zeigt die Beziehung von Rückenmarkssegmenten bzw. deren Vorderwurzeln zu den Erfolgsorganen in den entsprechenden Dermatomen nach experimenteller Reizung.

Abbildung 3.9 nach Braus und Elze ist eine grafische Umsetzung dieser Tabelle. Beide entsprechen einander.

Sie zeigt die Ausbreitungsgebiete aller postganglionären Neurone, die von den präganglionären Fasern der segmentalen Nerven erregt werden können:

- C 8 bis Th 3
- Th 3 bis Th 7
- Th 10 bis L 3

Für das Verstehen der Lokalisation und Ausdehnung der vegetativ-reflektorischen Krankheitszeichen ist die Kenntnis dieser Zusammenhänge notwendig, wie folgendes Beispiel erläutern soll:

Die Ganglienkette des Grenzstrangs

Wie schon beschrieben, bildet der Sympathikus in der Ganglienkette des Grenzstranges weit reichende Kollateralen, die bis zu 7 Ganglien erfassen können. Dadurch kommt es zu einer Ausbreitung sympathischer Impulse.

Beispiel:

Die präganglionären Fasern aus dem Rückenmarkssegment Th 10 stehen mit den Grenzstrangganglien Th 5 bis S 2 in Verbindung.

Bei einer Irritation des Rückenmarkssegmentes Th 10 können daher von Th 5 (Mamillarhöhe) bis S 2 (Rückseite der Beine) vegetativ-reflektorische Zeichen auftreten.

Eine Irritation des Rückenmarkssegmentes von Th 10 kann auftreten, wenn Organe, die mit dem Rückenmarkssegment Th 10 in Verbindung stehen, erkrankt sind.

Daher kann eine Erkrankung von Abdominalorganen und Beckenorganen pathologische Impulse in die Segmente der Körperoberfläche von der Mamillarhöhe (Th 5) bis zur Rückseite der Beine (S 2) aussenden.

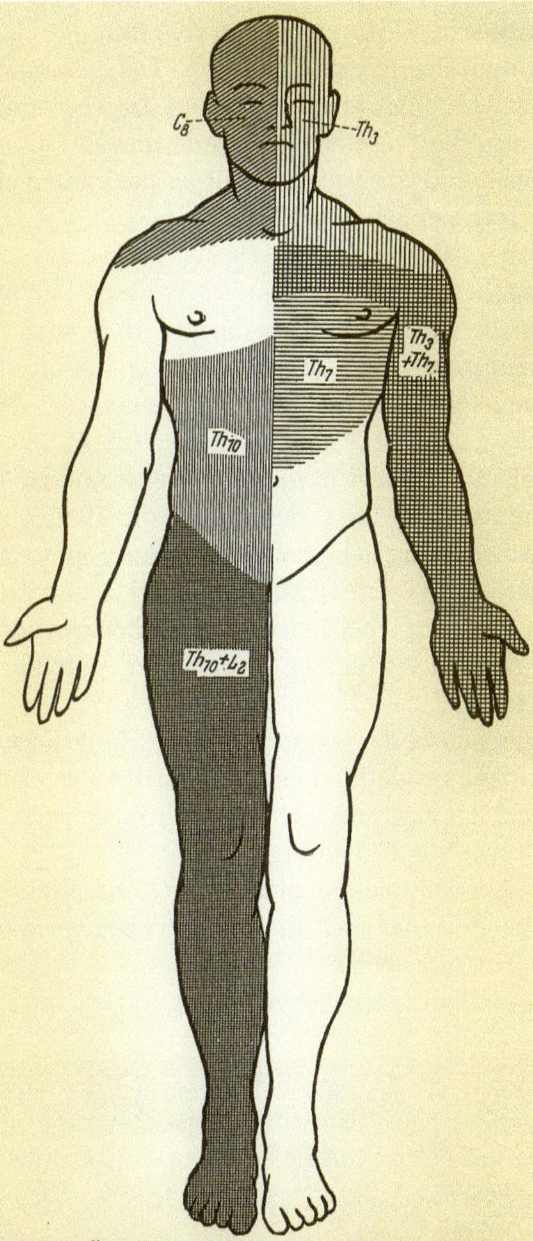

Abb. 181. Überlagerung (overlapping) im Bereiche des Sympathicus, C_8, Th_3 usw.: Ausbreitungsgebiete aller postganglionären Neuronen, die von den präganglionären Fasern der segmentalen Nerven C_8, Th_3 usw. erregt werden können.

Abb. 3.9 Grafische Umsetzung der Tabelle von Foerster und Bumke mit Beispiel einer experimentellen Reizung der sympathisch-efferenten Vorderwurzelfasern von Th 10: Aufgrund der Kollateralbildung im Grenzstrang Auftreten von vegetativ-reflektorischen Zeichen im Bereich von Th 5 unterhalb der Mamille abwärts bis zum ganzen Bein S 2 (S 3), in der Abb. rechter unterer Körperquadrant. Klinische Entsprechung des betroffenen Areals bei Erkrankungen der Oberbauchorgane (aus Braus und Elze).

Zur Weiterleitung der sympathischen Efferenzen auf den Rumpf

Die Abbildung 3.9 von Braus und Elze mit der grafischen Darstellung der postganglionären Innervationsareale zeigt aber auch, dass die vegetativen Areale der Körperoberfläche, also die „vegetativen Resonanzareale“ an der Haut, sich weitgehend überlappen und einen ganzen Körperquadranten einnehmen können (s. Kap. „Übertragener Schmerz“, S. 291):

- Die vegetativen Areale überlagern sich also,
- die algetischen Areale überlagern sich **nicht.**

Die grafische Darstellung zeigt aber auch, dass insbesondere im Bereich des Oberbauches vegetative Resonanzareale liegen, in denen sich die Impulse der Oberbauch-, der Becken- und der Thoraxorgane überschneiden.

Der bekannte Akupunkturpunkt KG 12 liegt in diesem Bereich und ist aus Sicht der chinesischen Akupunktur ein Punkt, der sowohl die Thorax- als auch die Oberbauch- und die Beckenorgane beeinflussen kann. Er ist der wichtigste Punkt aller „Speicherorgane“ (Yin-Organe). Eine Erklärung dafür ist dahingehend denkbar, dass dieser Punkt eben in den sich überschneidenden, vegetativ-reflektorischen Arealen sowohl der Thorax-, der Abdominal- als auch der Beckenorgane liegt.

Da der Punkt KG 12 darüber hinaus in der ventralen Median-Linie liegt, in der sich die linken und die rechten sympathischen und spinalen Resonanzareale treffen, kann dieser Punkt demnach sowohl für die links als auch für die rechts liegenden inneren Organe von Bedeutung sein.

Alle Akupunkturpunkte in dieser ventralen Median-Linie (Konzeptionsgefäß) haben also Wirkung auf die links und auch auf die rechts liegenden Organe.

Ähnliches gilt für die dorsale Median-Linie (Lenkergefäß).

Die Punkte der ventralen und dorsalen Median-Linie sind also vermutlich deshalb von so großer Breitenwirkung, weil sich hier die kranialen und kaudalen vegetativen Projektionsareale überlappen und sich gleichzeitig die linken und die rechten spinalen Projektionsareale überschneiden.

Zur Weiterleitung der sympathischen Efferenzen in die Extremitäten

Nach M. Monnier werden die sympathischen Efferenzen über den Grenzstrang **„bahnenartig“** in die Extremitäten weitergeleitet. Diese Feststellung von Monnier steht zum Teil in Widerspruch zu den Aussagen von Hansen und Schliack, die von einer **„diffusen“** Ausbreitung vegetativer Zeichen in die Extremitäten ausgehen (Abb. 3.10).

Man wird diesen Widerspruch dahingehend lösen, dass zwar „der ganze Arm und das ganze Bein viszerogen sensibilisiert werden“, diese Sensibilisierung aber folgende Bereiche besonders betrifft:

bei Störungen des **Respirationstrakts**	v.a die **radiale** Hälfte des Armes (Abb. 10.2)
bei Störungen des **Herzens**	v.a die **ulnare** Hälfte des Armes (Abb. 10.1)
bei Störungen der **Abdominalorgane**	v.a den **ventralen** Bereich des Beines (Abb. 10.3, 10.4, 10.5)
bei Störungen der **Beckenorgane**	v.a den **dorsalen** Bereich des Beines (Abb. 10.7)

Dieses wird im Folgenden ausführlich dargestellt. Wie Abbildung 3.10 zeigt, werden die sympathischen Fasern

- ab dem 7. Grenzstrangganglion **nur** nach kranial geleitet,
- ab dem 10. Grenzstrangganglion **nur** nach kaudal geleitet.

Die Grenzstrangganglien Th 8 und Th 9 projizieren sich **nur** in die Bauchdecke.

Diese sympathischen Fasern gelangen als postganglionäre Fasern mit den Spinalnerven und den Gefäßen zur Peripherie. Diese Weiterleitung erfolgt aber nach Monnier **nicht diffus, sondern bahnenartig.**

Die Impulse der Organe gelangen aber natürlich auch in die entsprechenden Segmente am Rumpf:

- die Thoraxorgane in die Segmente (C 8) Th 1–Th 7,
- die Abdominalorgane in die Segmente Th 10–L 1(2),
- die Beckenorgane in die Segmente Th 12–L 3.

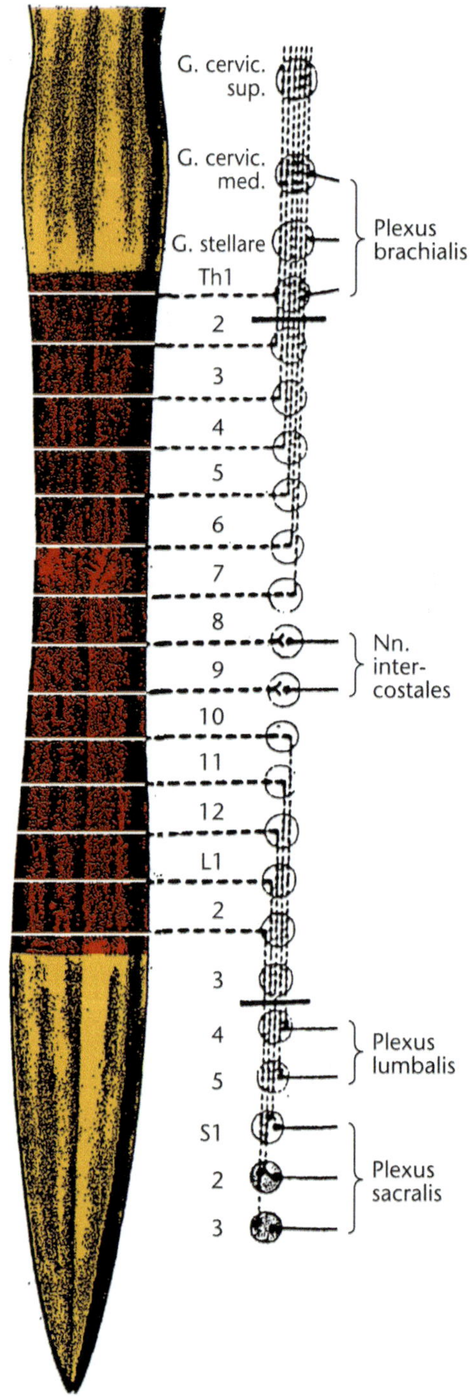

Abb. 3.10 Rückenmark (gelb) mit sympathischem Ursprungsgebiet (orange) und sympathischer Grenzstrang (C 8) Th 1 bis L 2 (L 3) mit den davon kranial und kaudal gelegenen großen sympathischen Ganglien. Schema der Weiterleitung sympathischer Impulse über den Grenzstrang in Bahnen der oberen und unteren Extremität, modifiziert nach M. Monnier.

Da diese Weiterleitung an der unteren Extremität deutlicher erkennbar ist, wird diese zuerst besprochen

Untere Extremität

Den unteren Extremitäten sind präganglionäre Fasern zugeordnet, die aus Th 10 bis L 3 stammen:

- Die **kranialeren präganglionären Fasern** (Th 10 bis L 1) verlaufen im Grenzstrang abwärts bis zu den lumbalen Ganglien L 4 und L 5 (in der Abb. 3.11 blau). Hier beginnen die postganglionären Fasern, die sich dem **Plexus lumbalis** und dann dem N. femoralis und N. obturatorius anschließen.
- Die **kaudaleren präganglionären Fasern** (Th 12 bis L 3) ziehen zu den Sakralganglien S 1|S 2|S 3 (in der Abb. 3.11 grau). Hier beginnen die postganglionären Fasern, die sich dem **Plexus sacralis** und dann dem N. ischiadicus, N. tibialis und N. peronaeus anschließen.

Nach meiner Analyse hat diese bahnenartige Weiterleitung für das Verstehen der Akupunktur weitreichende Bedeutung:

- Die **kranialeren präganglionären Fasern (Th 10 bis L 1),** die den **Abdominalorganen** als Enterotom segmental zugeordnet sind, gelangen durch diese Kollateralbildung zu den lumbalen sympathischen Ganglien L 4 und L 5 und leiten somit Informationen über den Plexus lumbalis **in den ventro-lateralen Bereich des Beines.**

Dieser Bereich entspricht nach chinesischer Vorstellung dem Verlauf der Meridiane der Abdominalorgane (Digestionstrakt und Leber-Gallenblase, Yang-Ming und Shao-Yang, in der Abb. 3.11 blau).

- **Die kaudaleren präganglionären Fasern (Th 12 bis L 3),** die den **Beckenorganen** als Enterotom segmental zugeordnet sind, gelangen durch diese Kollateralbildung zu den sakralen sympathischen Ganglien S 1|S 2|S 3 und leiten somit Informationen über den Plexus sacralis und den N. ischiadicus **in den dorsalen Bereich des Beines.**

Dieser Bereich entspricht nach chinesischer Vorstellung dem Verlauf der Meridiane der Beckenorgane (Niere-Blase, terminaler Dickdarm, Tai-Yang, in der Abb. 3.11 grau).

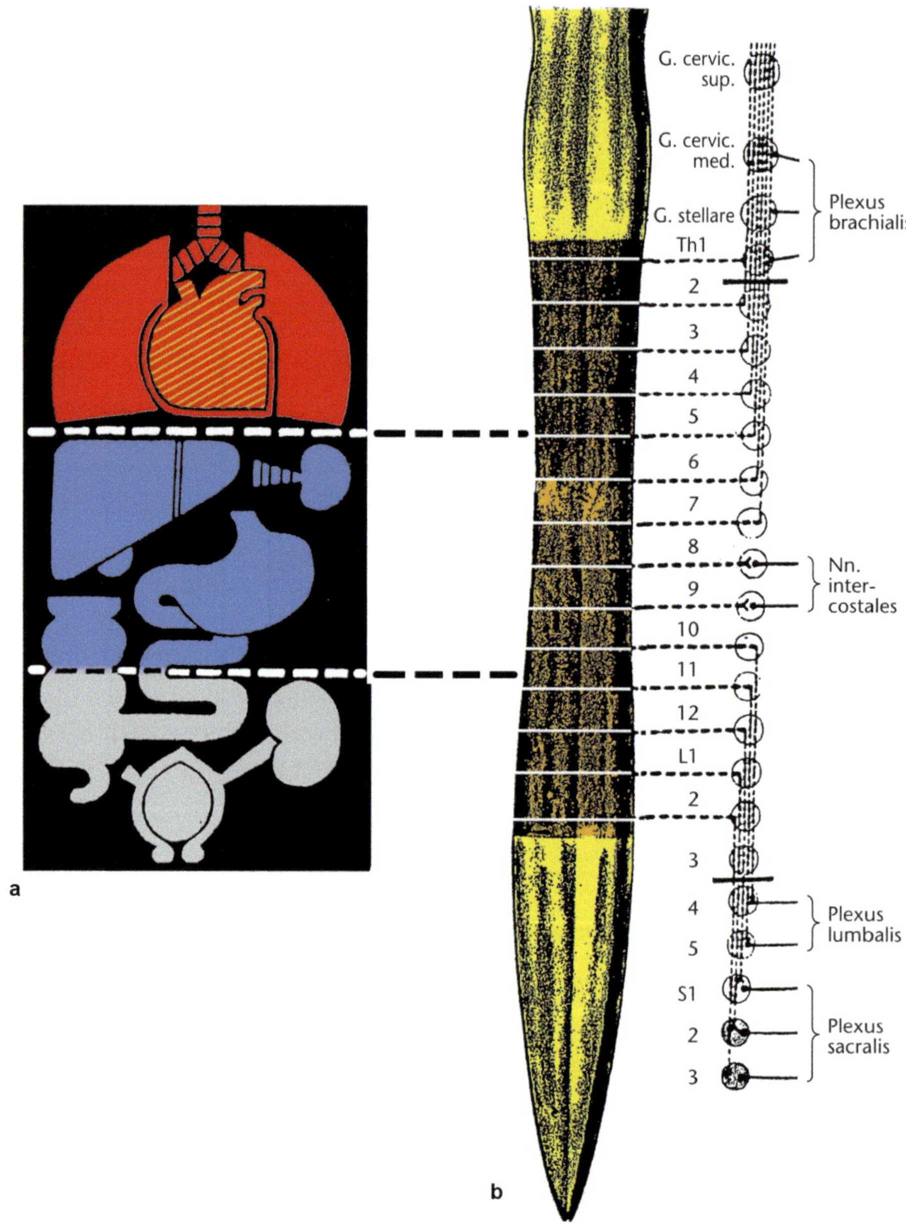

Abb. 3.11a und b Schematische Darstellung der Weiterleitung sympathischer Impulse von den inneren Organen zum Rückenmark und vom Rückenmark über den Grenzstrang in die Plexus der oberen und unteren Extremität (linke Bildhälfte König, Wancura; rechte Bildhälfte Monnier).

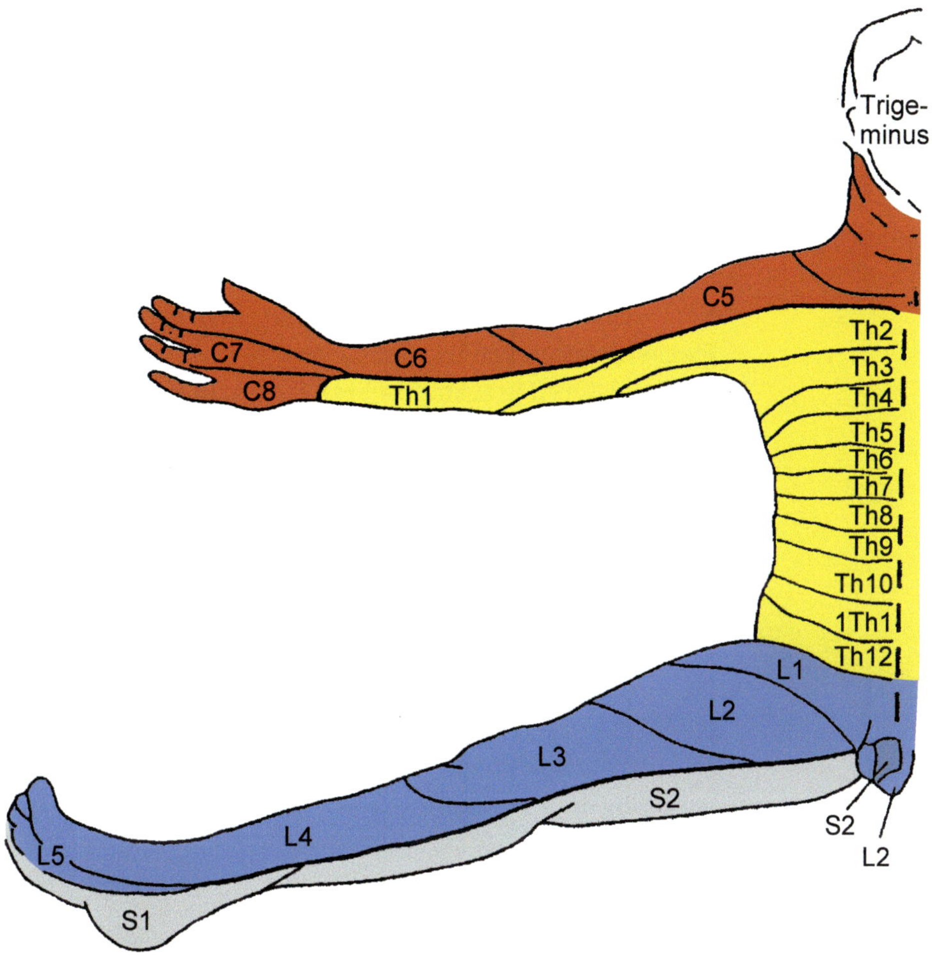

Abb. 3.11c Resonanzareale innerer Organe.
An der oberen Extremität **radial** Respirationstrakt (rot), **ulnar** Herz (rot und gelb), an der unteren Extremität **tibial** Oberbauchorgane (blau), **dorsal** Beckenorgane (grau). Beachte: Hier ist die Zehen- und Daumenstellung nach kranial gerichtet. (Dermatom-Schema modifiziert nach Waldeyer)

3

Obere Extremität und Kopf

Den oberen Extremitäten und dem Kopf sind präganglionäre Fasern zugeordnet, die aus C 8 bis Th 7 stammen:

- Die **kranialeren präganglionären Fasern** (Th 1–Th 5) verlaufen im Grenzstrang aufwärts zum Ganglion cervicale medium (in der Abb. 3.11a rot/gelb schraffiert). Da dieses Ganglion mit den Spinalnerven C 4, C 5 und C 6 in Beziehung steht, gelangen die Impulse in den Plexus brachialis, und zwar vor allem in den Fasciculus lateralis (C 5, C 6, C 7) und dann in den N. musculocutaneus und N. medianus, welche die kranialer innervierten **Flexoren** der oberen Extremität versorgen.
- Die **kaudaleren präganglionären Fasern** (Th 1–Th 7) verlaufen im Grenzstrang aufwärts bis zum Ganglion cervicale inferius (in der Abb. 3.11b rotgelb schraffiert). Da dieses Ganglion mit den Spinalnerven C 7, C 8 und Th 1 in Beziehung steht, gelangen die Impulse in den Plexus brachialis, und zwar vor allem in den Fasciculus medialis (C 7, C 8, Th 1) und dann in den N. ulnaris und N. medianus, welche die kaudaler innervierten **Flexoren und auch Extensoren** der oberen Extremität versorgen.

Bedeutung für die Akupunktur:

- Die **kranialeren präganglionären Fasern** sind dem **Enterotom Lunge** segmental zugeordnet und gelangen über die Kollateralen im Grenzstrang und die Weiterleitung zum Ganglion cervicale medium in die in der **radialen** Hälfte des Armes gelegenen Dermatome – Myotome – Sklerotome C 4, C 5, C 6, C 7 sowie in die akzessorische Atemmuskulatur am Rumpf einschließlich Zwerchfell.

> Dieser Bereich entspricht nach chinesischer Vorstellung dem Verlauf des Meridians des Respirationstraktes (Lunge, Tai-Yin, in der Abb. 3.11a rot).

- Die **kaudaleren präganglionären Fasern** sind dem **Enterotom Herz** segmental zugeordnet und gelangen über die Kollateralen im Grenzstrang in die in der **ulnaren** Hälfte des Armes gelegenen Dermatome – Myotome – Sklerotome C 7, C 8, Th 1.

> Dieser Bereich entspricht nach chinesischer Vorstellung dem Verlauf des Meridians des Herzens (Shao-Yin, in der Abb. 3.11b rot und gelb).

(Über die Segmentbeziehung der Enterotome im Einzelnen s. S. 282).

Sympathische Fasern, die das Rückenmark durch die Hinterwurzel verlassen

Wie Abbildung 3.12 zeigt, existieren aber auch segmental-sympathische Fasern, die zwar cholinerg sind, aber dennoch nach Ansicht mehrerer Autoren (Braus und Elze, Foerster und Bumke, Hansen und Schliack u.a.) zu den sympathischen Fasern zu zählen sind (manche bezeichnen sie auch als parasympathisch). Sie treten, wie die Abbildung zeigt, durch die Hinterwurzel aus und lösen ausschließlich in ihrem segmententsprechenden Dermatom folgende Reaktionen aus:

- Vasodilatation
- fehlende Piloarrektion
- verminderte Schweißsekretion.

In den **Head-Zonen,** die über ihre entsprechenden Rückenmarkssegmente durch Störungen Segment-identer innerer Organe irritiert werden, können demnach entweder

- Vasodilatation, fehlende Piloarrektion, verminderte Schweißsekretion in einem **streng begrenzten Dermatombereich** auftreten oder, wie zuvor beschrieben,
- Vasokonstriktion, Piloarrektion, erhöhte Schweißsekretion **in einem ganzen Körperquadranten.**

Die sympathischen Efferenzen, die das Rückenmark durch die Hinterwurzel verlassen, ziehen nur durch das Spinalganglion und umgehen den Grenzstrang. Damit ist eine Ausbreitung und Verteilung in einem ganzen Körperquadranten nicht möglich.

Die Wirkung der „Hinterwurzelefferenzen" ist somit streng segmental, da sich die Hinterwurzelefferenzen der Dramaturgie des Grenzstranges entziehen.

3

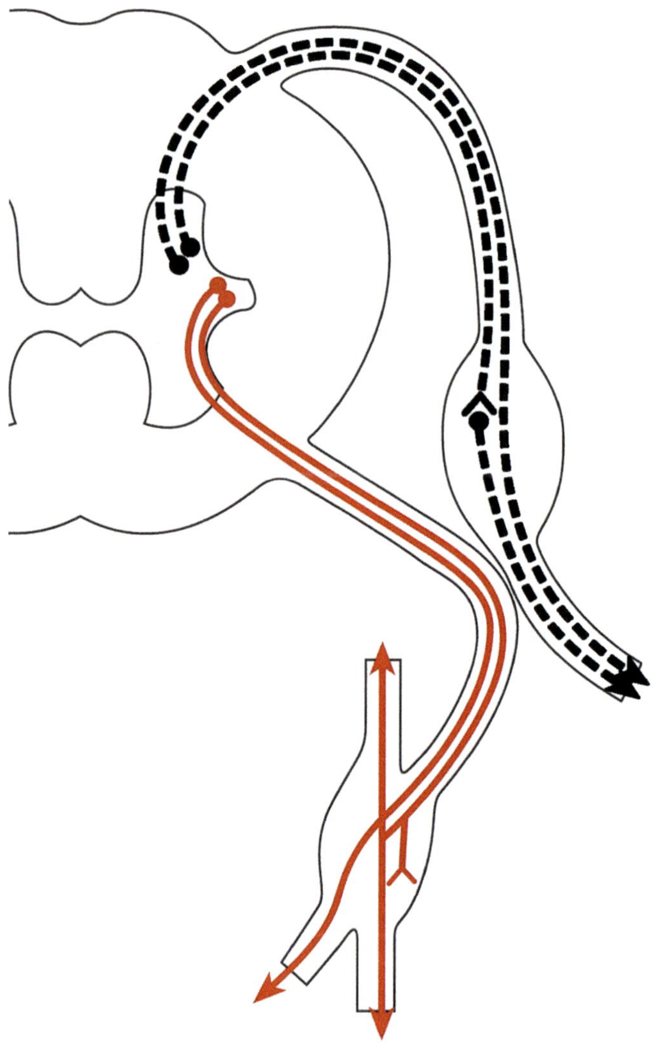

Abb. 3.12 Schematische Darstellung der unterschiedlichen sympathischen Efferenzen, die das Rückenmark verlassen. Durch das Vorderhorn als präganglionäre sympathische Fasern auf ihrem Weg zum Grenzstrang (vollrot ausgezogen), durch Kollateralbildung Basis der vegetativ-reflektorischen Krankheitszeichen wie Vasokonstriktion im Körperquadranten. Durch das Hinterhorn als segmental-sympathische Fasern (schwarz strichliert) unter Umgehung des Grenzstranges, Basis der streng segmentalen Vasodilatation, modifiziert nach Braus und Elze.

Die Wirkung des Sympathikus an der Haut

Reizung der Vorderwurzel

Wie experimentelle Untersuchungen von Foerster und Bumke u.a. zeigen, löst eine Reizung der **präganglionären Fasern** des Sympathikus, also ein Reiz an der **Vorderwurzel,** eine Vasokonstriktion, Piloarrektion und erhöhte Schweißsekretion an der Körperoberfläche aus. Durch die vorhin beschriebene Kollateralbildung im Grenzstrang kann diese sympathikotone Reaktion an der Körperoberfläche **in einem ganzen Körperquadranten** sichtbar werden.

Die Reizung der **postganglionären Fasern** des Sympathikus löst die gleiche vegetative Reaktion ausschließlich **in einem einzigen Segment** aus.

Man bezeichnet die Wirkung sympathischer Vorderwurzelefferenzen in der Haut als vegetativ-reflektorische Krankheitszeichen.

- **Vasokonstriktion** wird ausgelöst durch eine geänderte Vasomotorik der Hautgefäße.
- **Piloarrektion** wird ausgelöst durch Kontraktion der sympathisch innervierten Mm. arrectores pilorum.
- **Erhöhte Schweißsekretion** wird ausgelöst durch die sympathisch innervierten ekkrinen Schweißdrüsen.

Diese vegetativen Zeichen treten bei inneren Erkrankungen als Projektionszeichen an der Haut auf. Sie wurden vielfach in Experimenten nachgewiesen. Durch diese sympathikotone Reaktion an der Haut wird die Haut in einem ganzen Körperquadranten in eine blasse, feuchte Gänsehaut verwandelt.

Für das subjektive Empfinden des Patienten bedeutet dies: Die Haut wird in diesem Bezirk

- kühl und kälteempfindlich, blass,
- zugluftempfindlich,
- durch Piloarrektion zu einer „Gänsehaut", die vom Patienten als „Schauerrieseln" erlebt wird,
- feucht und feuchtigkeitsempfindlich.

3

Reizung der Hinterwurzel

Die sympathischen Fasern können aber auch eine gegenteilige Reaktion auslösen.

Segmental-sympathische Fasern, die das Rückenmark durch die **Hinterwurzel** verlassen (also eine Ausnahme des Bell-Magendie-Gesetzes sind), lösen in einem einzigen Segment eine

- Vasodilatation
- mangelnde Piloarrektion
- verminderte Schweißsekretion aus.

Durch diese sympathikotone Reaktion wird die Haut in einem einzigen Segment in eine **rote, trockene** und **glatte Haut** verwandelt.

Für das subjektive Empfinden des Patienten bedeutet dies: Die Haut im segmental irritierten Bezirk wird

- rot und vom Patienten als hitzend empfunden,
- trocken, glatt und vom Patienten als besonders unangenehm bei Berührung empfunden („dünnhäutig").

Die Wirkung der Kreislaufzentren im Gehirn und anderer kreislaufwirksamer Mechanismen wird im Rahmen der Segment-Anatomie hier nicht beschrieben.

Die unterschiedliche Wirkung der sympathischen Fasern an der Haut ist im Folgenden tabellarisch zusammengefasst.

Sympathische Zeichen an der Haut	Objektive Veränderungen	Subjektive Veränderungen
Geänderte Vasomotorik der Hautgefäße		
Vasokonstriktion	Kältegefühl	Kältegefühl bohrender, tief empfundener Schmerz
Vasodilatation	Hitze, Wärme	Hitzegefühl brennender, ätzender, stechender Schmerz
Schweißsekretion		
Erhöhte Schweißsekretion	Klebrigkeit der Haut	Kältegefühl
Verminderte Schweißsekretion	Trockenheit der Haut	Überempfindlichkeit gegen Berührung
Piloarrektion		
Piloarrektion (die Körperhaare sträuben sich)	„Gänsehaut"	„Schauerrieseln"
Ausbleiben der Piloarrektion	Glatte Haut	Überempfindlichkeit bei Berührung

Der Akupunkturarzt erkennt darin die traditionell chinesische Zuordnung der Krankheitssymptome zu den „Klimafaktoren“:

- Kälte – *Han*
- Hitze – *Re*
- Feuchtigkeit – *Shi*
- Trockenheit – *Zao*
- Zugluft – *Feng*

Auch dieses Beispiel zeigt, wie sehr die Akupunktur die Handschrift von Spinalnerv und Sympathikus trägt.

Wagner, Poetzschner und Maric haben in ihren sehr interessanten Vorträgen anlässlich des Kongresses der Deutschen Gesellschaft für Akupunktur und Neuraltherapie e. V. (DGfAN) 2008 in Jena über die Möglichkeit einer Meridian-Darstellung mit der Infrarotkamera (gemeinsame Veröffentlichung Maric, Schlebusch und Popp in der Deutschen Zeitschrift für Akupunktur [DZA]) beziehungsweise die lasergestützte Visualisierung der Akupunkturleitbahnen vorgetragen.

Meines Erachtens basieren die vorgestellten Phänomene aus Sicht der Segment-Anatomie auf einer Weiterleitung von Impulsen, die über segmentalsympathische Fasern eine **Vasodilatation** bewirken.

Klinische Aspekte

Die efferenten sympathischen Fasern, die durch die Vorderwurzel ziehen, lösen in einem ganzen Körperquadranten eine feucht-blasse Gänsehaut aus.

Die efferenten sympathischen Fasern, die durch die Hinterwurzel ziehen, lösen in einem einzigen Dermatom eine rote, glatte, trockene Haut aus.

Die experimentell ausgelösten Veränderungen an der Haut entsprechen grundsätzlich jenen Veränderungen, die bei Erkrankungen innerer Organe als vegetativ-reflektorische Krankheitszeichen an der Körperoberfläche auftreten:

- **Vasokonstriktion** löst ein **Kältegefühl** und einen **bohrenden, tief empfundenen, dumpfen Schmerz** aus.
- **Vasodilatation** löst ein **Hitzegefühl** und einen **brennenden, an der Oberfläche empfundenen stechenden Schmerz** aus.
- **Erhöhte Schweißsekretion** löst Klebrigkeit der Haut und ein Kältegefühl aus.
- **Verminderte Schweißsekretion** löst **Trockenheit** der Haut und eine besondere Empfindlichkeit gegen Berührung aus.
- **Piloarrektion** löst eine **Gänsehaut** und ein Schauerrieseln aus.
- **Fehlende Piloarrektion** bewirkt eine glatte Haut und eine **Überempfindlichkeit** bei Berührung.

Diese Veränderungen an der Körperoberfläche werden vom Patienten fast immer mit klimatischen Einwirkungen verglichen: „Es ist kalt, mir ist kalt, bei Kälte wird es schlimmer, es ist, als ob mich Eiseskälte berühren würde, die Kälte dringt tief ein“ usw. (in der TCM bezeichnet als Yang-Schwäche, Yang-Xu).

Gegenteiliges erlebt der Patient, wenn die vegetativen Veränderungen an der Haut durch Vasodilatation, mangelnde Piloarrektion und verminderte Schweißsekretion geprägt sind. Dann beschreibt der Patient eine besondere Dünnhäutigkeit und Überempfindlichkeit gegenüber Berührung, er erlebt die Körperoberfläche als glatt, dünnhäutig und gespannt und berichtet von einer besonderen Hitzeempfindlichkeit: „Der Schmerz ist brennend, mir ist heiß, bei Hitze- und Wärmeeinwirkung wird der Schmerz schlimmer, Massage verschlechtert den Schmerz, der Druck der Kleidung ist unangenehm“ usw. (in der TCM bezeichnet als Yin-Schwäche, Yin-Xu).

In vielen Fällen nimmt der Patient aber nicht nur ein umschriebenes Gebiet an der Körperoberfläche in der oben beschriebenen Weise als verändert wahr, sondern erlebt sich selbst als „Personenganzes“ kälteempfindlich, zugluftempfindlich, hitzeempfindlich usw.

Die sympathischen Projektionszeichen an der Haut verwandeln demnach den spinal-segmentalen Projektionsschmerz in ein **individuelles Schmerzerlebnis mit qualitativen und quantitativen Parametern.**

Krankheit und Schmerz werden nicht mehr nur durch das Lokalzeichen „wo“, sondern auch durch die qualitativen Parameter „wie, von welcher Art“ definiert.

Krank-heit wird zum Krank-sein, das nicht ausschließlich durch objektiv messbare Daten definiert ist, sondern durch die zentralnervöse Verarbeitung der Krankheit als Schmerzerlebnis und Bewusstseinserlebnis subjektiv wahrgenommen wird.

Eine Definition von Krankheiten nach diesen Kriterien, die neben den Lokalzeichen auch die Parameter der Qualität und Quantität einbauen, ist in der Traditionellen Chinesischen Medizin üblich und ist Ausgangspunkt für ein Diagnose- und Therapiekonzept.

Da die Patienten ihre Beschwerden immer in Übereinstimmung mit Klimaveränderungen angeben – ähnlich wie im Volksmund, der ebenfalls Kälte und Er-kältung gleichsetzt –, erhalten all jene Krankheitszeichen die Bedeutung von Krankheitsursache, die **zusammen auftreten.** Dieses Zusammen-Auftreten, Zusammen-Fallen, wörtlich auch als Symptomatologie* der Krankheit zu übersetzen, entspricht der Beschreibung der Krankheiten aus Sicht der altchinesischen Medizin (König, Wancura 1983).

Dies entspricht grundsätzlich dem Denken der Chinesen, die nach L. Abegg „ihre gesamte Philosophie, Staatsmacht und Medizin auf dem Prinzip des Zusammenfallens, auf dem Prinzip der Koinzidenz aufgebaut haben, also darauf, was womit zusammentrifft, und nicht wie im Westen darauf, was das eine im anderen bedingt und auslöst“.

Die chinesische Medizin ist demnach eine Medizin, die nach dem Prinzip der Koinzidenz, der Symptomatologie definiert wird, bei der das Zusammentreffen, das Zusammenfallen und auch das zufällige Auftreten von Symptomen Bedeutung erhält.

* Symptom (griech.) = Zufall

So wird Kälte zur zufälligen zusammenfallenden Ursache einer Erkältung und Krankheit.

Kälte ist zwar nicht die kausale Ursache der Erkrankung. Da sie aber häufig mit dem Ausbruch einer Krankheit zusammenfällt, somit symptomatologische Bedeutung hat, wird die Kälte in der Traditionellen Chinesischen Medizin zur Krankheitsursache.

Dieses Denken basiert nicht auf einer kausalen Logik, wie sie im Westen üblich ist, sondern auf einem Analogieschluss.

Weil in der Traditionellen Chinesischen Medizin die Definition einer Krankheit auf der zentralnervösen Verarbeitung der Krankheit basiert („Kälte-Krankheit") und nicht, wie in der westlichen Medizin, auf der Krankheitsursache (Pneumokokken-Pneumonie), bezeichneten wir (König, Wancura 1983) das Konzept der chinesischen Medizin als eines, das von einer **Phänomenologie der Krankheiten** ausgeht.

Eigenständige sympathische Fasern mit besonderem Bezug zu den Längsdritteln

Ergänzend möchte ich der Vollständigkeit halber anführen, dass nach Untersuchungen von van Rynberk, Foerster u.a. eigenständige sympathische Fasern existieren, die vasodilatatorische, pilo-motorische, pigmento-motorische und sekretorische (sudo-motorische) Wirkung haben.

Sie verlassen das Rückenmark zum Teil durch die Vorderwurzel, zum Teil durch die Hinterwurzel.

Da diese Fasern nach Angaben der genannten Autoren in den Arealen bestimmter Äste der Spinalnerven besonders reichlich vorhanden sind, können die oben genannten vegetativen Veränderungen in bestimmten Längsdritteln (ventral, lateral, dorsal) jeweils besonders erkennbar sein.

Da dies klinisch und auch evolutionsbiologisch besonders interessant ist und darüber hinaus einen Hinweis auf die vegetativen Veränderungen in den Längsdritteln aus Sicht der TCM gibt, möchte ich kurz darauf eingehen.

Die pilo-motorischen Fasern

Die pilo-motorischen Fasern sind jene sympathischen Fasern, die unsere Nacken- und Rückenhaare sträuben, eine Gänsehaut verursachen und damit ein Schauerrieseln bei Angst, Kälte und bei Begeisterung auslösen können.

Die Tatsache, dass die pilo-motorischen Fasern fast alle in den **Ramus dorsalis** des Spinalnervs und damit in das **dorsale Längsdrittel** gelangen (vgl. Abb. 2.12), könnte eine Erklärung dafür sein, dass **80 % aller sympathischen Fasern** in das Gebiet der Rami dorsales gelangen. Auch Fanghänel hält diese Erklärung für denkbar.

Das Sträuben der Rücken- und Schulterhaare im dorsalen und angrenzenden lateralen Längsdrittel bedeutet bei Mensch und Tier immer Aggression, kann aber auch Begeisterung bedeuten. Es bewirkt eine drohende Vergrößerung der Körperoberfläche und ist Bestandteil aller Droh- und Imponiergebärden.

Dieser Ausdruck von Droh- und Imponiergebärden ist im Lauf der Evolution genetisch bei allen Vertebraten so fest verankert, dass jene Areale, an denen sich die Haare sträuben, später auch die Stellen sind, an denen Mähnen wachsen. Auffallend ist, dass Mähnen bei männlichen Tieren besonders ausgeprägt sind, da diese ein Droh- und Imponiergehabe häufiger einsetzen als Weibchen.

Auch beim Menschen neigt der „Menschenmann" dazu, beim Imponieren seine Schultern durch Schulterpolster und Epauletten zu vergrößern oder die Schulter- und Rückenpartie durch Federn zu betonen, wie die Abbildung 4.18 nach Eibl-Eibesfeldt zeigt (s. S. 183).

Interessanterweise wird das dorsale Längsdrittel in der Akupunktur als *Tai Yang*, „das größere Yang", bezeichnet und ihm die „Funktion" von Strecken und Ausdehnen zugeordnet und damit auch die Funktion der dorsal liegenden Extensoren beschrieben.

Die pigmento-motorischen Fasern

Van Rynberk hat die pigmento-motorischen Fasern bei Fischen untersucht und erkannt, dass auch diese ebenfalls dem segmentalen Schema folgen, wobei die meisten pigmento-motorischen Fasern in den **Ramus ventralis** der Spinalnerven gelangen.

Sie bewirken eine weiße Farbe z. B. an der Bauchhaut der Fische, womit eine individuelle Lebensstrategie ausgedrückt wird, da die weiße Bauchhaut von einem Feind, der unterhalb des Fisches schwimmt, gegen die Wasseroberfläche nicht zu unterscheiden ist.

Interessanterweise wird das ventrale Längsdrittel in der Akupunktur als *Yang Ming*, „das helle strahlende Yang", bezeichnet und dieser Bereich mit der Funktion von Einrollen, Aufnehmen, Schützen in Verbindung gebracht.

Beim Menschen haben pigmento-motorische Fasern zwar keine Bedeutung, da sie gar nicht existieren. Dennoch ist die Tatsache, dass das Demonstrieren einer helleren bis weißen Bauchdecke einen Schutz für das individuelle Überleben bringen kann, noch immer in unseren Genen fest verankert.

Das Demonstrieren der weißen „helleren, unschuldigen" Bauchdecke, das heißt das Demonstrieren des **ventralen Längsdrittels** (Abb. 2.11), bedeutet: Demutshaltung, Kindchen-Schema, demonstratives Vertrauen dem Gegenüber.

Insbesondere bei Wölfen und Hunden ist diese Demutshaltung erkennbar, indem sich der Unterlegene auf den Rücken legt, die Bauchdecke und den Hals demonstriert und damit die Beißattacke des Überlegenen „ausbremst".

Auch in unserem Verhalten ist diese Demonstration der „weißen Bauchdecke" noch vorhanden, indem wir mit „Hände hoch" sozusagen die Bauchdecke freigeben und damit demonstrieren, dass wir nicht angreifen, ebenso wie wir durch das Hissen einer „weißen Fahne" das Nichtangreifen und das Unterlegensein demonstrieren und damit den Angreifer zum Einhalten der Kampfgebärde zwingen.

Die sekretorischen (sudo-motorischen) Fasern

Langley konnte nachweisen, dass bei Katzen jene Areale, an denen die Schweißproduktion besonders in Erscheinung tritt, der metameren Anordnung der Dermatome entsprechen, das heißt, dass die sensiblen und die sekretorischen Hautgebiete deckungsgleich sind.

Eine vermehrte Schweißproduktion kann experimentell und krankheitsbedingt in allen Dermatomen auftreten. Eine besondere Beziehung zu den Längsdritteln besteht nicht.

Der Reflexweg für die Schweißdrüsenreflexe ist derselbe wie für die Piloarrektion und die Vasokonstriktion:

- Ihre Fasern entspringen im Seitenhorn des Rückenmarks und gelangen über die Vorderwurzel und die Rami communicantes albi zum Grenzstrang.
- Von hier aus verlaufen sie gemeinsam mit den Hautnerven zum Erfolgsorgan, den kleinen ekkrinen Schweißdrüsen der Haut.

Jede Vorderwurzel hat demnach „ihre" ganz bestimmten Dermatome an der Körperoberfläche, in denen bei Reizung oder auch im Krankheitsfall eine Schweißsekretion auftreten kann.

Anatomisch werden die sudo-sekretorischen Fasern als sympathische Fasern angesehen. Pharmakologisch verhalten sich diese Fasern cholinerg (Ansprechen auf Pilocarpin).

Bei den vegetativ-reflektorischen Krankheitszeichen spielen sie eine besonders große Rolle, da eine verstärkte Schweißsekretion immer homolateral zum erkrankten Organ in den dem Vorderhorn entsprechenden vegetativen Dermatomen auftritt.

Bei Viszeralerkrankungen ist das Phänomen der verstärkten Schweißsekretion daher differenzialdiagnostisch besonders gut verwertbar.

Die vasodilatatorischen Fasern

Foerster konnte nachweisen, dass es auch in den Hinterwurzeln eigene efferente Fasern gibt, die eine Vasodilatation auslösen.

Dies steht im Gegensatz zum Bell-Magendie-Gesetz, dass efferente Fasern nur durch die Vorderwurzel, afferente Fasern nur durch die Hinterwurzel ziehen. Foerster konnte intraoperativ nachweisen, dass eine Reizung der Hinterwurzel ein Hauterythem in dem dieser Wurzel entsprechenden Dermatom auslöst (vgl. Abb. 3.12).

Dermatome, in denen durch experimentelle Reizung eine **Vasodilatation** ausgelöst werden kann, entsprechen den **algetischen** Dermatomen (Foerster).

Foerster konnte ferner nachweisen, dass thermische Reize (heißes Wasser), mechanische Reize (Stich, Streicheln mit einem Streichholz), elektrische Reize (faradischer oder galvanischer Strom), chemische Reize (Senföl) eine lebhafte Vasodilatation auch dann hervorrufen, wenn die peripheren Nerven total durchtrennt waren.

Er folgert daraus, dass die hyperämische Reaktion nach Totaldurchtrennung des peripheren Nervs nur dann zustande kommen kann, wenn eine eigene Verbindungsstrecke außerhalb des zentralen Nervensystems vorhanden ist.

Sowohl bei Durchschneidung der Hinterwurzel als auch bei Durchtrennung des peripheren Nervs treten „Nachbarschaftsreaktionen" im Sinne eines Reflexerythems auf. Dies legt die Vermutung nahe, dass an diesen Nachbarschaftsreaktionen das nervöse Eigengeflecht der Gefäße beteiligt ist. Als Erklärung dieser Gefäßreaktion dient der **periphere Axon-Reflex,** der im Folgenden beschrieben wird (s. S. 122, 287).

Vasodilatation kann in allen Dermatomen ausgelöst werden. Eine besondere Beziehung zu den Längsdritteln besteht nicht.

Vasodilatation, Vasokonstriktion, Pilomotorik als „Wellen"

Aus Erfahrung weiß jeder, dass es eine „Vasodilatations-Welle", eine „Vasokonstriktions-Welle" sowie eine „pilo-motorische Welle" gibt, die eine auffallende Zuordnung zu den Längsdritteln am Rumpf haben.

Da die Längsdrittel am Rumpf (das ventrale, laterale und dorsale Längsdrittel) der Summe aller Äste der Spinalnerven entsprechen, Vasodilatation und Piloarrektion (Gänsehaut) aber durch segmental sympathische Fasern verursacht und somit nur in einem einzelnen Dermatom ausgelöst werden, muss man annehmen, dass die Vasodilatations-Wellen und die pilo-motorischen Wellen durch Axon-Reflexe ausgelöst werden.

Wenn also „die Hitze vorne aufsteigt", die „Kälteschauer im dorsalen Längsdrittel rieseln", dann wird dies vermutlich durch den vorhin beschriebenen Axon-Reflex ausgelöst.

Wie morphologische Studien zeigen, ist die Verbindung der einzelnen Äste der Spinalnerven untereinander als longitudinale Verbindung inniger als die horizontale Verbindung eines Ramus dorsalis mit seinem Ramus lateralis und dieser mit seinem Ramus ventralis in gleicher spinaler Höhe (s. S. 42; Abb. 2.13).

Diese enge, anatomisch nachgewiesene Verbindung der Äste der Spinalnerven in longitudinaler, also metamerer Folge könnte eine Ausbreitung

- einer Vasodilatations-Welle im ventralen Längsdrittel,
- eines Gänsehautschauers und
- einer Piloarrektions-Welle im dorso-lateralen Längsdrittel möglich machen.

Analog wird in der Traditionellen Chinesischen Medizin

- die Hitze dem ventralen Längsdrittel,
- die Kälte dem dorsalen Längsdrittel und
- das Schauerrieseln dem dorso-lateralen Längsdrittel zugeordnet.

Der Axonreflex

Der Axon-Reflex soll nach Foerster aus einem Reflexbogen bestehen (s. Abb. 3.13), der

- seine Rezeptoren in den intrakutanen sensiblen Aufnahmeapparaten,
- seinen afferenten Schenkel in den sensiblen Hautnerven,
- seinen efferenten Schenkel in den von den Fasern des Hautnervs abgehenden und zu den Hautgefäßen hinziehenden Ästen hat.

Der Axonreflex ist ein Reflexbogen, der unter Umgehung des Rückenmarks einen peripheren Reflexweg ermöglicht.

Die Reflexbahn wird in keiner Ganglienzelle und in keiner Synapse umgeschaltet, sondern verläuft nur in dem auf- und absteigenden Schenkel des Axons. Dieser Reflex besteht auch dann, wenn der sensible Nerv von seiner Ganglienzelle abgeschnitten ist, und er erlischt nur dann, wenn die gesamte sensible Faser degeneriert.

Nach Foerster erfolgt die Ausbreitung der Vasodilatationswelle bei Reizung des peripheren Nervs auf dem Weg des nervösen Eigenapparates der Blutgefäße. Der nervöse Eigenapparat der Blutgefäße ist unabhängig von den zerebrospinalen Nerven und steht nur mit dem Grenzstrang des Sympathikus in Verbindung.

Foerster stellt auch zur Diskussion, dass die Ausbreitung der vasodilatatorischen Welle bei Reizung eines peripheren Nerven möglicherweise gar nicht an nervöse Elemente gebunden ist, sondern nur durch Vermittlung des protoplasmatischen Verbandes in der Umgebung der Gefäße entsteht.

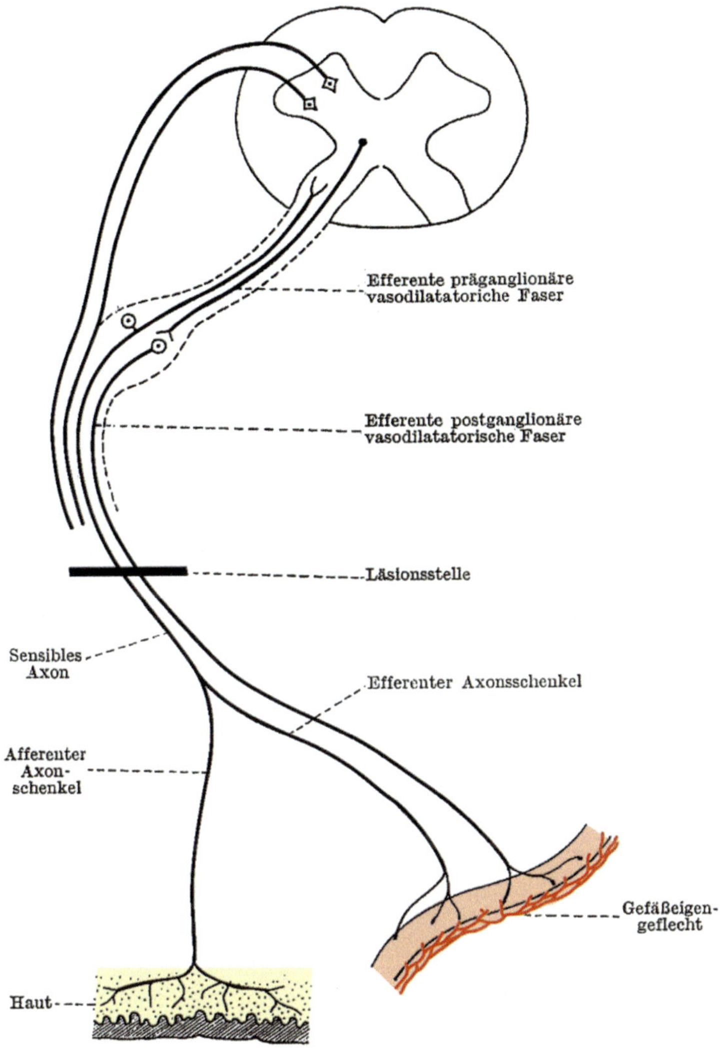

Abb. 3.13 Schema des peripheren Axon-Reflexes, in Anlehnung an Foerster und Bumke (Markierung der Läsionsstelle in der Peripherie).

Die sympathischen Afferenzen

	Sympathikus						
	Th 1	Th 2	Th 3	Th 4	Th 5	Th 6	Th 7
Herz (Ventrikel), Aorta asc.	■	■	■	■			
Bronchien, Lunge		■	■	■	■		
Ösophagus				■	■		
Magen						■	■
Duodenum						■	■
Pankreas							
Leber, Gallenblase							
Dünndarm, Colon asc.							
Ureter							
Niere							
Harnblase							
Colon desc., Rectum							
Hoden, Nebenhoden							
Ovarium							
Uterus							

Abb. 3.14 Afferente Fasern des Sympathikus (nach Angaben von O. Foerster im Handbuch der Neurologie v. Bumke und Foerster, Band 5). Manche Autoren ordnen dem Herzen auch das Segment C 8 zu.

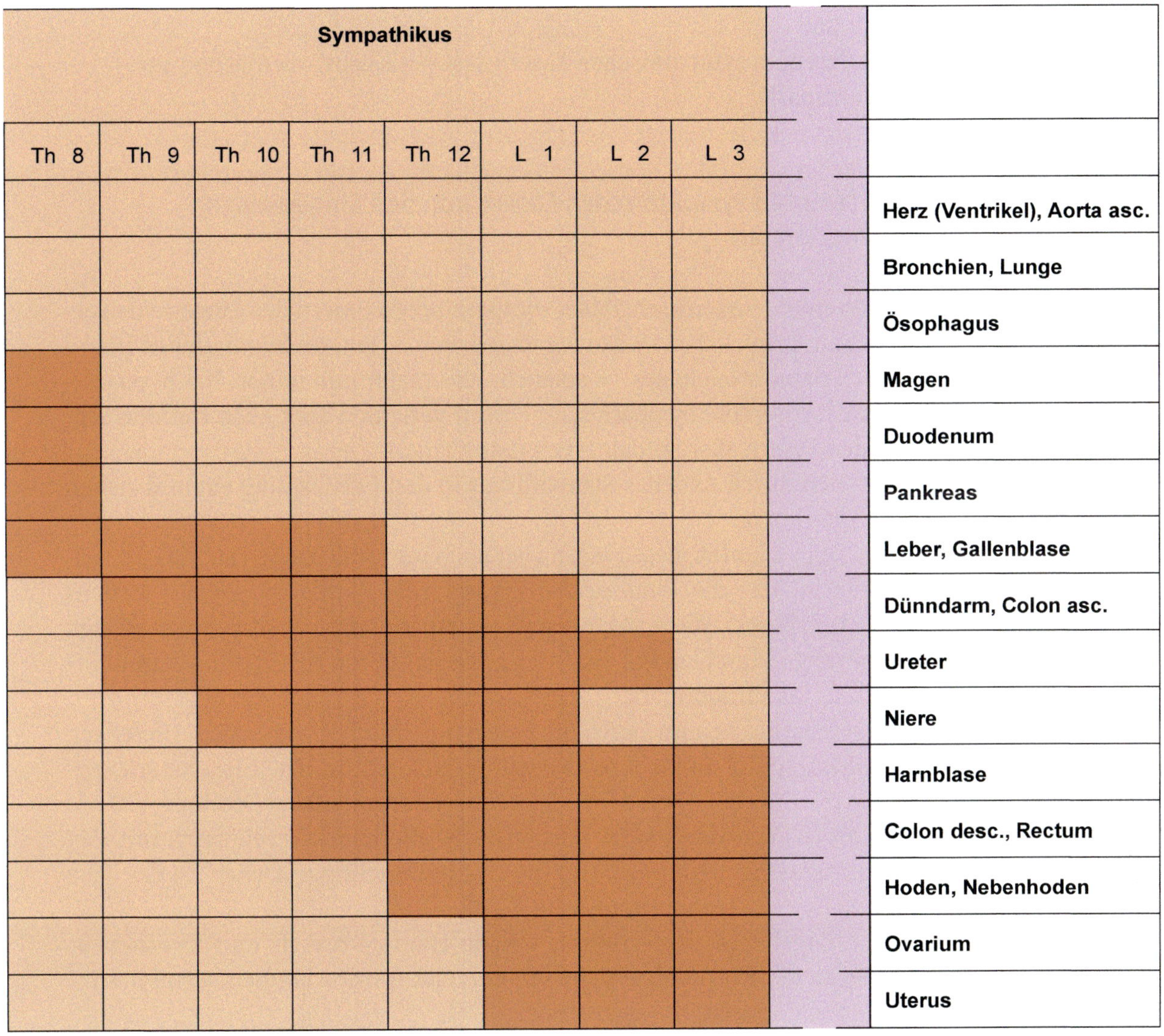
Sympathikus
Th 8
Th 9
Th 10
Th 11
Th 12
L 1
L 2
L 3
Herz (Ventrikel), Aorta asc.
Bronchien, Lunge
Ösophagus
Magen
Duodenum
Pankreas
Leber, Gallenblase
Dünndarm, Colon asc.
Ureter
Niere
Harnblase
Colon desc., Rectum
Hoden, Nebenhoden
Ovarium
Uterus

Man unterscheidet

- die afferenten sympathischen Fasern von den Eingeweiden zum Rückenmark und
- die afferenten sympathischen Fasern von der Körperoberfläche zum Rückenmark.

Die afferenten sympathischen Fasern von den Eingeweiden zum Rückenmark

Die afferenten, viszero-sensiblen, sympathischen Fasern der Eingeweide verlaufen zum großen Teil in den verschiedenen Ästen des Sympathikus (Rami cardiaci, Rami bronchiales, N. splanchnicus major und minor, Nn. hypogastrici usw.). Afferente sympathische Fasern verlaufen aber auch mit den segmentalen Fasern aller Spinalnerven (Fanghänel).

Sie treten durch Äste des Sympathikus in den Grenzstrang ein und ziehen zum Hinterhorn.

Zum Teil verlaufen diese Fasern aber auch mit den Gefäßen als periarterielles Geflecht, das die Eingeweide versorgt (Plexus iliacus, Plexus aorticus usw.). Auf diesem Wege gelangen die sympathischen Fasern direkt in den Grenzstrang, „durchlaufen“ ihn und gelangen durch den Ramus communicans albus ins Rückenmark.

Die sympathischen und auch die parasympathischen viszeralen Afferenzen bestimmen somit durch ihre Beziehung zu bestimmten Rückenmarkssegmenten die Zugehörigkeit der Eingeweide zur segmentalen Ordnung, z.B.:

Das Herz (Ventrikel) steht über viszeral-afferente Nervenfasern mit den Rückenmarkssegmenten C 8/Th 1 bis Th 4 in Beziehung. „Daher“ ist das Herz ein (C 8)Th 1-Th 4-Enterotom (Abb. 3.14).

Diese Zugehörigkeit bestimmt, welche Haut-, Muskel- und Knochenabschnitte an der Körperoberfläche schmerzhaft werden können, wenn das innere Organ erkrankt.

Im obigen Beispiel des Herzens sind es die Dermatome, Myotome, Sklerotome (C 8)Th 1 bis Th 4 (s. Abb. 3.14).

Durch die „Zerstückelung“ und Verlagerung der Myotome werden die Impulse der inneren Organe daher an der Körperoberfläche weitflächig verteilt.

Die afferenten sympathischen Fasern von der Körperoberfläche zum Rückenmark

(in Anlehnung an Foerster und Bumke, Braus und Elze, Hansen und Schliack u.a.)

Afferente sympathische Fasern aus den Extremitäten verlaufen zum Teil in den gemischten peripheren Nerven (Plexus brachialis bzw. Plexus lumbosacralis) und gelangen in jene Spinalnerven, die der oberen bzw. unteren Extremität zugeordnet sind (s. Abb. 3.15, blaue Linien).

Die Schmerzfasern, die in den der oberen Extremität zugeordneten Spinalnervenstämmen verlaufen (ausgezogene blaue Linien), gelangen über den Plexus brachialis teils über die dorsalen Wurzeln, teils über die Rr. communicantes albi in den Grenzstrang und von hier über die Rr. communicantes grisei in die Rückenmarkssegmente C 8–Th 5.

Die aus den periarteriellen Geflechten stammenden Fasern (gestrichelte blaue Linien) ziehen teils über die Spinalnerven, teils direkt in den Grenzstrang und erreichen über die Rr. communicantes die Rückenmarkssegmente Th 2–Th 5.

Schematische Darstellung der afferenten sympathischen Bahnen der **oberen Extremität** (nach den Angaben von Foerster, Altenburger u. Kroll, Z. Neur. 121, 1929) [s. Abb. 3.16 links]:

Die Schmerzfasern, die in den der unteren Extremität zugeordneten Spinalnervenstämmen verlaufen (ausgezogene blaue Linien), gelangen über den Plexus lumbosacralis teils über die dorsalen Wurzeln, teils über die Rr. communicantes albi in den Grenzstrang und von hier über die Rr. communicantes grisei in die Rückenmarkssegmente Th 8–Th 12.

Die aus den periarteriellen Geflechten stammenden Fasern (gestrichelte blaue Linien) ziehen teils über die Spinalnerven, teils direkt in den Grenzstrang und strahlen ebenfalls in die Rückenmarkssegmente Th 8–Th 12 ein.

Schematische Darstellung der afferenten sympathischen Bahnen der **unteren Extremität** (nach den Angaben von Foerster, Altenburger und Kroll, Z. Neur. 121, 1929) [s. Abb. 3.16 rechts].

Das heißt, aus diesen Spinalnerven, welche die obere und untere Extremität efferent sympathisch versorgen, treten **auch** afferente sympathische Fasern durch die entsprechenden Rami communicantes in den Grenzstrang ein.

Auf diesem Wege ist eine cuti-viszerale Beeinflussung innerer Organe von den Extremitäten aus möglich.

Wie Foerster berichtet (Handbuch der Neurologie, Band 5), verläuft ein anderer Teil der sympathischen afferenten Fasern in den Extremitäten im periarteriellen Geflecht der Gefäße.

Ein Teil dieses periarteriellen Geflechtes nimmt aber nicht den Weg über die Spinalnerven und die Rami communicantes, sondern gelangt durch das periarterielle Geflecht der A. subclavia, der A. iliaca und der Aorta abdominalis direkt in den Grenzstrang (s. auch Abb. 3.16b).

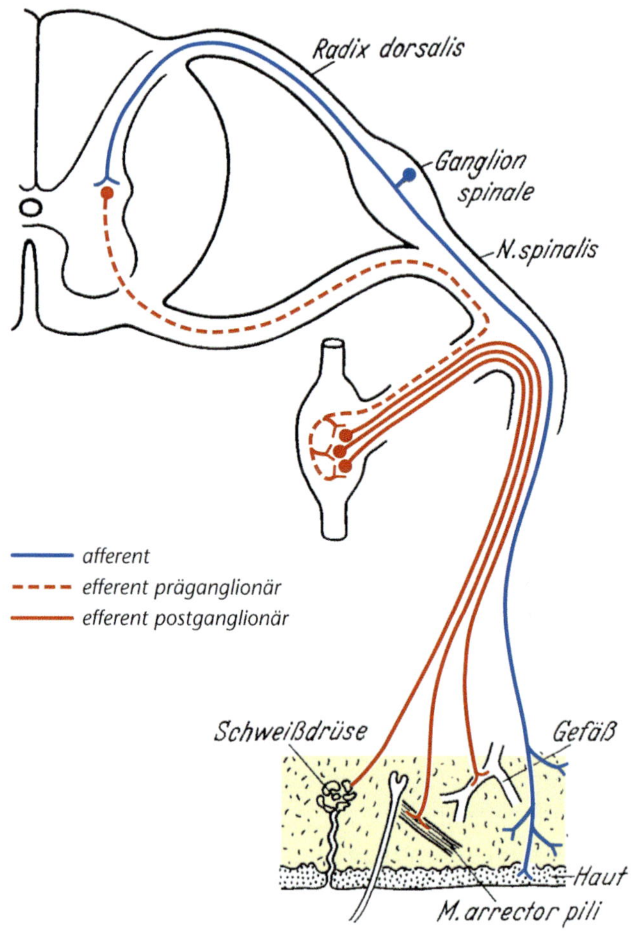

Abb. 3.15 Schema der Verteilung der sympathischen Fasern eines Spinalnervs in Hautstrukturen, wie z.B. Blutgefäßen, Schweißdrüsen und Arrectores pilorum. Die efferent-sympathische präganglionäre Faser (rot gestrichelt) endigt in einem der sympathischen Ganglien. Die efferent-sympathische postganglionäre Faser (rot) verläuft im Ramus communicans griseus zum Spinalnerv. Die afferent-sympathische Faser (blau) verläuft von der Haut über das Ganglion spinale zur Hinterwurzel. Modifiziert nach Mitchell 1953.

Aus dem Grenzstrang gelangen die afferenten sympathischen Fasern durch die Rami communicantes albi wieder in die Spinalnerven und über die Hinterwurzeln, zum Teil auch über die Vorderwurzeln ins Rückenmark.

Die Ansicht Foersters wird von Leriche, Lazorthes, Braus und Elze, Hansen und Schliack u.a. bestätigt.

Somit ist nicht nur der Spinalnerv, sondern auch der Sympathikus ein „afferenter Zuleiter" von der Peripherie zum Rückenmark.

Foerster

Foerster führt weiter aus, dass die

„... Unkenntnis der Tatsache, dass die afferenten Bahnen der oberen Extremität zum Teil sympathische Fasern sind, welche durch die Rami communicantes des Spinalnerven und zum Teil auch durch das Gefäßgeflecht der Subclavia in den Grenzstrang gelangen, dass also die Unkenntnis dieser Tatsache die Chirurgie schweres Lehrgeld gekostet hat. Denn man hat immer wieder versucht, schmerzhafte Krankheitsprozesse im Bereich der oberen Extremität durch Resektion der der oberen Extremität zugeordneten, hinteren Rückenmarkswurzeln zu bekämpfen (C 4 bis Th 2)."

Dies hat, wie er berichtet, aber nur zu einem geringen oder oft nur vorübergehenden Erfolg geführt (s. Abb. 3.16).

Foerster begründet dies durch die Tatsache, dass man übersehen hatte, dass ein Teil der afferenten Armbahnen gar nicht die hintere Wurzel von C 4 bis Th 2 im Rückenmark passiert, sondern dass die Schmerzbahnen des Armes auch durch die Rami communicantes in das Gefäßgeflecht der A. subclavia und von dort direkt in den Grenzstrang und von diesem durch die thorakalen Wurzeln ins Rückenmark gelangen.

Demnach sind die sympathischen Bahnen eine „afferente Nebenleitung", wobei die afferente Funktion nur dann zu Tage tritt, wenn die Hauptbahn unterbrochen ist.
Bei Querschnittsläsionen kann der Sympathikus über solche paramedulläre Afferenzen eine sensorische und motorische Weiterleitung von Impulsen auch dann bewirken, wenn eine komplette Unterbrechung der Rückenmarksleitung vorliegt.

Auf diesem Wege gelangen z.B. bei komplett querschnittsgelähmten Patienten die Sensationen einer gefüllten Harnblase zum Hinterkopf, die Patienten beschreiben dies als „eigenartiges Kribbeln am Hinterkopf".

Offenbar nimmt aus allen Abschnitten unseres Körpers ein Teil der afferenten Bahnen seinen Weg über Abschnitte des sympathischen Nervensystems.

Der Sympathikus ist demnach ein gemischter Nerv, der afferente und efferente Fasern führt (Foerster und Bumke u.a.).

3

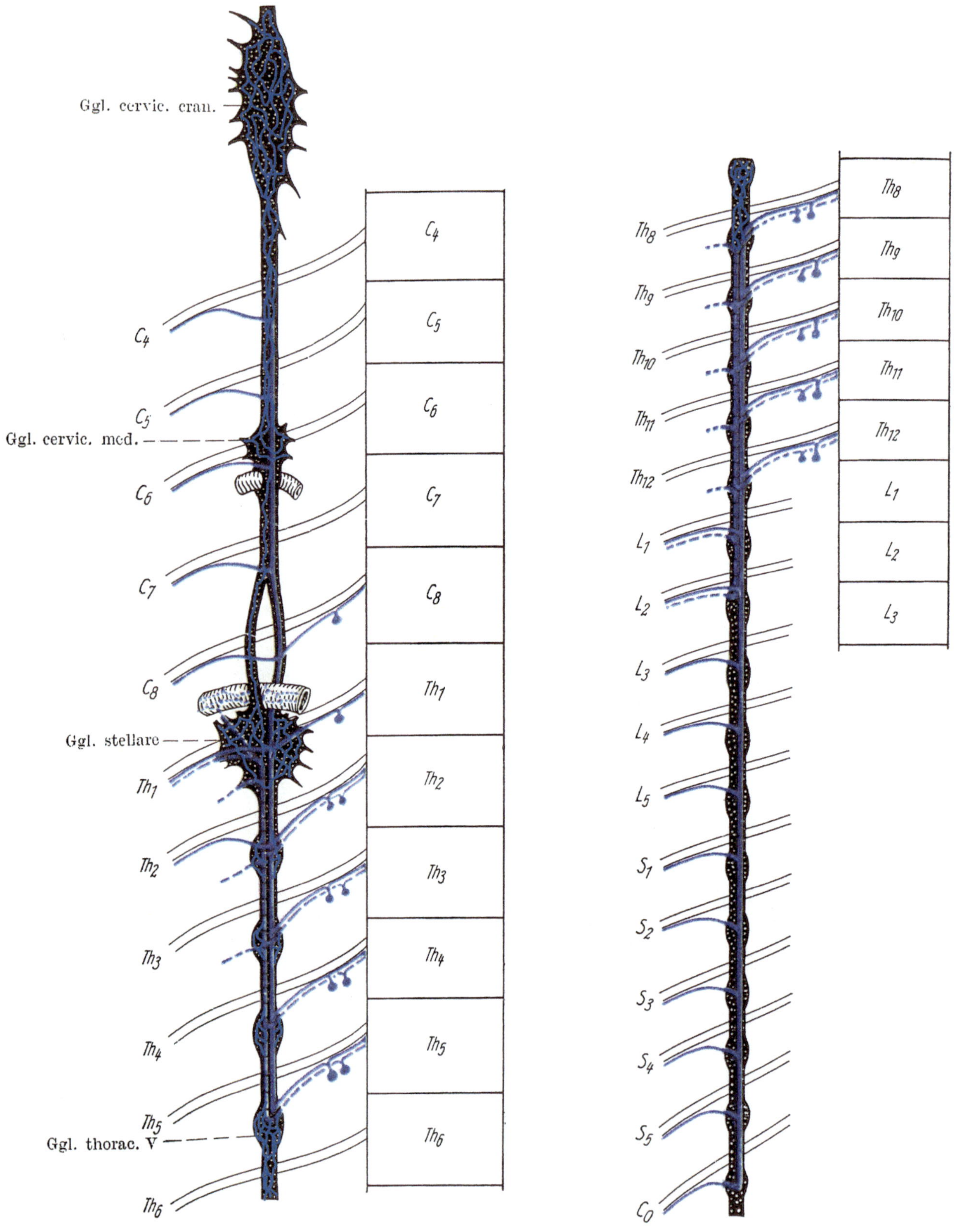

Abb. 3.16a Paramedulläre afferente Leitung über Rami communicantes und Grenzstrang (aus Clara).

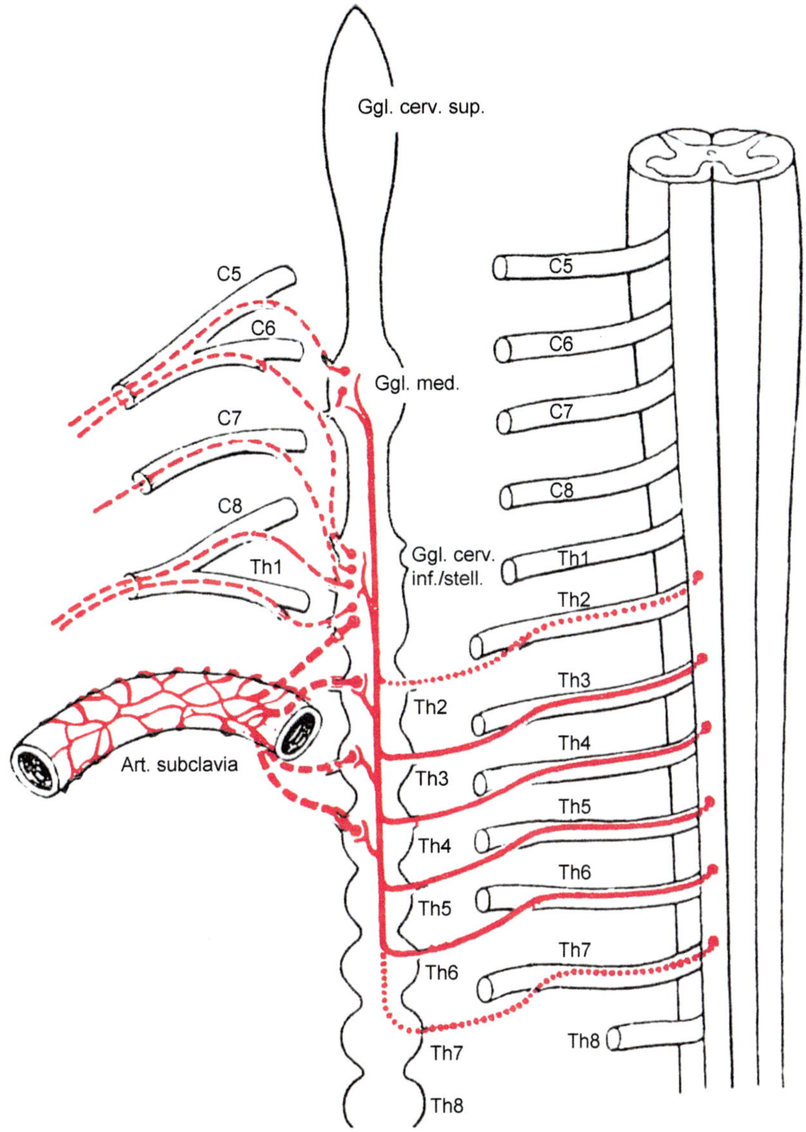

Abb. 3.16b Unter Umgehung der zervikalen Nervenwurzeln über den Grenzstrang erfolgende sympathische Innervation des Armes (nach Foerster in Haymaker und Woothall 1953).

Die großen sympathischen Ganglien und ihre Hautprojektion

Die großen sympathischen Ganglien werden wegen ihrer Lokalisation auch als **prä**vertebrale Ganglien bezeichnet.

Die Grenzstrangganglien beiderseits der Wirbelsäule werden dagegen auch als **para**vertebrale Ganglien bezeichnet.

Van Rynberk postulierte schon 1900, dass es eine „Hautprojektion der großen sympathischen Ganglien geben müsse". Eine solche Annahme wäre von großer praktischer Bedeutung, da eine Stimulation im Bereich dieser Hautprojektion durch einen peripheren Reiz somit die manchmal nicht ganz ungefährliche Infiltration der großen sympathischen Ganglien ersetzen könnte. Ein verhältnismäßig kleiner und risikoarmer Reiz an der Körperoberfläche könnte somit eine ähnliche, wenn auch nicht gleich starke Wirkung auslösen wie die tiefe Infiltration der sympathischen Ganglien.

Higier beobachtete, dass es bei mechanischer und elektrischer Reizung mancher Ganglien eine konstante Beziehung zwischen dem Reiz an sympathischen Ganglien und der Schmerzausbreitung in bestimmten Regionen gibt.

Er fand eine Beziehung zwischen dem

- Ganglion cervicale superius und dem Gesicht sowie zwischen dem
- Ganglion stellatum und der Herz-, Thorax- und Oberarmregion.

Nach meiner Analyse sind Punkte im Bereich der Hiatus-Linien, so z.B. 3E 5 und KS 6, MP 6 sowie Areale, an denen segmental unterschiedliche Haut-, Muskel- und Knochenschichten übereinandergelagert sind, Gebiete in der Peripherie, an denen ein noch so kleiner Reiz einen großen Bereich im Rückenmark irritieren kann (s. S. 168).

Dies würde die breitgefächerte Wirkung dieser Punkte an den Hiatus-Linien erklären.

Somit könnte „auf den Punkt gebracht" z.B.

- ein Reiz am Akupunkturpunkt Gb 20 einer Infiltration des Ganglion cervicale superius entsprechen,
- ein Reiz am Akupunkturpunkt KG 17 einer Infiltration des Ganglion stellatum entsprechen,
- ein Reiz am Akupunkturpunkt KG 12 einer Infiltration des Ganglion coeliacum entsprechen,

Ein Reiz an diesen Punkten könnte m. E. metamere Rückenmarkssegmente „gebündelt" erfassen und innere Organe, die zu diesen metameren Rückenmarkssegmenten in Beziehung stehen, beeinflussen.

Ganglion cervicale superius
Indirekte Stimulation über den N. occipitalis major (Gb 20)

Das Ganglion cervicale superius versorgt mit postganglionären Fasern die Kopforgane Auge, Tränendrüsen, Speicheldrüsen.

Die präganglionären Fasern für diese Organe stammen aus dem Centrum cilio-spinale (C 8 bis Th 3).

Das Ganglion ist 2 cm lang, liegt an den Querfortsätzen des 1. und 2. Halswirbels und reicht bis zur Schädelbasis.

Das Ganglion cervicale superius steht **in Verbindung mit den Spinalnerven C 1|C 2|C 3|C 4.**

Die Tatsache, dass Rami communicantes für die Spinalnerven C 1|C 2|C 3|C 4 im Bereich des Ganglion cervicale superius abgehen, bedeutet, dass diese Spinalnerven **in direkter Beziehung zum Ganglion cervicale superius stehen.**

Daher ist m. E. ein Reiz an den Dermatomen,* Myotomen, Sklerotomen C 1|C 2|C 3|C 4 ein durchaus adäquater, der Infiltration dieses Ganglions entsprechender Reiz.

Somit kann ein Reiz der peripheren Nerven von C 1|C 2|C 3|C 4 an ihren Austrittsstellen eine ganz besonders intensive Wirkung auf diese Segmente **und** damit auch auf das Ganglion cervicale superius haben. Beispiel:
- Der N. occipitalis major ist die Austrittsstelle des Ramus dorsalis von C 2,
- der N. occipitalis minor ist die Austrittsstelle des Ramus ventralis von C 2.

Übereinstimmend mit diesen neurophysiologischen Tatsachen haben die alten chinesischen Ärzte den Akupunkturpunkt Gb 20 (Austrittsstelle des N. occipitalis major) bei Störungen von Auge, Ohr, Speicheldrüsen und Kopfschmerzen empfohlen.

* Ein Dermatom C 1 existiert nicht.

Ganglion cervicale medium
Indirekte Stimulation über Dermatom, Myotom, Sklerotom C 4 und C 5 (KG 22)

Das Ganglion cervicale medium liegt in Höhe des 6. Halswirbels dicht auf der Arteria thyreoidea inferior. Es hat einen kräftigen Ramus communicans zum 5. Spinalnerv und damit Beziehung zum Rückenmarkssegment C 5, aber auch zu C 4.

Über den Ramus cardiacus hat es Verbindung zum Herzen. Ferner besteht eine Verbindung zum Ganglion stellatum, zur Arteria carotis communis und zur Arteria thyreoidea inferior und zum N. phrenicus.

Das Ganglion cervicale medium steht also in Verbindung mit den Spinalnerven C 4|C 5. Diese Verbindung ermöglicht es, dieses sympathische Ganglion auch indirekt durch einen Reiz seiner Dermatome, Myotome, Sklerotome C 4|C 5 zu beeinflussen.

Insbesondere sollten dabei gereizt werden

- die Myotome C 5 am Rücken, also jene Muskulatur, die im Bereich der Spina scapulae ansetzt und entspringt, und
- der kaudale Bereich der Clavicula mit dem Myotom C 5 im Bereich des M. pectoralis sowie des M. subclavius, ebenfalls Myotom C 5.

> Eine indirekte Reizung ist weiters möglich, wenn man in der oberen Hälfte des Sternums von der Incisura jugularis (KG 22, C 4) bis zur Sternummitte (KG 17, C 5) eine Akupunkturnadel vorschiebt und damit aus Sicht der TCM „Wirkung auf Herz, Lunge und Schilddrüse" erzielt. Besonders wirkungsvoll ist nach Angaben der alten chinesischen Ärzte eine retrosternale Nadelung vom Punkt KG 22 aus.

Über das Ganglion cervicale medium werden die Impulse der segmental kranialer gelegenen Thoraxorgane (Lunge) in den radialen Teil des Armes geleitet, also in die Segmente C 5|C 6 (Fasciculus lateralis, s. S. 106), die als **„Lungen-Meridian"** Beziehung zum Respirationstrakt haben.

Eine weitere indirekte Stimulation von der Körperoberfläche aus auf dieses Ganglion ist möglich, wenn man den Dornfortsatz von C 7 reizt und die danebenliegenden subkutanen Dermatome C 5 und C 6 in diese Reizung einbezieht. Dies entspricht der Lage des Neu-Punktes 45 („Hustenreiz stillend").

Ganglion cervicale inferius
Indirekte Stimulation über die Hiatus-Linie C 6|C 7|C 8 am Unterarm (KS 6)

Das Ganglion cervicale inferius ist fast immer, bei den Säugetieren immer, mit dem 1. und 2. Thorakalganglion zum **Ganglion stellatum** vereinigt. Das Ganglion cervicale inferius liegt in Höhe des untersten Halswirbels und hat Verbindungen mit den Spinalnerven C 6|C 7|C 8. Von seinem oberen Ende geht der N. vertebralis aus, der den Hauptbestandteil des Geflechtes der Arteria vertebralis darstellt.

Das Ganglion steht darüber hinaus durch den N. cardiacus inferior mit dem Herzen in Verbindung. Ebenso wie das vorhin besprochene Ganglion cervicale medium besitzt auch dieses Ganglion cervicale inferius Verbindung zum Vagus-Stamm und zum N. recurrens.

Über das Ganglion cervicale inferius werden die Impulse der segmental kaudaler gelegenen Thoraxorgane (Herz, Ventrikel und Vorhöfe) in den ulnaren Teil des Armes geleitet, also in die Segmente C 7|C 8|Th 1 (Fasciculus medialis, s. S. 106), die als **„Herz-Meridian"** Beziehung zum Herzen haben.

Ganglion stellatum
Indirekte Stimulation über die Dermatome, Myotome, Sklerotome C 8 bis Th 7 in der vorderen Median-Linie (KG 17–KG 12)

Bei diesen Arealen handelt es sich um

- die kaudale Hälfte des Sternums,
- den Rippenbogen am epigastrischen Winkel und um
- die Dornfortsätze C 7 bis Th 3|Th 4.

Das Ganglion stellatum erhält präganglionäre Fasern von Th 3 bis Th 7 und hat über die Verbindung mit dem Ganglion cervicale inferius auch Beziehung zu den Rückenmarkssegmenten C 8 bis Th 3.

Demnach steht das Ganglion stellatum als Verbindungsganglion zwischen unterstem Ganglion cervicale inferius und den oberen Thorakalganglien mit den Spinalnerven C 8 bis Th 7 in Beziehung. Diese Verbindung ermöglicht, dass das Ganglion stellatum mit dem Kopf, den Armen und den Thoraxorganen in Verbindung steht.

Während die großen sympathischen Ganglien ausschließlich die inneren Organe sympathisch versorgen, hat das Ganglion stellatum eine Sonderstellung, da es gleichzeitig die Körperoberfläche **und** das Körperinnere, also die Thoraxorgane, versorgt. Bezüglich einer indirekten Reizung des Ganglion stellatum kann man den Angaben von Mackenzie folgen und auch den Bereich der Dornfortsätze von C 7 bis Th 3 infiltrieren oder nadeln und damit die Organe Herz und Lunge beeinflussen (s. Abb. 6.3).

Ganglion coeliacum
Indirekte Stimulation über die Dermatome, Myotome Th 6 bis Th 12 in der vorderen Median-Linie (KG 12)

Die Nn. splanchnici entspringen aus den 6. bis 12. thorakalen Rückenmarkssegmenten:

- Der N. splanchnicus major entspringt aus den 6. bis 10. thorakalen Rückenmarkssegmenten,
- der N. splanchnicus minor entspringt aus den 10. bis 12. thorakalen Rückenmarkssegmenten.

Von den Rückenmarkssegmenten Th 6 bis Th 12 ziehen präganglionäre Fasern im N. splanchnicus, verflechten sich mit dem Plexus aorticus und Plexus hypogastricus und bilden das **Ganglion coeliacum („das Sonnengeflecht").**

Wie aus der Tabelle von M. Monnier (s. Abb. 3.6) über die efferente sympathische Innervation hervorgeht, versorgt der Plexus coeliacus (Ganglion coeliacum) Kardia, Magen, Leber, Pankreas und Darm. Darüber hinaus gelangen Fasern auch zur Niere.

Da das Ganglion coeliacum mit den Rückenmarkssegmenten Th 6 bis Th 12 in Beziehung steht, kann durch die spinale Peripherie Th 6 bis Th 12 (Dermatome, Myotome, Sklerotome Th 6 bis Th 12) dieses Ganglion stellvertretend auch von der Körperperipherie aus gereizt werden und Einfluss auf die oben genannten inneren Organe nehmen.

Die chinesischen Ärzte haben diese Beziehung des Ganglion coeliacum zur Körperoberfläche empirisch seit vielen Jahrhunderten in der Praxis realisiert, indem sie Akupunkturpunkte in der vorderen Median-Linie im Bereich der Dermatome und Myotome Th 6 bis Th 12 stimuliert haben.

Da sich die Innervationsareale der linken und rechten Spinalnerven in metamerer Folge jeweils in der vorderen und hinteren Median-Linie überschneiden, ist es vorstellbar, dass das Ganglion coeliacum **auch** von Akupunkturpunkten in der vorderen Median-Linie zwischen Xiphoid und Nabel therapeutisch erfasst werden kann.

Der Akupunkturarzt denkt dabei sofort an die Punkte KG 12, KG 10 (und KG 6), deren Wirkung auf die Oberbauchorgane und auch Thoraxorgane bekannt ist.

Ganglion mesentericum superius
Indirekte Stimulation über die Dermatome, Myotome, Sklerotome
Th 10 bis L 1 in der vorderen Median-Linie (KG 4, KG 5, KG 6)

Das Ganglion mesentericum superius entsteht aus den präganglionären Fasern von Th 10 bis L 1 und versorgt mit postganglionären Fasern das Caecum, das Colon ascendens und das Colon transversum bis zur linken Flexur.

Ein Reiz in dieser spinalen Peripherie über Akupunkturpunkte in der vorderen Median-Linie im Bereich der Dermatome und Myotome Th 12 bis L 1 entspräche somit einer neuraltherapeutischen Injektion an das Ganglion mesentericum superius.

Der Akupunkturarzt denkt dabei sofort an die Punkte KG 4, KG 5, KG 6, deren Wirkung auf die genannten Organabschnitte aus der chinesischen Medizin bekannt ist.

Ganglion mesentericum inferius – der Plexus hypogastricus
Indirekte Stimulation über die Dermatome, Myotome, Sklerotome
Th 12|L 1|L 2 in der vorderen Median-Linie (KG 4)

Die sympathische Innervation der Beckenorgane, das sind Colon descendens, Sigma, Rektum, Blase, Genitalbereich und Uterus, erfolgt über postganglionäre Fasern des Ganglion mesentericum inferius bzw. des Plexus hypogastricus.

Eine indirekte Stimulierung dieses Ganglions ist durch einen Reiz im Bereich der vorderen Median-Linie des Unterbauches und der Symphyse (Th 12 bis L 2) möglich.

Der Akupunkturarzt denkt dabei natürlich sofort an den Punkt KG 4.

Da die Impulse der Beckenorgane durch Kollateralen im Grenzstrang zu den unteren sympathischen sakralen Ganglien S 1|S 2|S 3 gelangen, können sie von hier über den Plexus sacralis in die Dermatome, Myotome, Sklerotome S 1|S 2|S 3 am Bein gelangen.

Auf diesem Wege wäre eine Reizung des Ganglion mesentericum inferius und der Beckenorgane **auch** durch einen Stimulus im Bereich des Unterschenkels innen und der dorsalen Muskulatur des Beines denkbar.

Die praktischen Erfahrungen aus der chinesischen Medizin mit der Reizung des Akupunkturpunktes MP 6 (Hiatus-Linie zwischen S 1|S 2 und L 4|L 5) und ihrer Wirkung auf die Beckenorgane stützen diese Annahme.

Darüber hinaus hat der Punkt MP 6 durch seine Beziehung zu S 1|S 2 auch Verbindung zu den parasympathischen Nn. pelvici, die die Beckenorgane versorgen.

3

Für die Praxis

Die großen sympathischen Ganglien stehen über präganglionäre und postganglionäre Fasern nicht nur in Verbindung mit dem Rückenmark und bestimmten inneren Organen, sondern über die Rückenmarkssegmente auch mit bestimmten Abschnitten von Haut, Muskulatur und Knochen in der Peripherie.

Ein Nadelreiz in dieser spinalen Peripherie kann aufgrund der beschriebenen Verbindung somit auch einem neuraltherapeutischen Infiltrationsreiz an einem der beschriebenen prävertebralen sympathischen Ganglien entsprechen.

Dieser Effekt ist in gleicher Weise auch von der dorsalen Mittellinie und dem paravertebralen Bereich neben den Dornfortsätzen aus möglich (Hua-Tuo-Punkte).

Verstärkt wird dieser Reiz im Bereich der vorderen und hinteren Median-Linie durch einen Segment-identen Reiz an den Hiatus-Linien der oberen und unteren Extremität.

Beispiel:

- KG 17, KG 15 in Verbindung mit KS 6,
- KG 12 in Verbindung mit KS 6,
- KG 6, KG 4 in Verbindung mit MP 6.

Das periphere parasympathische Nervensystem und seine Rolle in der Segmentlehre

Der Parasympathikus spielt bezüglich der Projektionsphänomene und Wechselwirkungen in der Segmentlehre eine sehr viel geringere Rolle als der Sympathikus.

Der wesentliche Unterschied ist folgender: Da der **Sympathikus** an der Haut sympathische Erfolgsorgane hat (Arrectores pilorum, Vasomotoren an den Gefäßen und ekkrine Schweißdrüsen), können **neben den algetischen Krankheitszeichen auch vegetativ-reflektorische sympathikotone Krankheitszeichen** auftreten.

Da im Gegensatz dazu der **Parasympathikus** an der Haut keine Erfolgsorgane hat, kann er dort auch **keine vegetativen Veränderungen**, sondern **nur algetische Zeichen** auslösen. Diese treten in jenen Arealen der Körperoberfläche auf, die dem Ursprungsareal des Parasympathikus bzw. seinen Verbindungsnerven zu Trigeminus und C 2 entsprechen.

Der **Parasympathikus** entspringt **kranial** im Mittelhirn und in der Medulla oblongata, **kaudal** im zweiten bis vierten Segment des **Sakralmarkes** (s. Abb. 3.1b). Daher nennt man den Parasympathikus auch den **kraniosakralen Teil des vegetativen Nervensystems.**

Während die Sympathikusfasern auch der Schmerzleitung dienen, vermitteln die Parasympathikusfasern vor allem Organgefühle wie Übelkeit und Brechreiz, Angstgefühl, Harn- und Stuhldrang usw.

Die afferenten und efferenten Parasympathikusfasern verlaufen im N. vagus und in den Nn. pelvici. Da die Vagus-Fasern mit dem Trigeminus und auch mit dem Segment C 2 in Verbindung stehen, können bei Erkrankungen der vom Vagus innervierten Organe **auch** das Hautgebiet des Trigeminus und das Segment C 2 über diese Verbindung hyperalgetisch werden (Braus und Elze).

Wie die Tabelle nach Foerster (s. Abb. 3.17) zeigt, können **Fasern des N. vagus** entsprechende **hyperalgetische Hautgebiete** nach Art von Head-Zonen an der Körperoberfläche in folgenden Gebieten auslösen:
Herz, Bronchien, Lunge, Ösophagus, Magen, Leber, Gallenblase, Colon ascendens und transversum lösen Schmerzen im Trigeminusgebiet (Gesicht) und in C 2 (Hinterkopf) aus.

- **Parasympathische Fasern im N. phrenicus** können Störungen von Herz, Bronchien, Ösophagus, Magen und Leber-Gallenblase in das Ursprungsgebiet des N. phrenicus (C 3|C 4|C 5), also in das Schultergebiet, projizieren.
- **Parasympathische Fasern in den Nn. pelvici** können Störungen der Beckenorgane Colon descendens, Rektum, Blase, Urethra und Uterus in ihr Ursprungsareal S 1 bis S 5 projizieren, das heißt an die Rückseite der Beine und an die Gesäßfläche.

	Parasympathikus			Parasympathikus	
	N. vagus (Beziehung zu)		N. phrenicus	N. pelvinus	
	N. trigeminus	C 2	C3, C4 (C5 5)	S 2-S 5	
Herz (Ventrikel), Aorta asc.					**Herz (Ventrikel), Aorta asc.**
Bronchien, Lunge					**Bronchien, Lunge**
Ösophagus					**Ösophagus**
Magen					**Magen**
Duodenum					**Duodenum**
Pankreas	?	?	?		**Pankreas**
Leber, Gallenblase					**Leber, Gallenblase**
Dünndarm, Colon asc.					**Dünndarm, Colon asc.**
Ureter					**Ureter**
Niere					**Niere**
Harnblase					**Harnblase**
Colon desc., Rectum					**Colon desc., Rectum**
Hoden, Nebenhoden					**Hoden, Nebenhoden**
Urethra					**Urethra**
Uterus				?	**Uterus**

Abb. 3.17 Afferente Organsensations-Fasern des Parasympathikus und zugehörige Head-Zonen (hyperalgetische Hautgebiete) nach Angaben von O. Foerster im Handbuch der Neurologie v. Bumke und Foerster, Band 5.

Beispiel:
Bei einer Erkrankung der Harnblase können, entsprechend ihrer **sympathischen Versorgung,** die Segmente Th 11 bis L 3 an der Körperoberfläche schmerzhaft werden **und** vegetative Veränderungen zeigen.

Darüber hinaus können aber auch entsprechend der **parasympathischen Versorgung** der Harnblase (Nn. pelvici) die Segmente S 2 bis S 5 an der Körperoberfläche schmerzhaft werden.

Bei Erkrankungen der Harnblase werden also Schmerzen und vegetative Zeichen an der Körperoberfläche am Unterbauch und Oberschenkel innen bis zum Knie auftreten (Sympathikus), darüber hinaus Schmerzen im Bereich der Hinterseite der Beine (S 2 bis S 5) und an der Gesäßfläche (Parasympathikus).

4 Die Dermatome

Die radikuläre Innervation der Haut

Man bezeichnet den Einflussbereich eines Spinalnervs an der Haut als **Dermatom.**

- Werden die Dermatomgrenzen **anatomisch** durch Präparation des Spinalnerven bis zur Subkutis festgelegt, dann spricht man von **subkutanen Dermatomen.**
- Wenn sie auf **klinischer** Untersuchung basieren, dann spricht man von **Epidermis-Dermatomen.**

Da sich Epidermis-Dermatome und subkutane Dermatome oft nicht decken, gibt es große Unterschiede in den Dermatom-Schemata. Diese sind aber nicht auf die Ungenauigkeit der Autoren, sondern auf die Tatsache zurückzuführen, dass einmal Anatomen, ein andermal Kliniker die **spinale Kartografie** der Haut erstellt haben.

Kenntnis und Differenzierung dieser Tatsache sind notwendig, um Hautveränderungen für eine Diagnose segmental zuordnen und die oft entfernt liegenden, subkutanen spinalen Areale für eine Therapie berücksichtigen zu können.

Beispiel:

Bei Schmerzen und Hautveränderungen im radialen Ellenbogenbereich muss bei der Behandlung gegebenenfalls neben den Epidermis-Dermatomen auch der dazugehörende subkutane Streifen paravertebral in Höhe des Proc. spinosus von C 7 mit berücksichtigt werden.

Die bekannten Dermatom-Schemata von Head und Hansen und Schliack basieren auf Sensibilitätsprüfungen der Haut und Beobachtungen bei Herpes-zoster-Eruptionen. Diese Dermatom-Schemata sind demnach **Epidermis-Dermatom-Schemata:**

- Nach den Aufzeichnungen von **Head** sind Dermatome längsovale Flächen, welche die Körperoberfläche wie einen Flickenteppich erscheinen lassen (s. Abb. 4.1).
- Nach den Aufzeichnungen von **Hansen und Schliack** sind Dermatome horizontale Ringe und bandförmige Streifen, die den Körper wie einen Globus mit Meridian-Raster erscheinen lassen (s. Abb. 4.2 und 4.5).

Diese allgemein bekannten Dermatome bleiben im Zustand der Gesundheit unsichtbar, im Zustand von krankhaften Störungen können sie aber eindrucksvoll in Erscheinung treten.

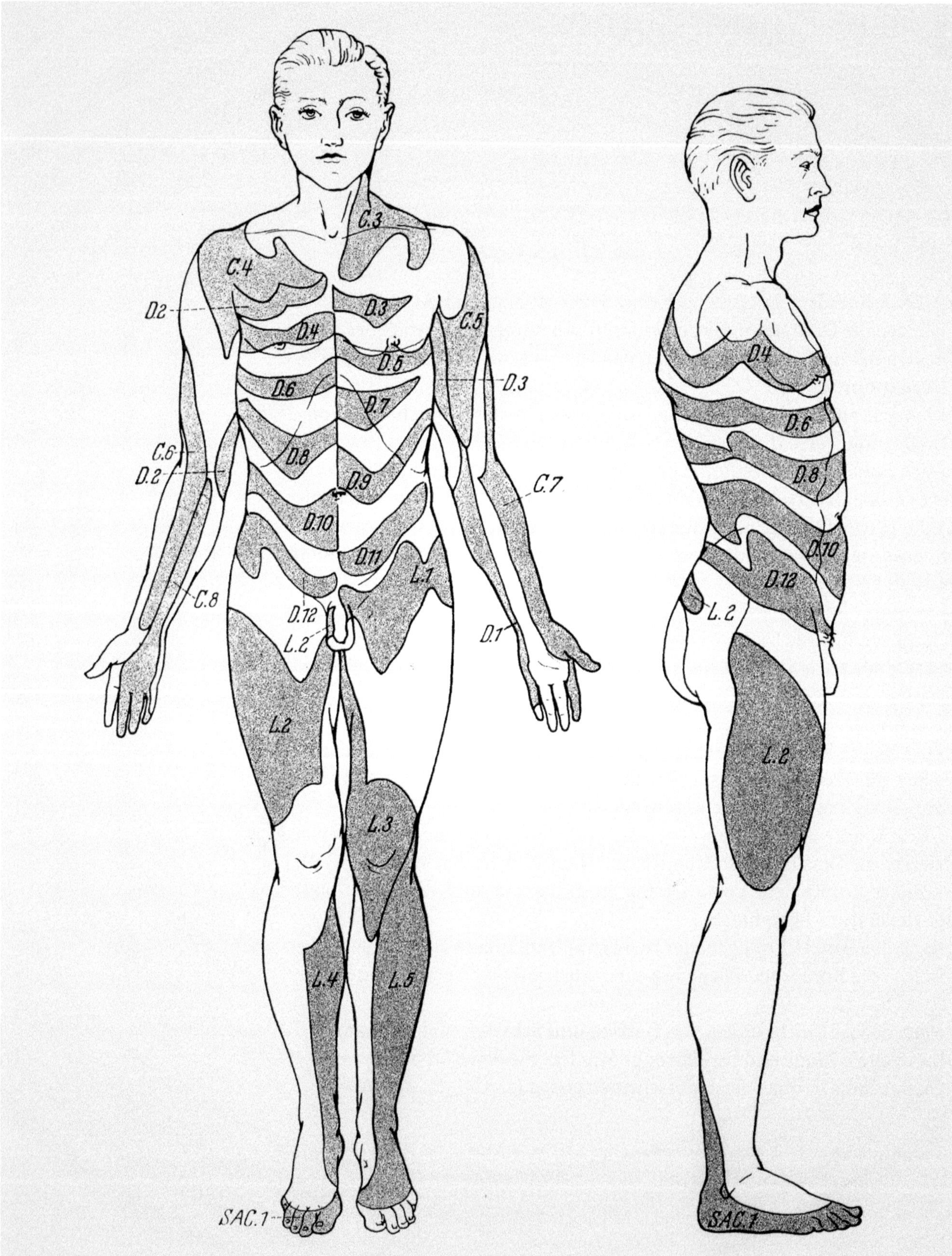

Abb. 4.1a Schema der Dermatome, klinisch nachgewiesen, nach Head.

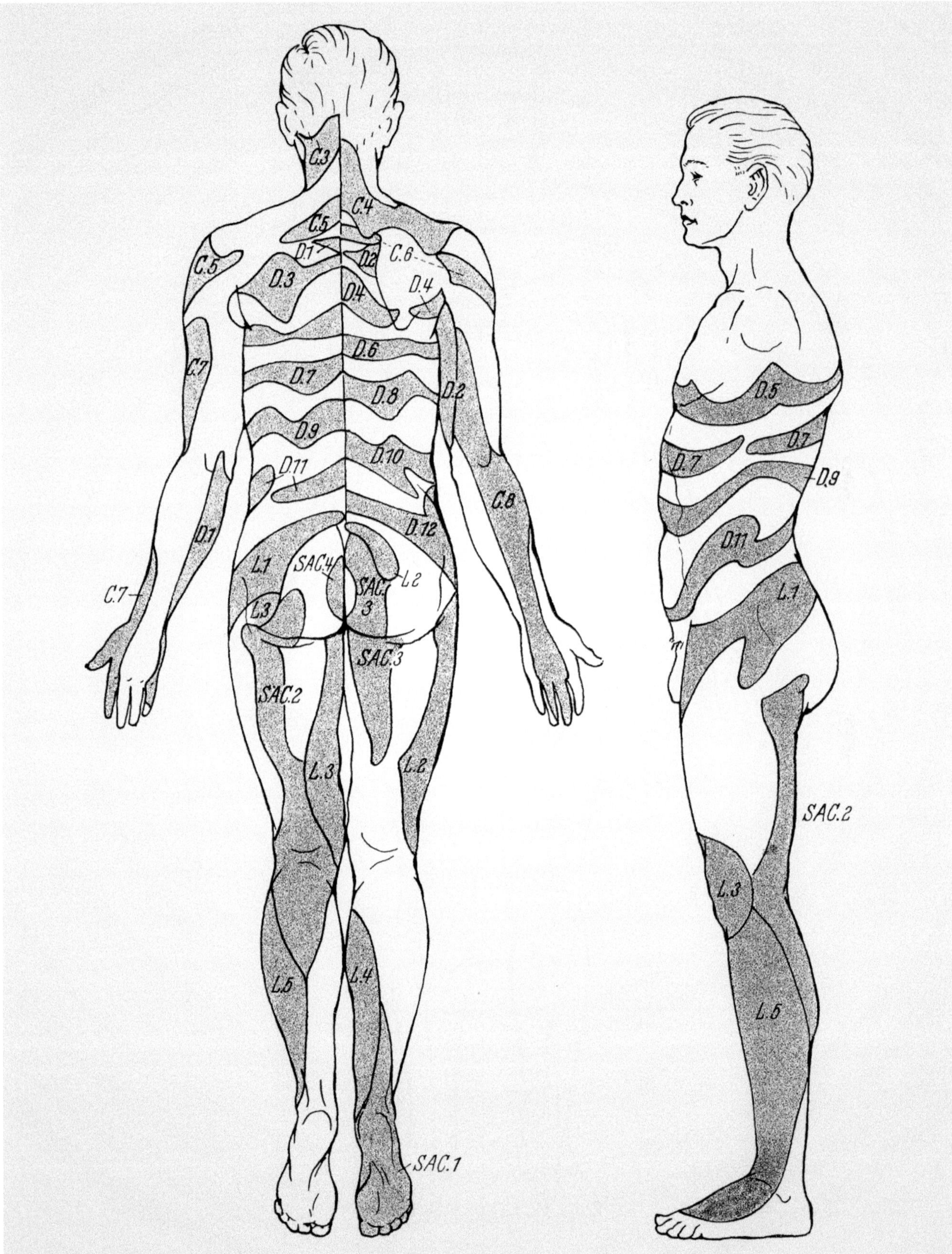

Abb. 4.1b Schema der Dermatome, klinisch nachgewiesen, nach Head.

4

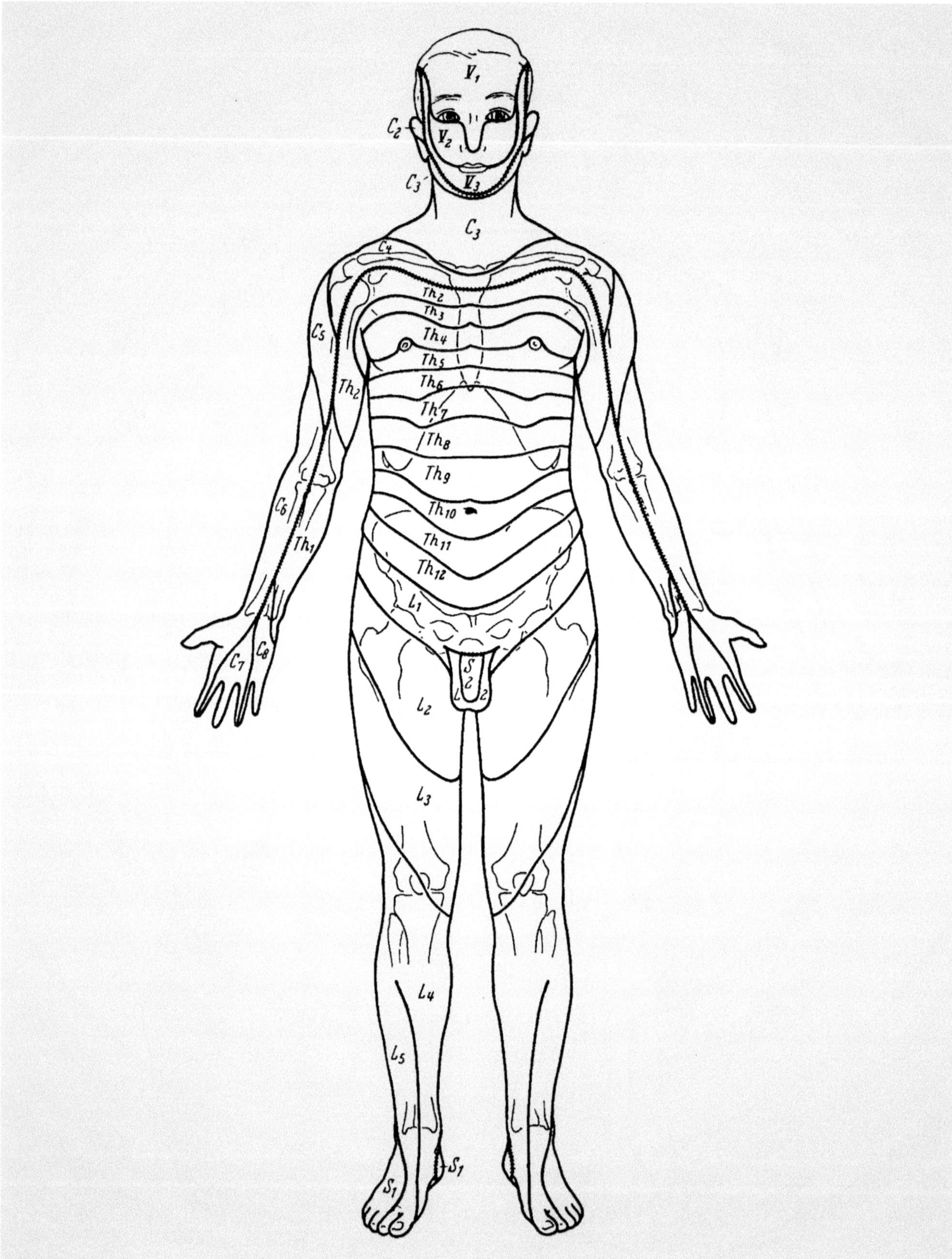

Abb. 4.2a Schema der Dermatome, klinisch nachgewiesen, nach Hansen und Schliack.

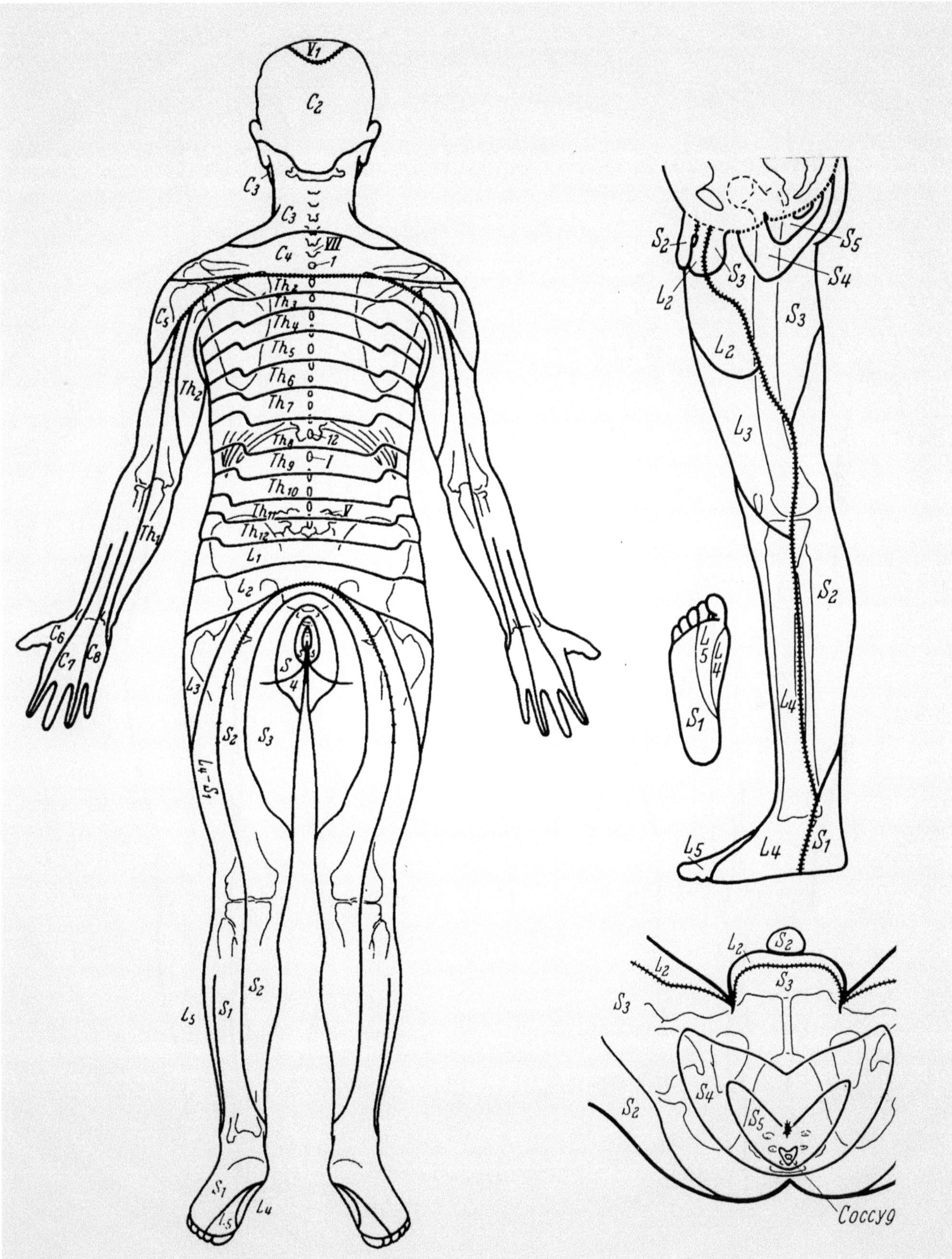

Abb. 4.2b Schema der Dermatome, klinisch nachgewiesen, nach Hansen und Schliack.

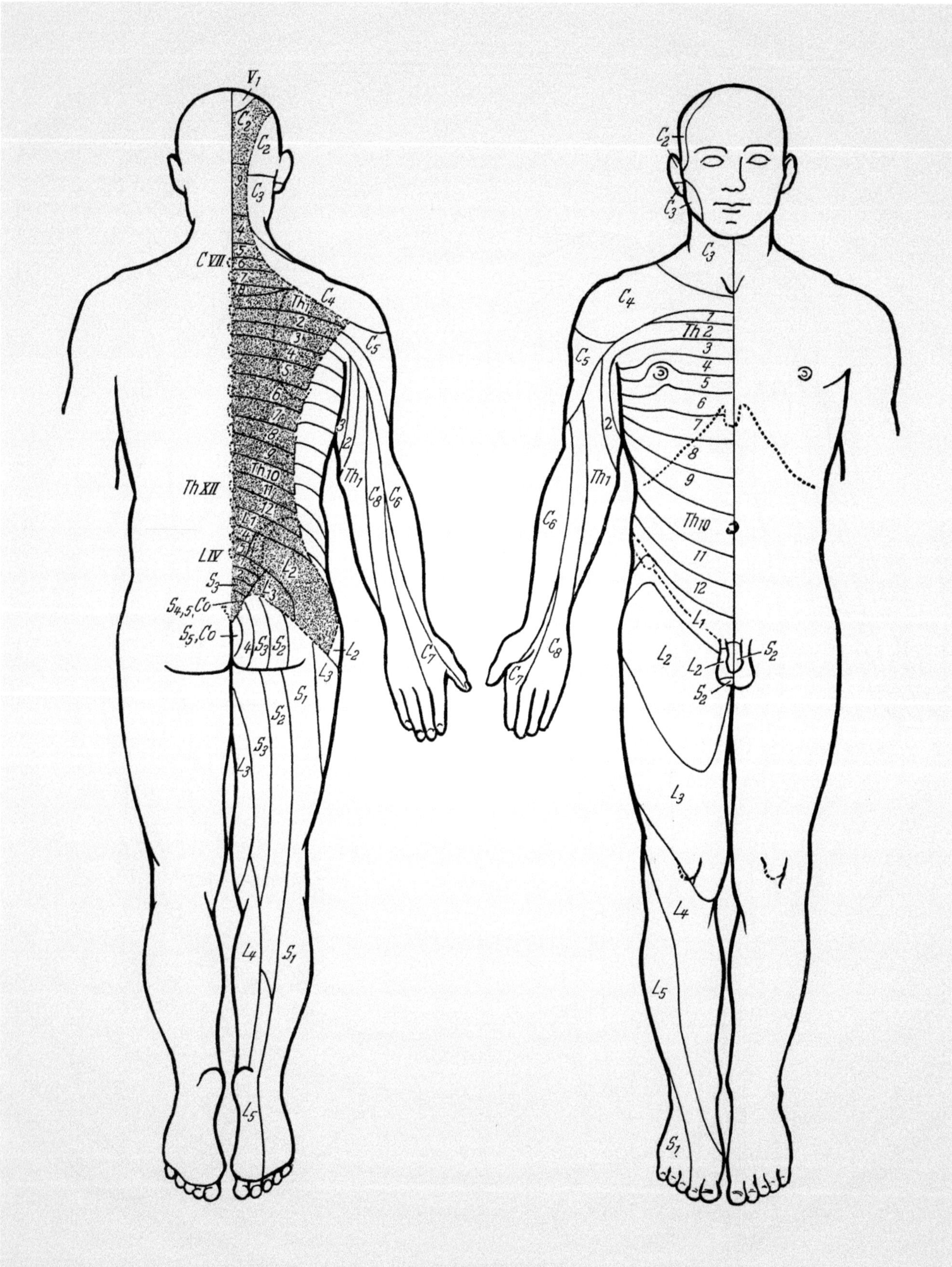

Abb. 4.3 Schema der subkutanen Dermatome, anatomisch nachgewiesen, nach Braus und Elze.

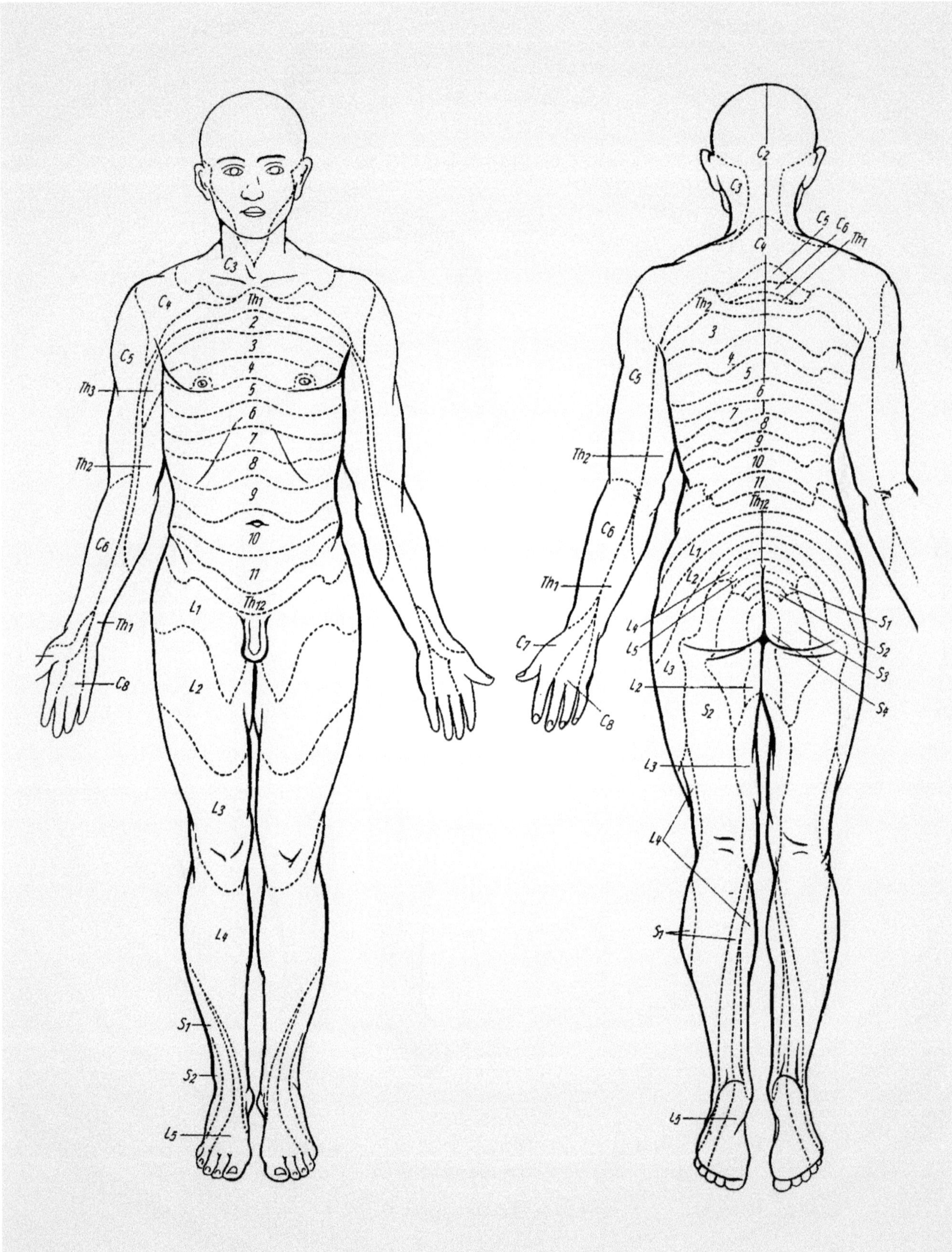

Abb. 4.4 Schema der subkutanen Dermatome, anatomisch nachgewiesen, nach M. Clara.

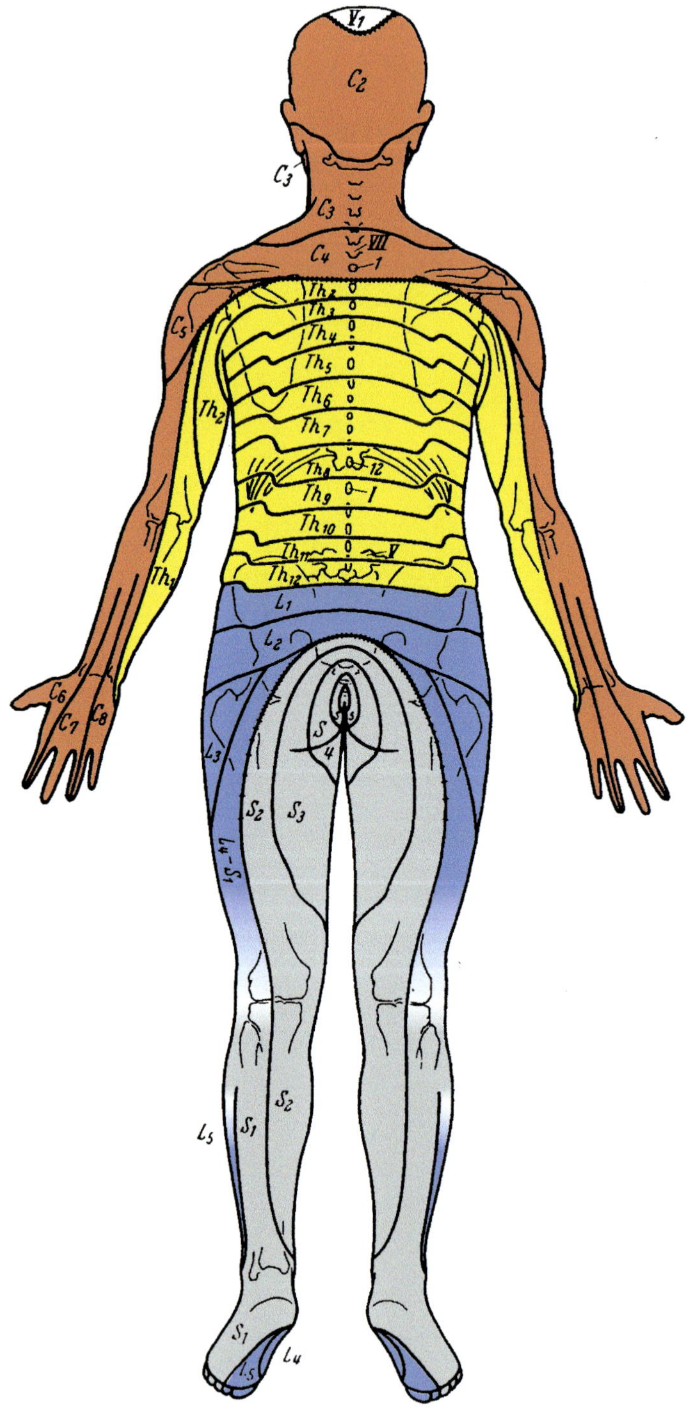

Abb. 4.5a Dermatom-Schema, dorsal. Die Dermatome nach ihrer Spinalnerveninnervation farblich getrennt dargestellt, modifiziert nach Hansen und Schliack.

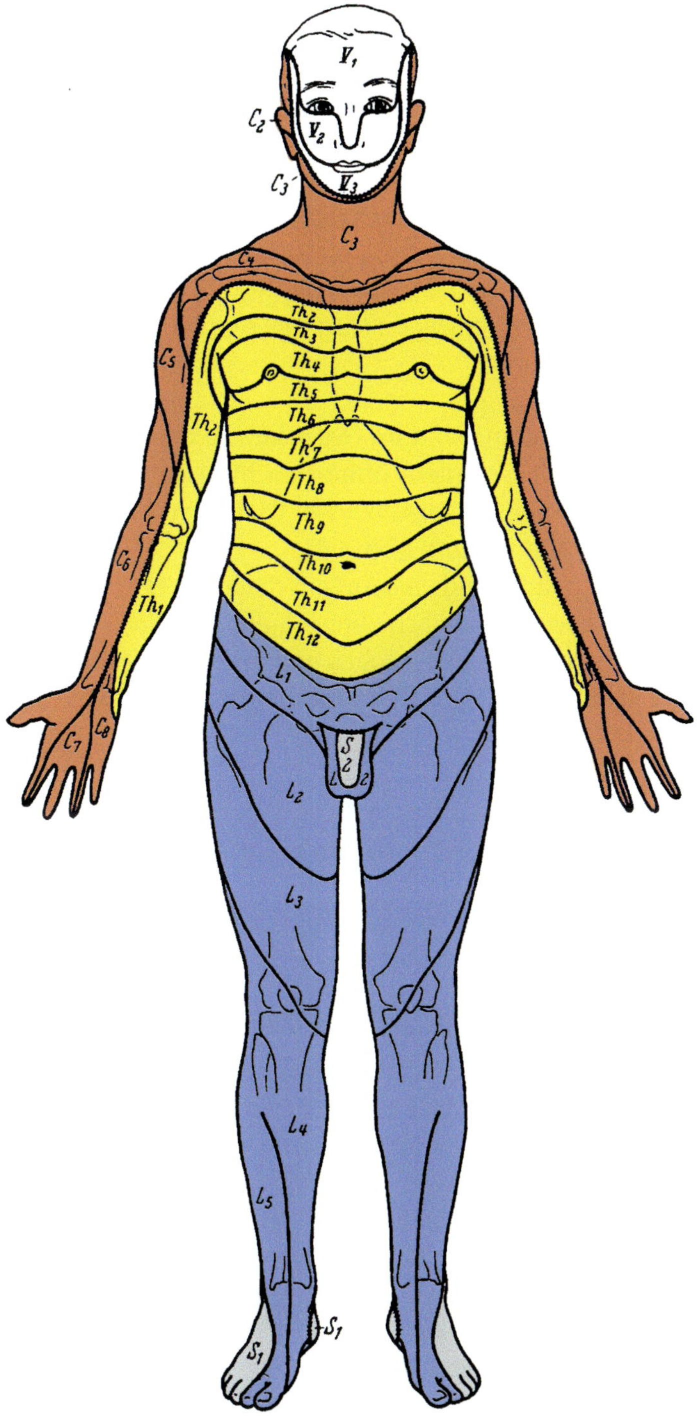

Abb. 4.5b Dermatom-Schema, ventral. Die Dermatome nach ihrer Spinalnerveninnervation farblich getrennt dargestellt.

Klinische Relevanz

Dadurch liefert das Dermatom-Schema für den, der es zu lesen versteht, die Möglichkeit einer **„projektiven Diagnose“**, um sozusagen „von außen in den unversehrten Körper nach innen schauen zu können“ (Kunert).

Da Veränderungen im Dermatom, die bei inneren Krankheiten auftreten, dem röntgenologischen Nachweis und anderen technischen Diagnosemöglichkeiten zeitlich vorangehen, kann die Dermatom-Diagnose ein einfacher und effizienter Hinweis auf pathologische Vorgänge im Segment sein und damit eine echte Früherkennung darstellen.

Die subkutanen Dermatome sind im Gegensatz zu den Epidermis-Schemata keine imaginären Raster, sondern immer nachweisbare Markierungen. Die subkutanen Dermatome sind vor allem von Braus und Elze und M. Clara untersucht worden (s. Abb. 4.3 und Abb. 4.4).

Epidermis und Subkutis sind die „Außenschale“ eines Segmentabschnittes, in der sich die tiefer gelegenen Schichten „äußern“. Hier werden Störungen von Segment-identen Muskeln, Knochen und inneren Organen sichtbar, tastbar, subjektiv spürbar und so durch unmittelbare Sinneswahrnehmung erfassbar.

Die Veränderungen im Dermatom kommen durch Vermittlung von **Spinalnerv und Sympathikus** zustande, wobei der Spinalnerv das **„Wo“** der Veränderung bestimmt, während der Sympathikus das **„Wie“** der Veränderung im Dermatom bestimmt.
Diese Veränderungen werden als die „algetischen und vegetativ-reflektorischen Krankheitszeichen“ bezeichnet (Hansen und Schliack, s. S. 291).

- Der **Ort der Veränderung** in den Dermatomen kann somit ein Hinweis auf tiefer gelegene Segmentanteile sein.
- Die **Art der Veränderung** in den Dermatomen kann ein Hinweis auf den vegetativen Zustand des Gefäßsystems in den oberflächlichen und tiefer gelegenen Segmentanteilen sein.

Zum Beispiel:
Kalte, blasse Haut am Unterbauch und in der Kreuzbeingegend steht meistens mit einer Vasokonstriktion der Beckenorgane in Verbindung.

Wenn sich tief gelegene Störungen in ihren Dermatomen **äußern,** dann entspricht dies aber auch einem **„Veräußern“** im Sinne von nach außen mitteilen, „Alarm geben“, „Signal geben“.

Damit bietet sich für den Patienten die Möglichkeit, aufgrund seiner subjektiven Wahrnehmung mit einem spontanen, meist richtigen Verhalten zu reagieren.

Beispiel:
Es wird bei subjektivem Kältegefühl im Lumbosakralbereich eine spontane äußere Wärmeanwendung nicht nur eine Vasodilatation der Haut in diesem Bereich bewirken, sondern auch eine Vasodilatation der Beckenorgane.

Brügger berichtet in diesem Zusammenhang, dass er bei Patienten mit Erkrankungen von Thoraxorganen sehr oft das Auftreten von Kratzspuren an der vorderen Thoraxwand beobachten konnte.

In diesem Beispiel signalisiert der umschriebene Juckreiz an der Thoraxwand eine segmentale „Äußerung" des erkrankten inneren Organs. Das immer wieder durchgeführte Kratzen entspräche somit einer spontanen Segmenttherapie.

Ähnlich wie man aus der Vegetation auf die Bodenzusammensetzung schließen kann, ohne Bodenproben entnehmen zu müssen, kann man aus Veränderungen an der Körperoberfläche auf pathologische Vorgänge tieferer Körperschichten rückschließen, ohne immer aus den tiefen Schichten Proben entnehmen zu müssen.

Die segmentalen Äußerungen im Dermatom bedeuten somit auch eine „Veräußerung" im Sinne von abgeben, ausleiten, also einer Selbsttherapie durch spontanes Verhalten.

Da der Spinalnerv auf seinem Weg vom Rückenmark zur Haut viele Nebenäste zu Muskeln und Knochen abgibt, können sich diese Segment-identen Myotom- und Sklerotom-Anteile zu vielen „Nebenkriegsschauplätzen" entwickeln.

Beispiel:
So gibt z.B. der 6. thorakale Spinalnerv auf dem Weg zu seinem Dermatom Th 6 Nebenäste zu seinen Myotomen Th 6 ab, die aber in verschiedenen Muskeln liegen können, wie Abbildung 2.3 zeigt.

Bei Störungen im Segment Th 6 kann daher nicht nur eine Hyperalgesie, Hyperästhesie oder Hautirritation im Dermatom Th 6 auftreten, sondern auch Schmerzen in den Th 6-Myotomen der oben genannten Muskeln.

In der Haut beschränkt sich der Spinalnerv jedoch immer nur auf „sein" ungeteiltes Dermatom.

4

Anteile der Dermatome

Jedes Dermatom besteht aus drei Anteilen: einem ventralen, dorsalen und lateralen Teil. Diese werden von den ventralen, dorsalen und lateralen Ästen der Spinalnerven innerviert.

Am Rumpf bilden der rechte und der linke Spinalnerv jeweils eine horizontale Ring-Hälfte, die sich in der vorderen und hinteren Mittellinie treffen. Da sich die Spinalnervenareale hier überlagern, können von der vorderen und hinteren Mittellinie aus Einwirkungen auf beide Spinalnervenareale links und rechts ausgelöst werden.

An dieser Stelle denkt der Akupunkteur natürlich an das vordere und hintere Mittellinien-Gefäß KG und LG.

An den Extremitäten haben die Dermatome nur einen ventralen und lateralen Teil, da die Extremitäten von der ventro-lateralen Bauchwand abstammen und daher **nur** von deren ventralen und lateralen Spinalnervenästen innerviert werden.

Wie Abbildung 4.6 zeigt, muss man sich das Aussprießen der oberen Extremitätenknospen aus der ventralen Wand so vorstellen, dass sich die Segmente C 7|C 8 als erste vorwölben und beim weiteren Wachsen an beiden Seiten ihre jeweiligen Segment-Nachbarn mitnehmen.
Dadurch entsteht

- mit den Dermatomen C 4 bis C 7 eine radial in die Extremität „hineinwachsende“ Seite und
- mit den Dermatomen C 8 bis Th 2 eine ulnar aus der Extremität „herauswachsende“ Seite.

Head bezeichnet diesen Vorgang während der Embryonalzeit als ein „Hineinströmen in den Arm und Herausströmen aus dem Arm", was den Akupunkteur natürlich sofort an die „hinein- und herausströmende Energie" nach traditionell chinesischer Vorstellung erinnert.

An späterer Stelle wird noch ausführlicher dargestellt, warum man hier anstelle von „Energie“ genauso gut von „Metamerie“ sprechen könnte.

An den Durchtrittsstellen der ventralen, dorsalen und lateralen Spinalnervenäste am Rumpf sowie den Durchtrittsstellen der ventralen und lateralen Spinalnervenäste an den Extremitäten finden sich Stellen besonderer Empfindlichkeit. Diese werden als die **ventralen, dorsalen und lateralen Maximal-Punkte im Dermatom** bezeichnet (s. S. 163).

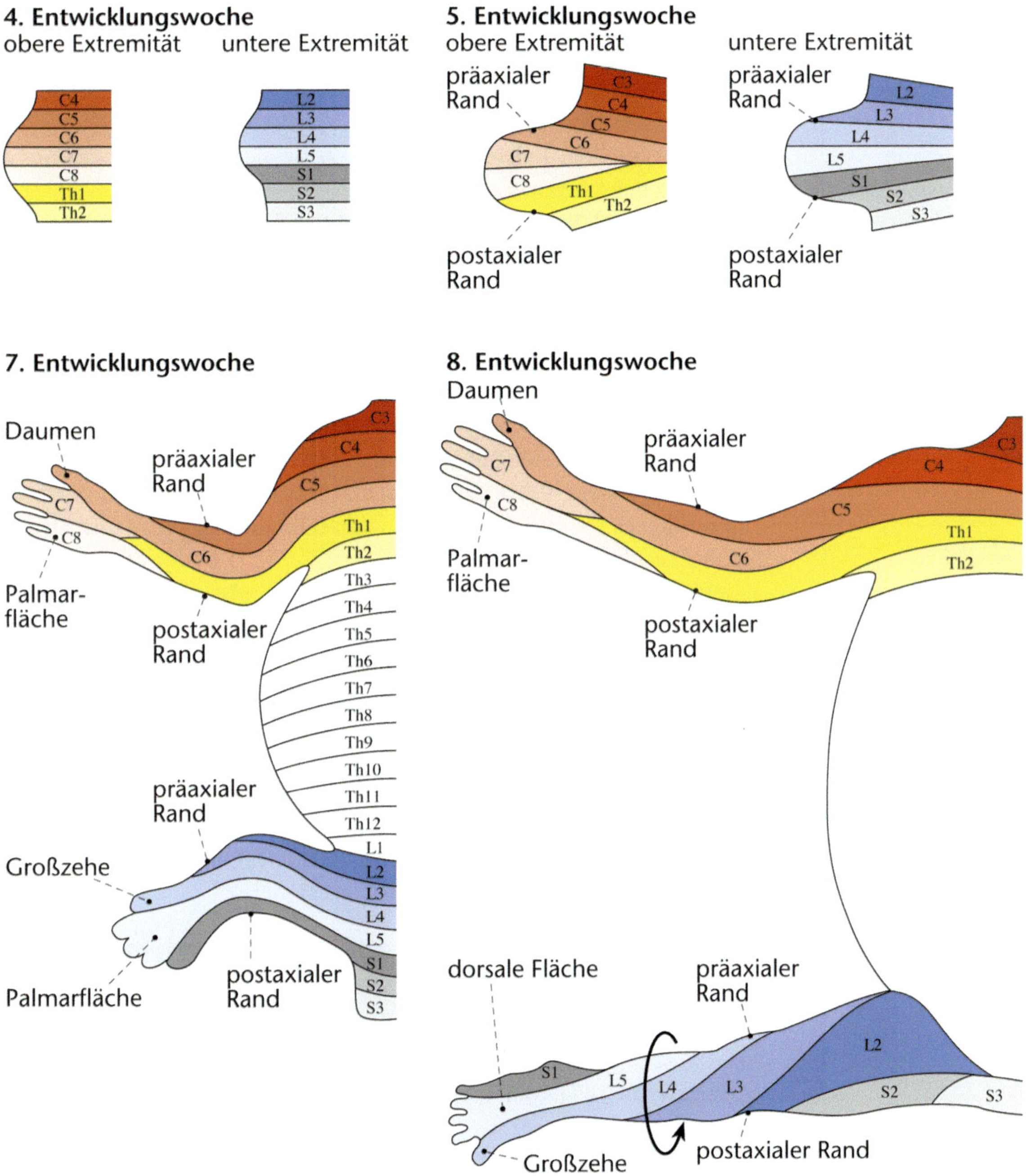

Abb. 4.6 Aussprossung der oberen Extremität C 5 bis Th 2 (rot-gelb) und der unteren Extremität L 2 bis S 2 (blau-grau) sowie die Drehung der unteren Extremität in verschiedenen Entwicklungswochen, modifiziert nach Bolk, Clara und Netter. Beachte die durch die Drehung erfolgte Verlagerung der großen Zehe (vgl. auch Abb. 2.25).

Die **dorsalen Anteile der Dermatome** (genauer der **subkutanen Dermatome**) bleiben am Rücken im dorsalen Längsdrittel fixiert. Sie werden **nicht für die Extremitätenbildung** verwendet.

Der Ramus dorsalis des Spinalnervs nimmt daher auch nicht an der nervalen Versorgung der Extremitäten teil, d.h., seine Fasern gelangen nicht in die Arm- und Beinplexus.

Das Zurückbleiben der dorsalen Anteile des subkutanen Dermatoms am Rücken bedeutet, dass das dorsale Längsdrittel vom Scheitel bis zur Steißbeinspitze die Dermatome in kontinuierlicher, also metamerer Folge von C 2 bis zum kokzygealen Bereich beibehält. Die ununterbrochene segmentale Folge der dorsalen Dermatom-Anteile wurde präparatorisch u. a. von den Anatomen Braus und Elze nachgewiesen (s. Abb. 4.7).

Der dorsale Anteil der Dermatome enthält die meisten sympathischen Fasern, da der Ramus dorsalis der Spinalnerven ein Maximum (80 %) an sympathischen Fasern führt. Daher ist das dorsale Längsdrittel ein besonders empfindliches Resonanzareal für sympathikotone Impulse und affektive Erregungszustände,

- weshalb sich die Nacken- und Rücken-, nicht aber die Bart- und Brusthaare sträuben;
- daher rieselt es auch nur kalt über den Rücken, nicht aber über den Bauch (s. S. 117).

Die dorsalen Anteile der Dermatome haben aber nicht nur die größte Sensibilität, sondern auch die am längsten anhaltende Sensibilität: So konnte van Rynberk im Tierversuch nachweisen, dass bei Zerstörung des Dermatoms durch Zerstörung des Spinalnervs dessen dorsaler Anteil am längsten überlebt, das heißt, „das Dermatom stirbt von ventral nach dorsal".

Das bedeutet aber auch, dass bei neurologischen Störungen, die zu einer Hyp- bis Analgesie im Dermatom an Rumpf und Extremitäten führen, diese im dorsalen Bereich des Dermatoms länger bestehen als im ventro-lateralen Bereich des Dermatoms. Daraus muss man aber auch folgern, dass bei Übertragungsphänomenen die algetischen Veränderungen in den Dermatomen ihrer dorsalen Längsdrittel die größte Schmerzintensität und auch die längste Schmerzdauer haben.

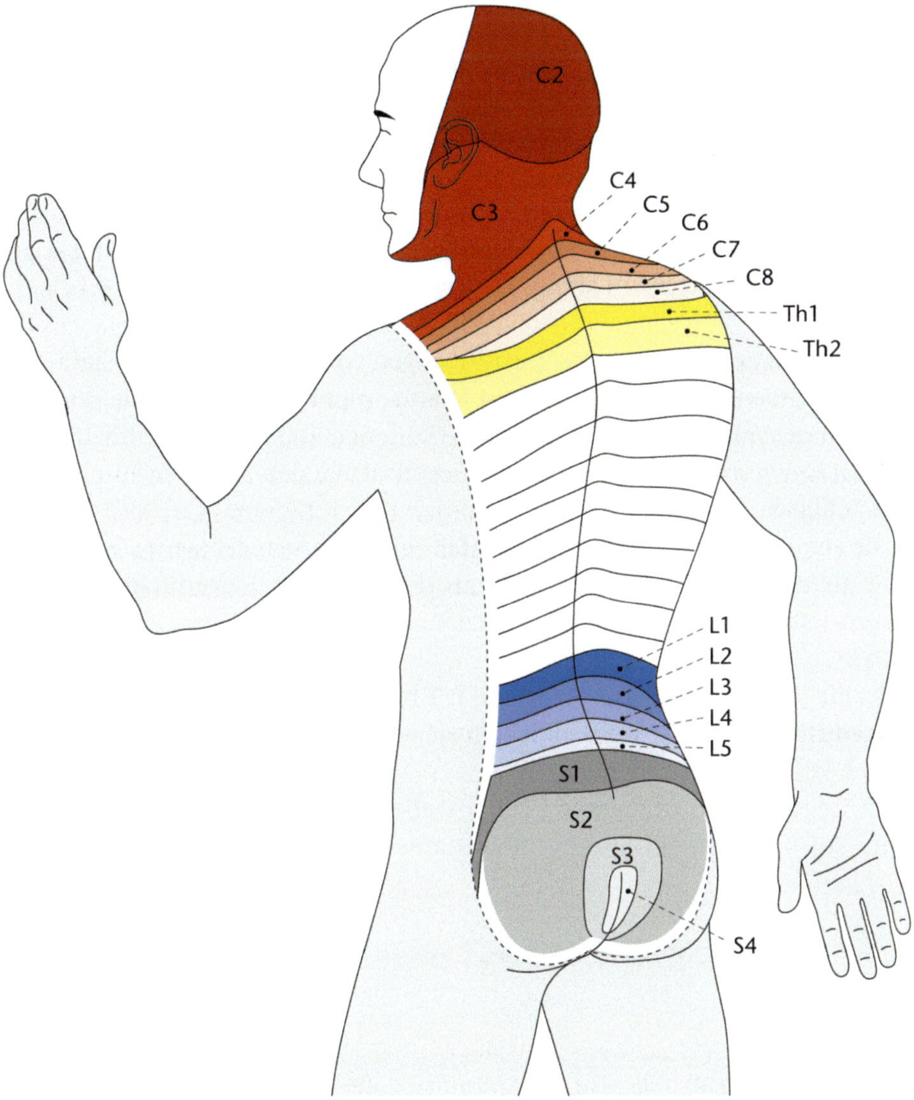

Abb. 4.7 Schema der subkutanen Dermatome im dorsalen Längsdrittel, anatomisch nachgewiesen, modifiziert nach Brügger.

Die **ventro-lateralen Anteile der Epidermis-Dermatome** bilden die Haut an den Extremitäten und die Haut im ventro-lateralen Bereich von Brust- und Bauchwand.

Da die ventro-lateralen Anteile von C 5 bis Th 1 für den Aufbau der **oberen Extremitäten** verwendet werden, fehlen sie ventral am Rumpf, so dass dadurch hier eine **Segment-„Lücke"** entsteht. Diese Lücke heißt auch „Hiatus"*. Dadurch kommt es zu einem **„Segment-Sprung"** insofern, als ventral am Rumpf das Dermatom C 4 an das Dermatom Th 2 grenzt (vgl. Abb. 4.14).

Dorsal kann es, folgt man den Ausführungen von Braus und Elze, Clara u.a., einen „Segment-Sprung", also einen Hiatus, **nicht** geben, da ja die dorsalen Dermatom-Anteile in metamerer Folge vom Scheitel bis zur Steißbeinspitze am Rücken verbleiben. Dies steht im Gegensatz zu den Angaben von Hansen und Schliack.

Die ventro-lateralen Dermatom-Anteile erhalten weniger sympathische Fasern als die dorsalen, weshalb z.B. an der Haut der Extremitäten und im ventro-lateralen Brustbereich ein „Schauerrieseln" nur in geringem Ausmaß auftritt.

Da die ventro-lateralen Anteile von L 2 bis S 2 für den Aufbau der **unteren Extremität** verwendet werden, fehlen sie ventral am Rumpf. Hier findet sich jedoch keine Hiatus-Linie.

Im Gegensatz zu Braus und Elze postulieren Hansen und Schliack jedoch einen solchen Segment-Sprung, eine Hiatus-Linie, auch am Rücken.

* hiatus (lat.) = Lücke, Spalt

Die sensiblen und vegetativ-motorischen Dermatome

Für die Praxis wichtig ist die Unterscheidung von **sensiblen und vegetativ-motorischen Dermatomen.**

Sensible Dermatome

Man spricht von **sensiblen Dermatomen,** wenn die **sensiblen Afferenzen der Hinterwurzel** die Ausdehnung des Dermatoms bestimmen.
Bei den **sensiblen Dermatomen** unterscheidet man

- Algesie-Dermatome (Schmerz-Dermatome) und
- Ästhesie-Dermatome (Tast-Dermatome).

Algesie-Dermatome

Die Algesie-Dermatome werden durch Prüfung der Schmerzempfindung (protopathische Sensibilität) bestimmt. Head führte diese Untersuchung mit einem Pinsel aus steifen Haaren durch.

Die Algesie-Dermatome haben scharfe Grenzen und sind daher für die Segmentbestimmung an der Haut verwertbar.

Da die sensible Versorgung von Algesie-Dermatomen und bestimmten inneren Organen demselben Rückenmarkssegment zugeordnet ist, erfolgt die **Projektion der algetischen Phänomene beim Referred Pain in diese Algesie-Dermatome.**

Das heißt, wenn ein inneres Organ erkrankt, dann zeigen die segmententsprechenden Algesie-Dermatome eine **Hyperalgesie.**

Nach ihrem Entdecker werden diese Dermatom-Zonen auch **Head-Zonen** genannt. Diese Algesie-Dermatome sind die Basis der Dermatom-Schemata von Head, Hansen und Schliack u.a.

Ästhesie-Dermatome

Die Ästhesie-Dermatome werden durch Prüfung der Tastempfindung (epikritische Sensibilität) bestimmt und auch als **taktile Dermatome** bezeichnet.

Da die Tastfasern der Hinterwurzel ein größeres Hautgebiet versorgen als die Schmerzfasern und weit in ihre Nachbargebiete eingreifen, sind die Tast-Dermatome nicht nur größer als die Schmerz-Dermatome, sondern haben auch fließende, unscharfe Grenzen. Man spricht wegen dieser fließenden Grenzen von einer Überlappung („Overlapping") der Tast-Dermatome. Nach Sherrington fließen die Tast-Dermatom-Grenzen ineinander „wie die Farben eines Aquarells" (Abb. 4.8).

Die Überlappung hat eine wichtige funktionelle Bedeutung: Sie erhöht die Fähigkeit zur Lokalisation, der sogenannten **taktilen Gnosis.**

Deshalb ist ein Overlapping der Ästhesie-Dermatome an jenen Stellen besonders ausgeprägt, die ein besonders differenziertes Lokalisationsvermögen haben müssen, nämlich an den Enden der Extremitäten, besonders an den Fingerkuppen.

4

Die Ästhesie-Dermatome eignen sich nicht für die Untersuchung und Bestimmung der Segmentgrenzen. Sie spielen in der Segmentlehre daher auch eine untergeordnete Rolle, da sie nicht in Beziehung zu den Projektionsphänomenen stehen.

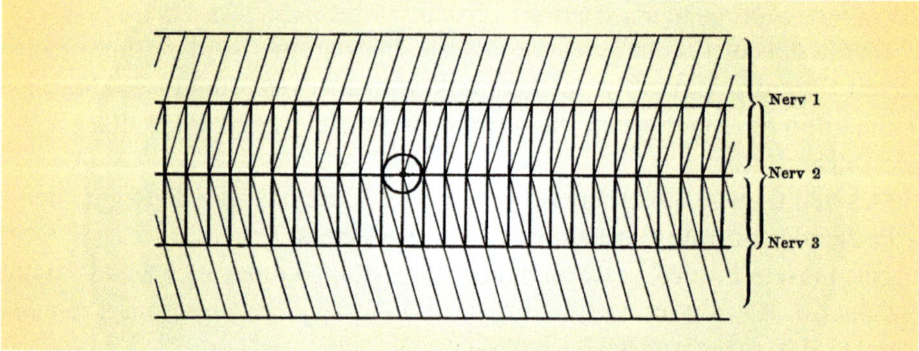

Abb. 4.8 Schema der Überlagerung (Overlapping) der Tast-Dermatome (**nicht** der Schmerz-Dermatome), nach Sherrington.

Ein einziger Stich in einer Zone der sogenannten physiologischen Hyperästhesie (in der Abb. Kreis) irritiert demnach nicht nur ein, sondern drei Rückenmarkssegmente und hat daher ein breiteres Wirkungsspektrum als der isolierte Reiz an einem einzigen Dermatom und daher nur an einem einzigen Rückenmarkssegment.

Zonen physiologischer Hyperästhesie finden sich z.B. im radialen Bereich der Hand, dem Wirkungsbereich von Di 4, 3E 5, im Bereich des Kopfes, dem Wirkungsbereich von Gb 20, und Punkten von Magen- und Dickdarm-Meridian.

Vegetativ-motorische Dermatome

Man spricht von **vegetativ-motorischen Dermatomen,** wenn die **vegetativ-sympathischen Efferenzen in der motorischen Vorderwurzel** die Ausdehnung und Grenze des Dermatoms bestimmen.

Diese vegetativ-motorischen Dermatome sind viel größer als ihre segmententsprechenden algetischen Dermatome, da die präganglionären sympathischen Fasern im Grenzstrang zahlreiche Kollateralen nach kranial und kaudal abgeben.

Daher dehnen sich die vegetativen Dermatome weit nach kranial und kaudal hin aus. Ihre Ausbreitung entspricht den vegetativ-sympathischen Efferenzen, wie sie in der Tabelle auf den Seiten 98 und 99 dargestellt wurden. Diese Ausbreitung wurde klinisch und experimentell von Foerster und Bumke u.a. nachgewiesen.

Beispiel:

Ein Beispiel soll vorab diese für die Praxis wesentliche Unterscheidung in der Ausdehnung der algetischen und vegetativ-motorischen Dermatome demonstrieren:

- Das **algetische Dermatom von Th 10** entspricht nur einem handbreiten Streifen in Nabelhöhe.
- Das **vegetativ-motorische Dermatom von Th 10** dehnt sich jedoch von der Mamillarhöhe Th 5 bis zur großzehenseitigen Hälfte des Beines L 4, L 5 und auf der Rückseite des Beines S 1, S 2 aus.

Da die algetischen Dermatome, die vegetativ-motorischen Dermatome und die vegetative Innervation segmententsprechender innerer Organe den gleichen Rückenmarkssegmenten zugeordnet sind, projizieren sich bei inneren Erkrankungen:

- in die algetischen Dermatome die hyperalgetischen Phänomene,
- in die vegetativen Dermatome die vegetativ-reflektorischen Phänomene in Form von Vasokonstriktion, Piloarrektion und erhöhter Schweißsekretion.

Das heißt, das Schmerzareal, die algetische Zone, wird weiträumig von der vegetativen Zone überlagert, wodurch der Schmerz „gefärbt" wird.

Zum Beispiel:

- Objektiv: Kalte Haut, subjektiv: Kältegefühl. Oder
- Objektiv: Piloarrektion (Gänsehaut), subjektiv: Kälteschauer.

Die vegetativ-motorischen Dermatome spielen in der Segmentlehre eine besonders große Rolle, da erst durch die vegetativen Krankheitszeichen (Vasokonstriktion, Piloarrektion, Schweißsekretion) die algetischen Krankheitszeichen klinisch manifest werden, das heißt objektiv und subjektiv tastbar und sichtbar.

4

Die physiologische Hyperästhesie

Beim **Übertragungsphänomen,** dem Referred Pain, kommt es zu einer Hyperalgesie und Hyperästhesie, also einem **„Plus"** an Schmerzen und Empfindungen.

Bei **neurologischen Störungen** kommt es meistens zu einer Hyp- bis Analgesie und Hypästhesie, also einem **„Minus"** an Schmerzen und Empfindungen.

Sowohl ein Plus als auch ein Minus an Schmerzen und Empfindungen weisen aber in jedem Falle auf eine segmentale Störung hin.

Darüber hinaus muss aber darauf hingewiesen werden, dass eine Hyperästhesie auch physiologisch sein kann. Diese **„physiologische Hyperästhesie"** wurde von Langelaan nachgewiesen. Das Zustandekommen muss man sich folgendermaßen vorstellen:

Da jedes Tast-Dermatom von mindestens drei Spinalnerven innerviert wird, deren Grenzen sich überlagern, entsteht in der Mitte des mittleren Dermatoms ein besonders hyperästhetisches Gebiet.

Dieses hyperästhetische Gebiet ist die Basis der physiologischen Hyperästhesie, die in Form von Streifen und Bändern an den Dermatomgrenzen von Langelaan nachgewiesen wurde (s. Abb. 4.9).

Physiologische Hyperästhesie und ein Overlapping der Hautgebiete gibt es aber nur für Tast-Dermatome. Die algetischen Dermatome zeigen niemals ein Overlapping.

Die physiologische Hyperästhesie beruht demnach auf einer Summation der Innervation in den Tast-Dermatomen.

Aus Sicht der Akupunktur sind diese Areale deshalb so interessant, weil ein Stich in einen in diesem Überlappungsgebiet liegenden Akupunkturpunkt gleichzeitig drei Dermatome, somit drei Rückenmarkssegmente und deren Segmentanteile an der Körperoberfläche und im Körperinneren, reizen kann.

Ein kleiner, selbst oberflächlich gesetzter punktueller Reiz, richtig platziert, kann somit an mehreren Rückenmarkssegmenten einen Impuls setzen.

Besonders auffallend ist, dass in diesen Arealen der physiologischen Hyperästhesie Akupunkturpunkte liegen, die ein besonders breites Wirkungsspektrum haben.

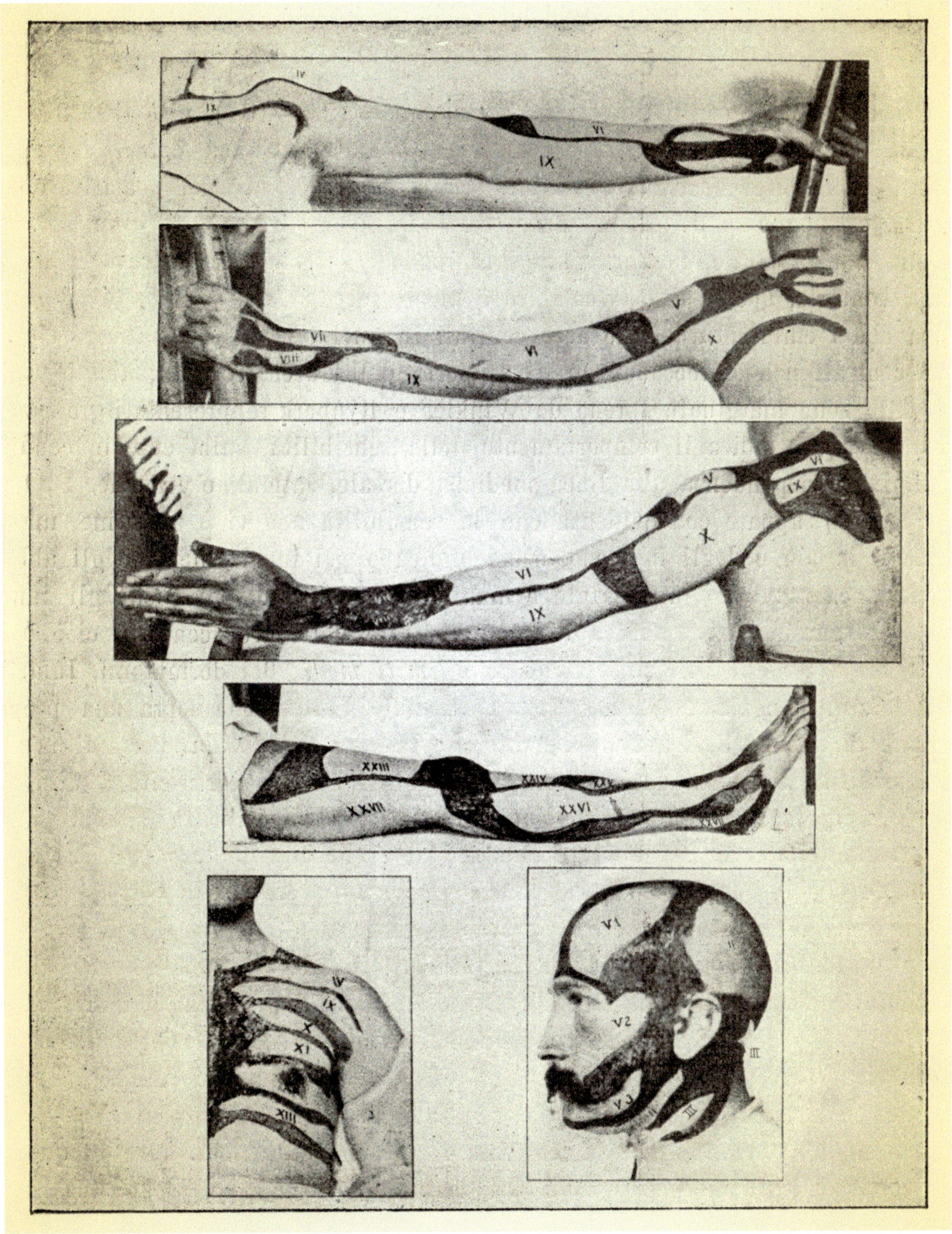

Abb. 4.9 Die physiologische Hyperästhesie, durch Überlappen von Tast-Dermatomen entstanden, bei gesunden Individuen, nach Langelaan. Zit. bei van Rynberk

Die Maximal-Punkte der Dermatome

Die Maximal-Punkte in den Dermatomen sind etwa 3 cm große Areale, die eine besondere Empfindlichkeit aufweisen und den Durchtrittsstellen der Spinalnervenäste entsprechen (s. Abb. 4.10).

Man kann bei jedem Dermatom einen ventralen, dorsalen und lateralen Maximal-Punkt links und rechts feststellen.

Die Abbildung 4.10 zeigt die Maximal-Punkte, wobei diese immer nur einseitig eingezeichnet wurden. Dies darf nicht darüber hinwegtäuschen, dass die entsprechenden Maximal-Punkte immer links und rechts liegen (und nicht, wie in der Abbildung übersichtshalber gezeichnet, nur einseitig liegen).

Dorsale Maximal-Punkte

Die dorsalen Maximal-Punkte der Dermatome entsprechen den Durchtrittsstellen der **dorsalen Spinalnervenäste** durch die Faszie an die Haut.

Sie liegen 2 Querfinger (3 cm) lateral der dorsalen Mittellinie. Dies gilt nur bis zur Nabelhöhe. Kaudal davon treten die Hautäste erst drei weitere Zentimeter lateral aus (Braus und Elze).*

Die dorsalen Maximal-Punkte entsprechen den **Zustimmungspunkten** am Blasen-Meridian, die nach chinesischen Angaben „zwei Querfinger lateral von der Spitze der Dornfortsätze liegen".

Ventrale und laterale Maximal-Punkte

Die **ventralen** Maximal-Punkte der Dermatome entsprechen dem Durchtritt der **ventralen Spinalnervenäste.**

Die **lateralen** Maximal-Punkte der Dermatome entsprechen dem Durchtritt der **lateralen Spinalnervenäste.**

Die ventralen und lateralen Maximal-Punkte entsprechen zum Teil den **Alarmpunkten** in der Akupunktur.

> Wenn bei inneren Erkrankungen an der Haut ein Referred Pain auftritt, dann wird selten sofort das ganze Dermatom-Band überempfindlich, sondern meistens nur ein Maximal-Punkt auf der homolateralen Seite des erkrankten Organs.

* M. E. entspricht dies den Punkten des inneren und äußeren Astes des Blasen-Meridians.

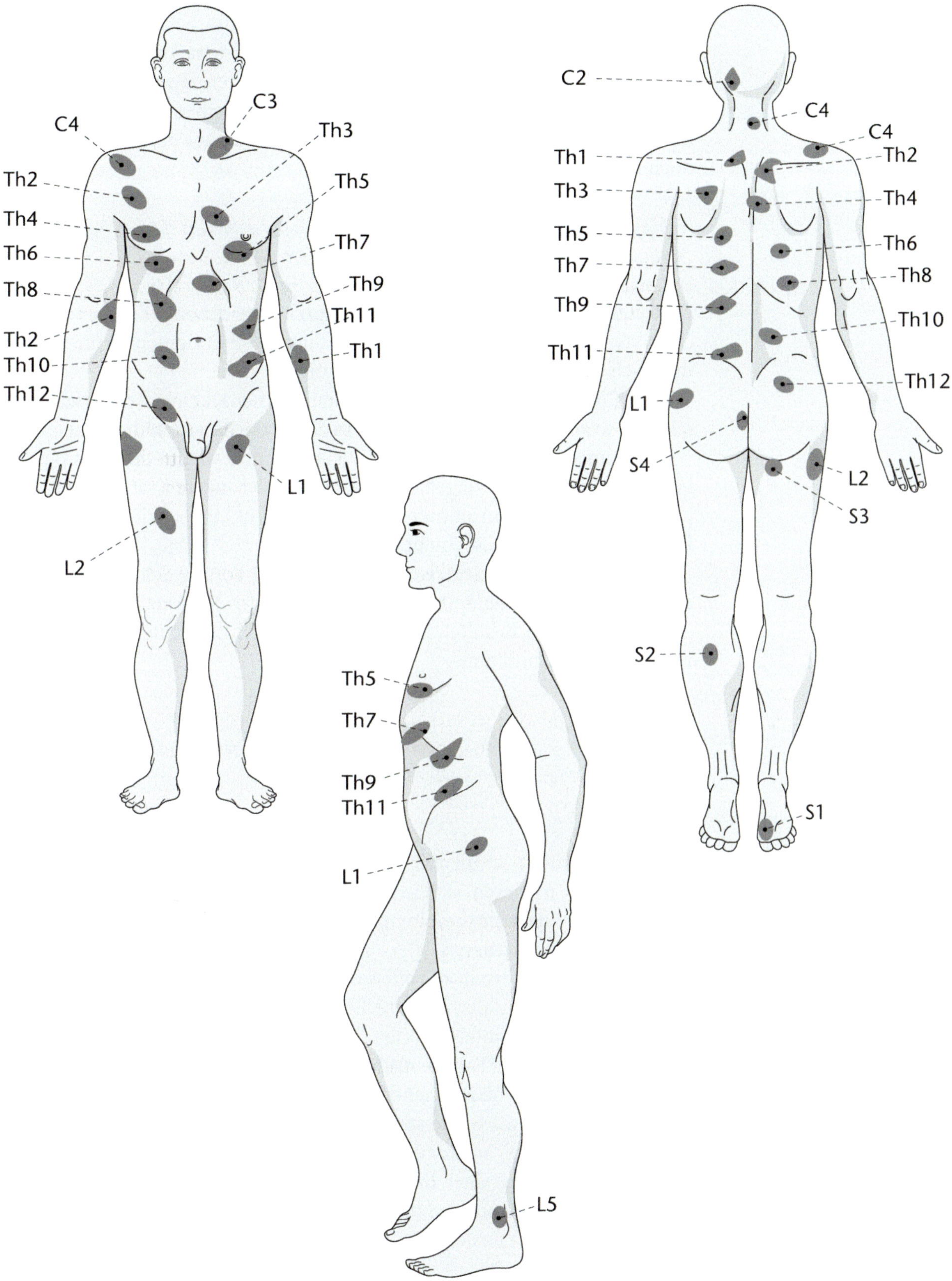

Abb. 4.10 Maximal-Punkte am Rumpf, über den Austrittsstellen der Interkostalnerven liegend.
Diese entsprechen den Austrittsstellen der ventralen, lateralen, dorsalen Äste der Spinalnerven, nach Head.

Maximal-Punkte als Signalstellen gestörter Segmente

Häufig sind bei inneren Erkrankungen schon **vor dem Auftreten** einer diffusen Dermatom-Empfindlichkeit die entsprechenden segmentalen homolateralen Maximal-Punkte schmerzempfindlich. Sie bleiben auch **nach dem Abklingen** der inneren Erkrankung als oberflächliches schmerzhaftes Areal noch lange Zeit bestehen.

> Maximal-Punkte können daher schmerzhafte Vorboten und schmerzhafte Erinnerung an eine Krankheit sein.

Maximal-Punkte sind aber nicht nur durch eine erhöhte Schmerzhaftigkeit charakterisiert, sondern können auch durch Hyperpigmentierung, manchmal auch durch Depigmentierung auffallen.

Nach Plügge tritt in ihrem Bereich häufig ein starker umschriebener Juckreiz auf, weshalb Kratzspuren **auch** ein Diagnosehinweis sein können.

Wenn umschriebene Areale an der Haut immer wieder die oben beschriebenen Veränderungen zeigen, also Pigmentänderungen, Kratzspuren, Schuppung, dann sollte man immer den Verdacht auf einen irritierten Maximal-Punkt haben und ihn „segmental analysieren".

Durch Prüfung der elektrischen Erregbarkeit konnte Schmid nachweisen, dass die Maximal-Punkte tatsächlich direkt über Nervenaustrittsstellen liegen. Zu ähnlichen Resultaten gelangte Heine bei der anatomischen Analyse von Akupunkturpunkten.

> Maximal-Punkte sind nicht nur von großer diagnostischer, sondern auch von therapeutischer Bedeutung, weil es manchmal gelingt, nur durch subkutane Infiltration an diesen Stellen krankhafte segmentale Veränderungen im Körperinneren und an der Körperoberfläche zu beeinflussen.

Wie schon erwähnt, können Krankheitsprozesse, welche die hinteren Rückenmarkswurzeln irritieren, sich in zweifacher Weise auswirken:

- Sie können einerseits die Wurzelfasern irritieren und damit sensible Reizsymptome hervorrufen.
- Sie können andererseits die afferente Wurzelleitung unterbrechen und damit sensible Ausfallsymptome herbeiführen (Foerster).

Bei Reizung einer hinteren Wurzel werden Schmerzen in das zugehörige Dermatom projiziert (Tabelle nach Foerster).

Wenn der Reiz entsprechend stark ist, erfasst der Schmerz das ganze Dermatom. So kann z.B. die starke Reizung einer Thoraxwurzel beidseits einen „Gürtelschmerz" auslösen, der sich um den ganzen Rumpf herumzieht.

Die starke Reizung einer Extremitätenwurzel kann, entsprechend der Anordnung der Dermatome an den Extremitäten, einen sich longitudinal ausbreitenden Schmerz auslösen.

Tabelle nach Foerster	
C 2	Schmerz im Hinterkopf
C 3	Schmerz im Ohr
C 4	Schmerz im Bereich der Schulter
C 5	Schmerz an der Außenseite des Armes bis zum Daumen ausstrahlend
C 6	Schmerzen in den Daumen und Zeigefinger ausstrahlend
C 7	Schmerzen in alle Finger, gelegentlich aber nur in den Mittelfinger ausstrahlend
C 8	Schmerzen in den IV. und V. Finger, manchmal nur in den Kleinfinger ausstrahlend
Th 1	Schmerzen an der Innenseite des Unterarmes
Th 2	Schmerzen an der Innenseite des Oberarmes
Th 5	Schmerzen in der Mamilla und einer korrespondierenden Stelle am Rücken
Th 6	Schmerzen unterhalb der Mamilla und dorsal in der Gegend des unteren Skapularwinkels
Th 10	Schmerzen im Bereich des Nabels
Th 11	
Th 12	Schmerzen unterhalb des Nabels
L 1	Schmerzen in der Leistenbeuge und in der Gegend des Trochanter major
L 2	Schmerzen an der Vorderseite des Oberschenkels
L 3	Schmerzen im Knie und von hier nach kranial und kaudal ausstrahlend
L 4	Schmerzen im Malleolus internus und in der großen Zehe **Beachte:** In diesem Fall wird die große Zehe dem Segment L 4 zugeordnet.
L 5	Schmerzen im Fußrücken und in allen Zehen
S 1	Schmerzen in der Fußsohle und Ferse
S 2	Schmerzen an der Rückseite des Beines, besonders in der Kniekehle
S 3	Schmerzen in der Glutealfalte
S 4	
S 5	Schmerzen im Anus, am Penis und in der Vulva

Wenn der Reiz nicht so stark ist, wird der Schmerz gar nicht selten nur an bestimmte, relativ umschriebene Punkte projiziert, eben jene Maximal-Punkte nach Head und Mackenzie.

In der Praxis können daher Maximal-Punkte immer auch „Signalpunkte" sein, die Störungen eines ganzen Segments anzeigen (s. Tabelle nach Foerster).

Diese sogenannten Hinterwurzelschmerzen spielen eine wichtige Rolle bei allen Herpes-zoster-Eruptionen, bei allen Spondylitiden, aber auch als Frühzeichen von Störungen innerer Organe, da hier der Schmerz an einem Maximal-Punkt oft das erste und einzige Zeichen der Projektionsphänomene sein kann.

Diese manchmal nur umschriebenen Schmerzareale haben daher eine große diagnostische und auch therapeutische Bedeutung, da man manchmal nur durch subkutane Infiltration im Sinne der Neuraltherapie eine krankhafte Veränderung im Körperinneren über den Maximal-Punkt im zugehörigen Segment beeinflussen kann.

4

Die Maximal-Flächen der Dermatome

Sehr häufig findet man im Dermatom nicht nur Punkte, sondern ganze Zonen, die das Segment überschreiten, empfindlich und verändert. Man kann in solchen Fällen **subkutane Schwellungen oder flächige Einziehungen** erkennen. Manchmal findet sich in diesen Arealen auch eine **Hyperpigmentation.** Diese ist besonders dort zu beobachten, wo das subkutane Gewebe mit seiner Unterlage besonders deutlich verhaftet ist (s. Abb. 4.11). Man kann diesen Dermatombereich nach Schmid auch als „Mülldeponie" eines inneren Organs ansehen, wobei jedes Organ seinen eigenen „Müllabladeplatz" hat.

Nach Schmid sind diese Dermatom-Veränderungen von großer therapeutischer und diagnostischer Bedeutung:

Wenn ein Patient z.B. **Kopfschmerzen** hat und gleichzeitig die oben beschriebenen **Veränderungen am Hals** vorhanden sind,	dann sollte man an eine **Beherdung im Kopfbereich** denken.
Wenn ein Patient **Kopfschmerzen** hat und gleichzeitig die beschriebenen **Veränderungen im unteren Thorakalbereich** vorhanden sind,	dann sollte man an eine **Beherdung von Magen und Gallenblase** denken, die möglicherweise die Kopfschmerzen auslöst.
Wenn ein Patient **Kopfschmerzen** hat und gleichzeitig diese **Veränderungen über dem Kreuzbein** vorhanden sind,	dann kann man an eine **Beherdung im Urogenitalbereich** denken.
Flächige **Einziehungen an den Schulterblättern** gehen häufig mit Neuralgien und Parästhesien der Arme einher und	lassen auf **Störungen im Bereich der Lunge und Bronchien** schließen.

Beim Karpaltunnel-Syndrom kann man flächige Einziehungen oder subkutane Schwellungen im Bereich des Margo medialis des Schulterblattes finden. Die Lokalisation dieser Veränderung am Schulterblatt ist aus Sicht der Segmentlehre verständlich: Am medialen Rand des Schulterblattes setzen Myotome an, die mit den Myotomen von Unterarm und Hand, in denen das Karpaltunnel-Syndrom liegt (Myotom C 5|C 6|C 7), Segment-ident sind.

- Bei **Herz- und Magenstörungen** können Maximal-Zonen über dem linken hinteren Thoraxbereich auftreten.
- Bei **Leber- und Gallenblasenerkrankungen** können Maximal-Zonen über der rechten hinteren Thoraxwand auftreten.
- Bei **Darmkrankheiten** findet man Maximal-Zonen im Bereich von Th 10 bis L 1.
- Bei **Störungen im Urogenitaltrakt** finden sich Maximal-Zonen vor allem im Bereich von L 2 und L 5.
- Bei **starken Menstruationsbeschwerden** und am Beginn der Wechseljahre finden sich Reflexzonen mit Hautveränderungen über dem Kreuzbein und den Ileosakralgelenken.
- Bei **Krampfadern, Unterschenkelgeschwüren und Neigung zu Knöchelödemen** findet man unterhalb der Darmbeinkämme ein etwa 5 cm breites, eingezogenes Band, das parallel zu den Darmbeinkämmen verläuft.

An diesen Maximal-Flächen können die verschiedenen Massage-Methoden angewendet, aber auch subkutane Infiltrationen gesetzt werden.

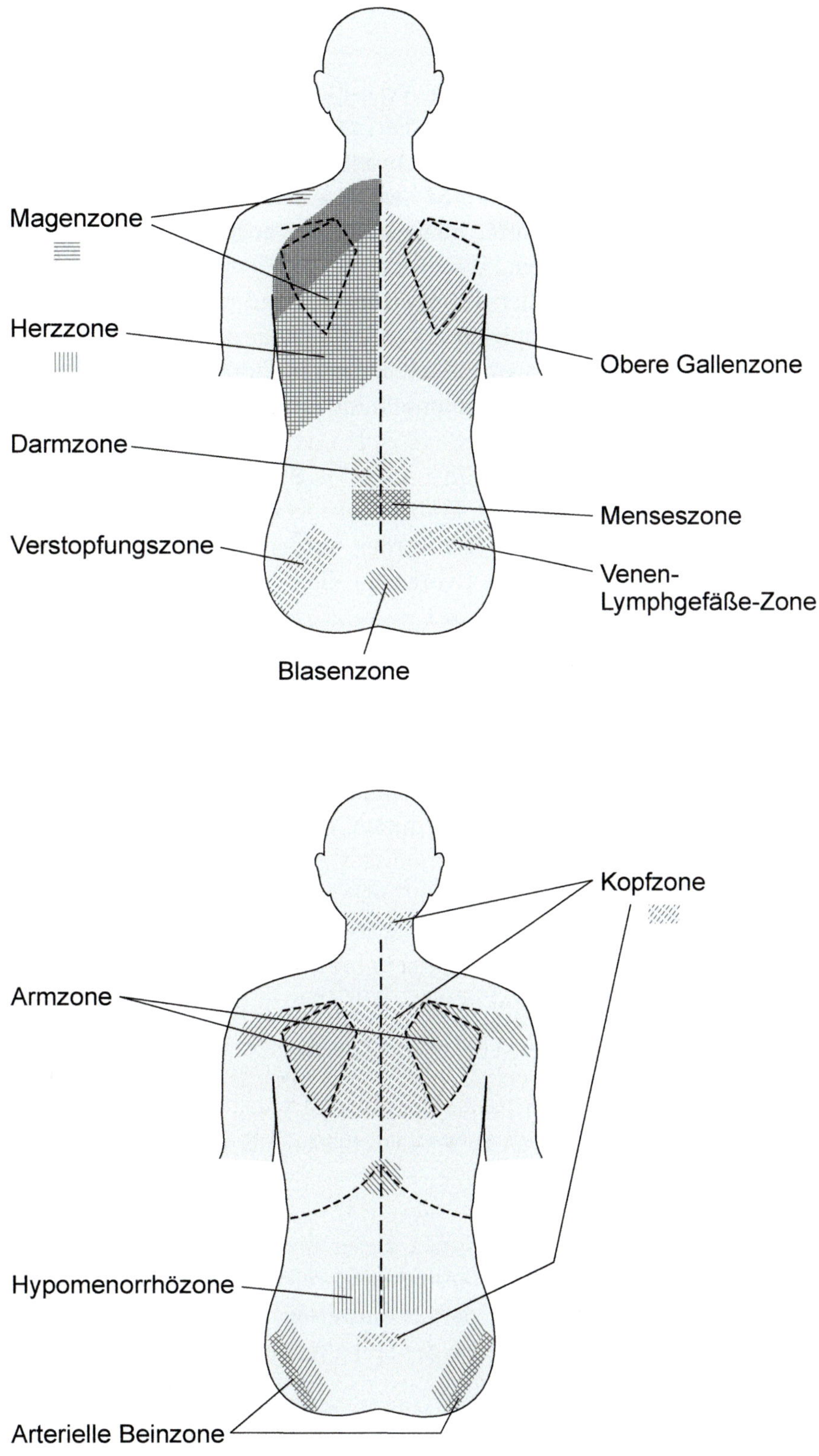

Abb. 4.11 Maximal-Flächen als das einzelne Dermatom überschreitende Veränderungen in Haut und Subkutis bei inneren Erkrankungen, nach Schmid.

Die Hiatus-Linien

Hiatus-Linien*, auch Axial-Linien genannt, sind Linien, die in der frühen Embryonalzeit durch die Extremitätenausstülpung entstehen (nicht zu verwechseln mit der daumenseitigen Präaxial- und kleinfingerseitigen Postaxial-Linie, z. B. S. 75). Sie werden auch als „Brandungszonen" bezeichnet, an denen entfernte, **nicht metamer aufeinanderfolgende Dermatome** aneinanderstoßen.

Da sie in der Segmenttherapie und bei der Analyse der Akupunktur eine große Rolle spielen, möchte ich näher darauf eingehen.

Hiatus-Linien entstehen, weil in früher Embryonalzeit bestimmte Segmente für die Extremitätenbildung ausgestülpt werden.

Wie Abbildung 4.6 (s. S. 153) zeigte, werden in der oberen Rumpfhälfte die Segmente C 5 bis Th 2 mit C 7|C 8 voran für die Bildung der oberen Extremität ausgestülpt (4. Embryonalwoche).

In gleicher Weise werden an der unteren Rumpfhälfte die Segmente L 2 bis S 2 mit L 5|S 1 voran für die Bildung der unteren Extremität ausgestülpt (5. Embryonalwoche).

Genau genommen hat die Hiatus-Linie zwei Anteile, wie aus Abbildung 4.12 ersichtlich:

An den **Extremitäten** kommt es durch das Ausstülpen zu einer Nachbarschaft bzw. „Nahtstelle" von Segmenten, die nicht mehr der ursprünglichen kranio-kaudalen Reihenfolge entsprechen, z.B.

- an der oberen Extremität C 6 an Th 1,
- an der unteren Extremität L 4 an S 1.

Da an den „Nahtstellen" oder „Grenzlinien", also den Hiatus-Linien, mehrere nichtmetamere Segmente aneinanderstoßen, kann ein Reiz im Bereich dieser Grenzlinien auch eine sehr breit gefächerte Wirkung auslösen.

Interessanterweise tragen Akupunkturpunkte im Bereich dieser Hiatus- und Grenzlinien das Wort „Grenze" in ihrer Bezeichnung. So z. B. der an der dorsalen Hiatus-Linie des Unterarmes gelegene 3E 5 (wai guan = Außengrenze) und als weiteres Beispiel der an der ventralen Hiatus-Linie des Unterarmes gelegene KS 6 (nei guan = Innengrenze).

Es würde den Rahmen dieses Buches sprengen, in diesem Zusammenhang auf die vielen chinesischen Bezeichnungen von Akupunkturpunkten einzugehen, die m. E. darauf hinweisen, dass die chinesischen Ärzte Verlauf und Innervationsgebiete der Spinalnerven gekannt haben.

* hiatus (lat.) = Lücke, Spalt

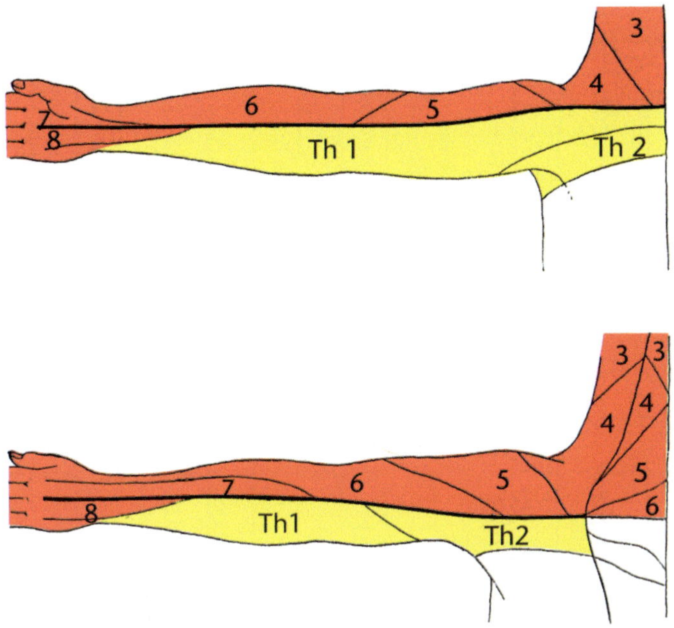

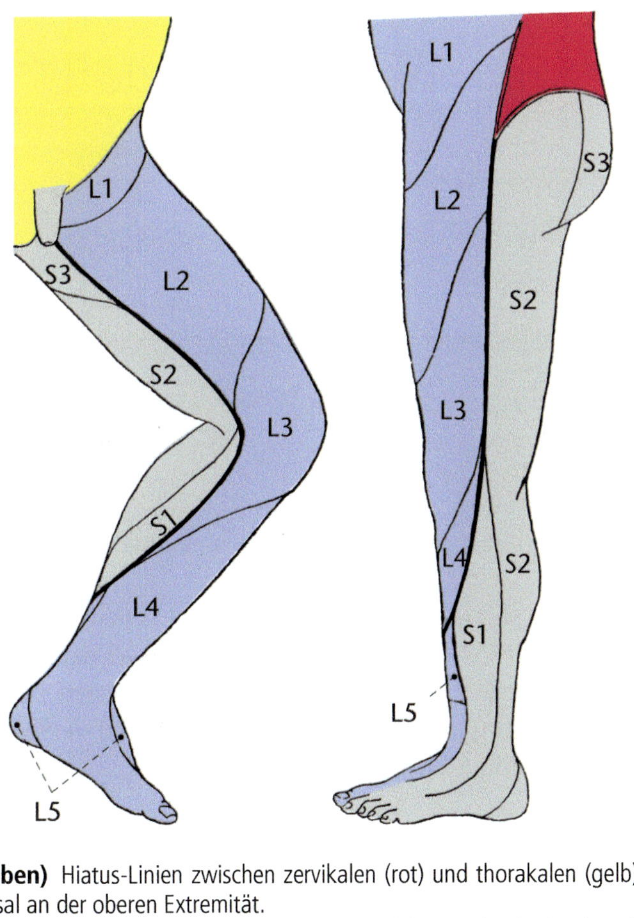

Abb. 4.12a (oben) Hiatus-Linien zwischen zervikalen (rot) und thorakalen (gelb) Dermatomen, ventral und dorsal an der oberen Extremität.

Abb. 4.12b (unten) Hiatus-Linien zwischen lumbalen (blau) und sakralen (grau) Dermatomen, innen und außen an der unteren Extremität (vergleiche auch prä- und postaxiale Linie S. 75 und 76). Beachte die unterschiedliche Ausdehnung von L 5 und S 1 bei den verschiedenen Autoren.

4

Zonen	Herz	Lungen	Magen	Darm	Rektum	Leber	Gallenblase	Niere und Ureter	Harnblase (Schleimhaut u. Hals)	Harnblase (Detrusor)	Prostata	Nebenhoden	Hoden	Ovarium	Adnexe	Uterus (Kontraction)	Uterus (Muttermund)	Brustdrüsen
III. Zervikal . . .	×	×	?	—	—	×	—	—	—	—	—	—	—	—	—	—	—	—
IV. Zervikal . . .	×	×	×	—	—	×	—	—	—	—	—	—	—	—	—	—	—	—
Hier folgt die obere Lücke (Zervikal V, VI, VII und VIII).																		
I. Thorakal . .	?	—	—	—	—	—	—	—	—	—	—	—	—	—	—	—	—	—
II. Thorakal . .	×	?	—	—	—	—	—	—	—	—	—	—	—	—	—	—	—	—
III. Thorakal . .	×	×	—	—	—	—	—	—	—	—	—	—	—	—	—	—	—	—
IV. Thorakal . .	×	×	—	—	—	—	—	—	—	—	—	—	—	—	—	—	—	×
V. Thorakal . .	×	×	—	—	—	—	—	—	—	—	—	—	—	—	—	—	—	×
VI. Thorakal . .	×	×	?	—	—	?	—	—	—	—	—	—	—	—	—	—	—	—
VII. Thorakal . .	×	×	×	—	—	×	?	—	—	—	—	—	—	—	—	—	—	—
VIII. Thorakal . .	×	×	×	—	—	×	×	—	—	—	—	—	—	—	—	—	—	—
IX. Thorakal . .	?	×	×	×	—	×	×	—	—	—	—	—	—	—	—	—	—	—
X. Thorakal . .	—	—	?	×	—	×	—	×	—	—	×	—	×	×	—	×	—	—
XI. Thorakal . .	—	—	—	×	—	—	—	×	—	×	×	×	—	—	×	×	—	—
XII. Thorakal . .	—	—	—	×	—	—	—	×	—	×	×	×	—	—	×	×	—	—
I. Lumbal . . .	—	—	—	—	—	—	—	×	—	×	—	?	—	—	×	×	—	—
II. Lumbal . . .	—	—	—	—	—	—	—	?	—	×	—	—	—	—	?	?	—	—
Hier folgt die untere Lücke (Lumbal III und IV).																		
V. Lumbal . . .	—	—	—	—	—	—	—	—	—	—	?	—	—	—	—	—	—	—
I. Sakral . . .	—	—	—	—	—	—	—	—	—	—	×	—	—	—	—	—	?	—
II. Sakral . . .	—	—	—	—	×	—	—	—	—	—	×	—	—	—	—	—	×	—
III. Sakral . . .	—	—	—	—	×	—	—	—	×	—	×	—	—	—	—	—	×	—
IV. Sakral . . .	—	—	—	—	×	—	—	—	×	—	—	—	—	—	—	—	×	—

Abb. 4.13 Tabelle nach Head

Am **Rumpf** fehlen damit diese ausgestülpten Segmente auf der ventralen Seite.

Die dadurch entstehende „Lücke" (s. Abb. 4.13) wird geschlossen und bildet eine „Nahtstelle", in der jetzt die an der oberen Rumpfhälfte ventral verbleibenden Segmente C 4 und Th 2 aneinandergrenzen bzw. die an der unteren Rumpfhälfte nach Hansen und Schliack dorsal verbleibenden Segmente L 1 und S 3 aneinandergrenzen (s. Abb. 4.14).

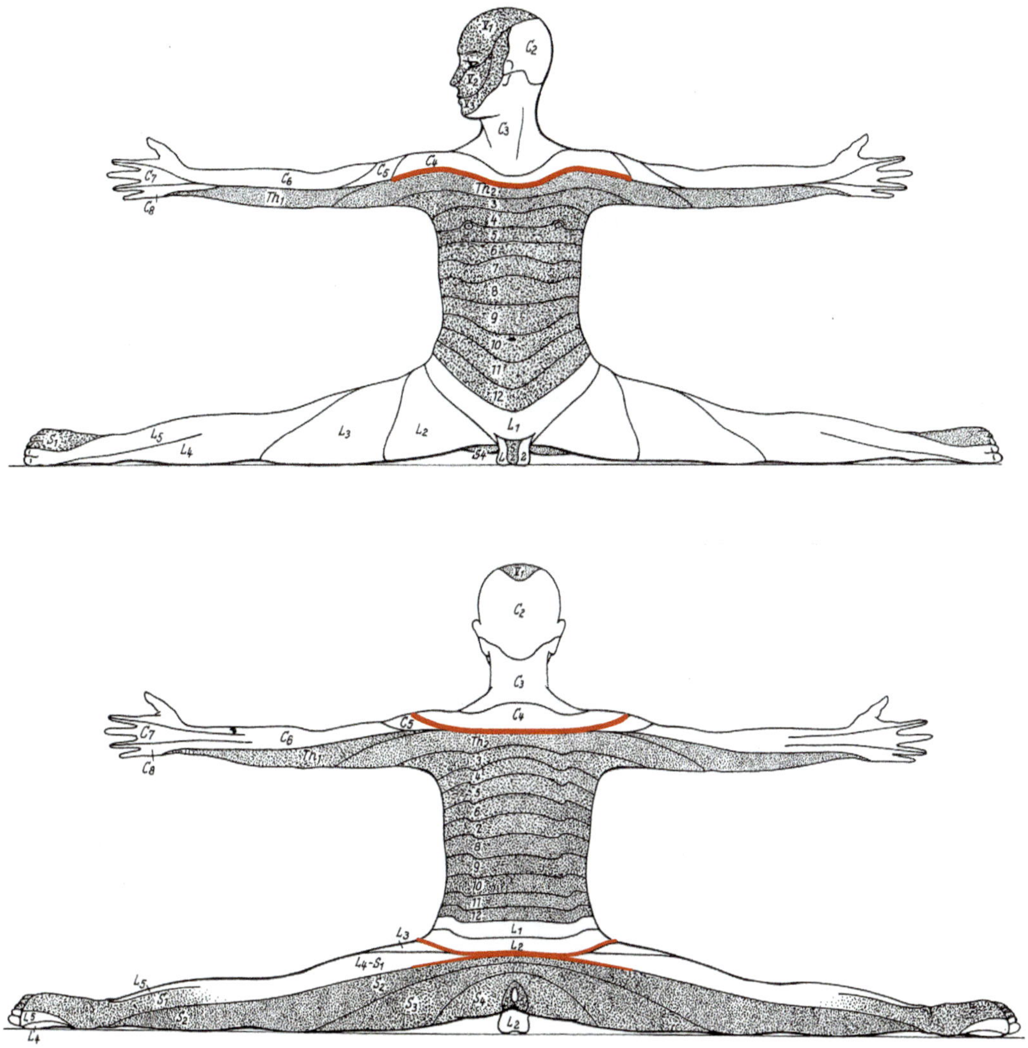

Abb. 4.14 Die Hiatus-Linien **am Rumpf** als „Segmentsprung" oder „Segmentlücke" der durch die Extremitätenaussprossung fehlenden Dermatome C 5 bis Th 1 für die obere Extremität, daher Hiatus-Linie zwischen C 4 und Th 2, sowie der teilweise fehlenden Dermatome L 2 bis S 2 für die untere Extremität, daher Hiatus-Linie zwischen L 2 und S 2, modifiziert nach Hansen und Schliack.
Beachte die unterschiedlichen Angaben bei Clara, Abb. 4.4 und die falsche Fußhaltung in der Originalabbildung. Richtig: Großzehe muss nach kranial schauen.

Bedauerlicherweise finden sich bei den verschiedenen Autoren diesbezüglich verschiedene Angaben.

Da die Segmentgrenzen an den Hiatus-Linien die metamere Segmentfolge „überspringen“, spricht man auch vom „Segment-Sprung“ der Hiatus-Linien.

Der Hiatus hat in der Segmentlehre aber noch eine weitere wichtige Bedeutung: Wie aus der tabellarischen Übersicht von Head (s. Abb. 4.13) über die Beziehungen zwischen Hautzonen und inneren Organen ersichtlich ist, bilden die Rückenmarkssegmente C 5 bis Th 1 sowie die Rückenmarkssegmente L 3 bis L 5 eine Lücke, einen Hiatus, **weil in diese Rückenmarkssegmente keine sensiblen Fasern innerer Organe einstrahlen.**

Da diese Rückenmarksabschnitte also keine vegetativen Fasern innerer Organe, also keine viszeral-afferenten Nervenfasern erhalten, können in den segmententsprechenden Dermatomen auch keine reflektorischen Schmerzen, also kein Referred Pain, auftreten.

Die Dermatome C 5 bis Th 1 bzw. L 3 bis L 5 repräsentieren daher eine Lücke für die Impulse innerer Organe, in denen Head-Zonen und ein Referred Pain **nicht** auftreten können.

Nach Braus und Elze besteht der biologische Sinn darin, dass bei Erkrankung innerer Organe die Extremitäten teilweise ohne Projektionsschmerz bleiben.

Schmerzfreie Extremitäten ermöglichen es dem Lebewesen, lebenserhaltende Flucht-, Abwehr- und Angriffsbewegungen durchzuführen (s. S. 293).

Da an einer Hiatus-Linie also mehrere Segmente aneinanderstoßen, kann ein einziger Reiz an dieser Linie mehrere Segmente in der Peripherie erreichen und damit auch mehrere Rückenmarksabschnitte, „Neurotome“, beeinflussen.

So können z.B. durch den Reiz am Akupunkturpunkt 3E 5 die Segmente C 6|C 7|C 8 und Th 1 gereizt und damit durch einen einzigen Stich die entsprechenden Rückenmarkssegmente und damit Anteile von Thoraxorganen und der Thoraxwand beeinflusst werden.

Der Hiatus hat in der Segmentlehre und auch in der Akupunktur noch eine weitere wichtige Bedeutung: Da ein Akupunkturreiz an den Punkten 3E 5 und KS 6 die Rückenmarkssegmente C 6, C 7, C 8, Th 1 erreicht, beeinflusst er auch das Ganglion stellatum und das Ganglion cervicale medium, die ja mit diesen Rückenmarkssegmenten über Spinalnerven in Beziehung stehen (s. S. 134, 135).

Die Hiatus-Linie des Armes entspricht somit der Hautprojektion von großen sympathischen Ganglien, nämlich des Ganglion stellatum und des Ganglion cervicale medium.

Es wurde bereits gesagt, dass van Rynberk schon um 1900 erwähnte, dass es eine „Haut-Projektion der großen sympathischen Ganglien geben“ müsse. Meines Erachtens entsprechen die Hiatus-Linien jenen von van Rynberk geforderten Haut-Projektionen der großen sympathischen Ganglien.

Im Bereich des Unterschenkels liegt die Hiatus-Linie zwischen L 4 und S 2 und ist somit die Grenze zwischen dem Einflussbereich der sympathischen und parasympathischen Innervation:

- L 3|L 4 entspricht dem Einflussbereich der sympathischen Innervation, somit dem Ganglion mesentericum inferius.
- S 1|S 2 entspricht dem Einflussbereich der parasympathischen Nn. pelvici.

„Da jeder noch so kleine Reiz in der Peripherie einen großen Bereich im Rückenmark irritieren kann“ (Elze), muss man annehmen, dass der Reiz an 3E 5 und KS 6, an den Hiatus-Linien der oberen Extremität, die großen zervikalen sympathischen Ganglien beeinflussen kann und dass ein Reiz an MP 6 und Gb 39, an den Hiatus-Linien der unteren Extremität, die großen kaudalen sympathischen Ganglien beeinflussen kann (s. Abb. 4.15).

Dies würde nach meiner Analyse die breit gefächerte Wirkung der Punkte 3E 5 und KS 6 bzw. MP 6 und Gb 39 erklären. Demnach könnte man die Akupunkturwirkung dieser Akupunkturpunkte in etwa gleichsetzen mit einer Infiltration der großen sympathischen Ganglien.

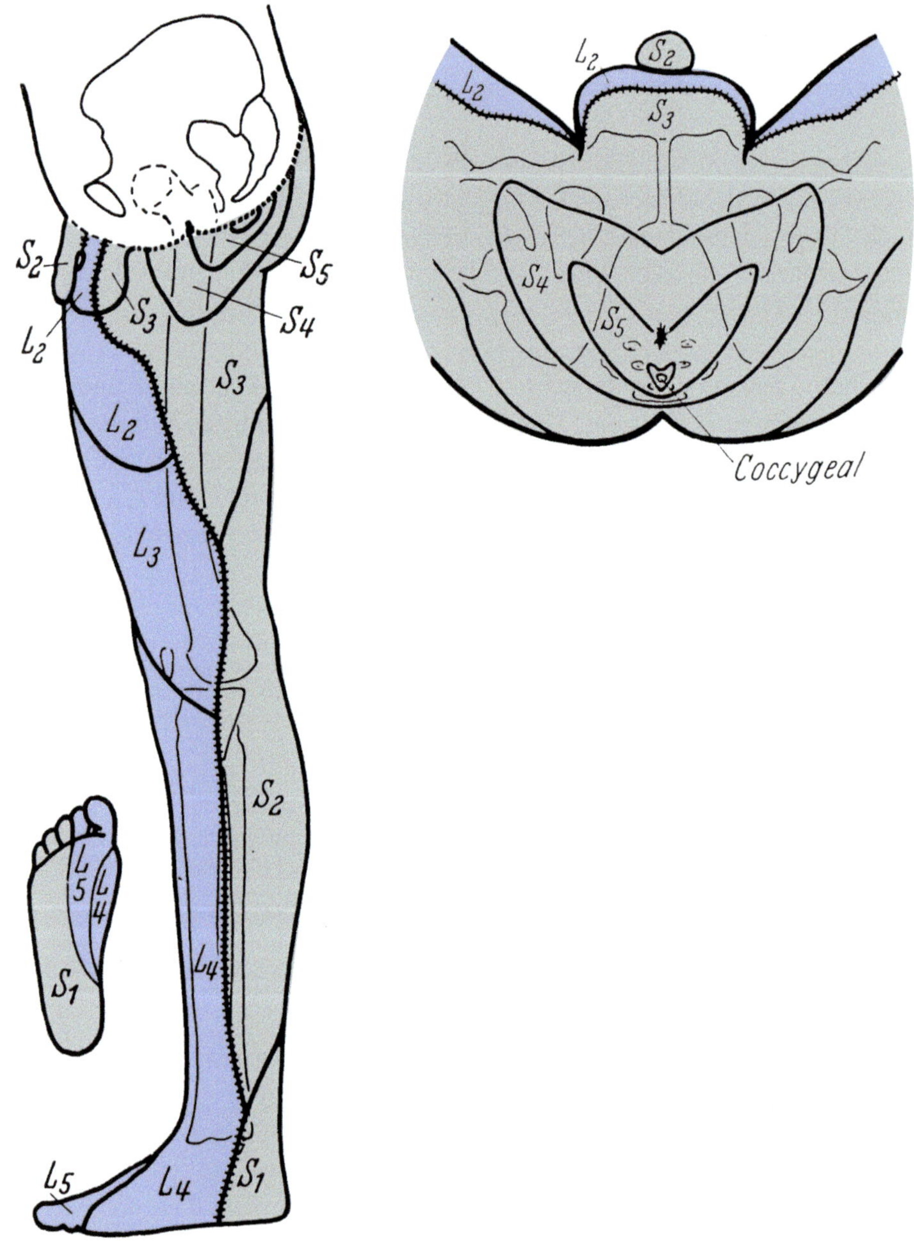

Abb. 4.15 Die lumbalen (blau) und sakralen (grau) Dermatome an der Innenseite des Beines, der Fußsohle und im Analbereich. Schwarz gezackt die Hiatus-Linien, modifiziert nach Hansen und Schliack. **Beachte** die unterschiedlichen Angaben bezüglich der Lage der Dermatome L 5 und S 1 bei den verschiedenen Autoren.

Wie Gottron und Hauser berichten, bilden die Hiatus-Linien beim Auftreten von Dermatosen strenge Grenzen dieser Hautveränderungen.

Hiatus-Linien sind aber erfahrungsgemäß auch jene erogenen Zonen, an denen ein kleiner Reiz eine große Wirkung auslösen kann.

Die einzelnen Dermatom-Gruppen, Ausdehnung und Form, Wechselwirkung und „vegetative Mimik"

Ausdehnung und Form der Dermatome sind leicht zu merken, wenn man sich die Körperproportionen und die Haltung des Embryos vorstellt:

Großer gebeugter Kopf, vorgewölbter Bauch, die Arme gebeugt, der Daumen zum Mund gerichtet, das Rumpfende wie ein Trichter mit spitz auslaufendem Ende, die Beinchen gebeugt und so angewinkelt, dass ihre Innenseite und große Zehe kranialwärts zeigen.

Die Körperbedeckung wird durch diese embryonale Haltung an manchen Stellen gedehnt, während sich an anderen Stellen Beugefalten bilden.

Wäre diese Körperdecke wie eine warme Gummimasse, die beim Erkalten ihre ausgedehnten oder gefalteten und gerafften Bereiche behält, dann würde man im Dermatom-Kostüm des Erwachsenen noch die Form und die Haltung des Embryokörpers wiedererkennen (s. Abb. 4.16).

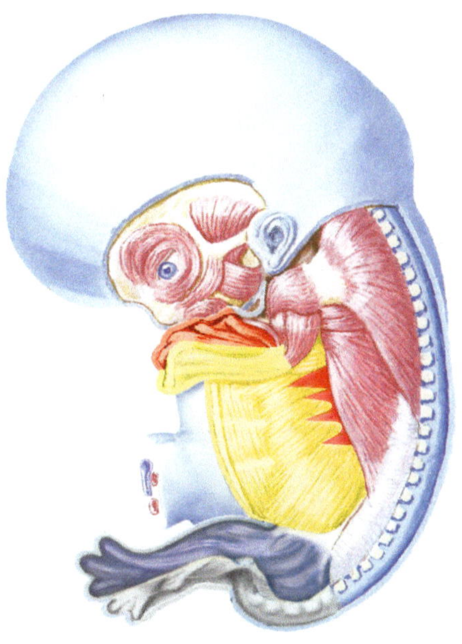

Abb. 4.16a Form und Haltung des Embryokörpers (modifiziert nach Netter).

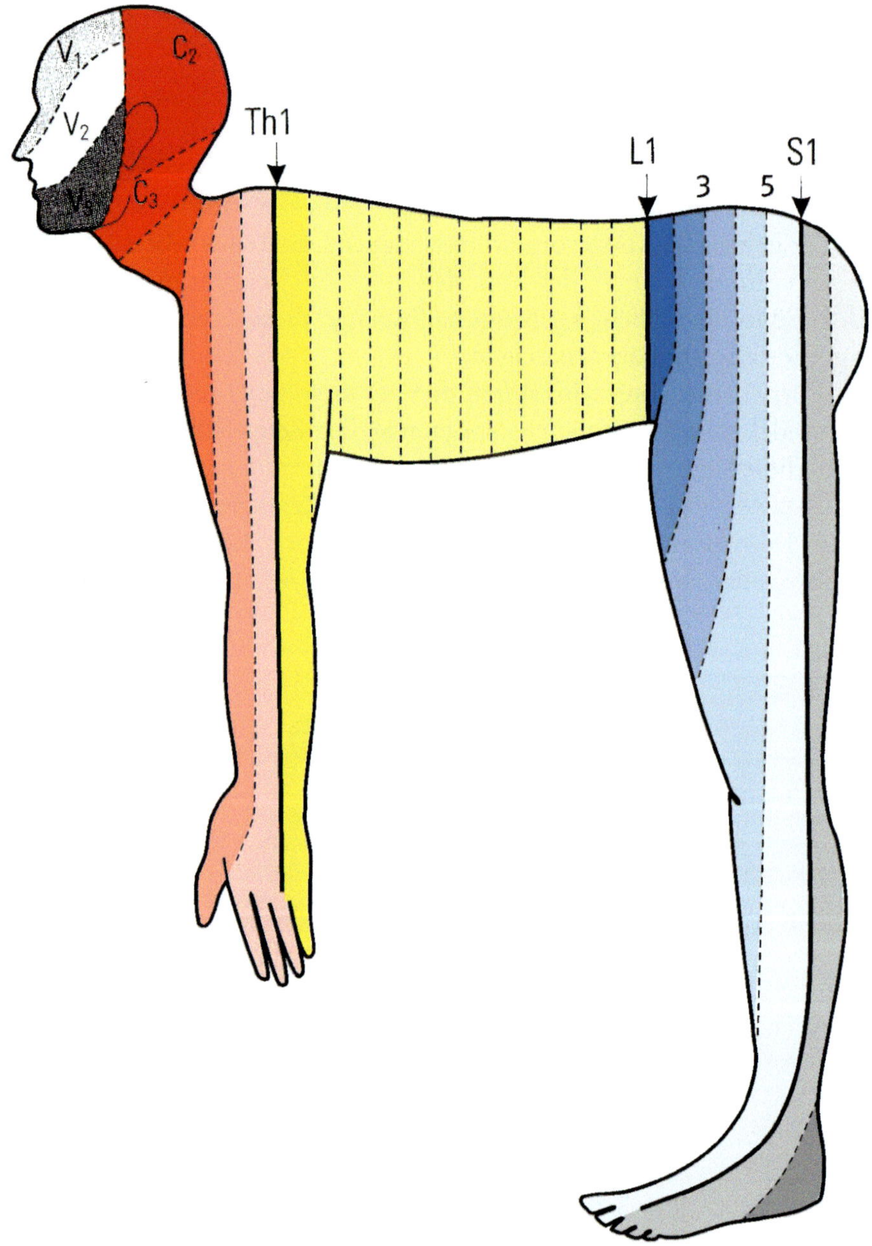

Abb. 4.16b Einfaches Merkschema der metameren Dermatome beim Menschen in Vierfüßerhaltung: Rot zervikal, gelb thorakal, blau lumbal, grau sakral, modifiziert nach Waldeyer.

Die Dermatome von Kopf und Hals

Ein Dermatom C 1 existiert nicht, da der Spinalnerv C 1 keinen sensiblen Hautast besitzt.

Die Dermatome C 2 und C 3

Das Dermatom C 2 bedeckt wie eine schräge Bandage oder Skihaube Hinterkopf, Hals und Nacken und erinnert durch seine Form an die große Nackenbeuge, mit der „der Embryo seinen ersten Diener macht" (Blechschmidt).

Auch im späteren Leben bleibt dieses Gebiet ein bevorzugter Austragungsort für Dominanz- und Unterwerfungsgesten, wobei insbesondere die vegetativen Veränderungen an der Haut dieser Kopf-Nacken-Beuge die Mimik und Gestik der Dominanz- und Unterwerfungsstrategie verstärken (z.B. Haare sträuben, Ohren spitzen, Ohren anlegen usw.).

Insbesondere im dorsalen Bereich der oberen zervikalen Dermatome zeigt sich die innere Stimmung durch „Haaresträuben" und „Schauerrieseln" besonders intensiv. Dies, wie schon erwähnt, deshalb, weil 80 % aller sympathischen Fasern zu den dorsalen Abschnitten der Dermatome ziehen.

Der gesamte dorsale Bereich des Menschen ist daher eine Zone besonderer Sensibilität und Ausdruckskraft.

Gesichtsseitig grenzen die oberen zervikalen Dermatome C 2 und C 3 an das Gebiet des N. trigeminus (s. Abb. 4.17). Die Grenze von zervikal- und trigeminusinnerviertem Gebiet wird auch als Scheitel-Ohr-Kinn-Linie bezeichnet.

Obwohl die Trigeminusareale keine eigentlichen Dermatome sind, da sie vom N. trigeminus, also von einem Hirnnerv und nicht einem Spinalnerv, sensibel versorgt sind, werden sie von den verschiedenen Autoren als dermatomähnliche Areale dargestellt. Wie schon Leonardo da Vinci beobachtet hat, ist das Gesicht frei von der spinalen Innervation (Abb. 1.2)

Die Form der Versorgungsareale der drei Trigeminus-Äste kann man sich mit drei Merkworten, die von Hansen und Schliack stammen, leicht einprägen:

- Das Gebiet des 1. Trigeminus-Astes wird als „Halbmaske" (Augenmaske) bezeichnet.
- Das Gebiet des 2. Trigeminus-Astes wird als „Schnurrbart-Binde" bezeichnet.
- Das Gebiet des 3. Trigeminus-Astes bezeichnet er als „Kinnschleuderverband".

Der 2. Spinalnerv entspricht dem N. occipitalis major, der 4 cm lateral der Mittellinie austritt und den M. trapezius und den M. semispinalis unter der Linea nuchae durchbohrt.

Das Dermatom C 3 ist wie eine schräge Bandage, die über Hinterkopf und Hals gelegt ist und aussieht wie eine Halsbinde mit großem, ventralem und kleinem, dorsalem Abschnitt:

- Der 3. Spinalnerv entspricht dem N. auricularis magnus.
- Sein sensibler Hautast bildet das Dermatom C 3, das schräg und gegensinnig zum Dermatom C 2 liegt (s. Abb. 4.17).
- Form und Ausdehnung des Dermatoms C 3 gleichen einer „Schanzkrawatte".

Die **Scheitel-Ohr-Kinn-Linie** wird bei den verschiedenen Autoren verschieden beschrieben: Nach Kautzky liegt diese Linie weiter gesichtsseitig, bei anderen Autoren verläuft sie weiter dorsal (s. Abb. 4.17).

Klinische Erfahrungen geben der Dermatom-Einteilung von Kautzky recht, da eine Trigeminusneuralgie niemals den Tragus und das Ohrläppchen erreicht und somit das trigeminusinnervierte Gebiet des Gesichtes viel weiter ventral liegen muss, als es z.B. von Hansen und Schliack angegeben wird (König, persönliche Mitteilung). Im seitlichen Halsgebiet überlagern sich die Dermatome C 2 und C 3.

Die Dermatome C 2 und C 3 sind häufige Projektionsareale von Störungen innerer Organe. Diese zeigen sich dann als Schmerzen, als typische Dermatosen oder als vegetative Veränderungen an Scheitel, Hinterkopf, Hals und Nacken.

Die nervalen Verbindungen laufen über die viszeralen Afferenzen der inneren Organe, strahlen in die Hinterwurzel „ihres" Rückenmarkssegmentes ein und werden dann entweder intraspinal oder auch im Grenzstrang kranialwärts zum Centrum cilio-spinale geleitet.

Von dieser Verdickung im oberen Zervikalmark bei C 8 bis Th 3, die Kopf und Hals sympathisch versorgt, gelangen dann die Impulse über das sympathische Geflecht der Arteria carotis interna zu ihren sympathischen Erfolgsorganen (M. dilatator pupillae u.a.) und auch zu den Dermatomen C 2 und C 3. In diesen Dermatomen lösen sie vegetativ-reflektorische Veränderungen aus wie eine geänderte Vasomotorik der Hautgefäße, Piloarrektion und erhöhte Schweißsekretion sowie eine deutliche Hyperalgesie.

Ein übertragener Schmerz am Hinterkopf kann aber auch durch parasympathische Fasern im N. vagus ausgelöst werden.

Da sich in C 2 die sympathischen und parasympathischen Impulse treffen, wird die bei vielen Erkrankungen auftretende Überempfindlichkeit an Scheitel und Hinterkopf verständlich. Diese besteht in Kribbeln, Kälte- und Zugluftüberempfindlichkeit sowie „Haarwurzelschmerz". Nach Gottron und Hauser können Dermatosen am Hinterkopf Folge einer Fernprojektion viszeraler Störungen sein, aber ebenso auch die Folge vertebragener Irritationen.

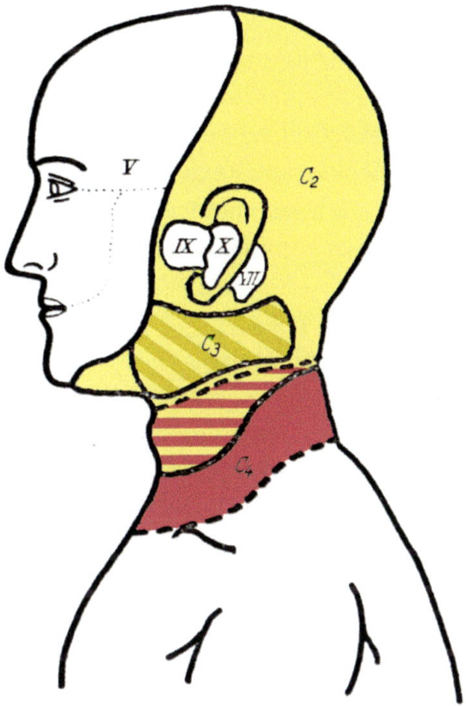

a

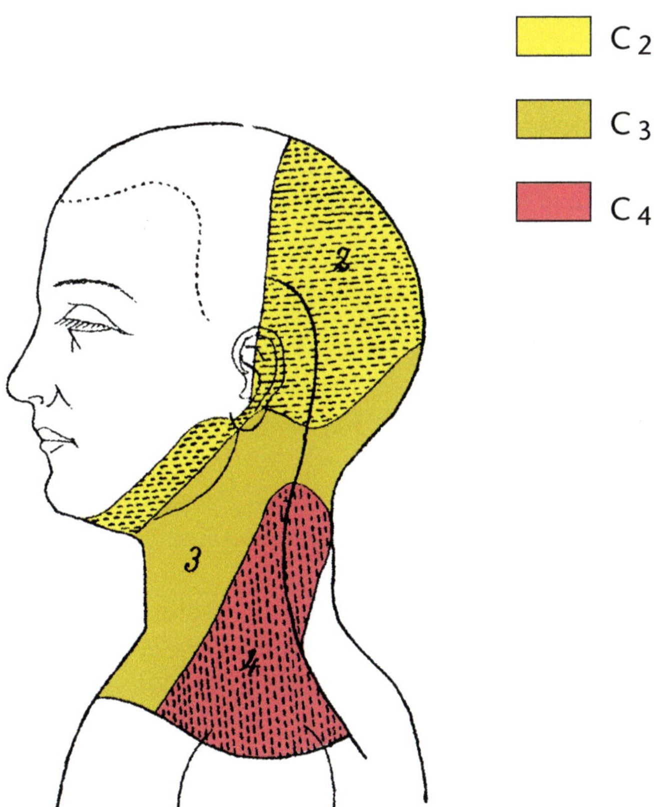

b

Abb. 4.17 Scheitel-Ohr-Kinn-Linie, nach Kautzky (a). Die Dermatome C 2 und C 3, nach Bolk (b).

Sehr interessant in diesem Zusammenhang ist ein Phänomen, das bei komplett querschnittsgelähmten Patienten zu beobachten ist: Selbst beim hohen Querschnitt empfinden diese Patienten die gefüllte Harnblase als „Irritation am Hinterkopf" (Grüninger, persönliche Mitteilung).

Dies zeigt, dass es die Möglichkeit einer extramedullären Weiterleitung von Impulsen gibt, wobei der Sympathikus motorische und sensorische Funktionen kompensierend übernehmen kann (König, Wancura 1975).

Vereinfacht kann man sagen: Innere Erkrankungen projizieren sich mit „Haut und Haaren" in Scheitel, Hinterkopf, Hals und Nacken.

Da die vegetativen Projektionszeichen immer in einer bestimmten Weise subjektiv erlebt werden – so die Piloarrektion als Gefühl des Schauerrieselns, die Vasokonstriktion als Zugluft- und Kälteempfindlichkeit –, werden diese Begleitsymptome bei inneren Erkrankungen besonders häufig an Hinterkopf und Nacken empfunden.

Durch die Beugung des Kopfes des Embryos entsteht im seitlichen Halsbereich eine kleine Beugefalte, die dem Innervationsbereich des Dermatoms C 3 entspricht.

Diese Beugefalte wurde immer als **Kiemenfurche** gedeutet. Man sah darin einen weiteren Beweis für das biogenetische Grundgesetz, wonach diese Kiemenfurche an die Fischphase des Menschen während seiner Embryonalzeit erinnern solle. In diesem Bereich auftretende Zysten werden ja auch als „Kiemengangszysten" bezeichnet.

Nach Blechschmidt, einem großen Kritiker des biogenetischen Grundgesetzes, ist diese Annahme aber falsch.

Die Dermatome C 4 und C 5

Die Dermatome C 4 und C 5 liegen wie ein Schalkragen oder wie eine Stola auf der Schulterhöhe und bedecken auch das Akromioklavikulargelenk (s. Abb. 4.22 auf S. 194, 195).

Das Dermatom C 5 wird auch als das **„Epauletten-Dermatom"** bezeichnet, weil es auf der Außenseite des Oberarmes in jenem Bereich liegt, in dem man Epauletten trägt.

Die Haut an der Schulterhöhe und am Oberarm sowie auch die Muskulatur des Schultergürtels sind den Segmenten C 4|C 5 zugeordnet. Sie können hyperalgetisch werden, wenn Oberbauch- oder Thoraxorgane erkrankt sind und ein Referred Pain in der Schulter auftritt.

Aus der Klinik ist allgemein bekannt, dass Herzkrankheiten Schmerzen in der linken Schulter, Leber- und Gallenblasenerkrankungen Schmerzen in der rechten Schulter in Form eines Referred Pain auslösen können.

Der nervale Weg ist folgender: Impulse der zwerchfellnahen Thorax- und Abdominalorgane gelangen über afferente parasympathische Fasern in den N. phrenicus. Dieser stammt aus den Rückenmarkssegmenten C 4|C 5* und projiziert daher die Impulse dieser gestörten, zwerchfellnahen Organe in „seine" Segmente C 4|C 5 im Schulterbereich.

Klinisch findet dies seinen Ausdruck im Auftreten von hyperästhetischen Hautgebieten sowie von schmerzhaften Muskelarealen im Bereich des Schultergürtels bei C 4|C 5.

Die Fernprojektion betrifft immer das gesamte Segment, d.h. die Haut im Schulterbereich **und** die entsprechenden Myotome sowie deren Ursprungs- und Ansatzstellen.

Da der rechte N. phrenicus unmittelbare Verbindung zum Ganglion stellatum **und** auch zum Vagus hat, ist eine Projektion der Schmerzen über sympathische **und** parasympathische Fasern möglich (Braus und Elze).

Durch den Einfluss sympathischer Fasern entsteht neben der Hyperalgesie auch eine sympathikotone Reaktion an der Haut und ihren Anhangsgebilden. Das heißt, es kann zu Vasokonstriktion, verstärkter Schweißsekretion, vor allem aber zu einem Sträuben der Haare im Schulterbereich kommen.

Diese vegetativen Veränderungen spielen eine große Rolle in unserer unbewussten Körpersprache, ebenjener eingangs erwähnten vegetativen Mimik. Diese Projektionszeichen können somit nicht nur Zeichen der Störung eines inneren Organs, sondern auch Zeichen der Störung unserer inneren Stimmung sein. Beide können gleichermaßen unsere Gestik und Mimik verändern. Da sich dies an den Segmenten C 4|C 5 besonders deutlich zeigt, möchte ich etwas ausführlicher dazu Stellung nehmen.

Das Sträuben der Körperhaare durch Kontraktion der sympathisch innervierten Mm. arrectores pilorum führt zu einer Betonung und Vergrößerung der Schulterpartie. So erwähnt Eibl-Eibesfeldt, dass der Haarstrich im Schulterbereich beim Menschen nach kranial gerichtet ist, wodurch das Sträuben der Haare zu einer Vergrößerung der Schulterpartie führt.

Verstärkt wird diese Vergrößerung durch Kontraktion der Myotome C 4|C 5, die den Schultergürtel heben (M. levator scapulae, Mm. rhomboidei, M. supra- und infraspinatus) und den Oberarm abspreizen (M. deltoideus).

* Unterschiedliche Angaben bei verschiedenen Autoren.

Die Vergrößerung des Schultergürtels durch segmentale Stimuli in C 4|C 5 bedingt die typische Körperhaltung beim Imponiergehabe sowie bei Aggression und Kampfbereitschaft.

Zwar hat beim Menschen eine Reduktion des Haarkleides stattgefunden, die Piloarrektion und damit die Betonung der Schulterpartie bei Aggression und Imponiergehabe hat aber die Reduktion des Haarkleides überdauert.

So neigt der Menschen-Mann immer noch dazu, seine Schultern zum Zweck des Imponierens modisch zu betonen, wie Abbildung 4.18 zeigt. Dies beweist einmal mehr, wie sehr ererbte Präferenzen den Menschen bei seinen Modeströmungen leiten.

Piloarrektion bedingt aber nicht nur eine Vergrößerung der Schulterpartie, sondern löst auch eine bestimmte Empfindung und Stimmung aus.

So lösen die vegetativen Fasern der Nn. phrenici „frenetische" Begeisterung aus, vergrößern im Zorn – mittelhochdeutsch twerch – die dem Zwerchfellsegment entsprechenden Myotome, also die Schulterpartie. „Groß" hat in unserem sozialen Empfinden immer auch etwas mit „böse" zu tun, worauf das mittelhochdeutsche Wort boese (bho) hinweist, das gleichzeitig groß **und** böse bedeutet (s. S. 88).

Da unsere vegetativen Reflexe im Lauf der Evolution zu sozialen Stimuli umgewandelt wurden (Portmann), die unsere unbewusste Körpersprache ausmachen, ist meines Erachtens unser Vegetativum als „das zur Pflanze gehörende" auch die Basis unserer nonverbalen Körpersprache, die „ver-blümt" und nicht so „un-verblümt" direkt wie die Wortsprache Mitteilungen im sozialen Verband machen kann.

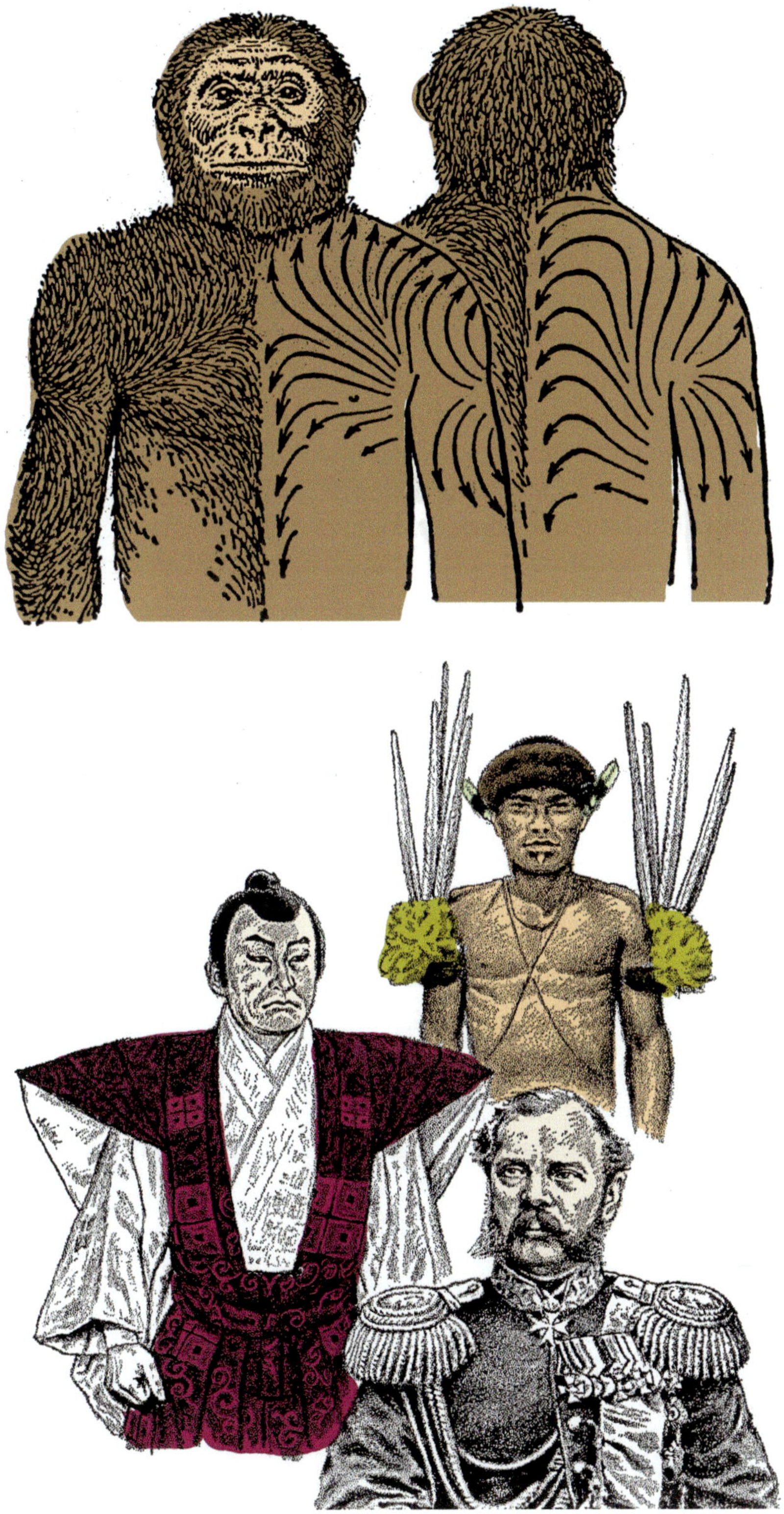

Abb. 4.18 Betonung von C 4 und C 5 in der Mode verschiedener Kulturen. Wachstumsrichtung der Körperhaare und ihre „Entsprechung" in Mode und Bekleidung, modifiziert nach Eibl-Eibesfeldt.

Die Dermatome C 6|C 7|C 8

Die Dermatome C 6|C 7|C 8 beteiligen sich zusammen mit den oberen thorakalen Dermatomen Th 1 und Th 2 an der Bildung des Armes.

Das Ausstülpen der Segmente für die Extremitätenbildung wurde bei der Darstellung der Entstehung der Hiatus-Linien in Abbildung 4.6 (s. S. 153) schon ausführlich beschrieben.

Darüber hinaus aber hat das Ausstülpen der Dermatome der Extremitäten eine Besonderheit, die bei der Analyse der Akupunktur von großer Bedeutung ist, da auch dieser Vorgang einen Hinweis auf die altchinesische Vorstellung eines „Energiekreislaufes" liefern könnte.

Abbildung 4.6 zeigt das Auswachsen des jeweils **ganzen** Segmentes für die Bildung der jeweiligen Dermatome, Myotome, Sklerotome.

In Abbildung 4.19 ist **ausschließlich die Dermatom-Bildung** des Armes berücksichtigt und nicht die der Myotome und Sklerotome.

Head hat die Dermatome C 4 bis Th 2 als ebene Flächen dargestellt, so als würde man die Dermatome isoliert „glatt gebügelt" haben.

Analysiert man nun das Auswachsen dieser Dermatom-Anteile zu Extremitätenanteilen, so zeigen sich auffallende Parallelen zur Vorstellung eines „Energiekreislaufes", der nach altchinesischer Sicht vom Rumpf in die Extremitäten und von den Extremitäten zum Rumpf wieder zurück-„zirkulieren" soll.

Wenn man sich die Haut der Dermatom-Zonen zu ebenen Flächen ausgezogen vorstellt, wie Head dies in den Abbildungen 4.19 dargestellt hat, dann findet man dreieckige Flächen, an deren sukzessiver Formänderung sich der embryonale Wachstumsvorgang nachvollziehen lässt:
So wie die lateralen Dermatom-Lappen von C 4 bis C 6 an der **radialen** Hälfte des Armes ausgestülpt wurden, so schrumpfen die lateralen Dermatom-Lappen von C 8 bis Th 2 an der **ulnaren** Hälfte des Armes.

Das heißt: Verfolgt man die Formänderung der ulnar gelegenen Dermatome C 8 bis Th 2, dann sieht man an der sukzessiven Formänderung dieser Dermatome, wie sich der laterale Dermatom-Lappen wieder zurückbildet.

Die Bildung der Haut der Extremitäten entspricht also einem Vorpreschen des lateralen Dermatom-Lappens, der den ventralen mitreißt, während der dorsale am Rücken fest verankert bleibt.
Head bezeichnet das Auswachsen und die Rückbildung des lateralen Dermatom-Lappens während der Extremitätenbildung auch als ein

- „Hineinströmen in den Arm" (gleichzusetzen mit einem Ausdehnen von proximal nach distal) und ein
- „Herausströmen aus dem Arm" (gleichzusetzen mit einem Schrumpfen und gleichzeitigem Zurückwandern von der Peripherie auf den Rumpf).

Meines Erachtens ist dieses Ausdehnen und Zurückwachsen bzw. Hineinströmen und Herausströmen vom Rumpf zur Peripherie und von der Peripherie auf den Rumpf zurück gleichzusetzen mit der Vorstellung der Traditionellen Chinesischen Medizin, wonach von proximal nach distal und von distal nach proximal „Energie strömt".

Sieht man diese Bilder des Auswachsens der Dermatome zu Hautflächen des Armes, dann kann ich diesen Vorgang eigentlich nur folgendermaßen interpretieren:

„Nicht Energie, sondern Metamerie"
ist verantwortlich für das
„Einströmen und Ausströmen der Energie".
Oder verkürzt:
Nicht Energie, sondern Metamerie bestimmt den Energiefluss aus Sicht der TCM.

Die Dermatome C 4|C 5|C 6|C 7 markieren also nach distal „ziehend" die **radiale** Hälfte des Armes.
Die Dermatome C 8|Th 1 und Th 2 markieren also nach proximal „ziehend" die **ulnare** Hälfte des Armes.

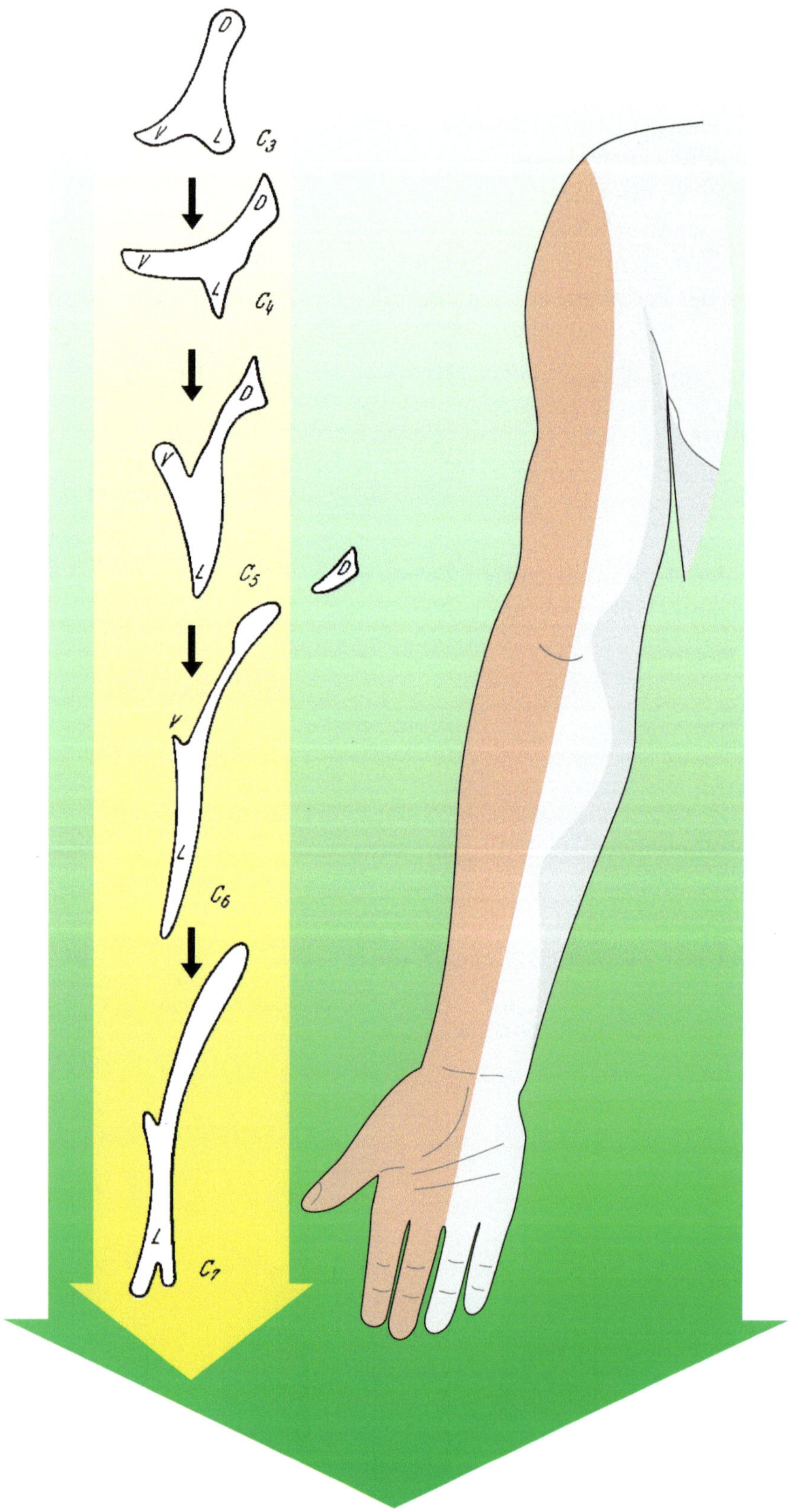

C 3

Die Dermatome von Hals- und Schulterhöhe C 3 und C 4 bilden dreieckige Flächen mit einer ventralen, dorsalen und lateralen Ecke, in der Abbildung mit V, D, L bezeichnet.

C 4

Das Dermatom C 4 liegt auf der Schulterhöhe und auf dem Oberarm. Man erkennt, wie in der Abbildung der laterale Dermatom-Lappen auszusprossen beginnt.

C 5

Bei C 5 sieht man, dass die laterale Ecke weitersprosst und dabei die ventrale Ecke etwas mitnimmt. Die dorsale Ecke bleibt unverändert am Rumpf haften.

C 6

Bei C 6 ist die laterale und ventrale Seite bereits so sehr ausgedehnt, dass der Kontakt zum Rumpf unterbrochen ist, wodurch der kleine dorsale Anteil des Dermatoms C 6 isoliert am Rücken zurückbleibt.

C 7

Bei C 7 erkennt man bereits angedeutet im lateralen Eck die Bildung von zwei Fingern, nämlich Daumen und hintere Seite des Zeigefingers.

Abb. 4.19a Die Dermatome des Armes, als ebene dreieckige Flächen dargestellt, deren sukzessive Formänderung von C 3 nach C 7 den embryonalen Wachstumsvorgang nachvollziehen lässt, modifiziert nach Head (a).

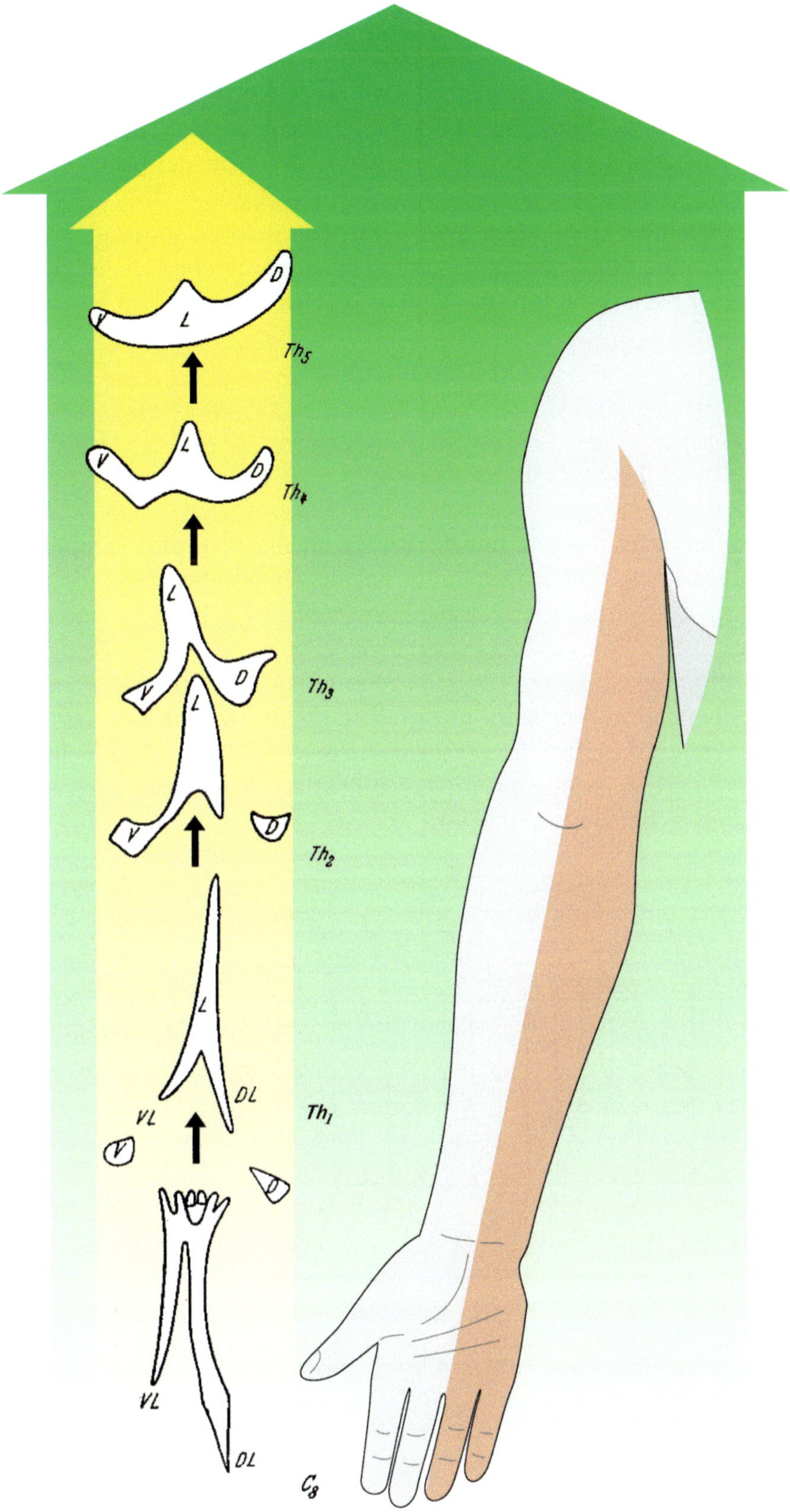

Abb. 4.19b

Th 4 und Th 5

Bei Th 4 und Th 5 sitzen die Dermatome wieder wie ein Schulterpolster oder ein Kragen auf der Schulterhöhe.

Th 3

Bei Th 3 bildet das Dermatom wieder eine gleichschenkelige, dreieckige Fläche mit annähernd gleich stumpfen Winkeln.

Th 2

Bei Th 2 sieht man, dass der laterale Lappen immer noch kleiner wird.

Th 1

Bei Th 1 sieht man, wie der laterale Lappen und sein ventrolateraler und dorso-lateraler Anteil wieder schrumpfen.

C 8

Bei C 8 ist der laterale Dermatom-Lappen sogar gespalten und bildet einen ventro-lateralen und einen dorso-lateralen Teil, in der Abbildung mit VL und DL gekennzeichnet.

Überlagerung von Tast-Dermatomen

Da sich jeweils ein taktiles Dermatom – wie auf S. 158 beschrieben – mit seinen beiden Nachbar-Dermatomen überlagert und somit drei metamere Dermatome miteinander vernetzt sind, entsteht in der Mitte des mittleren Dermatoms ein Streifen von **physiologischer Hyperästhesie** (s. Abb. 4.20).

Es ist vorstellbar, dass durch intersegmentale Reflexe, vermutlich durch Axonreflexe, eine Empfindungssteigerung entsteht, die im radialen Bereich von proximal nach distal und im ulnaren Bereich von distal nach proximal nachweisbar ist.

Auf diese Weise würden sich also diese Zonen physiologischer Hyperästhesie an der radialen bzw. ulnaren Seite des Armes mit den dort verlaufenden Meridianen Lunge-Dickdarm und Herz-Dünndarm decken.

An dieser Überlagerung sind nur die Fasern für die Tast- und Temperaturempfindung beteiligt. Die Fasern für die Schmerzempfindung, also die algetischen Zonen der Spinalnerven, zeigen kein Overlapping, sondern sind scharf begrenzt.

Die Unstimmigkeit dieser Aussage in Bezug auf die Extremitätennerven, deren Schmerzfasern sehr stark übergreifen, erklärt sich daraus, dass jeder Extremitätennerv Fasern mehrerer segmentaler Nerven enthält. Die Schmerzfasern der einzelnen segmentalen Nerven überlagern sich aber auch in den Extremitäten nicht (Braus und Elze).

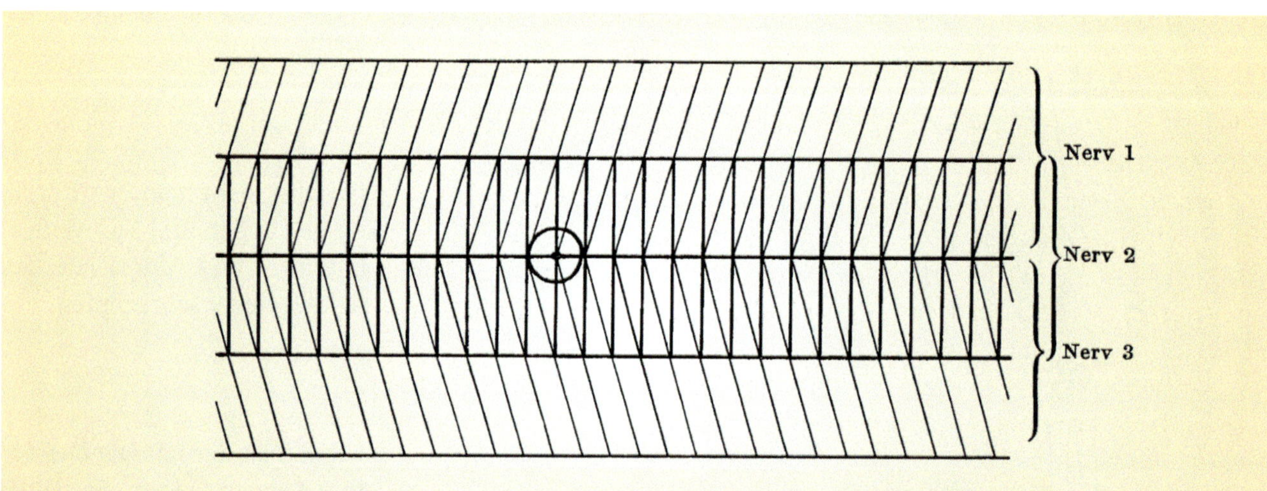

Abb. 4.20 Schema der Überlagerung (Overlapping) der Tast-Dermatome (**nicht** der Schmerz-Dermatome), nach Sherrington.

Die Dermatome des Rumpfes Th 1 bis Th 12

Thorakale Dermatome

Im Thoraxbereich bilden die Dermatome horizontale Ringe (s. Abb. 4.21). Im Abdominalbereich sind diese horizontalen Ringe schräg nach kaudal gerichtet. Dies ist auf die Ausdehnung der Haut durch die voluminösen Bauchorgane während der Embryonalzeit zurückzuführen.

Da es einen linken und rechten Spinalnerv gibt, gibt es auch eine linke und rechte Hälfte des Dermatom-Gürtels. An der ventralen und dorsalen Mittellinie überschneiden sich diese Innervationsgebiete der Spinalnervenpaare, weshalb diese Mittellinien sowohl im ventralen als auch im dorsalen Rumpfbereich eine besondere Empfindlichkeit besitzen.

Die in den Mittellinien verlaufenden Meridiane KG und LG erhalten somit eine Summeninformation von links und rechts, das heißt, in ihnen treffen sich Impulse von den links und rechts gelegenen Organen.

Da der Spinalnerv mit einem ventralen, lateralen und dorsalen Ast diese Hautzonen am Rumpf versorgt, bestehen auch die Dermatom-Bänder der linken und rechten Körperhälfte aus einem ventralen, lateralen und dorsalen Abschnitt (s. Abb. 4.21):

- Die beiden ventralen Anteile der Dermatom-Hälften bilden das **ventrale Längsdrittel,**
- die beiden lateralen Anteile der Dermatom-Hälften bilden beidseits **das laterale Längsdrittel,**
- die beiden dorsalen Anteile der Dermatom-Hälften bilden das **dorsale Längsdrittel** des Rumpfes.

Im dorsalen Bereich vollziehen die Dermatom-Bänder in Höhe der Scapula einen „Schwung" nach kranial. Dieser wird als **„skapuläre Elevation"** bezeichnet. Noch deutlicher ist dieser Schwung im lumbo-sakralen Bereich nach oben im Verlauf der Dermatom-Bänder zu erkennen (s. Abb. 4.21 auf S. 190).

Durch diesen Schwung kommt es dazu, dass in horizontaler Ebene mehrere Dermatome durch eine einzige horizontal geführte subkutane Nadel erfasst werden können, d.h. aber auch, dass mehrere Rückenmarkssegmente durch einen solchen Nadelreiz erreicht werden können.

Damit kann eine einzige Nadel, z.B. in Höhe des 12. BWK, sowohl lumbale als auch thorakale Rückenmarkssegmente und die damit verbundenen inneren Organe beeinflussen.

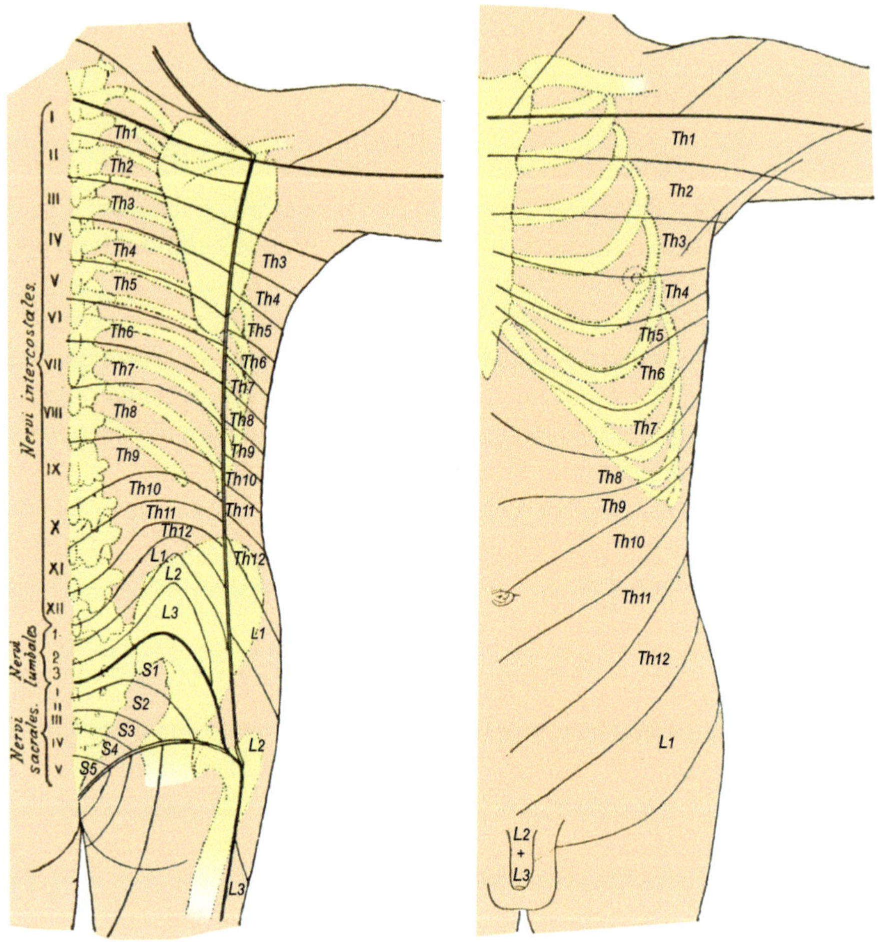

Abb. 4.21 Die thorakalen Dermatome Th 1 bis Th 12, ventral und dorsal. Deutlich sichtbar die Höhenverschiebung zwischen dorsalen und ventralen Dermatomen, modifiziert nach Bolk.
Dorsal: 22 subkutane Dermatome vom BWK 1 bis zur Steißbeinspitze.
Ventral: 12 Dermatome zwischen Clavicula und Symphyse.

Die thorakalen Dermatome sind bevorzugte Empfangsstationen sympathischer Impulse. Dies beruht auf der Tatsache, dass im Rückenmarkssegment C 8, in allen thorakalen Rückenmarkssegmenten bis hin zum Rückenmarkssegment L 3 die Ursprungszellen des Sympathikus liegen.

Dies hat weitreichende Bedeutung: Sympathische Impulse können in den Dermatomen C 8 bis L 3 am Rumpf und zu einem kleinen Teil auch an der oberen und unteren Extremität algetische und vegetativ-reflektorische Veränderungen auslösen.

Das heißt, in diesem Bereich können eine geänderte Vasomotorik der Hautgefäße, eine Piloarrektion und eine erhöhte Schweißsekretion sowie gleichzeitig auch schmerzhafte Areale auftreten.

Sympathische Impulse werden an die Dermatome C 8 bis L 3 weitergeleitet („übertragen“), wenn die Rückenmarkssegmente C 8 bis L 3 von erkrankten inneren Organen bzw. deren viszeral-afferenten Fasern irritiert wurden (s. S. 90, 124).

Bildhaft vereinfacht: Wenn das Fass (Hinterhorn im Rückenmark) voll ist, läuft es über (in die Dermatome und Myotome). Auf diese Weise entsteht an der spinalen Peripherie ein „vorsensibilisiertes Terrain“ (Tilscher), das durch einen „Zweitschlag“ von außen, gegebenenfalls auch in Form eines Bagatellreizes, dann als Muskelschmerz oder Hautirritation in Erscheinung treten kann. Die Dermatome C 8 bis L 3 sind daher die bevorzugten Empfänger der übertragenen Schmerzen und ihrer vegetativen Begleiterscheinungen.

Im **dorsalen** Längsdrittel am Rumpf finden sich deutlich mehr Dermatome als im **ventro-lateralen** Längsdrittel (Abb. 4.21).

Der Grund dafür liegt darin, dass die dorsalen Fragmente der Dermatome **nicht** für die Extremitätenbildung verwendet wurden.

Daher bilden die dorsalen Fragmente der Dermatome eine kontinuierliche, ununterbrochene metamere Folge vom Scheitel bis zur Steißbeinspitze, also von C 2 bis zum Kokzygeum. Braus und Elze, Clara u.a. haben dies für die subkutanen Dermatome anatomisch nachgewiesen.

Hingegen bedecken im ventro-lateralen Drittel des Rumpfes nur 12 thorakale Dermatome den Bereich von der Clavicula bis zur Symphyse.

Die Spinalnerven bilden nicht nur **horizontale** Reaktionseinheiten, die den Rumpf bandförmig umzingeln.

Die drei Äste der Spinalnerven bilden auch drei **longitudinale** Reaktionseinheiten, indem die ventralen, lateralen und dorsalen Innervationsgebiete der Äste jeweils auch mit ihren kranial und kaudal angrenzenden Nachbargebieten in „inniger Verbindung stehen“ (Fanghänel). Dies wurde durch histologische Untersuchungen bewiesen (Morphologisches Jahrbuch, Grosser und Fröhlich, s. Abb. 2.13 und Abb. 2.14, S. 42/43).

Schon 1979 konnten wir (König, Wancura) aufzeigen, dass diese Längsdrittelung am Rumpf mit der Längsdrittelung, wie wir sie aus der TCM kennen, übereinstimmt (s. Abb. 2.7, S. 33).

Dermatome an den Extremitäten

Von besonderem Interesse ist in diesem Zusammenhang, dass sich das ventrale und das laterale Längsdrittel vom Rumpf auf die Extremitäten fortsetzen, da die Extremitäten als Abkömmlinge der ventro-lateralen Bauchwand in Form der beschriebenen Ausstülpungen gebildet werden.

Daher haben die Extremitäten und die ventro-laterale Bauchwand zueinander eine besondere Beziehung, was auch für das Verstehen der Akupunkturtherapie von Bedeutung ist:
An der **oberen Extremität** kommt es zu Verlagerungen der lateralen und ventralen Dermatom-Anteile der entsprechenden Segmente:
- Die Innervationsareale der **lateralen** Äste setzen sich auf den **dorsalen** und zum Teil auch **ulnaren** Bereich der oberen Extremität fort (in den Abbildungen grün).
- Die Innervationsareale der **ventralen** Äste setzen sich auf den **volaren** und zum Teil auch **radialen** Bereich der oberen Extremität fort (in den Abbildungen gelb).

Es besteht demnach eine Wechselwirkung zwischen der
- dorsalen und ulnaren Seite des Armes und dem
- lateralen und dorsalen Längsdrittel am Körper (in der Diktion der TCM Shao-Yang und Tai-Yang).

Und es besteht demnach eine Wechselwirkung zwischen der
- volaren und radialen Seite des Armes und dem
- ventralen Längsdrittel am Rumpf (in der Diktion der TCM Yang-Ming).

In völliger Übereinstimmung mit diesen Innervationsarealen der lateralen und ventralen Spinalnervenäste steht die Punkteauswahl nach den Regeln der chinesischen Akupunktur:
- Bei Erkrankungen im **ventralen** Längsdrittel am Rumpf und im Gesicht werden Punkte am **radialen** Bereich des Armes und an dessen **Innenseite** gestochen.
- Bei Erkrankungen im **lateralen** Längsdrittel am Rumpf sowie im lateralen Bereich von Kopf und Hals werden Punkte am Arm empfohlen, die im **ulnaren** und **dorsalen** Bereich des Armes liegen.

Demnach besteht also entsprechend der „Innervationskette" auch eine „Reaktionskette" zwischen dem ventralen Längsdrittel am Rumpf (Magen-Meridian) und dem radio-volaren Bereich des Armes sowie zwischen dem lateralen Längsdrittel am Rumpf (Gallenblasen-Meridian) und dem dorso-ulnaren Bereich des Armes.

An der **unteren Extremität** kommt es grundsätzlich zu denselben Verlagerungen der lateralen und ventralen Dermatom-Anteile der entsprechenden Segmente:

- Die **lateralen Äste** bedecken die Streckermuskulatur, die ursprünglich an der unteren Extremität dorsal lag, aber durch die Rotation im Laufe der Embryonalentwicklung nach ventral verlagert wurde.
- Die **ventralen Äste** bedecken die Beugemuskulatur, die ursprünglich an der unteren Extremität ventral lag, aber durch die Rotation im Laufe der Embryonalentwicklung nach dorsal verlagert wurde.

Nach meiner Analyse bedecken somit an der oberen und unteren Extremität die Innervationsareale

- **der lateralen Äste die Extensoren,**
- **der ventralen Äste die Flexoren.**

Viele Punktekombinationen der chinesischen Akupunktur finden durch diese Verbindung der Segment-Fragmente eine Erklärung: So liegen z.B. 3E 5, Gb 41, Gb 20, Gb 34 jeweils im Innervationsbereich der lateralen Äste der Spinalnerven. Dadurch ist nicht nur eine „Innervationskette", sondern auch eine „Reaktionskette" innerhalb des gesamten Innervationsgebietes der Rami laterales der Spinalnerven vorstellbar. Dieses würde die Vorstellung von den Meridian-Achsen, in diesem Falle der Shao-Yang-Achse, in der chinesischen Akupunktur erklärbar machen.

Dasselbe gilt im Prinzip auch für die Rami ventrales.

Zusammenfassend werden in den Abbildungen 4.22a und b alle Dermatome in Form eines Merkschemas nach Hansen und Schliack übersichtlich dargestellt.

4

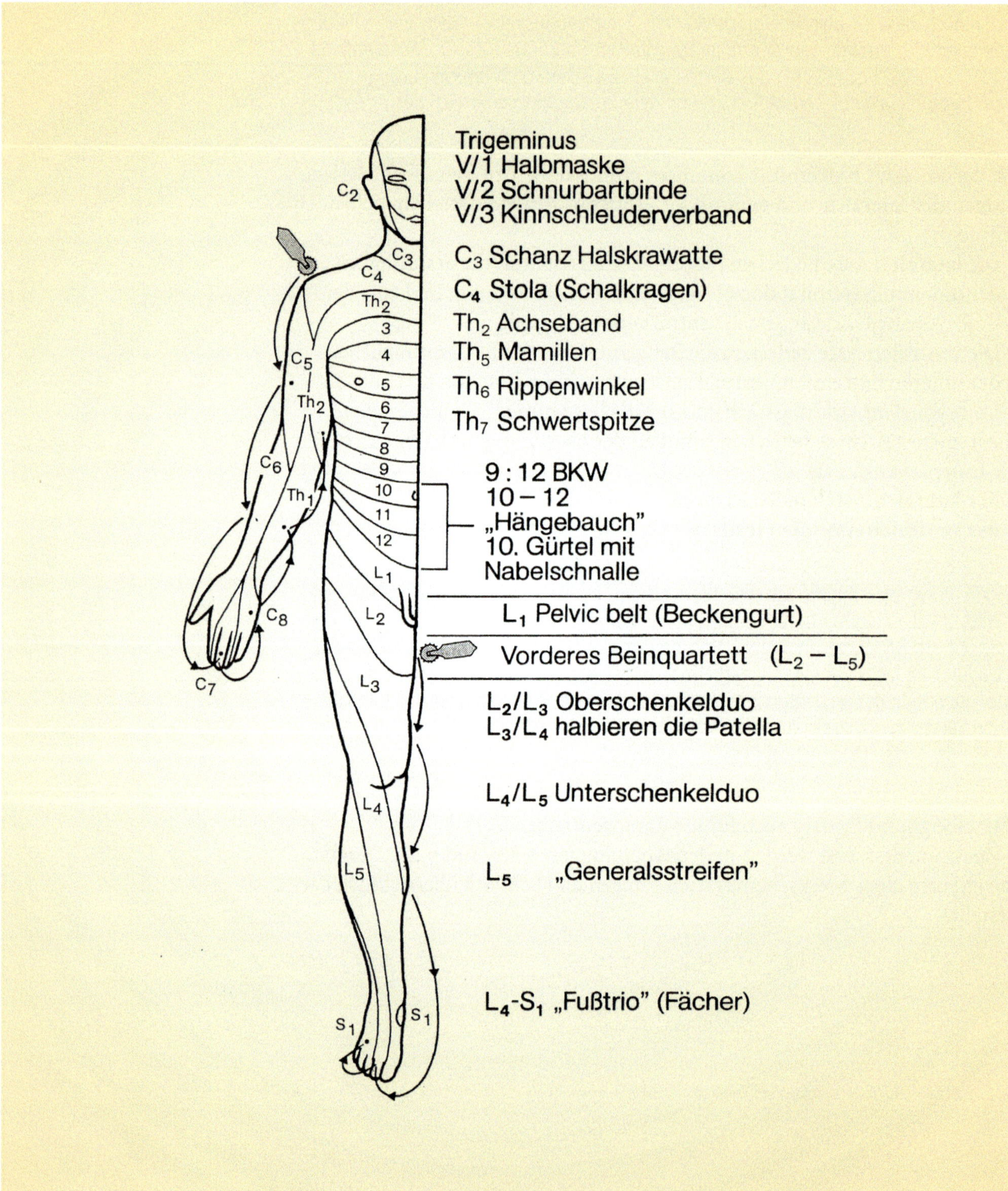

Abb. 4.22a Merkschema für die thorakalen und lumbo-sakralen Dermatome nach Hansen und Schliack (Vorderansicht)

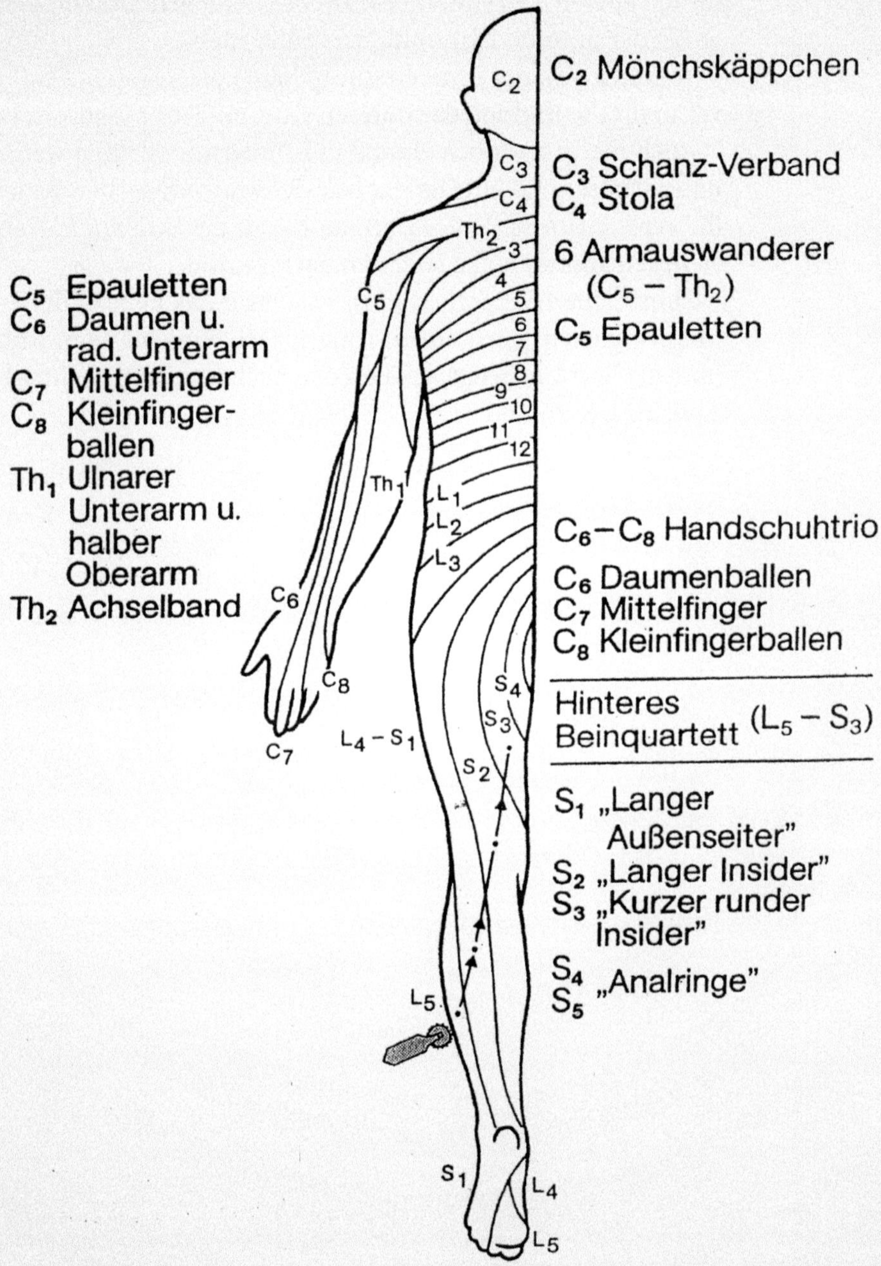

Abb. 4.22b Merkschema für die thorakalen und lumbo-sakralen Dermatome nach Hansen und Schliack (Rückansicht)

Die lumbalen und sakralen Dermatome

Wie schon auf Seite 153 bei der Darstellung des Aussprossens der Segmente für die oberen Extremität beschrieben, sind grundsätzlich dieselben Vorgänge bei der unteren Extremität zu beobachten.

So werden an der unteren Rumpfhälfte die Segmente L 2 bis S 2 mit L 5|S 1 voran für die Bildung der unteren Extremitäten ausgestülpt.

Auch hier muss noch einmal in Erinnerung gerufen werden, dass auch die untere Extremität ein Derivat **nur** der ventro-lateralen Bauchwand ist, wobei die ventralen Anteile der Dermatome an der unteren Extremität nach dorsal zu liegen kommen, die lateralen nach ventral.

Zum leichteren Merken muss man sich das Bein in der embryonalen Haltung vorstellen: nach außen rotiert, rechtwinkelig vom Rumpf abgewinkelt, im Knie leicht gebeugt, große Zehe nach kranial gerichtet (s. Abb. 2.23 und Abb. 2.24, S. 76 und 77).

Das Dermatom L 2	bedeckt unterhalb des Leistenbandes einen schräg nach kaudal und medial gerichteten Streifen des Oberschenkels.
Das Dermatom L 3	legt sich in Form einer schrägen Bandage an das Dermatom L 2 an und bedeckt einen Teil der Außenseite und Streckseite des Oberschenkels bis zum medialen Bereich des Knies.
Das Dermatom L 4	bedeckt den ventralen und medialen Bereich des Unterschenkels bis zum Innenknöchel und zum medialen Fußrand.
Das Dermatom L 5	bedeckt den ventralen und lateralen Bereich des Unterschenkels, den Fußrücken und den lateralen Fußrand und erreicht die Zehen.
Das Dermatom S 1	zeigt schon den Übergang in die Beugeseite des Fußes, wobei dieses Dermatom noch Zehen von der fibularen Seite erfasst.
Die Dermatome S 1 und S 2	bedecken die gesamte Hinterseite der Beine und enden im Sakralbereich.
Die Dermatome S 3|S 4|S 5 und die kokzygealen Dermatome	liegen in konzentrischen Kreisen um die Steißbeinspitze herum (s. Abb. 4.25).

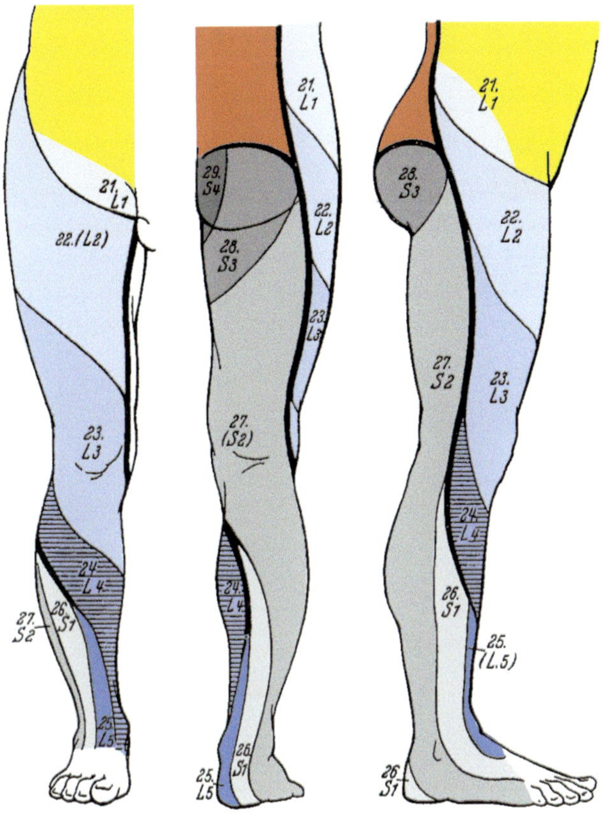

Abb. 4.23 Die Dermatome der unteren Extremität, modifiziert nach Bolk.
Blau: Lumbale Dermatome.
Grau: Sakrale Dermatome.
Rot: Innervationsareale der Rami dorsales.
Gelb: Innervationsareale der Rami ventrales.
Die dick schwarz gezeichneten Linien markieren die Hiatus-Linien am Bein.

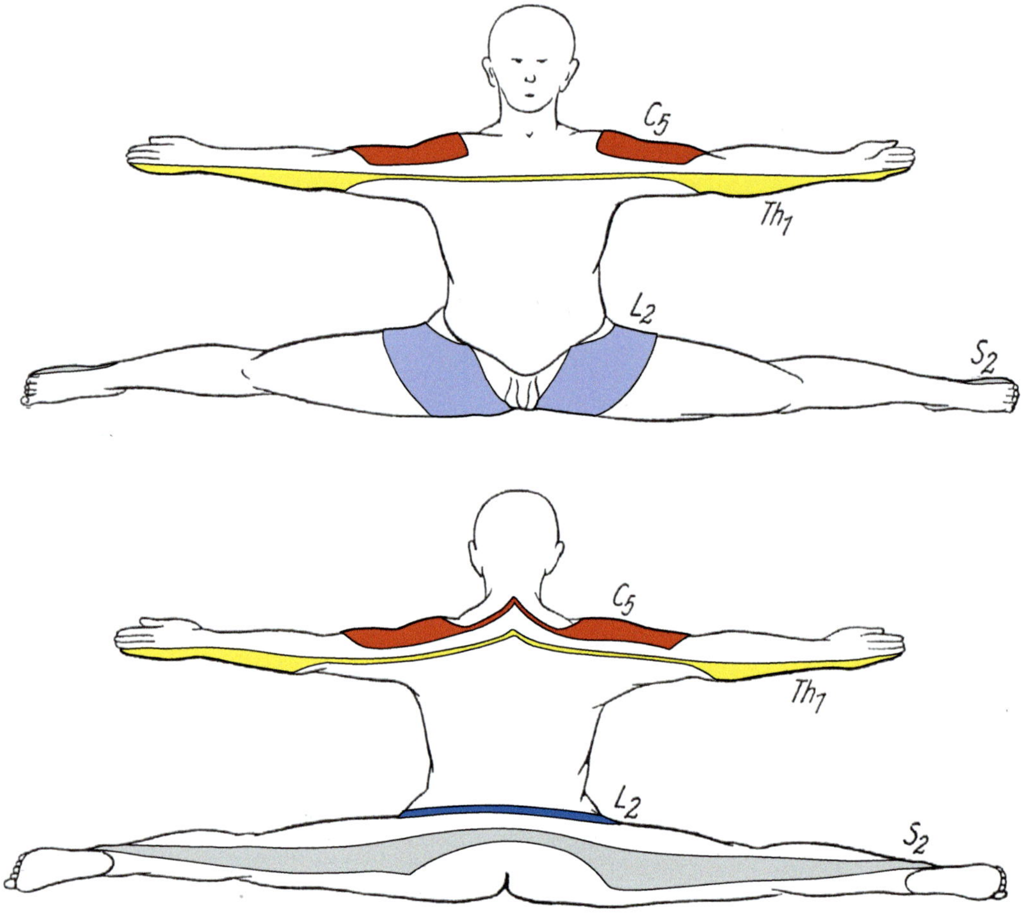

Abb. 4.24 Die Dermatome der oberen und unteren Extremität.
Die Extremitäten sind in der Lage ihrer embryonalen Wachstumsrichtung gezeichnet, in Anlehnung an Lanz und Wachsmuth, zitiert bei Clara. Beachte den Unterschied bezüglich der Fußhaltung im Vergleich zu Abbildung 2.24, S. 77.

4

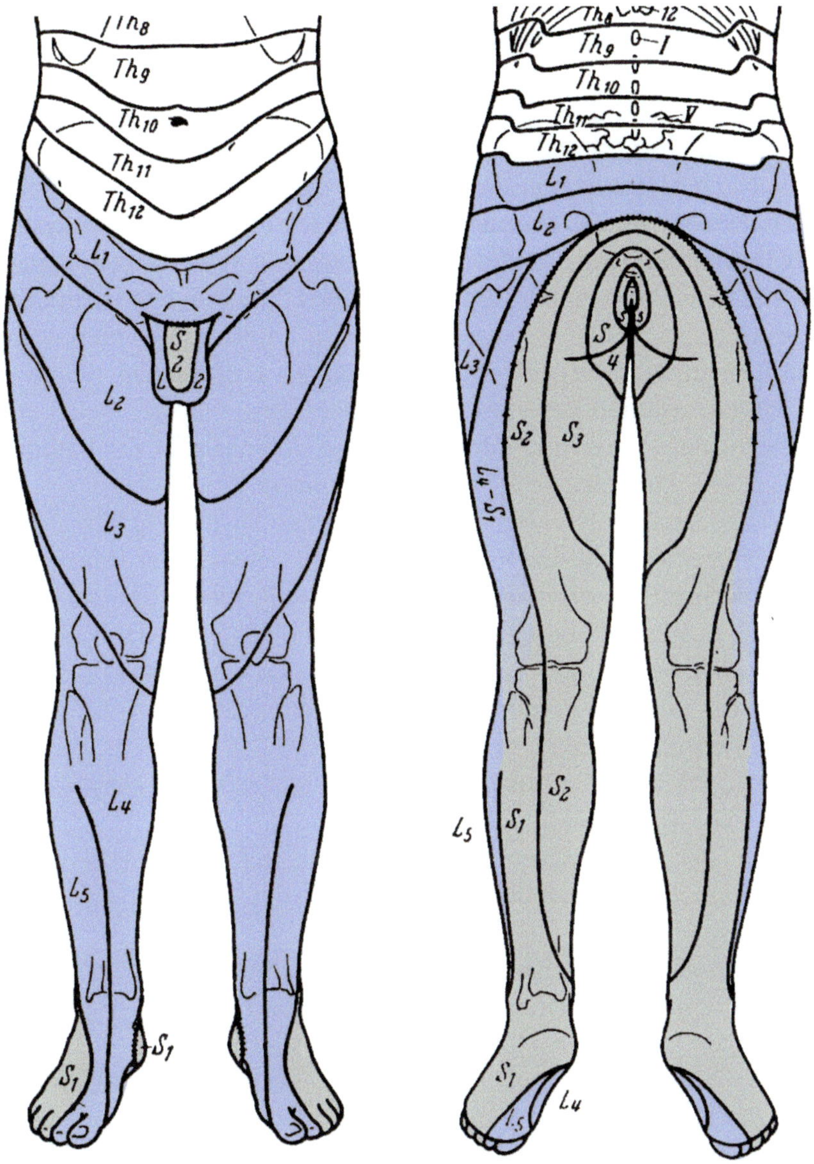

Abb. 4.25 Die lumbalen (blau) und sakralen (grau) Dermatome an der Ventral- und Dorsalseite des Beines.

Zu den Hautkrankheiten aus segmentaler Sicht

Die Dermatome sind die „Träger" jener systematisierten Dermatosen, deren Auftreten und Lokalisation vom Innervationsgebiet des spinalen und sympathischen Nervensystems bestimmt wird.

Neben dem bekannten Beispiel des Herpes zoster zählen zu den systematisierten Dermatosen auch andere angeborene und erworbene Dermatosen, wie z.B. Ekzeme, Mykosen, Urtikaria, aber auch Basaliome, die segmentbezogen, „sozusagen im vorsensibilisierten Terrain", auftreten können, wenn die zugehörigen inneren Organe erkrankt sind. Sie entsprechen damit einem **„sichtbar gewordenen Referred Pain"** in der Haut.

Die segmentale Innervation der Haut kann demnach für die Pathogenese von Hauterkrankungen eine wichtige Rolle spielen.

Erworbene Dermatosen können die Folge einer Ansiedlung hämatogen gestreuter Erreger sein, die hauptsächlich in jenen Gebieten der Haut auftreten, in denen die Strömungsverhältnisse verändert sind. Dies wiederum kann, wie später noch ausführlich beschrieben wird, durch die geänderte Vasomotorik der Hautgefäße bedingt sein, die ihrerseits als Folge der segmental-sympathischen Irritation bei einer inneren Erkrankung entsteht.
Hautveränderungen können so z.B. auftreten
- bei Herzkrankheiten im linken oberen Quadranten in den Dermatomen C 8 bis Th 4 (Abb. 4.26a),
- bei Leber- und Gallenblasenerkrankungen am rechten Rippenbogenrand in den Dermatomen Th 6 bis Th 8 (Abb. 4.26b).

Weitere Beispiele wurden beschrieben:
- Soor-Mykose im Thoraxbereich bei Mediastinaltumoren
- Basaliome am linken Arm bei Erkrankungen des Herzens
- Mykosen an der Bauchhaut bei Mykosen des Darmes
- Urtikaria infolge einer Penicillin-Allergie, die während der Menstruation nur in der Inguinalgegend auftrat.

Es wurden aber auch angeborene Hautveränderungen wie Naevi beschrieben und als systematisierte Dermatosen bezeichnet, weil der Ort ihres Auftretens der segmentalen Verteilung von Spinalnerv und Sympathikus folgte.

Es würde den Rahmen dieses Buches überschreiten, im Einzelnen darauf einzugehen. Literatur über „die Nervenverteilung in der Haut in ihrer Beziehung zu den Erkrankungen der Haut" wurde vor allem von Blaschko als Beilage zu den Verhandlungen der Deutschen Dermatologischen Gesellschaft in Breslau (1901) dargestellt. Weitere Literatur bei Hauser, Gottron, Fegeler und Kautzky, Hansen und Schliack u.a.

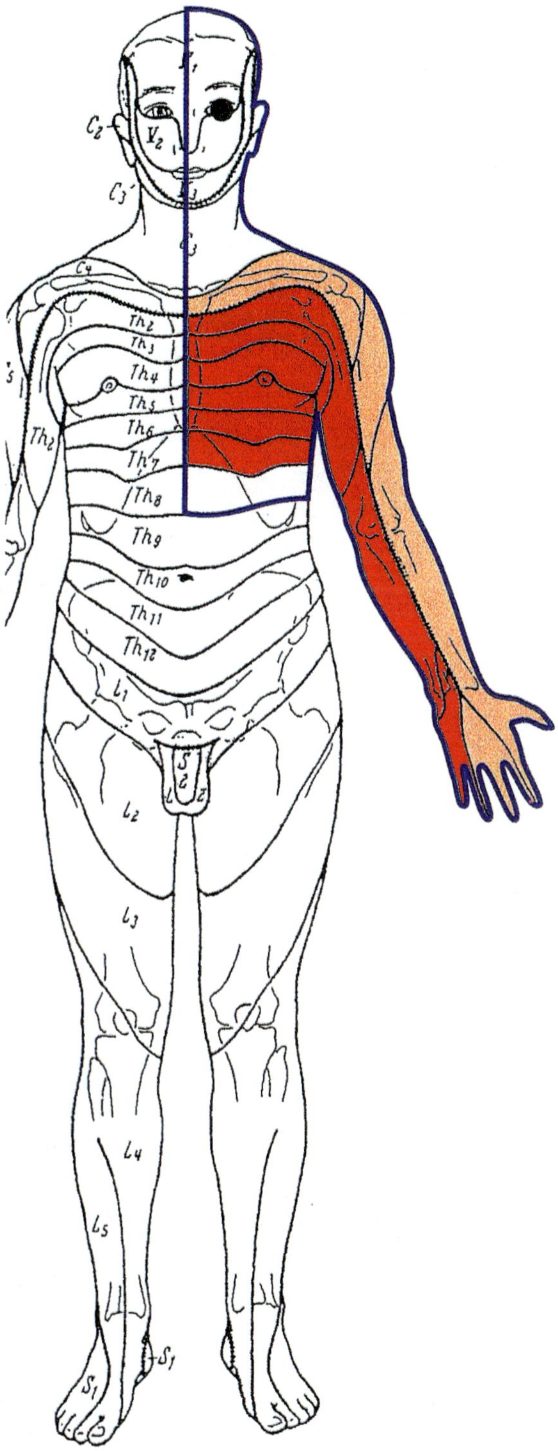

Abb. 4.26a Das Herz. Schema der algetischen und vegetativ-reflektorischen Projektionszonen des Herzens.

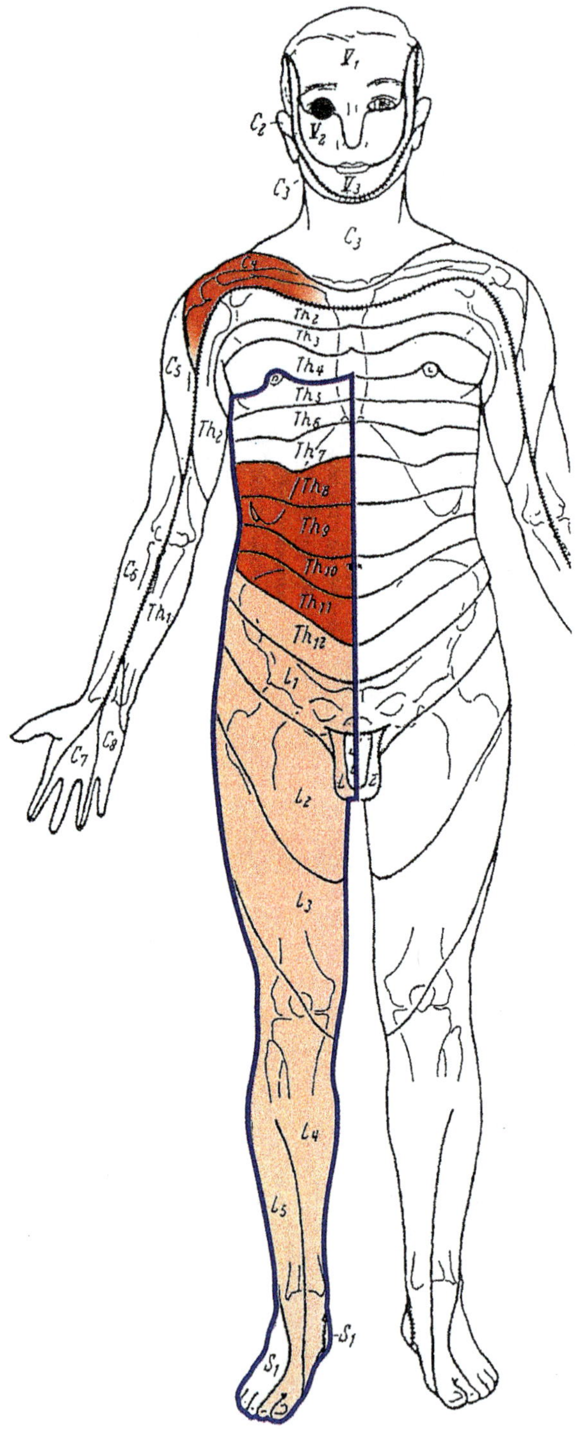

Abb. 4.26b Die Leber und Gallenblase. Schema der algetischen und vegetativ-reflektorischen Projektionszonen der Leber und der Gallenblase.

5 Die Myotome

Die radikuläre Innervation von Muskeln

Den Einflussbereich eines Spinalnervs auf den quergestreiften Muskel bezeichnet man als Myotom. Myotom und Muskel ist dadurch nicht gleichzusetzen.

Da fast alle Muskeln aus dem Material mehrerer benachbarter Ursegmente, also pluri-segmental, aufgebaut sind, werden sie auch von mehreren Spinalnerven versorgt, so z.B. der M. trapezius von C 2 bis C 4 und vom N. accessorius (s. Abb. 5.1). Monoradikulär innervierte Muskeln sind Kennmuskeln (s. auch Abb. 5.11a).

Dennoch erhält **jedes einzelne Myotom** in diesem pluri-segmentalen Myotom-Verband eines Muskels **seinen eigenen Ast aus seinem Spinalnerv** zugeteilt.

> Die Muskeläste sind immer nur Nebenäste, die der Spinalnerv auf seinem Weg vom Rückenmark zu seinem Dermatom vorher zu seinen Myotomen abgibt (s. auch S. 25).

Die Kennmuskeln

Einige Muskeln sind monoradikulär innerviert, d.h. sie bestehen nur aus einem, evtl. zwei Myotomen.

Kennmuskeln sind monoradikuläre Muskeln, die Segmentstörungen er**kenn**-bar machen. In dieser Hinsicht haben sie die gleiche Aussagekraft wie die Dermatome.

Bei **Lähmungen** oder **abgeschwächten Reflexen** kann der Kennmuskel einen Hinweis auf eine radikuläre Störung geben, z.B. bei Bandscheibenprolaps.

Bei **Schmerzen** im Kennmuskel und **gesteigerter Reflexantwort** kann der Kennmuskel einen Hinweis auf eine mögliche viszerogene Irritation geben.

Das jeweilige veränderte Reflexverhalten des Kennmuskels entlarvt daher seinen Spinalnerv (s. Tab. Hansen und Schliack).

> In der Akupunktur spielen die Kennmuskeln eine bedeutende Rolle, weil sie wichtige Akupunkturpunkte tragen.

Die wichtigsten Segment-Kennmuskeln nach Hansen und Schliack	
C 4	Zwerchfell
C 5	M. deltoideus
C 6	Mm. biceps, brachialis, brachioradialis
C 7	Daumenballenmuskeln
C 8	Kleinfingerballenmuskeln
L 3	M. quadriceps
L 4	M. tibialis anterior
L 5	M. extensor hallucis longus
S 1	M. fibularis longus und brevis

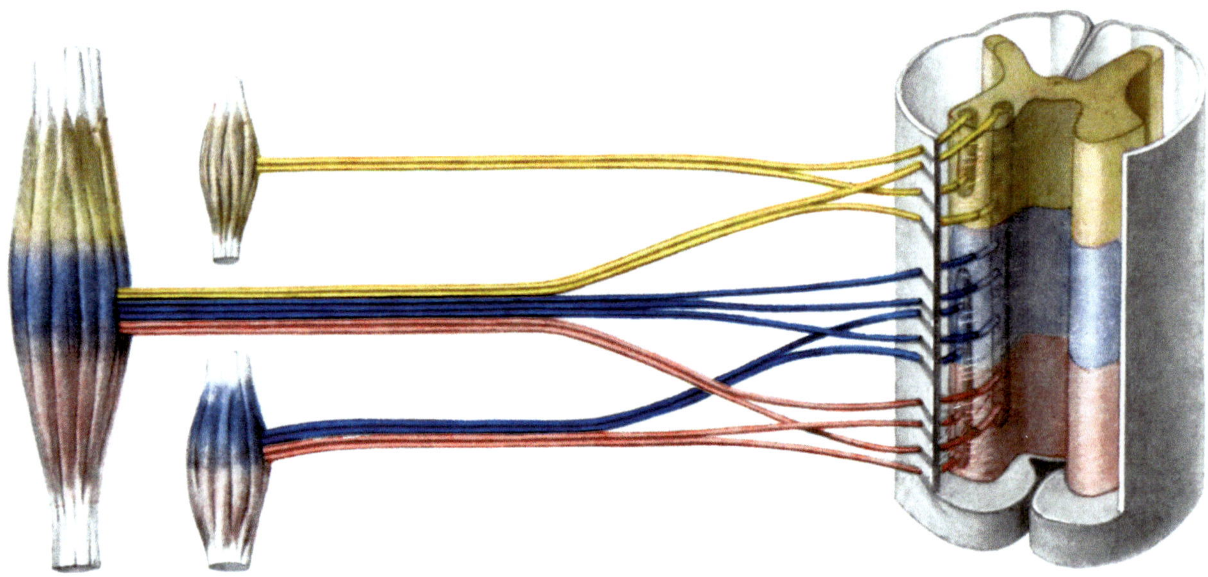

Abb. 5.1 Schema der Innervationsmöglichkeiten eines Muskels, nach Braus und Elze: Monoradikulär (gelb), z.B. M. subclavius C 5, biradikulär (blau und rot), z.B. M. biceps C 5 , C 6, triradikulär (gelb, blau und rot), z.B. M. deltoideus C 4, C 5, C 6.
Beachte die unterschiedliche „Zerstückelung" eines Muskels in Myotome bei Aufrechterhaltung ihrer kranio-kaudalen Anordnung. Die Plexusbildung ist die Basis der peripheren Innervation an den Extremitäten. Die Spur der jeweiligen Radix „verliert sich" zunächst im Plexus bzw. im peripheren Nerv. Am Erfolgsorgan Muskel tritt sie jedoch in metamerer Anordnung wieder zu Tage, wie die Segment-Anatomen nachweisen konnten (s. Abb. 5.2).

Metamere Anordnung der Myotome

Obwohl sich die Muskelfasern vermischen und die Innervation der Spinalnerven sich vernetzt, kann man dennoch Territorien nachweisen, die fast ausschließlich oder überwiegend von **einem** Spinalnerv versorgt werden, wie Bolk am Beispiel der Schultergürtelmuskulatur aufzeigen konnte.

Abbildung 5.2 zeigt, dass ein Spinalnerv seine Territorien in jeweils mehreren Muskeln besetzt und damit die Muskulatur in horizontale Bänder unterteilt, die in kranio-kaudaler Reihenfolge angeordnet sind. Dieses Beispiel zeigt aber auch, dass nicht nur die Haut, sondern auch die Muskulatur dem metameren Bauprinzip atavistischer Körperarchitektur folgt.

Häufig haben die einzelnen Myotom-Anteile eines Muskels auch unterschiedliche Funktionen, so dass der Muskel zwar durch seine periphere Innervation eine morphologische „Einheit“ bildet, durch seine spinal-segmentale Innervation aber zu einer funktionellen „Vielheit“ wird.
Das zeigt sich am M. trapezius besonders deutlich. Der Schultergürtel wird

- durch die Pars descendens (Myotom C 2) gehoben,
- durch die Pars ascendens (Myotom C 4) gesenkt,
- durch die Pars transversa (Myotom C 3) nach medial gezogen.

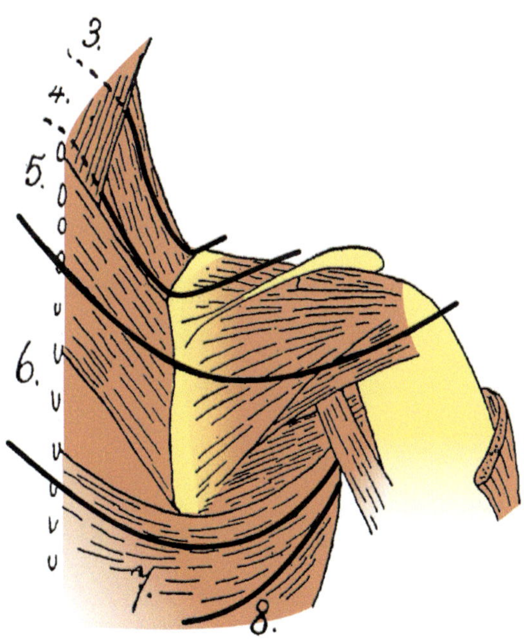

Abb. 5.2 Metamere Anordnung der Myotome C 3 bis C 8 an der Muskulatur von Schulterblatt und Rücken, modifiziert nach Bolk.

Typische Bewegungseinschränkungen eines Muskels können daher immer auch Hinweis auf bestimmte Segmentstörungen sein (s. nebenstehende Tabelle nach Netter).

Wenn man die segmentale Verteilung von Muskulatur und Knochen kennt, dann kann man oft allein aus der Haltung oder einer Bewegungseinschränkung durch Blickdiagnose einen Hinweis auf eine Segmentstörung erhalten und somit die gestörten Areale erahnen.

Der Spinalnerv erfüllt auch hier als Hodoneuromer (s. Fußnote S. 18) die Funktion eines „Wegweisers für Diagnose und Therapie".

Zusammenfassung der segmentalen muskulären Funktionen (nach Netter)

Funktion	Muskulatur	Segmente
Inspiration	Diaphragma	C 3|C 4|C 5
Abduktion im Schultergelenk	Deltoideus	C 5
Beugung im Ellenbogen	Biceps brachii, Brachialis	C 5|C 6
Dorsalextension im Handgelenk	Extensor carpi radialis (longus und brevis)	C 6|C 7
Streckung im Ellenbogengelenk	Triceps brachii	C 7|C 8
Fingerbeugung	Flexor digitorum superficialis und profundus	C 8
Ab- und Adduktion der Finger	Interossei	C 8|Th 1
Adduktion im Hüftgelenk	Adduktoren	L 2|L 3
Streckung im Kniegelenk	Quadriceps	L 3|L 4
Dorsalextension des Fußes	Tibialis anterior	L 4|L 5
Dorsalextension der Großzehe	Extensor hallucis longus	L 5|S 1
Plantarflexion der Füße	Gastrocnemius	S 1|S 2
Analverschluss	Sphincter ani externus	S 2|S 3|S 4

Die Herringham-Gesetze zur Lokalisation und Verteilung der Myotome in den Muskeln

Die Anordnung der segmentalen Myotome nach Art eines Rasters, wie sie von Herringham dargestellt wurde, folgt einer bestimmten Gesetzmäßigkeit, die auf drei Tatsachen beruht.

1. Herringham-Gesetz

> Je **oberflächlicher** ein Muskel liegt, desto **kranialer** ist seine Spinalnerveninnervation.
> Je **tiefer** ein Muskel liegt, desto **kaudaler** ist seine Spinalnerveninnervation.

Zum besseren Verständnis kann man sich die Übereinanderschichtung der Myotome wie die Kleidung einer Bauerntracht vorstellen:

- Zuunterst liegt ein Unterhemd eng am Körper an. Dies würde der autochthonen Rumpfmuskulatur und ihrer kaudaleren, nämlich thorakalen Spinalnerveninnervation entsprechen.
- Darüber wird ein Pullover gezogen, der von kranial kommend Hals, Oberkörper, Arme und Finger bedeckt. Er entspräche den von kranial stammenden zervikalen Myotomen, die gleichermaßen Hals, Oberkörper und Arme bedecken. Diese oberflächlicher liegende Muskelschicht wird von kranialeren, nämlich zervikalen Spinalnerven innerviert.
- Über diesen beiden Schichten liegt wie ein großes Kopftuch der M. trapezius.

Die **oberflächlichste** Schicht wird also von den **kranialsten** Spinalnerven innerviert	z.B. der M. trapezius	C 2 bis C 4 („Kopftuch“)
Die **tiefer** liegende Schicht wird von **kaudaleren** Spinalnerven innerviert	z.B. die zervikale Arm- und Rumpfmuskulatur	C 5 bis Th 2 („Pullover“)
Die **tiefste** Schicht wird von den **kaudalsten** Spinalnerven innerviert	z.B. die thorakale autochthone Rumpfmuskulatur	Th 1 bis Th 12 („Unterhemd“)

5

Dies hat diagnostische und therapeutische Konsequenzen:

- **Ein oberflächlich empfundener und oberflächlich zu tastender Schmerz** in der Rückenmuskulatur am Oberkörper muss auch an **zervikale Segmentstörungen** denken lassen, d.h. Schmerzareale an der HWS und am Arm.
- **Ein tief empfundener Schmerz einer in der Tiefe zu tastenden Muskelverspannung** muss an **thorakale Segmentstörungen** denken lassen mit weiteren potenziellen Schmerzen an der BWS und einer eventuellen Hautirritation in den entsprechenden thorakalen Dermatomen.

Da sich also die Grenzen der metameren Territorien im Muskel überlagern, muss ein Ausfall des peripheren Nervs nicht automatisch zum kompletten Ausfall einer Muskelfunktion führen, wohl aber kann er eine teilweise Funktionseinschränkung verursachen, die den Verdacht auf eine bestimmte Segmentstörung lenken muss.

2. Herringham-Gesetz

Je **näher** ein Muskel an der Wirbelsäule liegt, desto **kranialer** ist seine Spinalnerveninnervation.
Je **entfernter** ein Muskel von der Wirbelsäule liegt, desto **kaudaler** ist seine Spinalnerveninnervation.

Beispiel:
Der M. trapezius liegt näher an der Wirbelsäule als der M. serratus anterior bzw. die Schulterblattmuskeln (Abb. 5.3).

Folglich wird der M. trapezius von kranialeren Spinalnerven innerviert (C 2 bis C 4) als der M. serratus anterior, der von kaudaleren Spinalnerven innerviert wird (C 5 bis C 7), und das, obwohl beide Muskeln über weite Strecken in gleicher Höhe liegen (s. Abb. 5.3).

Praktische Bedeutung aus Sicht der Akupunktur: Betrachtet man diese soeben beschriebene Tatsache aus der Sicht der Längsdrittelung in der Akupunktur, dann sind

- Schmerzen im **dorsalen** Längsdrittel immer **kranialeren** Spinalnerven,
- Schmerzen im **lateralen** Längsdrittel immer **kaudaleren** Spinalnerven zuzuordnen, obwohl die Schmerzen in gleicher Höhe liegen können.

Das hat Konsequenzen für die Punkteauswahl.
Bezieht man die Extremitäten in dieses Schema ein, so gilt auch hier:

- Liegt ein muskulärer Schmerzort **näher an der Wirbelsäule** (z.B. im Schulter- bzw. Hüftbereich), muss die Störung an mehr **kranialwärts** gelegenen Segmenten gesucht werden.
- Liegt ein muskulärer Schmerzort **weiter weg von der Wirbelsäule** (z.B. Handgelenk bzw. Fußgelenk), muss die Störung an mehr **kaudalwärts** gelegenen Segmenten gesucht werden.

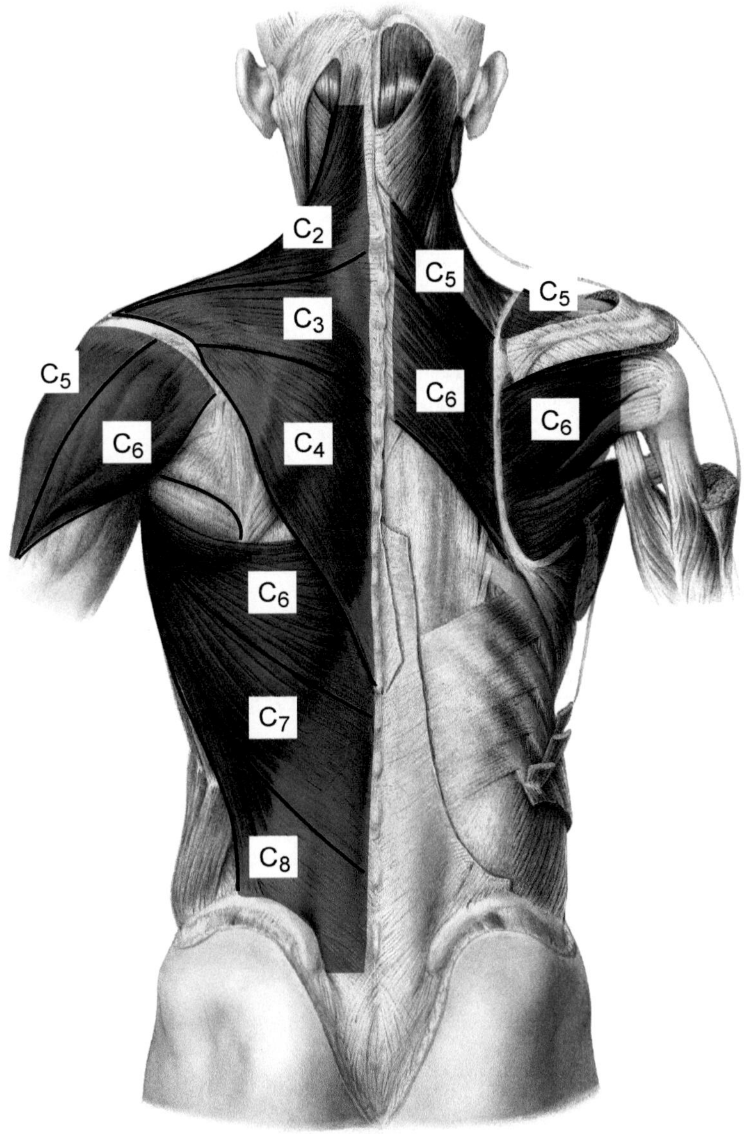

Abb. 5.3 Schema der metameren Anordnung der Myotome, im Trapezius links und an der Schulterblattmuskulatur rechts, modifiziert nach Benninghoff.

Beispiel:
Eine wie immer geartete Behandlung (Nadelung, neuraltherapeutische Injektionen, chirotherapeutische Manipulation) muss bei muskulären Schmerzen
- im **Schultergelenksbereich** auch bei C 1 bis C 4,
- im **Ellenbogengelenksbereich** auch bei C 5 bis C 7,
- im **Handgelenks- und Handbereich** auch bei C 7 bis Th 5 durchgeführt werden.

Desgleichen muss eine Behandlung bei muskulären Schmerzen
- im **Hüftgelenksbereich** auch bei Th 9 bis L 2,
- im **Kniegelenksbereich** auch bei L 3 bis L 5,
- im **Fußgelenks- und Fußbereich** auch bei L 5 und allen Sakralsegmenten durchgeführt werden.

3. Herringham-Gesetz

Je **kranialer** die Myotome im Myotom-Verband eines Muskels liegen, desto **kranialer** ist ihre segmentale Innervation.
Je **kaudaler** die Myotome im Myotom-Verband eines Muskels liegen, desto **kaudaler** ist ihre segmentale Innervation.

Beispiel:
Der M. latissimus dorsi setzt sich zusammen aus den Myotomen C 6 bis C 8. Der kaudalste Anteil des M. latissimus dorsi gehört demnach zu C 8.

Bei Schmerzen am medialen Beckenkamm müssen daher weitere potenzielle Schmerzareale von C 8 aufgesucht werden, so z.B.
- die tiefe Handmuskulatur (Dü 3 und Handpunkt 1 für Schmerzen am Beckenkamm),
- der kaudale Ansatz des M. pectoralis an den Rippen,
- der muskuläre Bereich des zerviko-thorakalen Überganges.

Die Kenntnis der Segment-identen Myotome und ihrer Lokalisation bringt uns somit zusätzliche und ganz wesentliche Hinweise bezüglich Diagnose und Therapie, die uns die Kenntnis der peripheren Nervenversorgung eines Muskels und die Kenntnis der Regeln der Akupunktur allein niemals bieten kann.

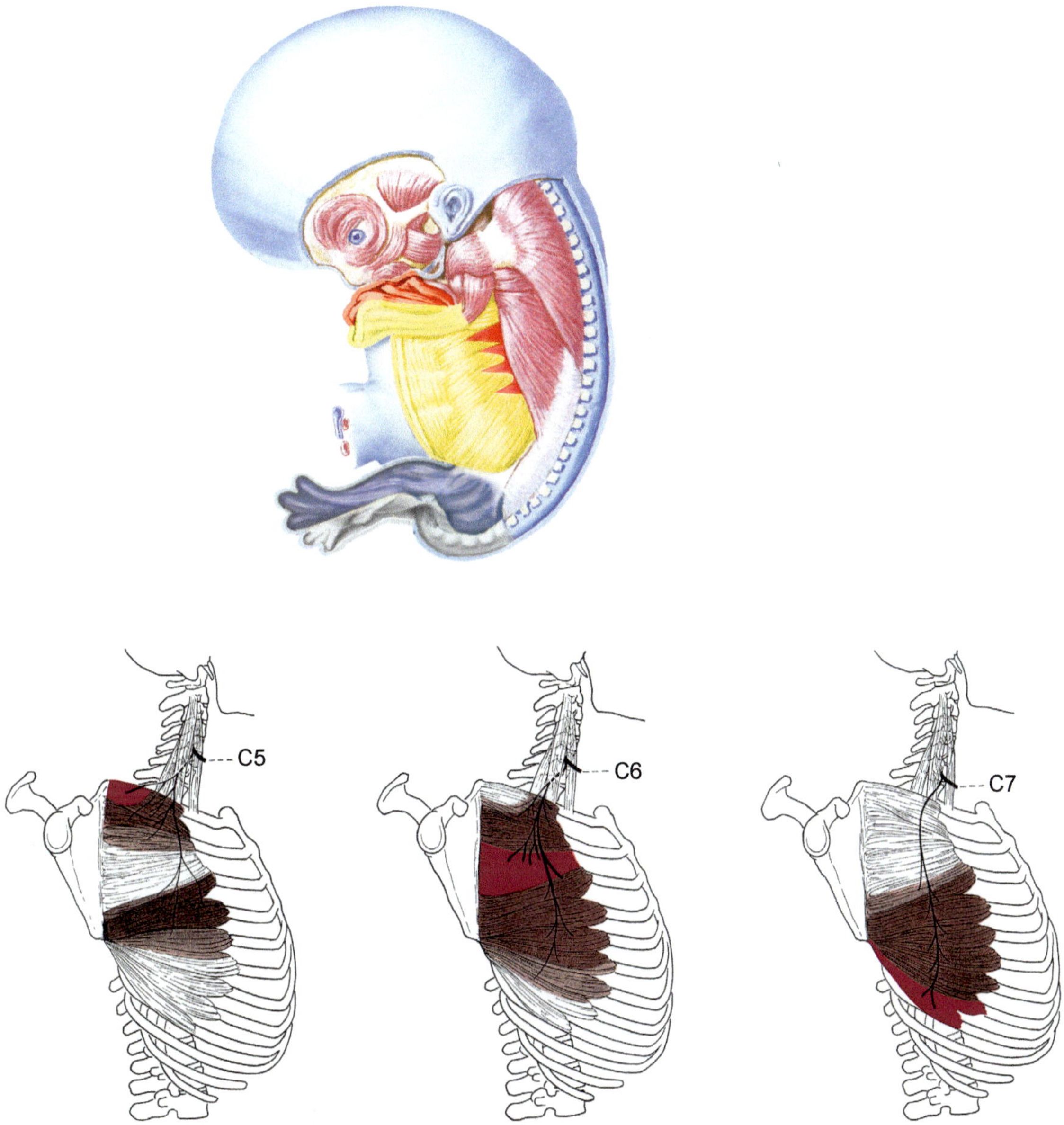

Abb. 5.4 Die Herringham-Gesetze bezüglich der Anordnung der segmentalen Myotome, bereits am Embryo nachweisbar.
1. Herringham-Gesetz: Je oberflächlicher die Lage der Myotome, desto kranialer die segmentale Innervation (rot, zervikal), je tiefer die Lage der Myotome, desto kaudaler die segmentale Innervation (gelb, thorakal).
2. Herringham-Gesetz: Je näher die Lage der Myotome an der WS, desto kranialer die segmentale Innervation (rot), je weiter weg die Lage der Myotome von der WS, desto kaudaler die segmentale Innervation (gelb).
3. Herringham-Gesetz, am Beispiel des M. serratus anterior, modifiziert nach Braus und Elze.

Die einzelnen Myotomgruppen

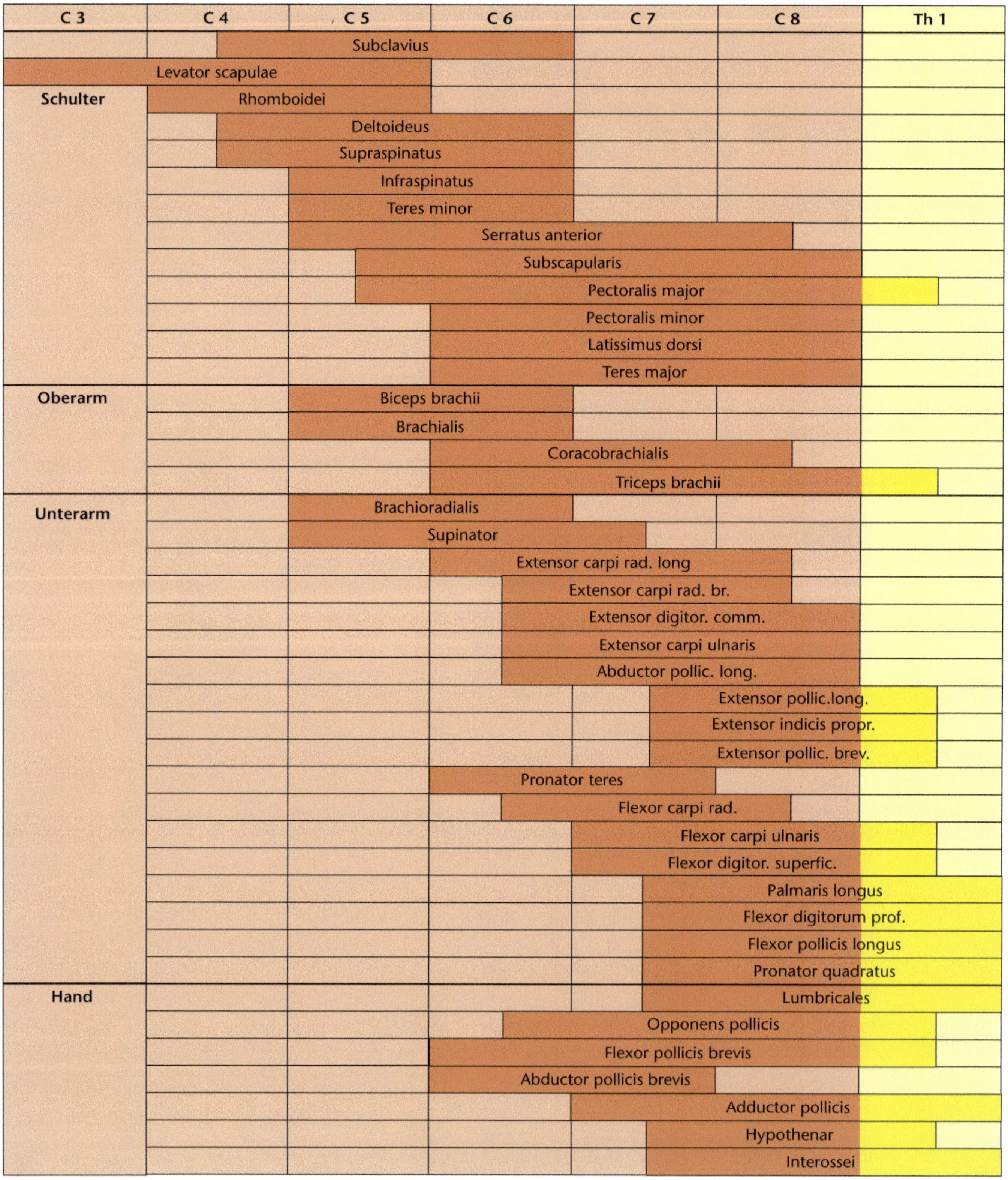

5

Gemäß dem Buchtitel „Segment-Anatomie“ werden im Folgenden die Muskeln und ihre Myotome im Einzelnen beschrieben. Eine Übersicht über die Muskeln und ihre Myotomzuordnung findet sich in Abbildung 5.5.

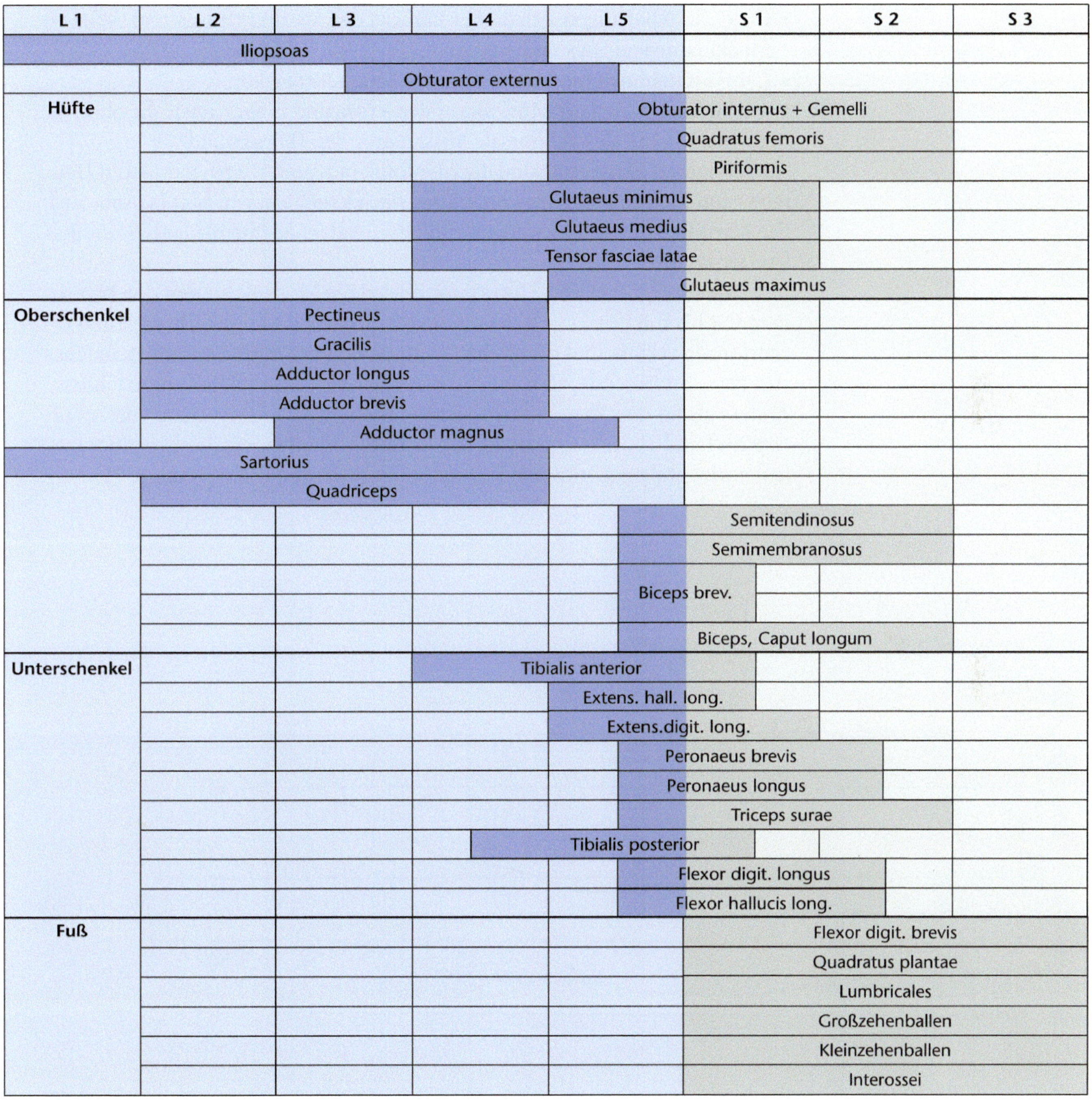

Abb. 5.5 Übersicht über die Muskeln des Armes und des Beines und die Lage ihrer motorischen Zellen in den Segmenten des Rückenmarkes, modifiziert nach Foerster (unterschiedliche Angaben der Myotomzuordnung bei den verschiedenen Autoren).

Die zervikalen Myotome

Die zervikalen Myotome sind in ihrer Gesamtheit wie ein Rollkragenpullover, der Hals, Arme und Finger und die Thoraxwand bis zur Nabelhöhe bedeckt.

- C 1|C 2|C 3 beteiligen sich an der Bildung der oberflächlichen und tiefen Muskulatur von Hals und Nacken.
- C 4|C 5|C 6 bilden die Muskulatur des Schultergürtels.
- C 5 bis Th 1 bilden die Muskulatur der Arme und Finger sowie die oberflächliche ventrale und dorsale Muskulatur der Thoraxwand.

An der oberen Extremität sind die Myotome in Längsstreifen parallel zu Daumen- und Kleinfinger-Linie von kranial nach kaudal angeordnet (s. Abb. 5.6). Die Myotome des Armes werden von längsovalen, Segment-identen zervikalen Dermatomen bedeckt.

An **Schultergürtel und Thoraxwand** wird die Muskulatur von den Myotomen C 4 bis C 8 (Th 1) gebildet. Diese Myotome sind an der Thoraxwand fächerförmig verteilt und durch ihre segmentale Versorgung so aufgeteilt, dass sich getrennt liegende, aber synchron reagierende Muskelabschnitte bilden. Anders als an den Extremitäten werden die zervikalen Myotome von Schultergürtel und Thoraxwand **nicht** von Segment-identen, sondern von thorakalen, horizontal angeordneten Dermatomen bedeckt (Abb. 5.7; vgl. S. 21).

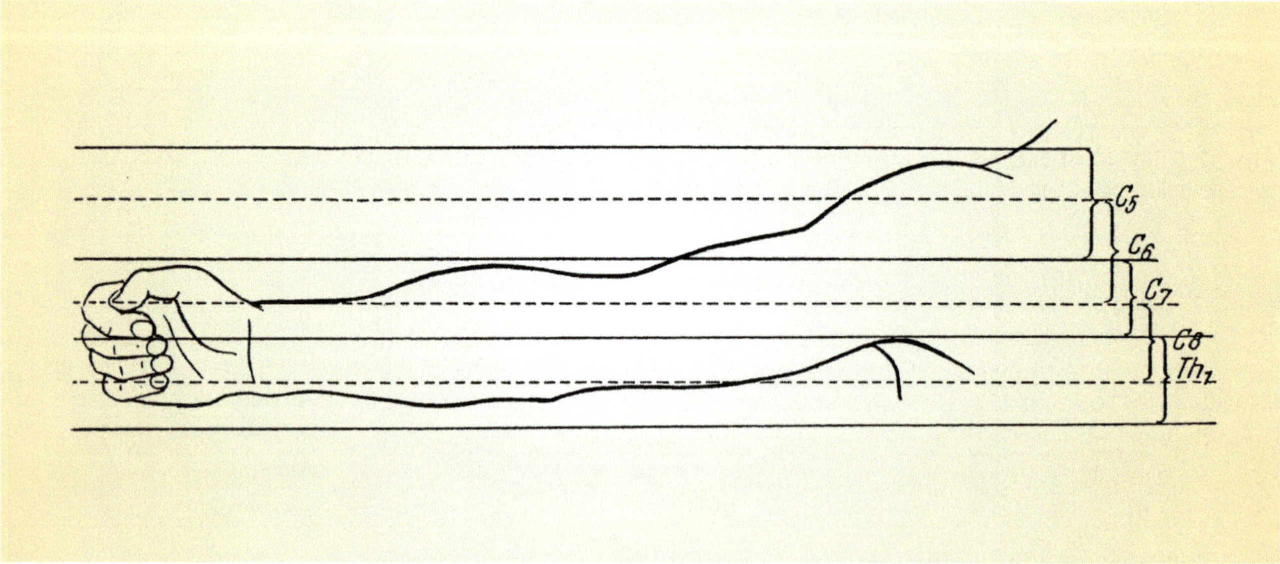

Abb. 5.6 Anordnung der Myotome am Arm. Schema der Segmentbezüge der Arm- und Handmuskulatur, nach Schumacher.

Die zervikalen Myotome **am Rumpf** sind demnach weder bezüglich ihrer Form noch bezüglich ihrer Innervation ein „Abklatsch" der darüberliegenden Dermatome.

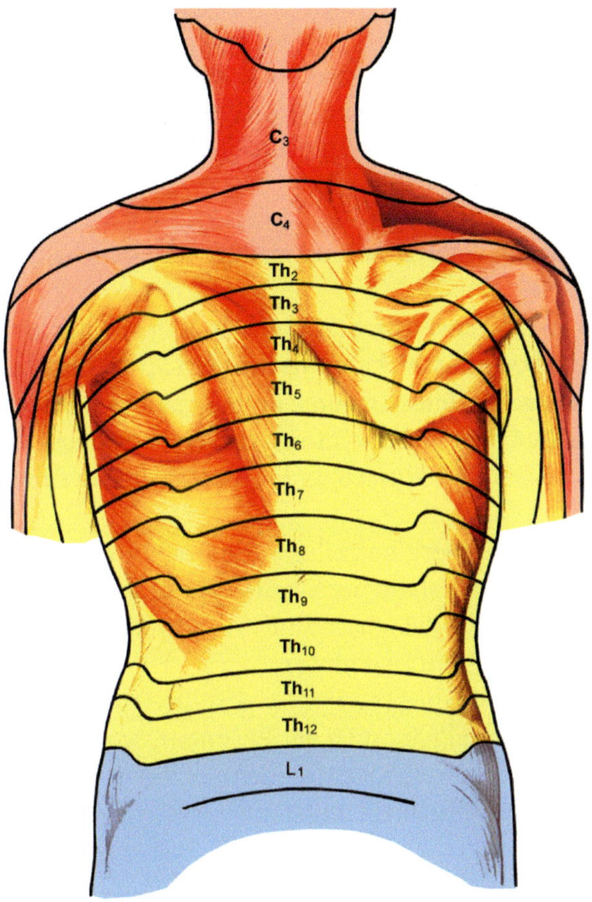

Abb. 5.7 Deckungsgleiche Anordnung der zervikalen Dermatome und Myotome auf der Schulterhöhe C 2, C 3, C 4 (rot). **Nicht** deckungsgleiche Anordnung der thorakalen Dermatome (gelb) und der darunterliegenden, vom Arm auf den Rumpf „eingewanderten", zervikal innervierten Muskeln.

Die Diskrepanz von Form und Innervation der übereinandergelagerten Myotome und Dermatome erklärt die Wirkung vieler Akupunkturpunkte. Da ein senkrecht durchgeführter Nadelstich sowohl thorakale Dermatome als auch zervikale Myotome erreicht und dadurch im Rückenmark ein großes Areal beeinflussen kann, vermag ein einziger Stich – richtig platziert und in der richtigen Tiefe gestochen – mehrere Rückenmarkssegmente zu beeinflussen.

Dies erklärt die oft unverstandene Tatsache, dass auf diese Weise der Reiz an einem einzigen Akupunkturpunkt über mehrere Rückenmarkssegmente ein ganzes inneres Organ beeinflussen kann.

So erfasst z.B. ein Reiz am Punkt Bl 13
- das Dermatom Th 3–Th4,
- das Myotom C 3–C 4 (M. trapezius),
- das Myotom C 5–C 6 (Mm. rhomboidei).

Somit kann ein einziger senkrechter Stich am Punkt Bl 13, dem Zustimmungspunkt der Lunge, die Rückenmarkssegmente C 3 bis C 6 und Th 3 bis Th 4 erfassen und damit alle Resonanzareale der Lunge gleichzeitig beeinflussen.

Das „Splitting" der Myotome ist aus evolutionärer Sicht ein großer Fortschritt.

Während z.B. beim Lanzettfischchen **ein** Spinalnerv nur **einen** zirkulären Segmentabschnitt beeinflussen kann, vermag **ein** Spinalnerv bei den höheren Wirbeltieren **viele** gesplittete Myotome anteilig zu beeinflussen. Daher kann ein einziger spinaler Reiz viele Myotome in verschiedenen Muskeln reizen, somit ein großes Areal beeinflussen und dessen Funktion sinnvoll steuern.

Beispiel:

Der 5. zervikale Spinalnerv beeinflusst die Myotome C 5, somit Teile der akzessorischen Atemmuskulatur am Schultergürtel **und** das Diaphragma.

Damit **synchronisiert,** biologisch sinnvoll, **ein einziger Spinalnerv alle verstreuten Teile der Atemmuskulatur.**

Die Wirkung eines Spinalnervs auf seine gesplitteten Myotom-Anteile erinnert an das physikalische Phänomen der Resonanz, wonach durch einen Ton jene Körper mittönen, deren Eigenfrequenz erregt ist. Head nennt dieses Phänomen „durch den Spinalnerv angetönt".

Die Myotome C 1|C 2|C 3, Hals und Nacken

Die zervikalen Myotome C 1|C 2|C 3 sind an der Bildung folgender Muskeln beteiligt:

- M. sternocleidomastoideus
- M. sternohyoideus und M. sternothyreoideus
- M. trapezius
- subokzipitale Nackenmuskulatur.

Da diese Muskeln oberflächlich liegen, sind ihre Myotome einer Segmenttherapie gut zugänglich.

Die tief gelegenen autochthonen Halsmuskeln werden hier nicht besprochen, da sie in der Segmenttherapie weniger Bedeutung haben.

Da die oberflächlichen Myotome immer ventral **und** dorsal liegen, müssen für eine effiziente Schmerztherapie auch immer beide Seiten mit einbezogen werden, z.B. C 2 am Hinterkopf **und** C 2 im Sternoklavikularbereich.

Die Myotome C 1|C 2|C 3 sind verantwortlich für die Kopfhaltung. Sie strecken, beugen, drehen den Kopf oder ziehen ihn ein durch Heben der Schultern.

Der M. sternocleidomastoideus (C 2 bis C 4)

Dieser Muskel wird von den Myotomen C 2 bis C 4 gebildet.

Er entspringt am Proc. mastoideus und zieht von dort schräg nach abwärts und medial zur Incisura jugularis sterni und dem Schlüsselbein in unmittelbarer Nähe des Sternoklavikulargelenkes.

Funktion: Seine Kontraktion bewirkt eine Neigung des Kopfes zur gleichen und eine Drehung des Gesichtes zur Gegenseite.

Funktionseinschränkung: Seine einseitige Kontraktion bewirkt eine kokette Kopfhaltung und Blickrichtung, die eine Irritation im Sternoklavikulargelenk und eine druckschmerzhafte Stelle im Bereich des Mastoids vermuten lässt.

Wenn beide Muskeln kontrahiert werden, so kommt es zu einer Reklination des Kopfes, wodurch die Blickebene gehoben wird. Damit entstehen eine ausgesprochene „hochmütige Kopfhaltung und ein hochmütiger Blick“.

Der M. sternohyoideus und der M. sternothyreoideus (C 1 bis C 4)

Die unteren Zungenbeinmuskeln werden von den Myotomen C 1 bis C 4 gebildet und ziehen vom Zungenbein zum Schildknorpel und zum Sternum.

Funktion: Beide senken und fixieren das Zungenbein bzw. den Kehlkopf.

Funktionseinschränkung: Liegt ein Hypertonus dieser Muskeln vor, dann können bei tiefer Inspiration Schmerzen und ein „brennendes" Gefühl im Bereich des Sternums auftreten. Die schwer verständliche traditionelle Diagnose „Lungen-Hitze" fände hier eine Erklärung.

Diese Schmerzen sind manchmal auch mit Schmerzen im M. temporalis und M. masseter verbunden. Sehr oft klagen Patienten dann auch über Reizhusten und ein Globusgefühl.

Dabei findet man sehr oft Triggerzonen an beiden seitlichen Rändern des Zungenbeins, die einer Neuraltherapie gut zugänglich sind.

Die Zuordnung der segmental-spinalen Innervation der Myotome in den Muskeln ist hinsichtlich der kranialen und kaudalen Spinalnerven in der gesamten Literatur sehr unterschiedlich angegeben, da auch anatomisch diesbezüglich individuelle Unterschiede bestehen. Ich habe versucht, diesem Zustand durch Klammersetzung Rechnung zu tragen.

Der M. trapezius (C 2 bis C 4)

Der M. trapezius bildet die oberflächlichste Lage der Rückenmuskulatur und spannt sich zwischen den Dornfortsätzen aller Hals- und Brustwirbel und dem Schulterblatt aus.

Nach Tilscher ist der Trapezius der typische „psychische Erfolgsmuskel" und spielt in der Neuraltherapie und Akupunktur eine besonders große Rolle.

Schmerzen und Myogelosen in diesem Bereich findet man überaus häufig dann, wenn die Patienten überfordert sind und sich „hartnäckig und halsstarrig behaupten" müssen.

Anatomisch und segmental wird der M. trapezius in drei Abschnitte eingeteilt, wobei nach den Gesetzen von Herringham

- der obere Abschnitt (Pars descendens) C 2 zugeordnet wird,
- der mittlere Abschnitt (Pars transversa) C 3 zugeordnet wird,
- der untere Abschnitt (Pars ascendens) C 4 zugeordnet wird.

Funktion: Alle Abschnitte des M. trapezius fixieren den Schultergürtel.
- Der obere Abschnitt (C 2) wirkt gleichzeitig hebend,
- der untere Abschnitt (C 4) wirkt gleichzeitig senkend auf den Schultergürtel.

Funktionseinschränkung: Muskelverspannungen und Myogelosen wirken sich vor allem beim aktiven Seitwärts-Aufwärtsheben sowie bei der Außenrotation der Arme aus.

Patienten mit Muskelverspannungen und Schmerzen am Trapezius werden die Arme an den Rumpf eng angelegt halten, um dadurch Bewegungsschmerzen zu minimieren.

Durch diese Haltung wirken die Patienten ausgesprochen steif und eingefroren. Auch das Hängenlassen der Arme kann nach einiger Zeit zu ausgesprochen unangenehmen Sensationen im Schultergürtel führen, weshalb der Patient instinktiv eine Ruhelage mit etwas erhobenem Arm einnimmt, um auf diese Weise den Trapezius, insbesondere die Pars descendens (C 2), zu entspannen (Schmid). Man sieht sehr häufig, dass Patienten mit diesen Beschwerden immer versuchen, einen Stuhl mit Armlehnen zu finden, weil das Auflehnen des Armes auf einer Armlehne den Trapezius im Bereich von C 2 entlasten kann.

Bei Hartspann und Schmerzen der Myotome C 1|C 2|C 3 findet man Hauptschmerzpunkte vor allem dorsal
- am Ansatz des M. trapezius am Occiput,
- an den Dornfortsätzen der Hals- und Brustwirbel bis Th 12.

Bei Spontan- und Druckschmerzhaftigkeit dieser Areale müssen auch die Myotome C 1|C 2|C 3 im ventralen Bereich untersucht und gegebenenfalls infiltriert werden. Dies trifft vor allem für den M. sternohyoideus und den M. sternothyreoideus zu, die den ventral gelegenen Myotomen von C 1|C 2|C 3 entsprechen.

Die subokzipitale Nackenmuskulatur (C 1 bis C 3)

Diese Muskulatur zählt zur autochthonen Rückenmuskulatur.
Ihre Myotome bilden den
- M. rectus capitis posterior major und minor (C 1) und den
- M. obliquus capitis superior und inferior (C 1|C 2).

Diese Muskeln ziehen von den ersten zwei Halswirbeln zur Linea nuchae am Hinterkopf.

Funktion: Diese Muskeln neigen den Kopf nach hinten und heben die Gesichts- und Blickebene, wodurch ein hochmütiger Eindruck des Betreffenden entsteht.

Funktionseinschränkung: Bei diesen Menschen findet man häufig in diesem Bereich Muskelverspannungen sowie druckschmerzhafte Stellen am Querfortsatz des Atlas und an den Dornfortsätzen aller oberen Halswirbel.

Diese Kopfhaltung findet man aber auch bei der **„sterno-symphysalen Belastungshaltung“** (Brügger), bei der eine verstärkte Kyphose der BWS und Hyperlordose der HWS diese Kopfhaltung ergibt. Auch beim Rundrücken älterer Patienten und beim Morbus Bechterew wird diese Kopfhaltung zu finden sein.

Häufig ist dabei auch der M. sternocleidomastoideus an seiner Ursprungs- und Ansatzstelle an Mastoid und Clavicula druckschmerzhaft.

Irritationen und Schmerzzonen in C 2|C 3:

- Hinterkopf- und Nackenschmerzen,
- Halsschmerzen vorne,
- Schluckbeschwerden,
- Ohrenschmerzen,
- Globusgefühl und Reizhusten,
- Schwindelgefühl,
- Übelkeit, Brechreiz und platzangstähnliche Zustände,
- Panikattacken, Blutdruckschwankungen und tachykarde Rhythmusstörungen.

Kunert bezeichnet die vegetativ-funktionellen Störungen, die bei Irritationen in den Segmenten C 1|C 2|C 3 auftreten, auch als **„selbständig gewordene Head-Zone“.**

Die typischen Irritationszonen liegen an der Protuberantia occipitalis externa, am Proc. mastoideus, am Querfortsatz des Atlas, am Dornfortsatz von C 2|C 3 und im Bereich des 2. Halswirbelkörpers, am Zungenbein, in der Incisura jugularis und in der kranialen Hälfte der Clavicula.

Nach Brügger können diese Irritationszonen bei der Einnahme einer sterno-symphysalen Belastungshaltung verstärkt schmerzhaft sein, während bei Einnahme einer aufrechten Haltung sich die Schmerzen sofort bessern.

Die Myotome C 4|C 5|C 6, Schultergürtel

Die Myotome C 4|C 5|C 6 beteiligen sich an der Bildung der Muskulatur des Schultergürtels und lateralen Oberarmes. Es sind:

- Mm. rhomboideus minor und major,
- Mm. supraspinatus und infraspinatus,
- M. levator scapulae,
- M. trapezius (Pars ascendens),
- Mm. teres minor und major,
- M. pectoralis,
- M. deltoideus.

Diese Muskeln „umzingeln" den oberen Thorax dorsal und ventral, ebenso wie die Myotome C 2|C 3 in den vorhin erwähnten Muskeln den Hals vorne und hinten bedecken.

Sie bedecken also die Schulter, den Oberarm seitlich und den oberen Rücken bis zum 12. Brustwirbelkörper wie ein großes dreieckiges Schultertuch, das über den Sternoklavikulargelenken geschlossen wird.

Die Schultergürtelmuskulatur stammt

- von der Armmuskulatur, die zentripetal zum Rumpf zurückwächst,
- von der Rumpfmuskulatur, die vom Rumpf zentrifugal in die oberen Gliedmaßen einwächst,
- von kranio-thorakalen Muskeln, die vom Kopf auf den Schultergürtel wachsen.

Obwohl so unterschiedliche Muskeln in unterschiedliche Richtungen „zentripetal und zentrifugal wandern", lagern sie sich dennoch in streng kranio-kaudaler, segmentaler Reihenfolge auf den Schultergürtel, wie die Abbildung 5.2 von Bolk auf Seite 205 zeigt.

Wie im übrigen Körper ordnen sie sich nach den 3 Gesetzen von Herringham:

- Die von **kranialeren** Spinalnerven innervierten Muskeln liegen **kranialer, oberflächlicher und medialer.**
- Die von **kaudaleren** Spinalnerven innervierten Muskeln liegen **kaudaler, tiefer und lateraler.**

Zwischen den Myotomen C 4|C 5|C 6, also Schultergürtel und Zwerchfell, und den zwerchfellnahen Organen besteht eine spinale und vegetativ-reflektorische Wechselwirkung (s. S. 181).

5

Diese Wechselwirkung erfolgt über parasympathische Äste im N. phrenicus und über sympathische Äste aus dem Centrum cilio-spinale.

In der Mode wird das Areal der Myotome C 4|C 5|C 6 in bestimmter Weise betont, wobei sich wiederum zeigt, dass ererbte Präferenzen uns in Mode und Bekleidung leiten.

Das Maskuline wird betont durch Schulterpolster, Orden, Sattel oder Fransen, die imponierend und vergrößernd wirken. Das Feminine wird betont durch flache und „fließende" Schultern.

Mode und Bekleidung imitieren somit die Funktion der Myotome C 4|C 5|C 6:

- Bei **dominierender Haltung** (Kampf- und Imponiergehabe) wird der Schultergürtel nach dorsal gestreckt, abduziert und leicht nach innen rotiert („Gorilla-Mann-Haltung").
- Bei **Demutshaltung** wird der Schultergürtel leicht nach vorne gebeugt, der Kopf eingezogen, nach lateral geneigt und gedreht. Dadurch entsteht eine Verkleinerung des Oberkörpers („Märtyrer-Haltung").

Die Muskeln der Myotome C 4|C 5 |C 6 verstärken ventral beugend, dorsal streckend die Funktion der darunter gelegenen autochthonen Rumpfmuskulatur, indem sie die Extremitätenbewegung in diese Bewegung einbeziehen:

Beugen am Thorax ist meist auch eine Beugung der oberen Extremitäten.
Strecken am Thorax ist meist auch eine Streckung der oberen Extremitäten.

M. levator scapulae (C 3|C 4|C 5)

Er entspringt von den Querfortsätzen des 1. bis 4. Halswirbels und setzt am Angulus superior scapulae an.

Er hebt die Scapula, „zieht den Kopf ein" und dreht dabei gleichzeitig den unteren Winkel des Schulterblattes nach medial.

M. rhomboideus minor (C 4|C 5)

Er entspringt von den Dornfortsätzen des 6. und 7. Halswirbels und inseriert am Margo medialis scapulae.

M. rhomboideus major (C 4|C 5)

Er entspringt von den Dornfortsätzen des 1. bis 4. Brustwirbels und setzt ebenfalls am Margo medialis der Scapula kaudal vom M. rhomboideus minor an. Beide Muskeln haben die gleiche Funktion, und zwar pressen sie die Scapula an den Brustkorb und können das Schulterblatt nach medial zur Wirbelsäule hin ziehen („aufrechtes Sitzen").

M. supraspinatus und M. infraspinatus (C 4 bis C 6)

Beide entspringen in der Fossa supraspinata bzw. infraspinata der Scapula und ziehen horizontal zum Tuberculum majus des Oberarmknochens:

- der M. supraspinatus inseriert kranial am Tuberculum majus,
- der M. infraspinatus inseriert kaudal am Tuberculum majus.

Beide abduzieren den Arm. Der Infraspinatus bewirkt zudem eine Außenrotation.

M. teres major (C 5|C 6|C 7)

Er entspringt am Margo lateralis der Scapula nahe dem Angulus inferior und zieht zur Crista tuberculi minoris des Humerus.

Seine Hauptfunktion ist die Retroversion des Armes nach medial (wie die des M. latissimus dorsi).

M. teres minor (C 4|C 5)

Er entspringt am Angulus inferior der Scapula und zieht zum kaudalen Bereich des Tuberculum majus. Er bewirkt eine Außenrotation.

M. deltoideus (C 4|C 5|C 6)

Er besitzt drei Anteile, deren segmentale Zuordnung einfacher zu merken ist, wenn man sich den Arm horizontal abgewinkelt vorstellt:

- Die Pars acromialis liegt am weitesten kranial, wird daher vor allem von C 4 innerviert.
- Die Pars clavicularis und die Pars spinalis liegen kaudaler und werden daher von C 5 und C 6 innerviert (Herringham).

Ursprung und Ansatz:
- Die Pars acromialis entspringt am Acromion.
- Die Pars clavicularis entspringt am kaudalen Rand des lateralen Drittels der Clavicula.
- Die Pars spinalis entspringt am Unterrand der Spina scapulae.

Alle drei Anteile setzen an der Tuberositas deltoidea des Oberarmknochens an. Der M. deltoideus ist der wichtigste Abduktor des Armes im Schultergelenk:
- Die Pars acromialis führt im Wesentlichen die Abduktion des Armes bis 90° durch.
- Die Pars clavicularis kann zusätzlich nach innen rotieren,
- die Pars spinalis kann zusätzlich nach außen rotieren.

Eine Störung im 4. Zervikalsegment lässt vor allem die aktiven Bewegungen wie Abduktion und Außenrotation des Oberarmes schmerzhaft eingeschränkt sein.

Das Myotom C 5 konzentriert sich wesentlich stärker auf Schulter **und** Oberarm als das Myotom C 4. Das Myotom C 5 beeinflusst auch bereits den Thorax (M. pectoralis und M. serratus anterior) sowie die Beuger des Armes (M. biceps brachii, M. brachioradialis und M. brachialis).

Das Diaphragma (C 3|C 4|C 5|C 6)*

Die Hauptaufgabe des Diaphragmas ist seine Beteiligung an der Atmung. Bei krankhafter Atemveränderung können Schmerzen an den Ansatzstellen des Diaphragmas im Bereich des 2., 3. und 4. Lendenwirbelkörpers sowie der 7. bis 12. Rippe entstehen.

Das Diaphragma übt auch einen bedeutenden Einfluss auf die Blutzirkulation aus, auf das Ösophaguslumen, auf die Magen-Darm-Bewegung, die Entleerung von Bauchspeicheldrüse und Gallenblase.

Daher können abnorme Kontraktionszustände des Diaphragmas mit Atembeschwerden, Kreislaufstörungen, Störungen des Herzrhythmus, mit Ösophagusspasmen, Beeinflussung der Magen-, Darm-, Gallenblasen- und Bauchspeicheldrüsenfunktion verbunden sein.

Umgekehrt können aber auch derartige Erkrankungen auf reflektorischem Wege zu einer Irritation des Zwerchfelles führen.

Das bedeutet, dass alle muskulären Anteile von C 4 und C 5, die in den vorhergehenden Abschnitten besprochen wurden, durch Erkrankungen dieser Organe irritiert und damit zu potenziellen Druckschmerzpunkten werden können, deren Auffindung bei der Diagnosestellung hilfreich ist.

Das Zwerchfell wird im Wesentlichen vom N. phrenicus versorgt. Über ihn und seine parasympathischen Fasern gelangen Projektionsschmerzen in den Bereich der Schulter.

Das Diaphragma steht als wichtiger Atemmuskel mit der akzessorischen Atemmuskulatur und den radialen Myotomen des Armes in Beziehung.

Hier findet sich eine auffallende Parallele zu den Vorstellungen der chinesischen Akupunktur, wonach der „Ursprung des Lungen-Meridians" im Bauchraum liegen und in Wechselbeziehung zur radialen Hälfte des Armes stehen soll. Der Lungen-Meridian entspricht demnach den Segmenten C 4|C 5|C 6 und ihrer segmental-reflektorischen Wechselwirkung zwischen oberer Thoraxhälfte, Diaphragma und radialer Hälfte des Armes (vgl. Abb. 2.1).

* Unterschiedliche Angaben bei den verschiedenen Autoren.

Die Myotome C 6|C 7|C 8|Th 1

Die Myotome C 6 bis Th 1 bilden
- die ventrale und dorsale muskuläre Wand vor allem der unteren Thoraxhälfte,
- die Muskulatur der Arme.

In der unteren Thoraxhälfte lagern sich diese Myotome zirkulär in kraniokaudaler Folge am Rumpf an, und zwar:
- dorsal von der Spina scapulae bis zum Beckenkamm,
- ventral von der Höhe der Clavicula bis zum Xiphoid,
- lateral entlang dem Rippenverlauf bis zur 12. Rippe.

Sie beteiligen sich an der Bildung der folgenden Muskeln:
- M. pectoralis (C 5 bis C 8|Th 1),
- M. serratus anterior (C 5 bis C 7),
- M. latissimus dorsi und M. teres major (C 6 bis C 8|Th 1).

Darüber hinaus bilden die Myotome C 5 bis Th 1 die gesamte Muskulatur der oberen Extremitäten.

Ebenso wie sich diese Myotome am Rumpf in metamerer, also kranio-kaudaler Ordnung aneinanderreihen, ist diese Reihung auch an den Extremitäten zu finden (Schumacher).

Wenn der Arm rechtwinkelig und seitwärts vom Thorax abgehoben wird und der Daumen nach kranial zeigt („embryonale Haltung"), so liegen
- die Myotome C 5|C 6|C 7 – daumenseitig, kranial, radial,
- die Myotome C 7|C 8|Th 1 – kleinfingerseitig, kaudal, ulnar.

Aus segmentaler Sicht kann man also, trotz Plexusbildung und Vernetzung der peripheren Nerven, eine klare segmentale, metamere Ordnung der Muskulatur der oberen Extremität erkennen.

Dies erleichtert in der Praxis die Zuordnung von Schmerzzuständen:

Bei Schmerzen in der **radialen** Hälfte des Armes besteht eine spinale Wechselbeziehung zur **oberen Thoraxhälfte.**	Bei Schmerzen in der **ulnaren** Hälfte des Armes muss die **untere Thoraxhälfte** untersucht und behandelt werden.
Das bedeutet auch umgekehrt, dass bei Schmerzen an der oberen Thoraxhälfte (Schultergürtel) **auch** die radiale Hälfte des Armes untersucht und eventuell mit behandelt werden muss.	Umgekehrt muss bei Schmerzen kaudal der Spina scapulae **auch** der ulnare Bereich des Armes in Therapie und Diagnose mit einbezogen werden.

Die segmentale Zuordnung ist aber auch deshalb so interessant, weil sie eine Übereinstimmung zwischen Segment-Anatomie und Akupunktur aufzeigt.

Die Extremitäten stammen aus der ventro-lateralen Bauchwand und werden daher **nur** von den ventro-lateralen Ästen der Spinalnerven versorgt. Diese **ventro-lateralen Äste der Spinalnerven** verteilen sich an der Extremität in charakteristischer Weise:

- Die ventralen Äste der Spinalnerven versorgen
  - das ventrale Längsdrittel an Rumpf und Hals, d.h. die **„Beugeseite"** von Rumpf und Hals, sowie
  - die radiale und volare Hälfte des Armes, d.h. die **„Beuger"** und Innenrotatoren.
- Die lateralen Äste der Spinalnerven versorgen
  - das laterale Längsdrittel von Rumpf, Kopf, Hals und Schulter, d.h. die **„Dreh- und Streckseite"**, sowie
  - die ulnare und dorsale Hälfte des Armes, d.h. die **„Strecker"** und Außenrotatoren.

Das heißt vereinfacht:

- Die **Beugeseite** an Rumpf und Hals steht mit ihren Segment-identen **Beugern und Innenrotatoren** am Arm in Beziehung. Der biologische Sinn dieser Anordnung liegt m. E. vermutlich in der „segmentalen Urbewegung der Nahrungsaufnahme", welche die gebeugte obere Extremität zum vorderen Längsdrittel von Kopf, Hals und Rumpf führt oder, wie das Beispiel des M. pectoralis major zeigt, in Kampfsituationen „erdrücken und erschlagen" kann.
- Die **Streckseite** (laterales und dorsales Längsdrittel) von Rumpf und Kopf steht mit ihren Segment-identen **Streckern und Außenrotatoren** am Arm in Beziehung. Der biologische Sinn dieser Anordnung liegt m. E. in der segmentalen Urbewegung des Abwehrens und Wegstoßens.

Vereinfachter Merksatz:

„Krieg und Frieden" wird segmental folgendermaßen realisiert:

Die **kranialer** gelegenen Myotome C 5|C 6 (die **Flexoren** des Armes, Rami ventrales)	beugen, füttern, schützen
Die **kaudaler** gelegenen Myotome C 7|C 8|Th 1 (die **Extensoren** des Armes, Rami laterales)	strecken, kämpfen, wehren ab

5

M. pectoralis major (C 5 bis Th 1)

Er entspringt in drei Teilen: Von der Clavicula, dem Sternokostalbereich und der Rektusscheide.

Diese Ursprünge entsprechen der Pars clavicularis, Pars sternocostalis und Pars abdominalis.

Er bewirkt eine Anteversion des Armes, d.h. der Arm wird erhoben und mit Kraft und Schnelligkeit wieder gesenkt. Mit diesem „Kampfmuskel" kann man „drauf einschlagen". Dazu erfolgen eine Adduktion und Innenrotation, die diese Bewegung noch gefährlicher und kräftiger machen.

Analysiert man die Funktion des M. pectoralis, die ein kräftiges Zuschlagen von oben nach unten bewirkt, dann ist dieses, auch wenn wir nicht mehr zuschlagen, ritualisiert und auf eine Minimalbewegung reduziert und damit immer noch vorhanden.

Beispiel: Die befehlende Handbewegung in sagittaler Richtung und letztlich auch der erhobene Zeigefinger demonstrieren immer noch den Befehls- und Kampfcharakter dieses Muskels.

Auch grafologisch findet diese Bewegung ihren Niederschlag durch die stark betonten Längsstriche mancher Schriftbilder, die immer auf einen Befehlscharakter hinweisen.

M. serratus anterior (C 5|C 6|C 7)

Dieser Muskel entspringt von der 1. bis 9. Rippe und zieht zum Margo medialis der Scapula.

Er bewirkt eine Elevation des Armes bei leichter Drehbewegung des Rumpfes. Druckschmerzhafte Stellen im lateralen Bereich des Thorax in Form einer Zickzacklinie entsprechend dem Ursprung des M. serratus anterior findet man sehr häufig an der 1. bis 9. Rippe.

M. latissimus dorsi und M. teres major (C 6|C 7|C 8)

Beide Muskeln kommen von der dorsalen Mittellinie und ziehen zum Tuberculum minor am Oberarm:

- der M. teres major entspringt vom Angulus inferior der Scapula,
- der M. latissimus dorsi entspringt von den Dornfortsätzen der unteren Brustwirbel, dem hinteren Drittel des Beckenkammes sowie zum Teil von den unteren Rippen.

Sie führen den hängenden Arm nach hinten, adduzieren ihn und rotieren ihn nach innen.

Diese Muskeln fixieren den Kopf des Oberarmes in der Pfanne.

Bei Verspannungen in dieser Muskulatur klagen die Patienten, dass das Tragen schwerer Lasten außerordentlich schmerzhaft ist.

Die Muskulatur des Armes und der Finger (C 6 bis Th 1)

Aus segmentaler Sicht ist die Muskulatur des Armes und der Finger von radial nach ulnar in Längsstreifen angeordnet (Schumacher):

- der radiale Längsstreifen liegt kranial,
- der ulnare Längsstreifen liegt kaudal.

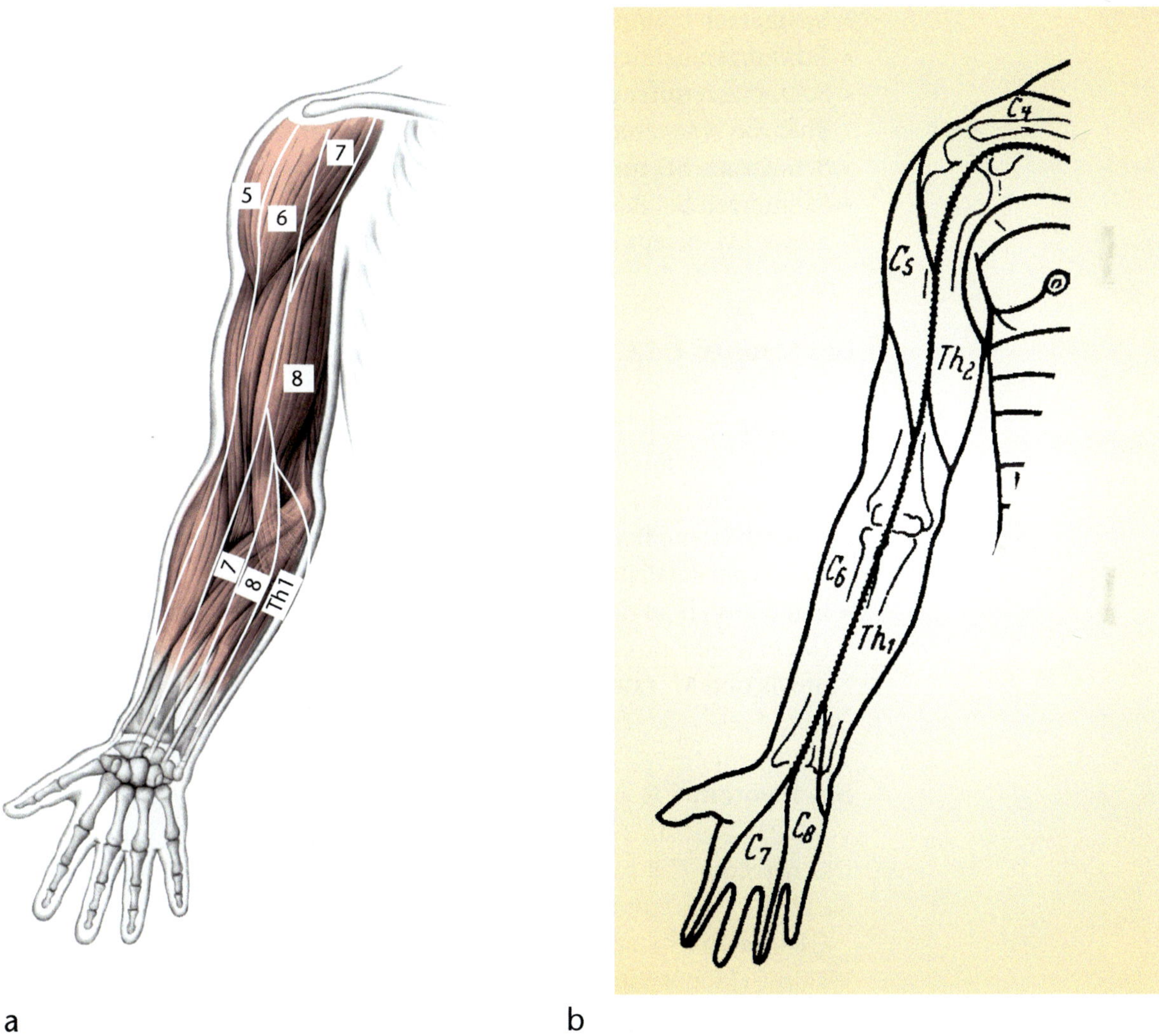

Abb. 5.8 a) Anordnung der Myotome am Arm. Die streifenförmige Anordnung der Myotome am Arm von radial nach ulnar in kraniokaudaler Folge gereiht, modifiziert nach Bolk.
b) Anordnung der Dermatome am Arm (Hansen und Schliack).

Die Myotome C 5|C 6

Die Myotome C 5|C 6 bilden
- den M. biceps brachii und den M. brachialis; beide beugen den Vorderarm bzw. das Ellenbogengelenk, der M. biceps brachii supiniert auch den Vorderarm;
- den M. brachioradialis; dieser beugt ebenfalls den Vorderarm und führt zu einer Pronation der Hand. Die Myotome C 5|C 6 bilden weiters
- den M. supinator; dieser bewirkt ausschließlich die Supination.

Verspannung in den **Myotomen C 5** verursacht
- Schmerzen bei Adduktion des Armes (M. pectoralis),
- Schmerzen bei tiefer Inspiration (M. subclavius),
- Schmerzen unter dem Schulterblatt und am Brustkorb, wenn der Arm über die Waagerechte gehoben wird (M. serratus anterior),
- Schmerzen bei Innenrotation des Armes (M. subscapularis),
- Schmerzen bei Beugung im Ellenbogengelenk und Supination des Vorderarmes (M. biceps brachii, M. brachioradialis, M. supinator).

Das Myotom C 7|C 8

Das Myotom C 7|C 8
- beteiligt sich an der Bildung des M. triceps und der Extensoren des Armes,
- bewirkt eine aktive Streckung im Ellenbogengelenk (M. triceps und M. anconaeus), eine Beugung der Hand- und Fingergelenke (M. flexor digitorum superficialis),
- beteiligt sich an der Bildung der Extensoren der Handwurzel und Finger (M. extensor carpi radialis, M. extensor carpi ulnaris, M. extensor pollicis brevis und M. extensor pollicis longus).

Das Myotom C 8

Das Myotom C 8 bildet am Thorax gemeinsam mit Th 1 die kaudale oberflächliche Thoraxmuskulatur, die am Beckenkamm ansetzt.

C 8 und Th 1 beteiligen sich an der Bildung der Handmuskeln mit Flexionswirkung (M. pronator quadratus, M. palmaris longus, M. flexor carpi ulnaris, M. flexor digitorum profundus, M. flexor pollicis longus, Mm. interossei lumbricales, M. abductor digiti quinti, M. opponens digiti quinti, M. flexor brevis digiti quinti und M. abductor pollicis brevis, M. flexor pollicis brevis und M. opponens pollicis).

Eine Funktionsstörung im Myotom C 8 und Th 1 zeigt sich vor allem durch Bewegungsschmerzen der Hand.

Die Myotome C 7|C 8|Th 1

Die Myotome C 7|C 8|Th 1 bilden, wie bereits erwähnt, die ulnare Hälfte des Armes.

Sie werden am Oberarm von den lateralen Ästen der Spinalnerven innerviert und vom lateralen Dermatom-Fragment dieser Segmente bedeckt.

Auch hier ist die gesetzmäßige metamere Anordnung wiederzuerkennen, wonach die kaudaleren Segmente auch lateraler liegen (M. serratus anterior).

Durch „Zerstückelung“ und Verlagerung finden sich die zervikalen Myotome in der oberflächlichen Rumpfmuskulatur **und** im Arm.

Die thorakalen Myotome

Die thorakalen Myotome Th 1 bis Th 12 bilden die tiefe autochthone Rumpfmuskulatur, deren Myotome in regelmäßiger kranio-kaudaler, also metamerer Folge angeordnet sind.

Sie liegen jeweils in Höhe ihrer Sklerotome, also der Wirbelkörper und Rippen.

- Im **dorsalen Bereich** am Schultergürtel und am Thorax sind die thorakalen Myotome von zervikalen Myotomen überlagert und stehen mit den thorakalen Dermatomen in Wechselbeziehung.
- Im **ventralen Bereich** vom Xiphoid bis zur Symphyse bilden die thorakalen Myotome Th 6 bis Th 12 die Bauchwand und liegen hier deckungsgleich unter ihren entsprechenden thorakalen Dermatomen.
- In der **Axillar-Linie** trifft die zervikal innervierte oberflächliche Muskelschichte auf die thorakal innervierte Muskulatur der Bauchdecke und bildet in einer langen Zickzacklinie eine „Brandungszone" von
  - zervikalen (C 6|C 7|C 8) und
  - thorakalen (Th 5|Th 6|Th 7) Myotomen.

Pathologische Impulse aus den zervikalen und thorakalen Segmenten der Körperoberfläche und aus den Thorax- und Bauchorganen können daher Schmerzen und Verspannungen an dieser Zickzacklinie auslösen.

Umgekehrt müssen Triggerpunkte an den Rippen immer auch an Störungen in den Thorax- und Bauchorganen bzw. auch an Irritationen in der oberen Extremität denken lassen.

Da obere und untere Extremität aus der vorderen Bauchwand stammen, besteht eine enge Wechselbeziehung zwischen den oberen und unteren Extremitäten und der vorderen Bauchwand einerseits und daher zwischen den Extremitäten und den Projektionsarealen aller inneren Organe in der vorderen Bauchwand andererseits.

Daher steht das **Versorgungsareal der Rami ventrales,** also das vordere Längsdrittel des Rumpfes, in intensiver Wechselbeziehung sowohl

- mit dem radialen und volaren Bereich der oberen Extremität als auch
- mit der Beugeseite der unteren Extremität.

Das bedeutet aber auch, dass

- die **Flexoren der oberen Extremität** (radial und volar gelegen) und
- die **Flexoren der unteren Extremität** (dorsal gelegen)

zur **vorderen Bauchwand** eine besonders innige Beziehung haben.

5

Ebenso steht das **Versorgungsgebiet der Rami laterales,** also das laterale Längsdrittel des Rumpfes, in intensiver Wechselbeziehung sowohl

- mit dem ulnaren und dorsalen Bereich der oberen Extremität als auch
- mit der Streckseite der unteren Extremität.

Das bedeutet aber auch, dass

- die **Extensoren der oberen Extremität** (ulnar und dorsal gelegen) und
- die **Extensoren der unteren Extremität** (ventral gelegen)

zur **seitlichen** und auch zur **vorderen Bauchwand** eine besonders innige Beziehung haben.

Erfahrungsgemäß projizieren sich alle inneren Organe im Krankheitsfall vor allem in die ventro-laterale Bauchwand.

Eine Ausnahme bilden die Nieren, die sich im Krankheitsfall immer nach dorsal projizieren.

Diese Tatsache hat die chinesische Akupunktur schon vor 3.000 Jahren therapeutisch umgesetzt, indem Krankheiten innerer Organe immer auch mit Punkten der Arm- bzw. Bein-Meridiane behandelt wurden, die den oben beschriebenen Längsdritteln entsprechen.

Alle inneren Organe haben in den thorakalen und oberen lumbalen Myotomen und den deckungsgleich darüberliegenden Dermatomen „ihre" fixen Projektionsareale.

Die Lokalisation dieser Projektionsareale (s. auch Enterotom und Referred Pain) wird bestimmt durch die viszeralen Afferenzen, also jene sensiblen Afferenzen, die jedes Organ zu „seinem" Rückenmarkssegment sendet und damit an die entsprechenden Dermatome, Myotome, Sklerotome der Körperoberfläche „weitergibt".

Daher ist es notwendig, jene Segmente an der Körperoberfläche bzw. ihre Myotome genau zu kennen, um aus den spontan- und druckschmerzhaften Muskelverspannungen am Rumpf Rückschlüsse auf eventuelle Störungen innerer Organe ziehen zu können.

Diese muskulären Verspannungen werden nach ihrem Entdecker Mackenzie als **Mackenzie-Druckpunkte** bezeichnet (s. Tabelle S. 307).

Ebenso wie die thorakalen Dermatome lassen auch die thorakalen Myotome die ursprüngliche Metamerie klar erkennen, indem sie in kranio-kaudaler Reihenfolge von den Spinalnerven Th 1 bis Th 12 innerviert werden.

Das heißt z.B., dass ein bestimmter Abschnitt des M. rectus abdominis und das darüber gelegene Dermatom von demselben Spinalnerven innerviert werden.

Da Haut und Muskulatur in diesem Bereich zum selben Segment gehören, ist eine reflektorische Kontraktion der Bauchdecke zum Schutz der Bauchorgane auf kürzestem und raschestem Weg möglich (Eigenreflex), allgemein als Abwehrspannung oder Défense musculaire bekannt (Kunert, Schmid).

Das Myotom Th 1

Das Mytom Th 1 hat Anteil an der Bildung der ulnaren Muskulatur des Armes und bildet darüber hinaus mit den C 8-Myotomen die tiefe Handmuskulatur.

Bei Schmerzen im Bereich der Hand muss daher ggf. auch paravertebral bei Th 1 und im Bereich des Proc. spinosus von C 7 ein therapeutischer Reiz gesetzt werden.

Die Myotome Th 2|Th 3|Th 4

Die Myotome Th 2|Th 3|Th 4 beteiligen sich an der Bildung des M. transversus thoracis (Th 2 bis Th 6), der die Innenfläche der vorderen Brustwand bildet.

Verspannungen dieses Muskels verursachen häufig atemabhängige Schmerzen über dem Sternum, die durch eine paravertebrale Injektion in Höhe des 2. bis 6. Brustwirbelkörpers behoben werden können.

Die Myotome Th 5 bis Th 10

Von besonderer Bedeutung aus Sicht der Segmentdiagnose und Segmenttherapie sind die Myotome Th 5 bis Th 10:

Sie bilden den M. rectus abdominis, den „geraden“ Bauchmuskel, der sich zwischen Proc. xiphoideus, der 5. bis 7. Rippe und dem horizontalen Schambeinast ausspannt.

Er wird von den Interkostalnerven Th 5 bis Th 10 versorgt und liegt unter seinen Segment-identen Dermatomen.

Die Myotome Th 9 und Th 10

Die Myotome Th 9 und Th 10 entsprechen jenem Rektusabschnitt, der handbreit über der Nabelhöhe liegt.

In diesen Bereich projizieren sich an der rechten Seite am Rippenbogenrand und am Rektusrand Erkrankungen von Leber und Gallenblase, mittig und links Erkrankungen des Magens.

Nach Elze und Schmid ist
- bei Männern ganz allgemein eine besondere Empfindlichkeit des 7. Thorakal-Segmentes,
- bei Frauen eine besondere Empfindlichkeit des 10. Thorakal-Segmentes zu beobachten.

Muskelverspannungen der Bauchdecke findet man
- bei **Leber- und Gallenblasenerkrankungen** rechts zwischen Nabel und Rippenbereich, meistens am Rektusrand,
- bei **Magenkrankheiten** zwischen Nabel und Xiphoid mittig und links,
- bei Störungen im **Dünndarm** zirkulär um den Nabel,
- bei Erkrankungen des **Dickdarms** in entsprechender Höhe von Colon ascendens, transversum und descendens,
- bei **Appendix**-Reizung rechts am Unterbauch bei Th 12 (McBurney-Punkt).

Der M. rectus abdominis (Th 5 bis Th 8)

Der M. rectus abdominis wird horizontal unterteilt durch Sehnenbänder, wodurch in etwa eine segmentale Zuordnung zwischen Xiphoid und Nabelhöhe möglich ist.
So bilden
- Th 5 und Th 6 den oberen Bereich des M. rectus abdominis.
  - Hierher projizieren sich Erkrankungen des Ösophagus, aber auch Hinterwandinfarkte des Herzens. Weiters bilden
- Th 7 und Th 8 den mittleren Bereich des M. rectus abdominis zwischen Xiphoid und Nabelhöhe.
  - Hier zeigen sich sehr häufig Muskelverspannungen bei Erkrankungen des Magens links, bei Erkrankungen von Leber und Gallenblase rechts.

So ist z.B. der Abschnitt zwischen der 1. und 2. sehnigen Inscriptio des M. rectus abdominis vorwiegend vom 8. Interkostalnerv versorgt, zu dessen Wurzeln die sensiblen Nerven des Magens enge Beziehung haben.

Ein Karzinom des Magens kann sich dem Arzt frühzeitig durch eine partielle Kontraktion des linken M. rectus abdominis verraten, wenn vom Magen selbst her noch keine Beschwerden bestehen (Schmid).

Auch dieses Beispiel zeigt, dass die Projektion einer inneren Erkrankung nach außen eine Art **Frühwarnsystem** darstellt und daher die Kenntnis der segmentalen Beziehungen zwischen Körperoberfläche und Körperinnerem für den Arzt unbedingt notwendig ist.

Bei Pankreatitis findet man links von der Median-Linie im Bereich zwischen Xiphoid und Nabelhöhe häufig eine schmerzhafte Muskelverspannung.

M. obliquus externus

Der M. obliquus externus Th 5 bis Th 12 liegt zwischen der 5. Rippe und dem Beckenkamm und greift mit seinen Ansatzstellen zwischen die Ursprungszacken des M. serratus anterior und des M. latissimus dorsi.

Schmerzen am Beckenkamm und an der Spina iliaca anterior superior können durch Irritation der Mm. obliquus externus und internus (Th 6 bis Th 8 und Th 10 bis Th 12) verursacht werden.

Krankheiten der Bauch- und Beckenorgane können daher nicht nur die untere BWS und die angrenzenden Rippen irritieren, sondern auch den Beckenkamm und die Spina iliaca anterior superior.

M. transversus abdominis

Der M. transversus abdominis Th 7 bis L 1 entspringt von den unteren Rippen und zieht zur Spina iliaca anterior superior bzw. zum Beckenkamm. Da er vom M. obliquus internus und externus überlagert wird und nicht direkt palpabel ist, hat er in der Segmenttherapie und Segmentdiagnose nur eine untergeordnete Bedeutung.

Mm. serratus posterior und inferior

Die Mm. serratus posterior und inferior Th 9 bis Th 12 und L1, L2 werden vollständig vom M. latissimus dorsi bedeckt und sind daher einer direkten Untersuchung und Therapie nicht so gut zugänglich.

M. quadratus lumborum und M. psoas major

Der M. quadratus lumborum und der M. psoas major Th 12 bis L 2 können bei Dauerkontraktion Schmerzen am Rücken verursachen, der M. psoas major insbesondere beim Aufrichten des Körpers.

Der M. quadratus lumborum Th 12 bis L 2 zieht von der 12. Rippe senkrecht zur Crista iliaca. Eine schmerzhafte Muskelverkürzung des M. quadratus lumborum bewirkt die Neigung der LWS zur Seite der Verkürzung hin. Außerdem kann er druckschmerzhafte Stellen an der letzten Rippe und der Crista iliaca verursachen.

Der M. psoas major Th 12 bis L 2 zieht von der unteren BWS und oberen LWS nach abwärts zum Trochanter minor.

Schmerzen am Trochanter minor müssen daher immer auch eine Irritation des thorako-lumbalen Übergangs vermuten lassen. Ein schmerzhaft verkürzter Psoas verstärkt die Lordose der LWS und beugt das Hüftgelenk, insbesondere beim Aufrichten des Oberkörpers aus dem Liegen mit gestreckten Beinen.

Myalgische Druckpunkte und reflektorische Verspannungen in der vorderen Bauchwand sind leicht zu tasten und segmental zuzuordnen:

- die Xiphoidhöhe entspricht Th 5|Th 6,
- die Nabelhöhe entspricht Th 9|Th 10,
- die Symphyse entspricht Th 12|L 1.

Im Bereich der Bauchdecke liegen mehrere muskuläre Druckpunkte, die jeweils nach ihrem Entdecker benannt werden, im Grunde genommen aber alle Mackenzie-Druckpunkte sind (s. Tabelle S. 307).

Reflektorische Tendomyosen bei inneren Erkrankungen

Die thorakalen und oberen lumbalen Myotome spielen in der Inneren Medizin eine besonders große Rolle, da sehr oft Hyperalgesien dieser Muskulatur durch Erkrankungen innerer Organe ausgelöst werden können (s. auch Mackenzie-Druckpunkte S. 307).

Diese muskulären Maximal-Punkte lösen auf Druck meistens reflexartige Abwehrbewegungen und Schmerzen aus.
Zur Abbildung 5.9a:

- Die Abbildung a zeigt eine Übersicht über die wichtigsten Rumpfmuskeln, die beim Vorliegen innerer Erkrankungen betroffen sein können. Dabei zeigt sich, dass sich die **Thoraxorgane** vor allem in die zervikal innervierte oberflächliche Muskelschichte projizieren (Brügger).
- Die Abbildung b zeigt reflektorische Tendomyosen bei **rechtsseitigen Lungenerkrankungen:** Betroffen ist der M. trapezius, der M. deltoideus und der M. serratus anterior, also ausschließlich zervikal innervierte Muskeln.
- Die Abbildung c zeigt reflektorische Tendomyosen, die bei **Cholezystitis** auftreten: Betroffen sind der M. obliquus und der M. rectus abdominis, also thorakal innervierte Muskeln. Darüber hinaus finden sich bei Cholezystitis Tendomyosen aber auch in zervikal innervierten Myotomen (M. trapezius, M. deltoideus und M. serratus anterior).

Diese Projektion entsteht durch eine Fernprojektion der Erkrankung in jene zervikal innervierten Myotome, die über den N. phrenicus (C 4|C 5|C 6)* mit den Oberbauchorganen in reflektorischer Beziehung stehen (s. S. 181).

- Die Abbildung d zeigt reflektorische Tendomyosen ausschließlich im Rektus, und zwar in allen drei Etagen oberhalb des Nabels bei **akuter Pankreatitis.**

In den Tendomyosen können sowohl hypertone als auch hypotone Muskelabschnitte wechseln.

- Hypotone Muskeln zeigen nach Brügger eine Schmerzhaftigkeit bei Kontraktion und gehen mit einem Gefühl schmerzhafter Müdigkeit einher.
- Hypertone Muskeln dagegen zeigen eine Schmerzhaftigkeit bei Dekontraktion und gehen mit einem Gefühl schmerzhafter Steifigkeit einher.

So ist z.B. bei Cholezystitis die Muskulatur im unmittelbaren Bereich über der Gallenblase völlig schlaff, in der Umgebung dagegen reflektorisch verspannt.

* Unterschiedliche Angaben bei den verschiedenen Autoren.

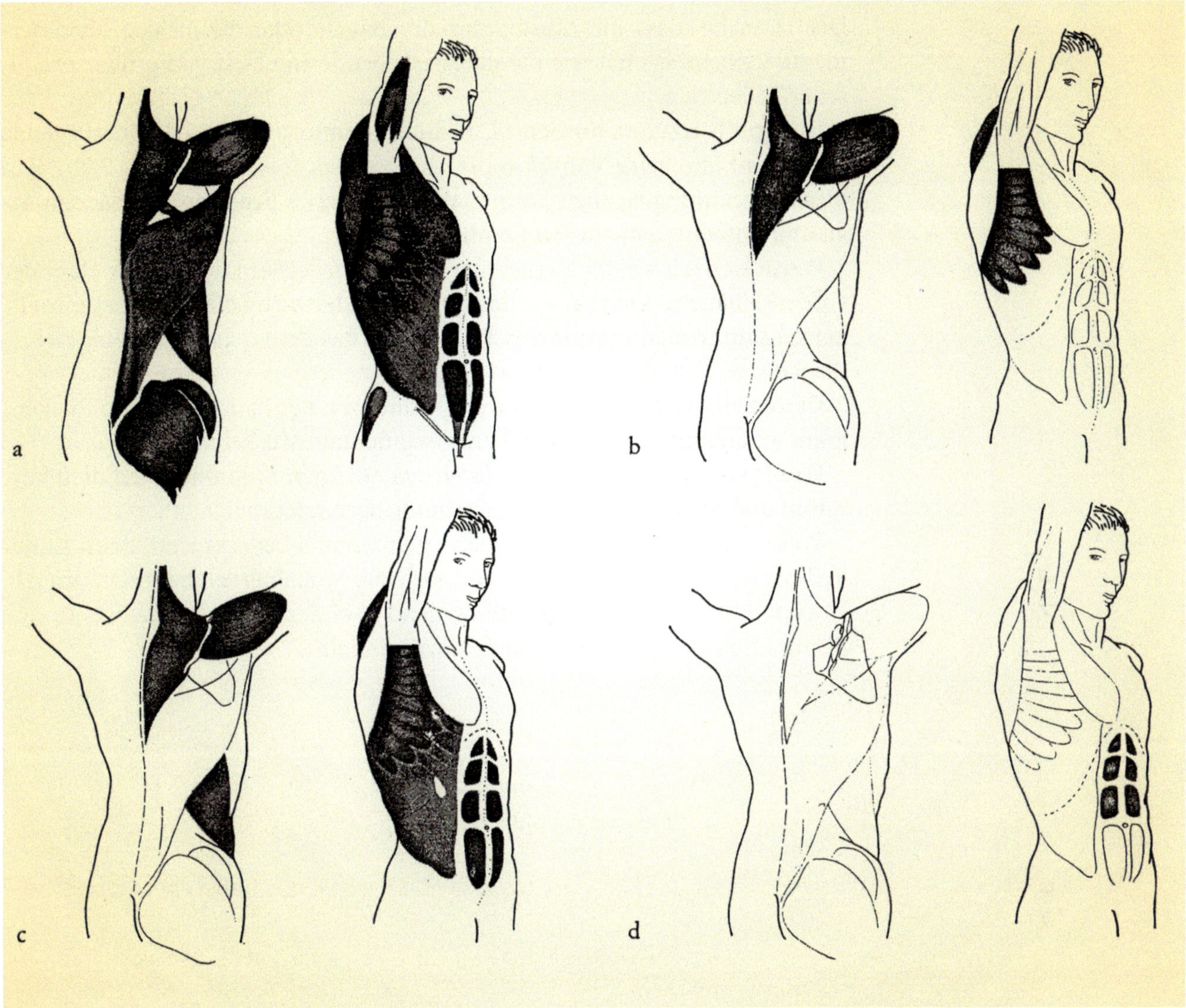

Abb. 5.9a Häufig zu beobachtende, reflektorische Tendomyosen bei inneren Krankheiten, nach Brügger.

Die Tatsache, dass die Muskulatur der Bauchdecke die gleiche Metamer-idente Reihenfolge hat wie die darüberliegende Haut, ist von großer praktischer Bedeutung.

Dies gilt besonders für den M. rectus abdominis und die darüberliegende Bauchhaut, die beide von Th 6 bis Th 12 versorgt werden (Abb. 5.9b). Auf dieser Deckungsgleichheit könnte auch die rasche Reaktion der Bauchmuskulatur auf Reize **von außen** beruhen:

Wenn es z.B. zu einer Verletzung oder schnellen Abkühlung der Haut der vorderen Bauchwand kommt, dann zieht sich blitzartig die Muskulatur bretthart zusammen, ein bekanntes Phänomen, das dem Schutz der Eingeweide dienen soll.

Der Reflex läuft über die sensiblen Afferenzen der Bauchhaut zum Rückenmark und dann in die entsprechende segmentale Muskelpartie.

Damit **läuft der Reflexbogen in einem einzigen Spinalnerv** auf dem kürzesten und damit raschesten Weg zum Erfolgsorgan.

Wenn die Myotome von fremden Dermatomen bedeckt sind, dann ist der Reflexbogen länger, d.h., es werden mehrere Spinalnerven benötigt, um z.B. einen Reiz an der Haut der Glutealgegend über dem Glutaeus medius in eine Kontraktion des Glutaeus medius umzuwandeln.

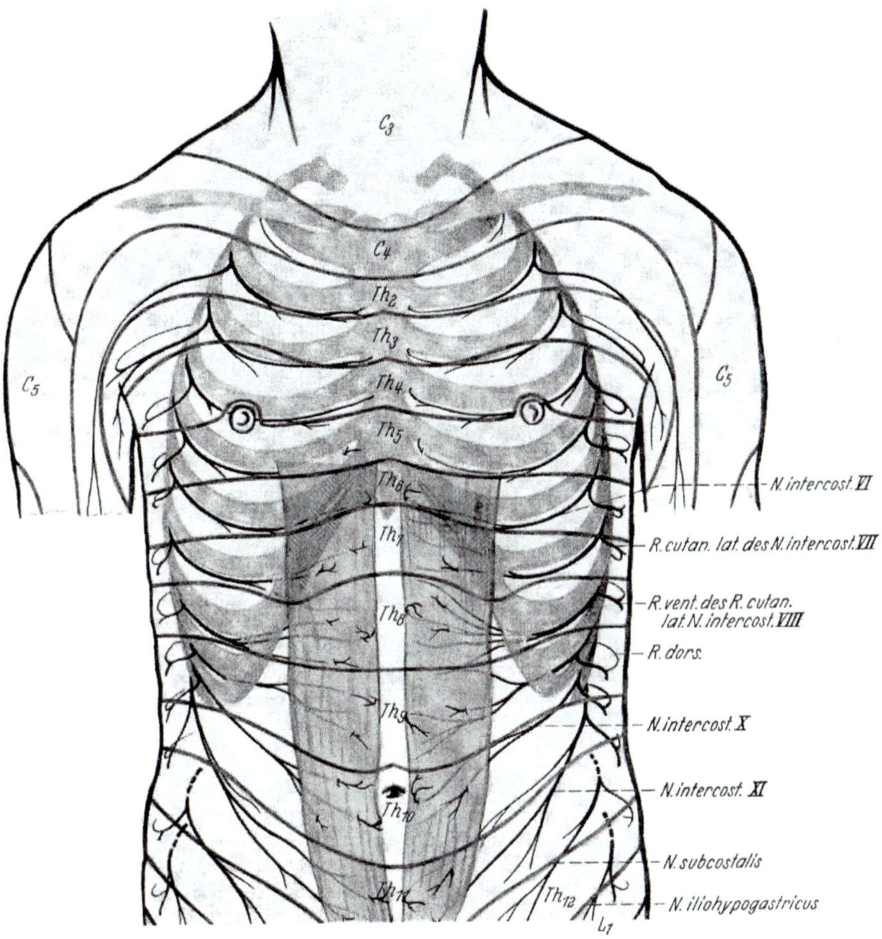

Abb. 5.9b Segment-idente Innervation des M. rectus abdominis und der darüberliegenden Bauchhaut (Th 6–Th 12), aus Hansen und Schliack.

Die lumbo-sakralen Myotome

Ähnlich wie an der oberen Extremität zeigen die Myotome an der unteren Extremität ebenfalls eine regelmäßige, metamere Anordnung, die leicht erkennbar wird, wenn man sich die Beine rechtwinkelig vom Körper abgespreizt und so gedreht vorstellt, dass die große Zehe nach oben schaut (s. Abb. 2.24 auf S. 77).
Dann liegen

- die lumbalen, kranialen Myotome von proximal nach distal entlang der Großzehen-Linie (präaxiale Linie) aneinandergereiht „wie vom Rumpf ins Bein hineinströmend“ und
- die sakralen Myotome an der Kleinzehen-Linie (postaxiale Linie) aneinandergereiht „wie vom Bein in den Rumpf zurückströmend“ (Head).

Nach Untersuchungen von van Rynberk haben auch die Myotome der unteren Extremität eine longitudinale „strahlenförmige“ Anordnung analog den Untersuchungen von Schumacher bezüglich der oberen Extremität (s. Abb. 5.6 auf S. 214). In der Lage der **Kennmuskeln** findet diese Annahme ihre Bestätigung (s. S. 204).

Um sich die Topografie der Bein-Dermatome und Bein-Myotome leichter zu merken, kann man sich den Menschen als Vierfüßler vorstellen (s. Abb. 5.10):

Wenn die gestreckten Arme und Beine im rechten Winkel zum Rumpf am Boden stehen und Daumen und große Zehe kopfwärts gerichtet sind, dann ist die **ventrale** Seite der unteren Extremität nach

- **vorne** gedreht. Sie wird von den
- **kranialen** Myotomen L 1 bis L 4 bedeckt, die die
- **Extensoren** der unteren Extremität bilden. Diese werden von
- **lateralen Segment-identen Dermatom-Lappen** bedeckt.

Die **dorsale** Seite der unteren Extremität ist nach

- **hinten** gedreht und wird von den
- **kaudalen** Myotomen L 5 bis S 2 bedeckt, die die
- **Flexoren** der unteren Extremität bilden. Diese werden von
- **ventralen Segment-identen Dermatom-Lappen** bedeckt.

Ebenso ist in der beschriebenen Position des Menschen als Vierfüßler das Becken so gerichtet, dass

- **das große Oval des Beckeneingangs** und der horizontale Schambeinast mit ihren Muskelansätzen und Ursprungsstellen
  - **gesichtsseitig vorne** liegen. Daher stehen sie mit
  - **kranialeren** Myotomen in Beziehung (Th 12 bis L 3).
- **das spitze Ende des Beckentrichters** mit seinen Muskelansätzen und Ursprungsstellen dagegen
  - **hinten** liegt und daher mit den
  - **kaudaleren** Myotomen in Beziehung steht (L 5|S 1|S 2).

Um es zur Klarstellung noch einmal in Erinnerung zu rufen:

Diese Lage der Myotome an der unteren Extremität und am Beckengürtel ist durch die entwicklungsgeschichtlich bedingte Drehung entstanden. Dadurch kommen die ursprünglich dorsal gelegenen Extensoren nach ventral.

Bei den Dermatomen hat diese Drehung zur Folge, dass

- die präaxiale Linie, also die Großzehen-Linie, und
- die postaxiale Linie, also die Kleinzehen-Linie,

an der Rückseite des Beines zu liegen kommen.

In der Abbildung 2.25 entspricht dies den beiden Grenzen zwischen grün und gelb bzw. zwischen gelb und grün an der unteren Extremität.

5

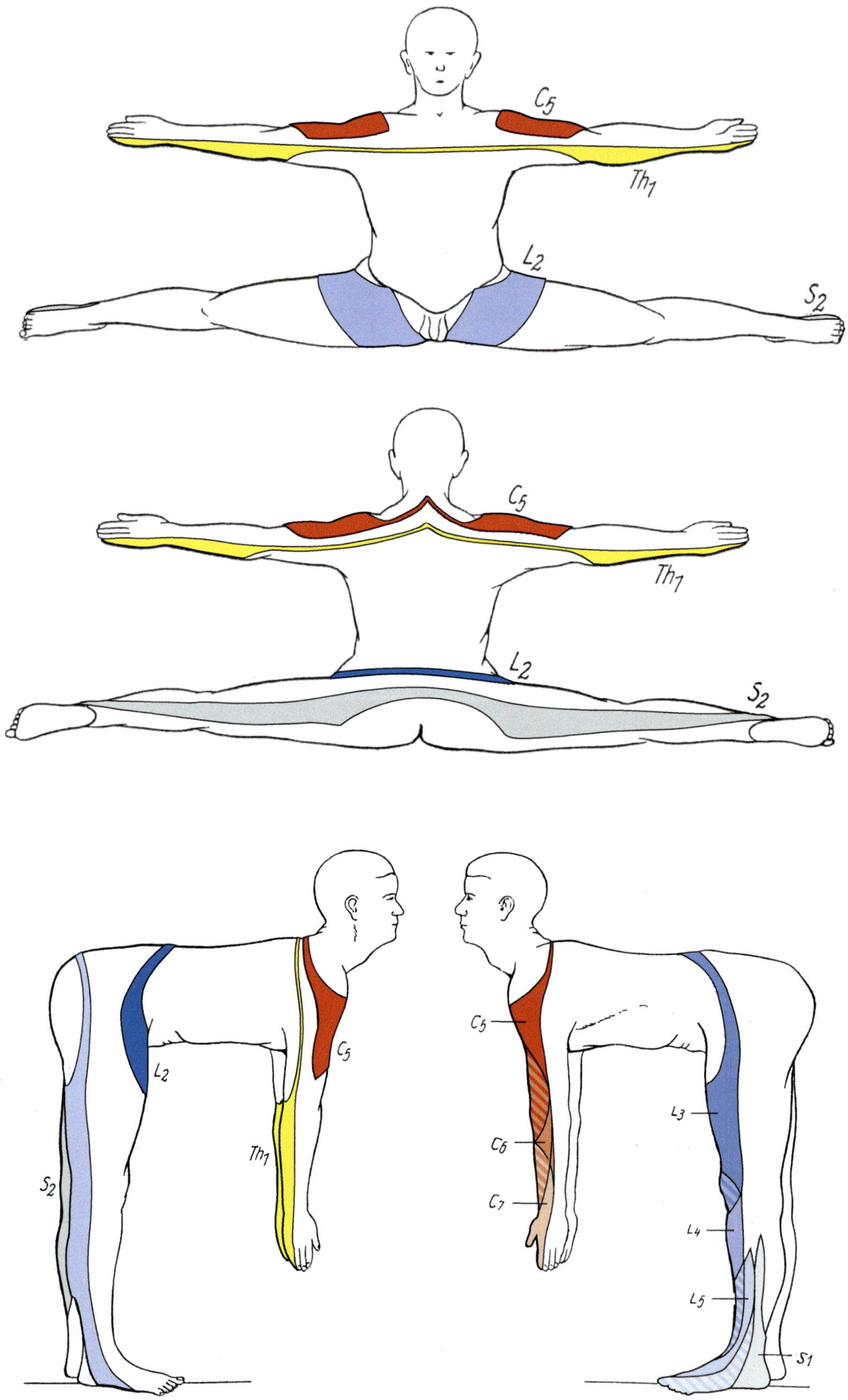

Abb. 5.10 Die Dermatome der oberen und unteren Extremität (oben) und Vierfüßlerschema des Menschen zur übersichtlichen Darstellung der Übereinstimmung aller „Tome" der Extremitäten (Dermatome, Myotome, Sklerotome) an der oberen und unteren Extremität (unten), in Anlehnung an Lanz-Wachsmuth, zitiert bei Clara.

Wie bei der oberen Extremität findet sich, nach meiner Analyse, auch an der unteren Extremität eine Übereinstimmung zwischen **Myotom-Gruppen und ihrer Funktion:**

Die kranialeren Myotome des Beines (L 1|L 2|L 3)	beugen die Hüfte und adduzieren den Oberschenkel.
Die kaudaleren Myotome des Beines (L 4|L 5)	strecken das Knie und rotieren das Bein nach außen.
Die kaudalsten Myotome (S 1|S 2)	beugen das Bein im Kniegelenk.

Diese Funktionen haben ihren biologischen Sinn:

- Bei Reaktionen wie Kampf und Abwehr werden die Myotome L 1|L 2|L 3 primär die Hüfte beugen und damit den Bauch schützen, während die Beine, im Knie gestreckt (L 4|L 5), eine wegstoßende Bewegung ermöglichen und somit für den am Rücken liegenden Unterlegenen eine lebensrettende Bewegung durchführen können.
- Für den aufrecht Stehenden ist das durchgestreckte und leicht außenrotierte Bein (Myotome L 3|L 4) die Haltung von Angriff, Kampf und Imponiergehabe. Hinzu kommt, dass die Myotome L 3 (L 4) den „direkten Draht" zum Sympathikus haben.
- Mit Hilfe der sakralen Myotome L 5|S 1|S 2 erfolgen ein Beugen und ein „In-die-Knie-Gehen", im Sinne von Unterlegen-Sein und Demutshaltung.

Hinzu kommt, dass diese Segmente Resonanzareale des Parasympathikus sind (s. S. 70, 139).

Da die Myotome und ihre darüberliegenden Dermatome Segment-ident sind, erfolgt diese Reaktion auch jeweils auf dem kürzesten Weg von den sensiblen Afferenzen der Haut zu den motorischen Efferenzen der Segment-identen Myotome. Nur dadurch wird eine besonders rasche reflektorische und synchrone Aktion ermöglicht.

Das Myotom L 1

Das Myotom L 1 beteiligt sich an der Bildung von M. iliopsoas, M. gracilis, M. sartorius.

- Der **M. iliopsoas** teilt sich in den M. psoas und M. iliacus. Er umfasst die Myotome L 1 bis L 3 und spannt sich zwischen Innenseite des Beckens und unteren Brustwirbelkörpern und dem Trochanter minor aus. Er beugt den Oberschenkel und rotiert ihn leicht nach außen.
- Der **M. sartorius** liegt zwischen der Spina iliaca anterior superior und der Innenseite der Tibia. Er umfasst die Myotome L 1 bis L 4, beugt Hüfte und Knie und rotiert das Bein nach innen.
- Der **M. gracilis** hat ähnliche Funktion und ähnlichen Verlauf.

Das Myotom L 1 strahlt also bereits auf den Oberschenkel aus und bewirkt eine Beugung in Hüfte und Knie sowie eine Einwärtsrotation des Beines.

Das Myotom L 2 und L 3

Das Myotom L 2 beteiligt sich an der Bildung der Adduktoren-Gruppe (L 2 bis L 4) und des M. quadriceps femoris.

Die Myotome L 2 und L 3 adduzieren das Bein und strecken zusammen mit L 4 den Unterschenkel.

Das Myotom L 4

Das Myotom L 4 beteiligt sich an der Bildung des M. tensor fasciae latae, der Mm. glutaeus medius und minimus sowie des M. tibialis posterior und M. tibialis anterior. Das Myotom L 4 bewirkt vor allem eine Abduktion des Oberschenkels. Bei Störungen im Myotom L 4 geben die Patienten häufig an, dass Bergaufgehen und Treppensteigen schmerzhaft sind.

Mit dem **M. tibialis anterior und M. tibialis posterior** erreicht das Myotom L 4 den Fuß, der mit Hilfe dieser Muskeln sowohl nach plantar als auch nach dorsal flektiert werden kann.

Der **M. tensor fasciae latae** spannt sich zwischen der Spina iliaca anterior superior und dem Tractus iliotibialis aus. Er zählt zum Segment L 4|L 5 und beugt den Oberschenkel.

Der **M. glutaeus medius und M. glutaeus minimus** entspringen von der Außenseite des Darmbeinkammes und ziehen beide zum Trochanter major. Beide Muskeln haben die Aufgabe, beim Stehen und Gehen das Becken auf dem belasteten Bein fixiert zu halten.

Der **M. quadriceps** besteht aus den Myotomen L 2 bis L 4 und streckt das Bein im Kniegelenk.

Das Myotom L 5

Das Myotom L 5 hat seine Muskelanteile lateral und dorsal am Ober- und Unterschenkel. Dazu zählen im Einzelnen:

- Der **M. glutaeus maximus** (L 5|S 1|S 2). Er entspringt vom hinteren Abschnitt der Crista iliaca und von den Seitenflächen des Kreuzbeins und zieht mit einer flächigen Sehne in die Fascia lata. Er setzt an der Tuberositas glutaealis an. Er streckt das Becken beim aufrechten Stehen und verhindert ein Vornüberfallen des Rumpfes im Stehen.
- Die **Mm. semitendinosus, semimembranosus und biceps femoris** bilden breitflächig die Hinterseite des Oberschenkels bis zum Knie. Sie bewirken eine Streckung des Oberschenkels und Beugung des Unterschenkels (L 5|S 1|S 2).
- Die Außenrotatoren **Mm. piriformis, obturator internus, gemelli und quadratus femoris** sind ebenfalls den Segmenten L 5|S 1|S 2 zugeordnet.

Somit bewerkstelligt das 5. Lumbalsegment vor allem

- eine **Streckung** von Oberschenkel und Rumpf (Glutaeus maximus, Semitendinosus, Semimembranosus, Bizeps) und
- eine **Außenrotation** des Oberschenkels (Piriformis, Quadratus femoris, Gemelli und Obturator internus).

An den Unterschenkeln gehören zu den Segmenten L 5|S 1|S 2 die Mm. peronaeus longus und brevis. Ihre Kontraktion bewirkt eine Plantarflexion, Abduktion und Pronation des Fußes.

Die Myotome S 1 und S 2

Die Myotome S 1 und S 2 haben Muskelanteile dorsal an Ober- und Unterschenkel. Dazu zählen neben den oben erwähnten Mm. glutaei und neben der ischio-kruralen Muskulatur der M. gastrocnemius, der M. soleus sowie die Muskeln der Fußsohle.

Die Myotome an den unteren Extremitäten decken sich mit ihren Segmentidenten Dermatomen. Diese Tatsache wird besonders deutlich bei den „Repräsentanten" der Myotome, nämlich ihren monoradikulären Kennmuskeln, wie die Abbildungen 5.11a und b zeigen (s. auch Abb. 5.1).

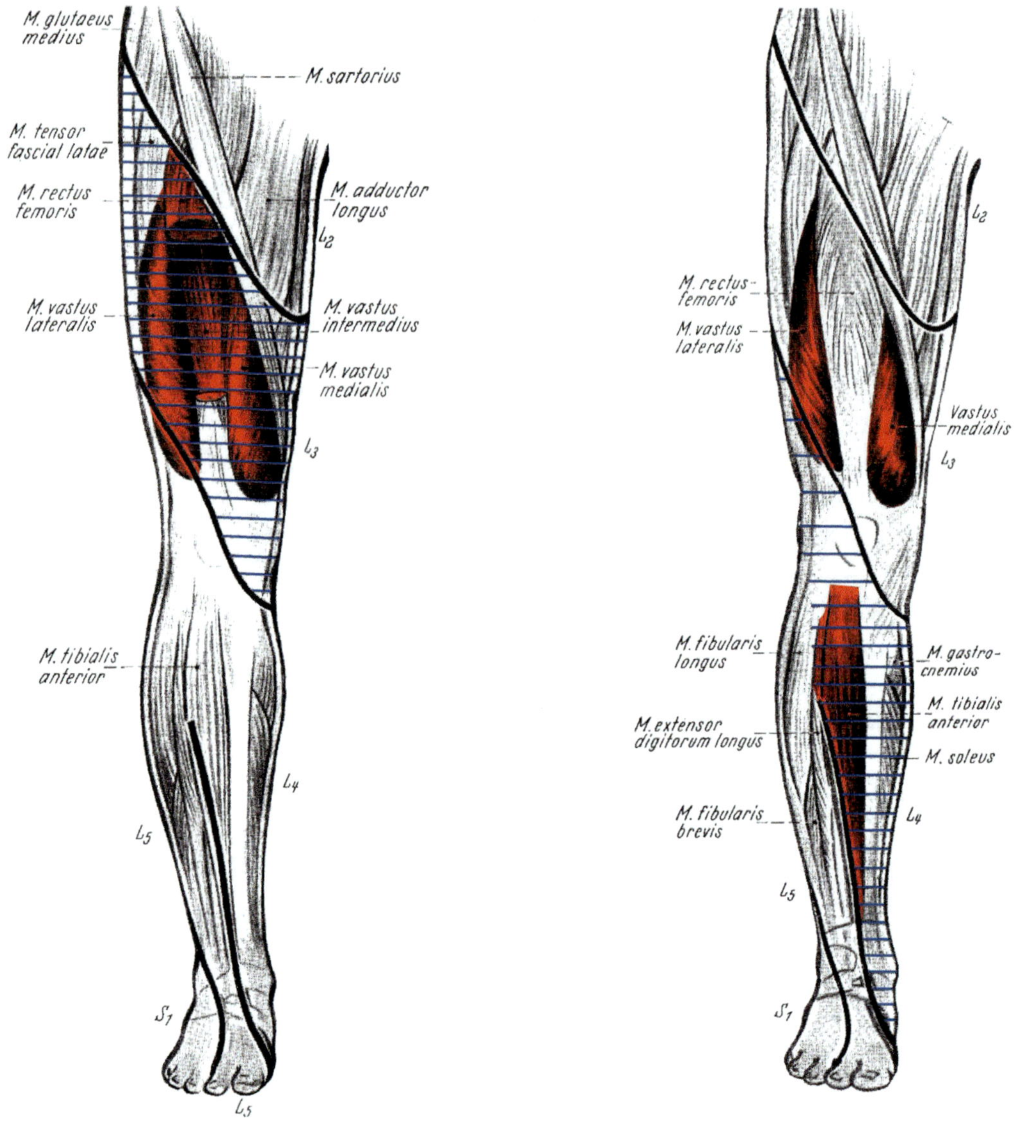

Abb. 5.11a Deckungsgleiche Dermatome und Myotome von L 3 (links) und L 4 (rechts) am Beispiel der Kennmuskeln (modifiziert nach Hansen und Schliack).

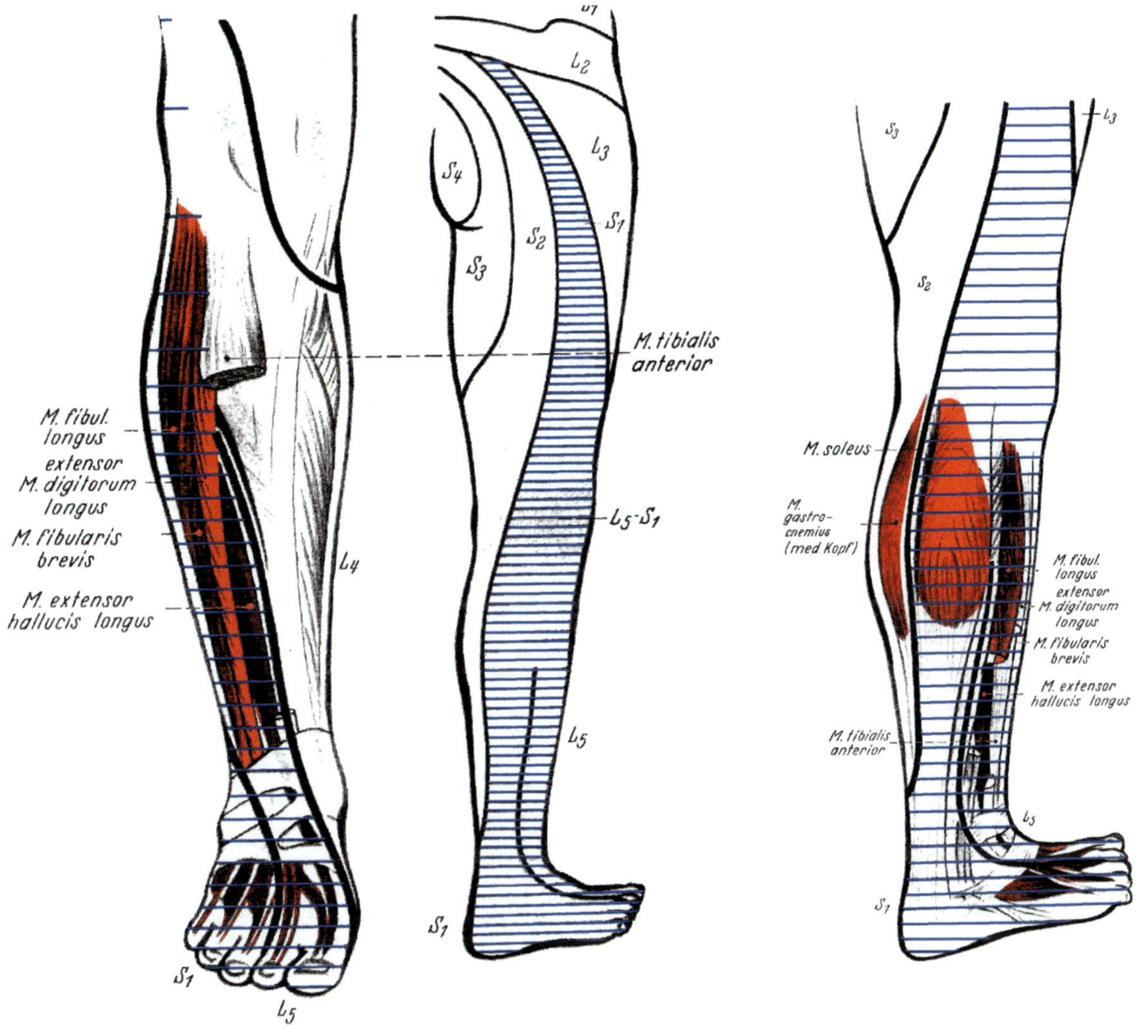

Abb. 5.11b Deckungsgleiche Dermatome und Myotome von L 5 (links) und S 1 (rechts) am Beispiel der Kennmuskeln (modifiziert nach Hansen und Schliack).

6 Die Sklerotome

Die radikuläre Innervation der Knochen

Als Sklerotome bezeichnet man die Innervationsareale der Spinalnerven am Knochen. Dabei können Areale verschiedener Knochen vom gleichen Spinalnerv innerviert sein.

Die zusammengehörenden, Segment-identen Sklerotome könnte man auch als **„segmental-spinales Knochengerüst“** bezeichnen.

Segment-idente Sklerotome verteilen sich patchworkartig über obere Extremität und Schultergürtel sowie über untere Extremität und Beckengürtel.

Dabei zeigt sich, dass die **Segment-identen Sklerotome in longitudinalen Streifen** angeordnet sind, die sich

- vom Schultergürtel zu den Fingern und
- vom Beckengürtel bis zu den Zehen erstrecken.

Die Anordnung der Sklerotome folgt somit, wie bei den Myotomen, der unveränderlichen Gesetzmäßigkeit der Spinalnerven-Anordnung:

- Die von **kranialeren** Spinalnerven innervierten Knochenareale liegen **ventraler** und **kranialer.**
- Die von **kaudaleren** Spinalnerven innervierten Knochenareale liegen **dorsaler** und **kaudaler.**

Sklerotome können aber auch im Rahmen eines Referred Pain zu einem schmerzhaften Projektionsareal innerer Organerkrankungen werden.

Dies trifft besonders für die Dornfortsätze zu, deren Druckschmerzhaftigkeit nach Mackenzie oftmals das erste Zeichen einer Erkrankung eines segmententsprechenden inneren Organs sein kann (s. Abb. 6.3 auf S. 257).

Knochen, Gelenke und insbesondere die Dornfortsätze sollten daher bei der Untersuchung auf Spontanschmerzhaftigkeit und Druckschmerzhaftigkeit untersucht und segmental zugeordnet werden.

Der „rote Faden“ kann dann den Weg zu anderen Segment-identen Sklerotomen, Myotomen und erkrankten Enterotomen aufzeigen.

Neben den Sklerotomen unterscheidet man nach Bolk auch **Sklero-Zonen,** die sich nach dem Ursprung bzw. auch Ansatz Segment-identer Myotome definieren.

Bolk kommt bei den Sklero-Zonen auf die gleiche gesetzmäßige Anordnung wie bei den Sklerotomen und Myotomen:

- Die von **kranialeren** Spinalnerven innervierten Myotome haben Ursprung bzw. Ansatz an den **kranialer und ventraler** gelegenen Sklero-Zonen.
- Die von **kaudaleren** Spinalnerven innervierten Myotome haben Ursprung bzw. Ansatz an den **kaudaler und dorsaler** gelegenen Sklero-Zonen.

Theoretisch stellt sich die Frage, ob die Sklero-Zonen von denselben Somiten (Ursegmenten) stammen, aus denen auch die dort ansetzenden Myotome stammen. Wie Untersuchungen an Tieren ergaben, muss diese Frage mit Ja beantwortet werden. Denn die Muskelansätze an den Skelettteilen folgen einander regelmäßig nach der Ordnung der segmentalen Innervation des Muskels selbst.

Nach van Rynberk ist die Erkenntnis, dass es Sklero-Zonen gibt, „ein Beweis für den unveränderlichen architektonischen metameren Bauplan des Körpers der Wirbeltiere und des Menschen".

Beispiel:

Wie Abbildung 6.1 zeigt, ist das Becken in mehrere Sklero-Zonen unterteilt.

Dabei liegt der M. glutaeus maximus (L 5|S 1|S 2) weiter dorsal und kaudal als der M. glutaeus medius (L 4|L 5|S 1) und der M. glutaeus minimus (L 3|L 4|L 5).

Dementsprechend liegt der Ansatz des M. glutaeus maximus am Trochanter major auch weiter dorsal und kaudal, der Ansatz des M. glutaeus medius und minimus entsprechend weiter ventral und kranial.

In jedem Fall zieht der Spinalnerv wie ein roter Faden vom Sklerotom der **Ursprungsstelle** durch sein Myotom zum Sklerotom der **Ansatzstelle.**

Auf diese Weise entstehen die Sklero-Zonen als segmentgleiche Streifen, innerhalb derer man bei Störungen gezielt nach weiteren druckschmerzhaften Punkten suchen kann, um hier therapeutisch anzusetzen, z.B. an der Spina iliaca anterior superior bzw. auch am horizontalen Schambeinast.

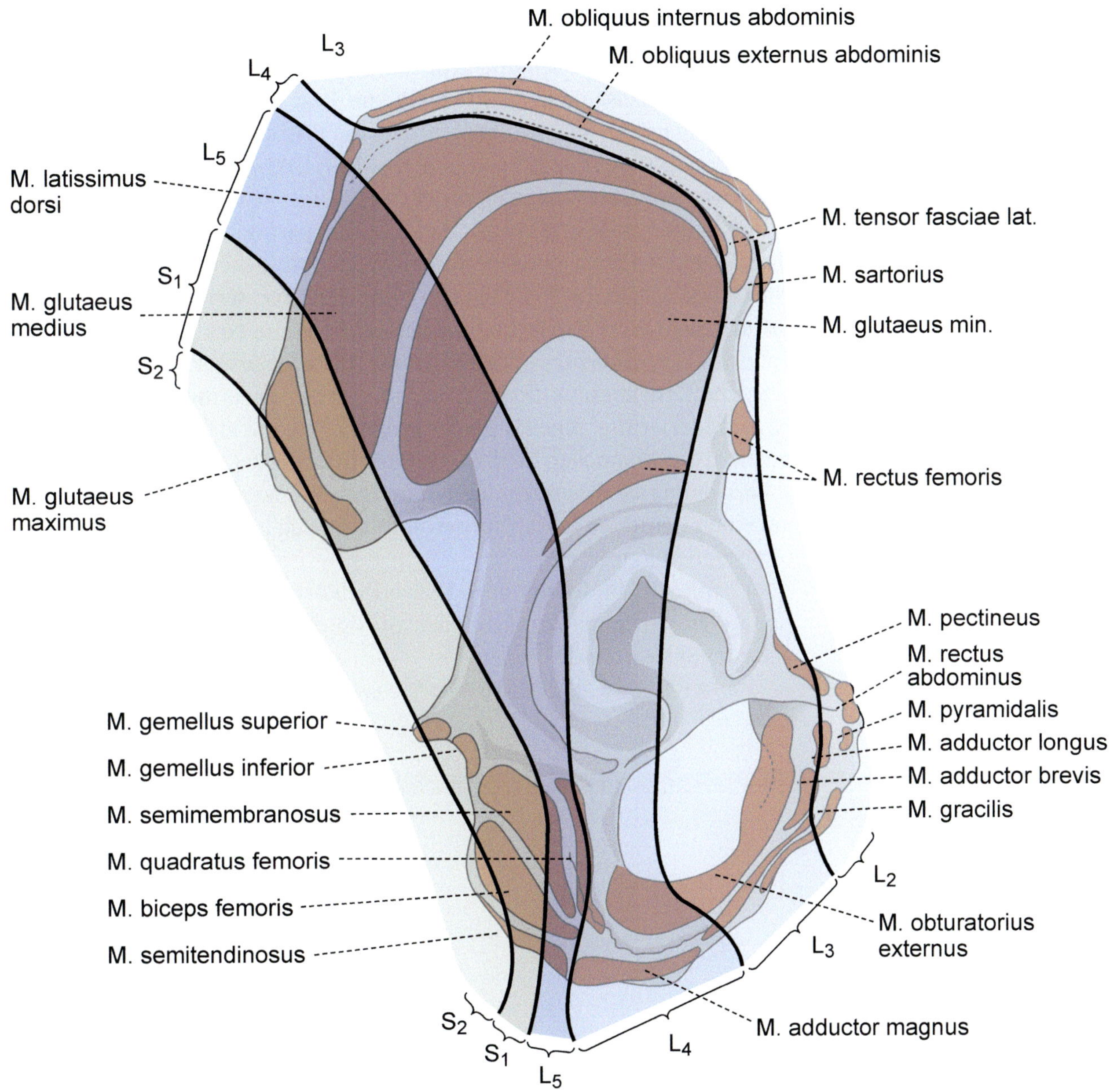

Abb. 6.1 Die Sklero-Zonen des Beckens, nach Bolk. Die kranialeren Myotome L 1 bis L 5 „besetzen" den Beckeneingang, die kaudaleren Myotome S 1 und S 2 „besetzen" den Beckenausgang, modifiziert nach Bolk sowie nach Rauber und Kopsch.
Beachte: Der M. latissimus dorsi am Beckenkamm entspricht dem Myotom C 8.

Die Wirbelsäule und ihre segmentale Zuordnung

Bei der segmentalen Zuordnung der Wirbelsäule haben die Wirbelkörper und ihre Dornfortsätze eine besondere Bedeutung. Sie entsprechen jeweils einem Sklerotom, wobei die Bandscheibe das Zentrum eines Knochensegmentes darstellt (Hansen und Schliack, s. Abb. 6.2).

Da die Wirbelsäule der letzte sichtbare Rest der segmentalen Gliederung ist, kann man sich leicht vorstellen, dass die Wirbelkörper und ihre Dornfortsätze jeweils einem bzw. wie oben erwähnt, nach Hansen und Schliack, jeweils zwei Spinalnerven zugeordnet sind.

Ein irritierter Wirbelkörper kann durch paravertebral gelegene Druckpunkte einen Hinweis auf betroffene Segmente geben. Diese Druckpunkte sind schmerzhafte Stellen von etwa 1 cm Durchmesser, die einen stechenden Schmerzcharakter haben und immer in der Nähe von Gelenken liegen, im Falle des Wirbelkörpers in der Nähe der Wirbelbogengelenke.

Solche Druckpunkte findet man z.B. bei der „arthrogenen Dysfunktion" bzw. „Blockierung" eines Wirbelbogengelenkes, was ausführlich in den Lehrbüchern der Manuellen Medizin beschrieben wird.

Paravertebrale Druckschmerzpunkte geben aber nicht nur einen Hinweis auf einen irritierten Wirbelkörper, sondern auch auf Segment-idente Sklerotome an den Extremitäten.

So kann z.B. ein irritierter 5. Halswirbelkörper auch auf mögliche Druckpunkte an der Spina scapulae oder am Epicondylus radialis hinweisen, die alle zum Sklerotom C 5 zählen.

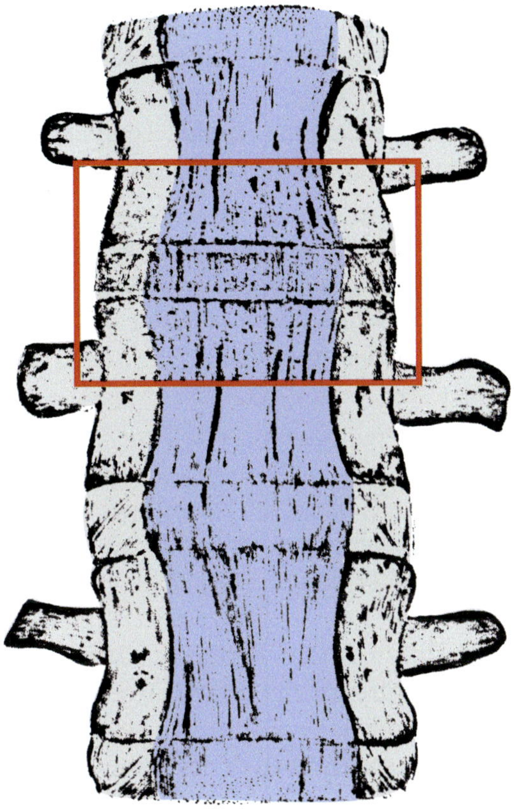

Abb. 6.2 Die Zuordnung von Wirbelkörpern und Bandscheibe im Sklerotom, modifiziert nach Hansen und Schliack. Die Bandscheibe mit ihren kranial und kaudal angrenzenden Hälften der jeweiligen Nachbarwirbel bilden ein Sklerotom, wobei die Bandscheibe jeweils das Zentrum des Sklerotoms darstellt.

Größere diagnostische Bedeutung als die Wirbelkörper haben aber ihre Dornfortsätze. Bei Druckschmerzhaftigkeit können sie, wie schon erwähnt, das erste Signal einer inneren Organstörung sein. In diesem Fall weisen die Dornfortsätze interessanterweise eine erhöhte Temperatur auf (Schmid) und eine Druckdolenz, die aber erst durch relativ kräftigen Druck entsteht (Heesch).

Im Gegensatz dazu sind bei Verletzungen, Entzündungen und Periosterkrankungen die Wirbelkörper und Dornfortsätze meistens schon spontan schmerzhaft und werden bereits durch leichten Druck oder leichte Berührung als überaus schmerzhaft empfunden.

Wenn die Wirbelkörper und Dornfortsätze Signal einer inneren Erkrankung sind, dann findet man sehr häufig im Bereich der Haut über den Dornfortsätzen Veränderungen im Sinne von lokalen Hautunreinheiten, Kratzspuren oder Druckstellen. Diese Veränderungen sind meistens einseitig und weisen dann auf links oder rechts gelegene Organstörungen hin.

Ein einfaches und für Diagnose und Therapie sehr praktikables Schema der Zugehörigkeit von Wirbelkörpern zu inneren Organen stammt von Mackenzie (s. Abb. 6.3):

- **Erkrankungen des Herzens (und auch der Lunge)** projizieren sich in die oberen Brustwirbelkörper und lösen Schmerzen in einem Umkreis aus, der etwa bis zur Höhe der Spina scapulae reicht (in der Abbildung Ellipse A).
- **Erkrankungen des Magens (und Duodenums)** projizieren sich in den Brustwirbelbereich zwischen Spina scapulae und Angulus inferior (in der Abbildung Ellipse B).
- **Erkrankungen von Leber und Gallenblase** projizieren sich in den Brustwirbelbereich zwischen Angulus inferior der Scapula und dem letzten Brustwirbel (in der Abbildung Ellipse C).
- **Erkrankungen von Rektum und Urogenitaltrakt** projizieren sich in jenen Bereich, der zwischen dem letzten Lendenwirbel und der Sakrummitte liegt (in der Abbildung Ellipse D).

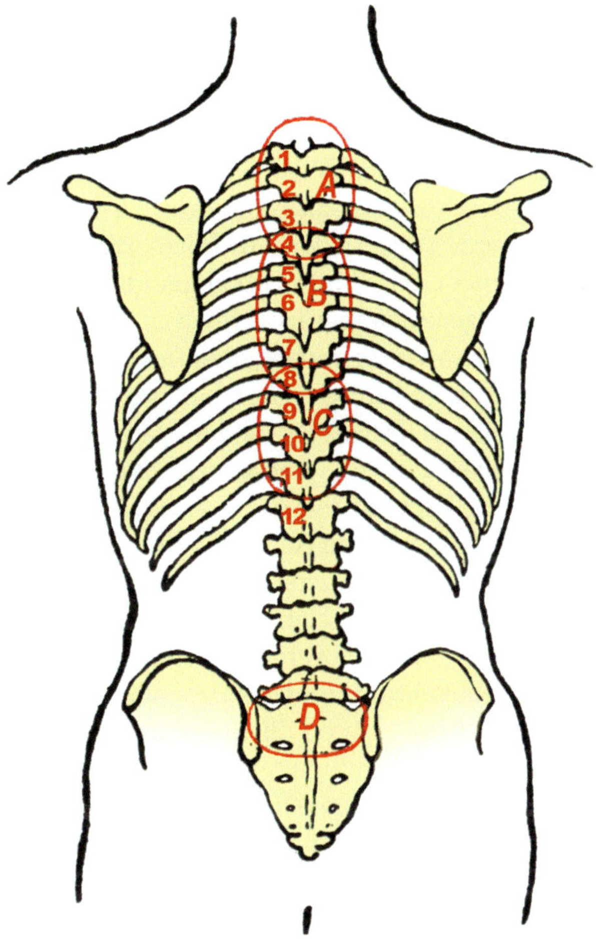

Abb. 6.3 Die Dornfortsätze und ihre Beziehung zu inneren Erkrankungen, Schema nach Mackenzie. Erkrankungen des Herzens (Ellipse A), Erkrankungen des Magens (Ellipse B), Erkrankungen von Leber und Gallenblase (Ellipse C), Erkrankungen von Colon descendens bis Rektum und Urogenitalerkrankungen (Ellipse D).

Diese von Mackenzie angegebene Zuordnung von Erkrankungen innerer Organe zu bestimmten Wirbelkörpern und ihren Dornfortsätzen wird m. E. verständlicher, wenn man die Lagebeziehung zwischen Dornfortsätzen und Rückenmarkssegmenten betrachtet, wie sie von Tandler angegeben wurde (s. Abb. 6.4).

- **Bei Erkrankungen des Herzens (Ventrikel)** werden die Rückenmarkssegmente C 8 bis Th 4 durch viszeral-afferente Fasern irritiert. Im Rahmen eines Referred Pain werden dabei jedoch die Dornfortsätze der etwas höher liegenden Wirbelkörper C 6 bis Th 2 druckempfindlich sein und eine erhöhte Temperatur zeigen (Ellipse A in Abb. 6.3).
- **Bei Erkrankungen des Magens und Duodenums** werden die Rückenmarkssegmente Th 6 bis Th 8 durch viszeral-afferente Fasern irritiert. In diesem Fall werden gegebenenfalls die Dornfortsätze der etwas höher liegenden Wirbelkörper Th 4 bis Th 5 druckempfindlich sein und eine erhöhte Temperatur zeigen (Ellipse B).
- **Bei Erkrankungen von Leber und Gallenblase** werden die Rückenmarkssegmente Th 8 bis Th 11 durch viszeral-afferente Fasern irritiert. Demnach können die Dornfortsätze der Wirbelkörper Th 6 bis Th 8 als die entsprechenden Sklerotome schmerzhaft werden (Ellipse C).
- **Bei Erkrankungen des Rektums und des Urogenitaltraktes** werden die Rückenmarkssegmente Th 11 bis L 3 durch viszeral-afferente Fasern irritiert. Demnach können die Dornfortsätze der Wirbelkörper Th 8 bis Th 10 als die entsprechenden Sklerotome schmerzhaft werden (Ellipse C).

Nach Beobachtungen von Mackenzie haben Rektum und Uterus aber auch ein **eigenes** Projektionsareal, das im Bereich zwischen 5. Lendenwirbel und der Sakrummitte mit den angrenzenden Iliosakralgelenken liegt (Ellipse D).

Auf die große Bedeutung der Kenntnis zusammenhängender Sklerotome und ihrer Wechselwirkung mit inneren Organen hat Mackenzie in einem sehr anschaulichen Beispiel hingewiesen:

„Wegen einer starken Empfindlichkeit des 6. und 7. Brustwirbelkörpers und einer Überempfindlichkeit in der linken oberen Hälfte der Bauchdecke wurde ein Patient mit einem Gipskorsett behandelt.

Bei der späteren Obduktion fand man aber, dass ein Karzinom der Kardia vorlag und dieser Schmerz im 6. und 7. Brustwirbelkörper demnach als **übertragener Schmerz des Kardia-Karzinoms** *zu interpretieren war."*

Sicherlich wäre bei den heutigen Diagnosemethoden dieser Therapiefehler nicht geschehen. Dennoch zeigt das Beispiel, dass jeder Therapeut Patienten mit Schmerzen an den Wirbelkörpern und Dornfortsätzen nicht nur als „Wirbelsäulen-Patienten" betrachten darf, sondern immer auch die viszero-vertebragene Komponente von Wirbelsäulenbeschwerden in Erwägung ziehen muss.

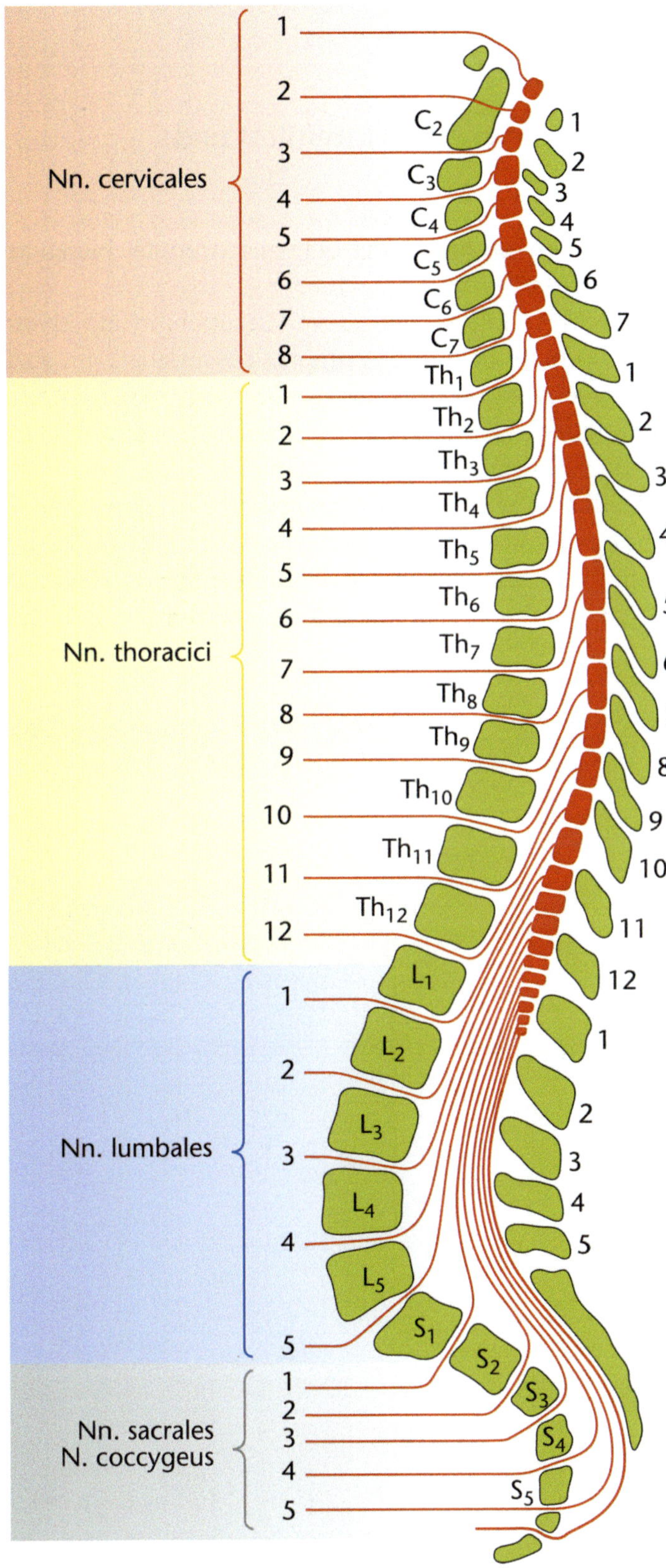

<table>
<tr><th>Dornfortsatz</th><th>Rückenmarks-segment</th></tr>
<tr><td>C 1</td><td>C 1|C 2|3</td></tr>
<tr><td>C 2</td><td>C 3</td></tr>
<tr><td>C 3</td><td>C 3|C 4</td></tr>
<tr><td>C 4</td><td>C 5|C 6</td></tr>
<tr><td>C 5</td><td>C 7</td></tr>
<tr><td>C 6</td><td>C 8</td></tr>
<tr><td>C 7</td><td>Th 1|Th 2</td></tr>
<tr><td>Th 1</td><td>Th 3</td></tr>
<tr><td>Th 2</td><td>Th 4</td></tr>
<tr><td>Th 3</td><td>Th 5</td></tr>
<tr><td>Th 4</td><td>Th 6</td></tr>
<tr><td>Th 5</td><td>Th 7|Th 8</td></tr>
<tr><td>Th 6</td><td>Th 9</td></tr>
<tr><td>Th 7</td><td>Th 10</td></tr>
<tr><td>Th 8</td><td>Th 11</td></tr>
<tr><td>Th 9</td><td>Th 12</td></tr>
<tr><td>Th 10</td><td>L 1|L 2</td></tr>
<tr><td>Th 11</td><td>L 3|L 4</td></tr>
<tr><td>Th 12</td><td>L 5|S 1</td></tr>
<tr><td>L 1</td><td>S 2|S 4|S 5</td></tr>
<tr><td>L 2</td><td>Filum terminale</td></tr>
</table>

Abb. 6.4 Schematischer Überblick über die Höhenbeziehung von jeweiligem Rückenmarksabschnitt, zugehörigem Wirbelkörper und Austritt des zugehörigen Spinalnervs, Seitenansicht, modifiziert nach Tandler.
Beachte: Die Höhendifferenz nimmt nach kaudal zu.

Die einzelnen Sklerotome

Die Sklerotome an der oberen Extremität und am Schultergürtel

Die Segment-identen Sklerotome an der oberen Extremität bilden streifenförmige, längsovale Areale.

In ihrer Form ähneln sie den Arealen „ihrer" Dermatome und Myotome. Wie schon bei den Dermatomen und Myotomen beschrieben, gilt auch beim Sklerotom das gleiche Prinzip: Je

- **kranialer** die Herkunft des innervierenden Spinalnervs, desto
- **radialer** liegen die Sklerotome. Je
- **kaudaler** die Herkunft des innervierenden Spinalnervs, desto
- **ulnarer** liegen die Sklerotome.

Nach Bolk und van Rynberk beweist diese Gesetzmäßigkeit, „wie fest der segmentale Grundtypus der Körperarchitektur im menschlichen Organismus begründet ist".

Die Sklerotome C 2 und C 3

Die Sklerotome C 2 und C 3 liegen am Hinterkopf sowie im oberen Bereich der Clavicula.

Das Sklerotom C 4

Das Sklerotom C 4 umfasst die Clavicula (s. Abb. 6.5).

Das Sklerotom C 5

Das Sklerotom C 5 umfasst an der Scapula die kraniale Hälfte, den Proc. coracoideus und die Spina scapulae. Am Oberarm umfasst es den Margo lateralis des Humerus sowie den Epicondylus lateralis und das Olecranon (s. Abb. 6.6).

Das Sklerotom C 6

Das Sklerotom C 6 umfasst an der Scapula das Acromion und einen von hier schräg nach medial und kaudal verlaufenden Streifen der Scapula. Am Oberarm umfasst es den Margo ulnaris des Humerus bis zum Epicondylus ulnaris und zum Olecranon, den Radius an der radialen Seite mit dem Capitulum radii und dem Proc. styloideus radii (s. Abb. 6.7).

Das Sklerotom C 7

Das Sklerotom C 7 umfasst an der Scapula den untersten Streifen und setzt sich dorsal am Oberarm bis zum Epicondylus ulnaris und auch radialis fort. Am Unterarm umfasst es den dorsalen und ulnaren Bereich des Radius sowie den dorsalen und radialen Bereich der Ulna. Von den Fingern zählen der Daumen, der Zeige- und der Mittelfinger zum Sklerotom C 7 (s. Abb. 6.8).

Das Sklerotom C 8|Th 1

Das Sklerotom C 8|Th 1 umfasst einen schmalen Bereich dorsal und distal am Humerus. Am Unterarm umfasst es die distale Hälfte der Ulna, die ulnar gelegenen Handwurzelknochen sowie die Finger IV und V (s. Abb. 6.9).

Die zervikalen Sklerotome (C4 bis C 8) umgreifen ebenso wie der zervikal innervierte „Myotom-Mantel" ventral und dorsal den knöchernen Torso von Rippen, Wirbelsäule, Sternum.

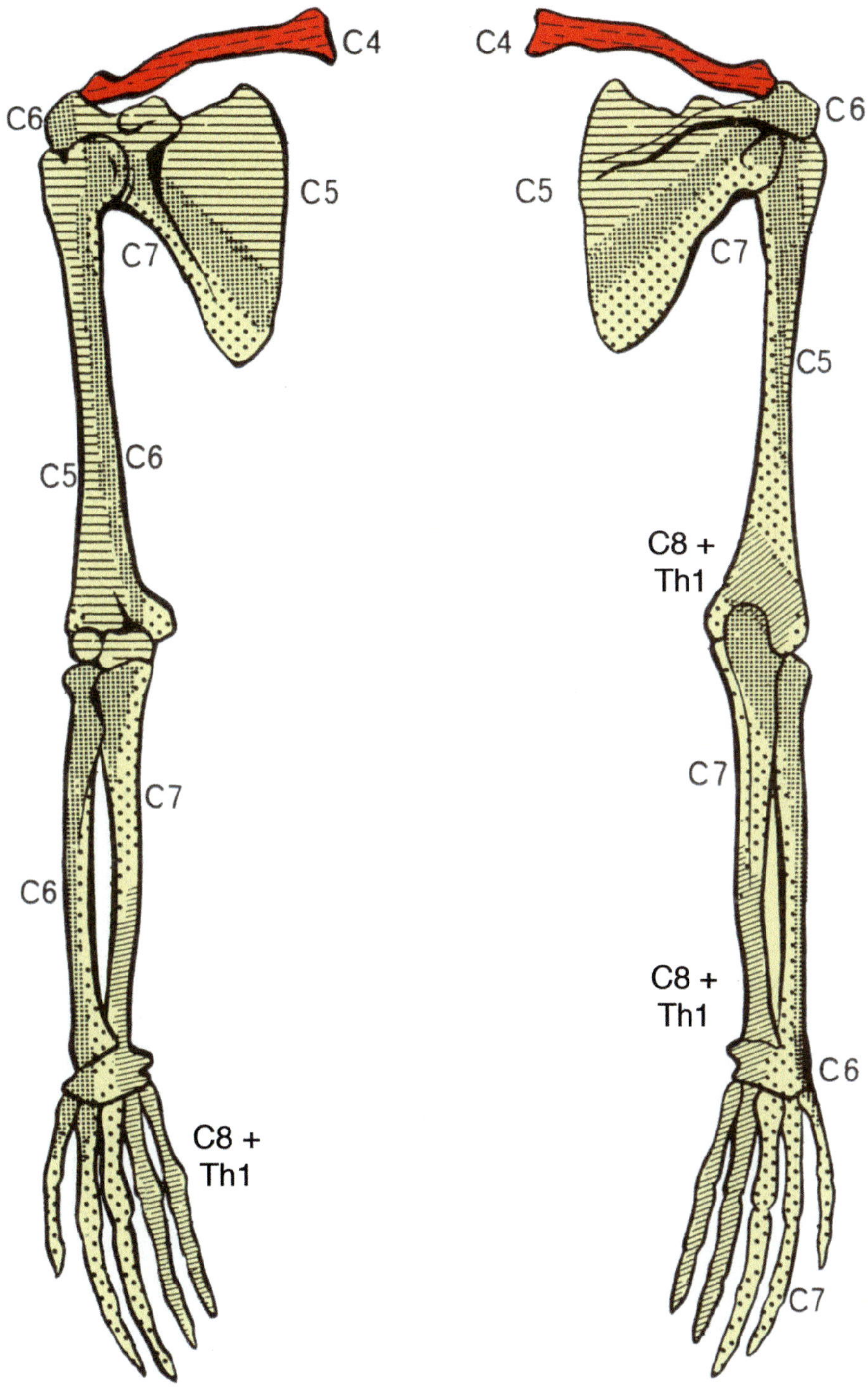

Abb. 6.5 Sklerotom-Anteile von C 4 (Beschreibung im Einzelnen siehe Text).*

* Die Abbildungen 6.5 bis 6.9 sind modifiziert nach Cushid.

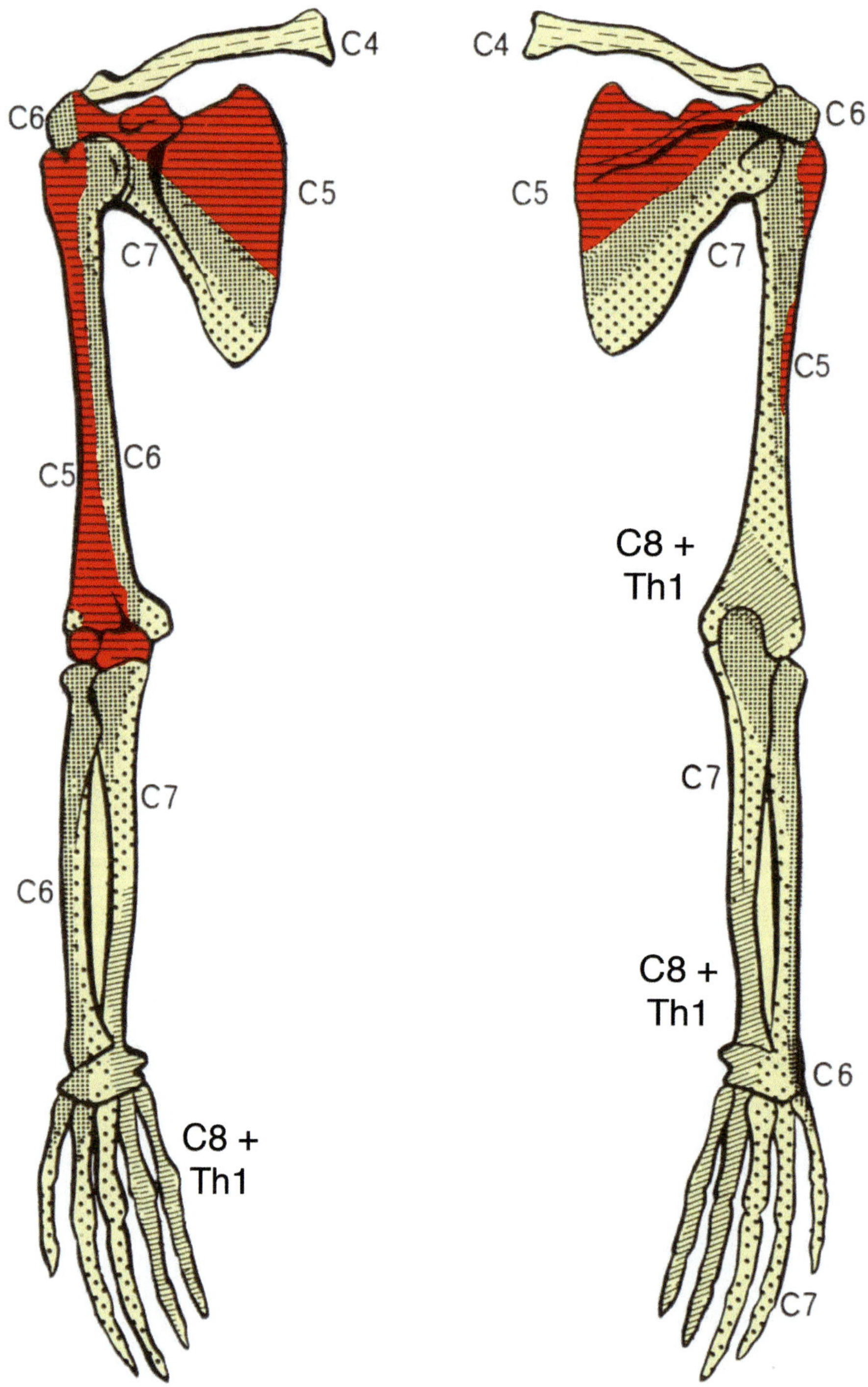

Abb. 6.6 Sklerotom-Anteile von C 5 (Beschreibung im Einzelnen siehe Text).*

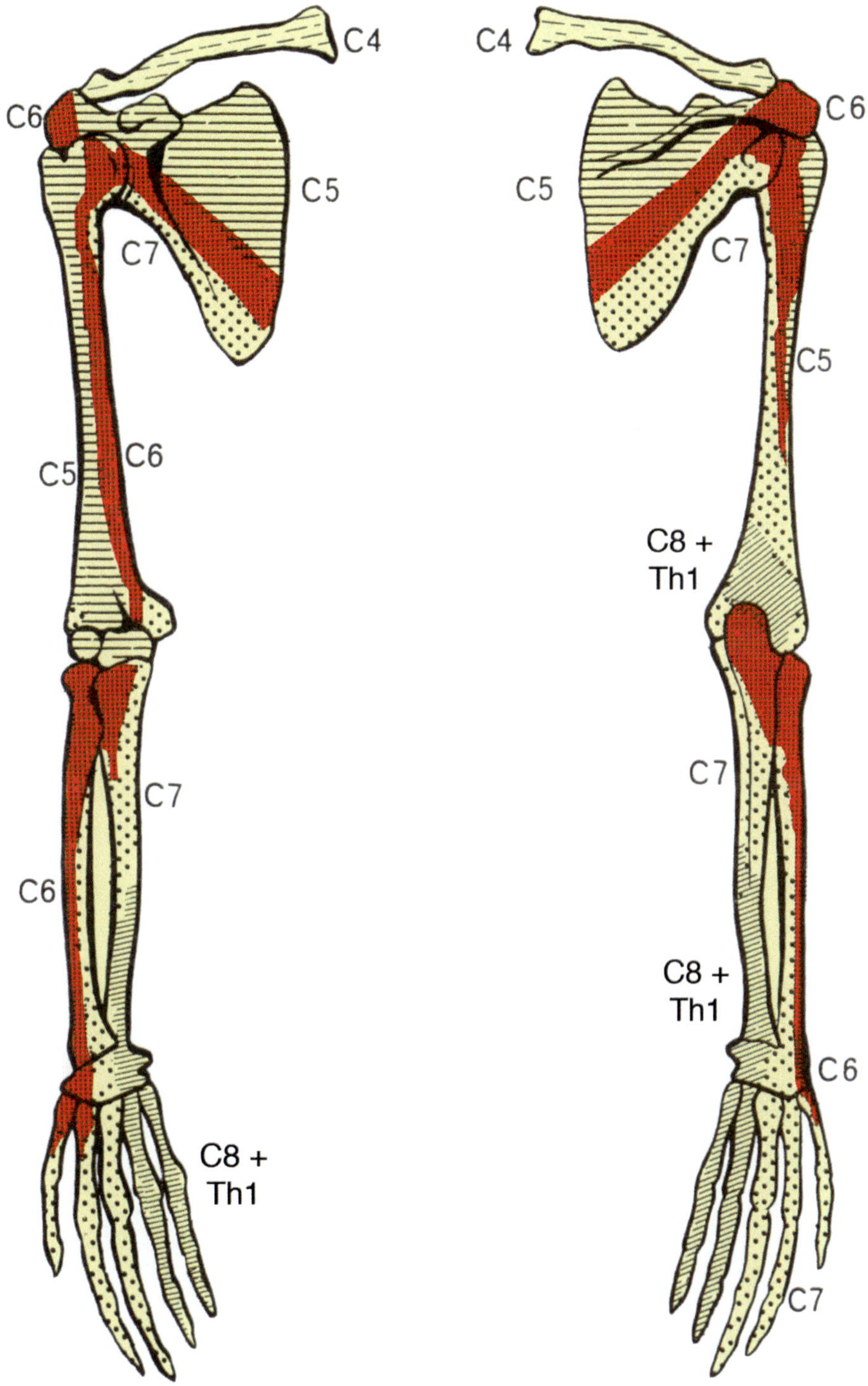

Abb. 6.7 Sklerotom-Anteile von C 6 (Beschreibung im Einzelnen siehe Text).*

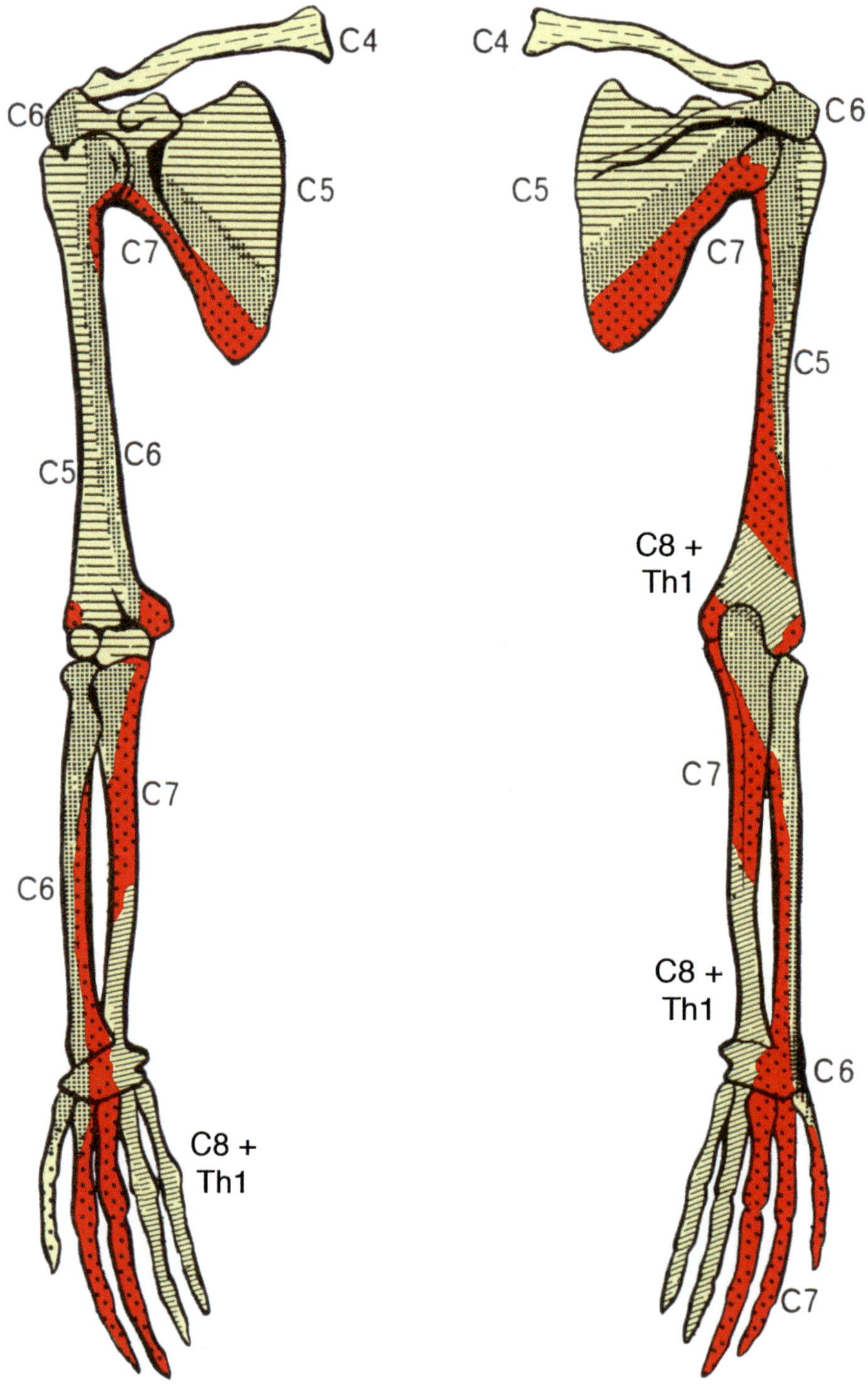

Abb. 6.8 Sklerotom-Anteile von C 7 (Beschreibung im Einzelnen siehe Text).*

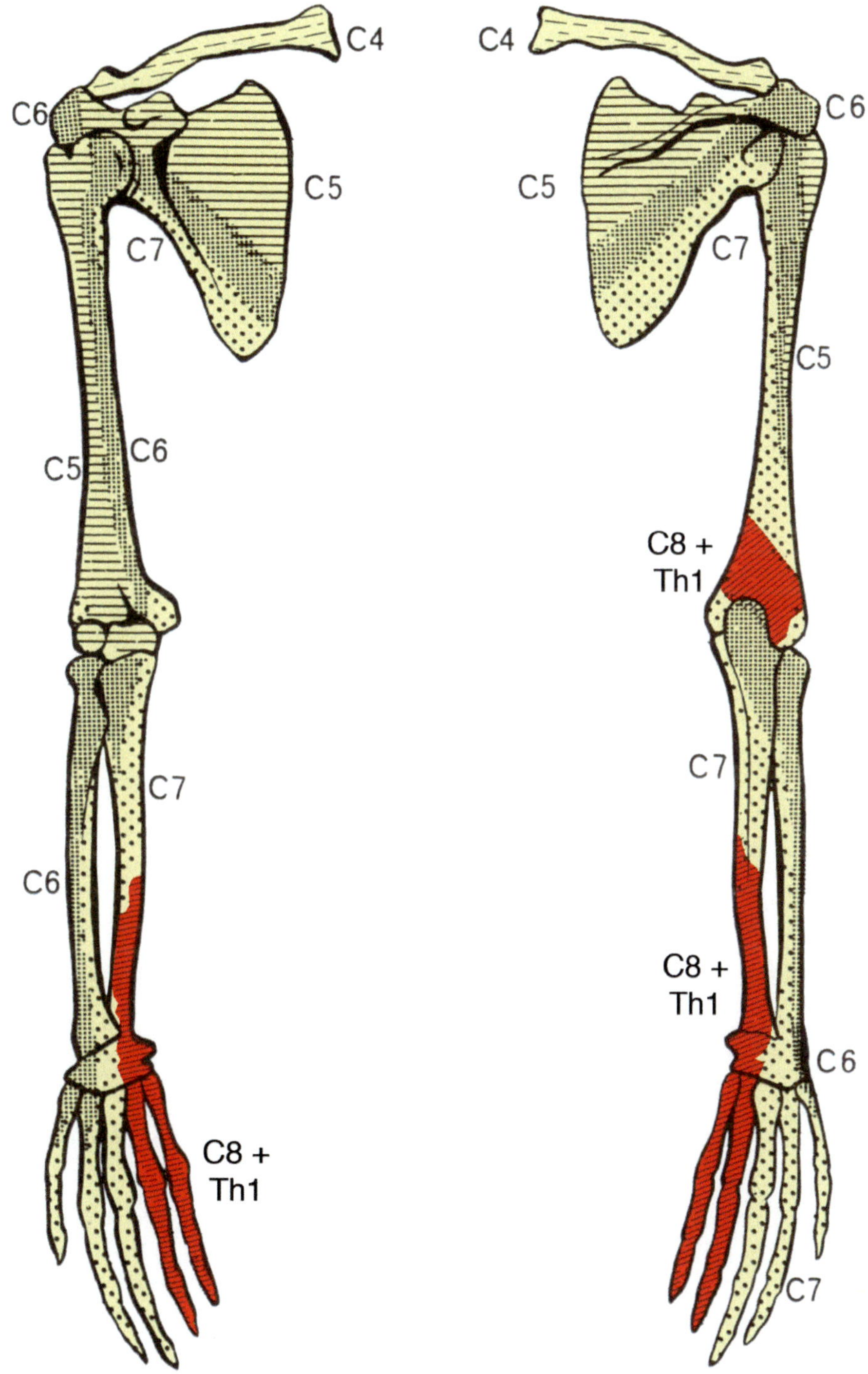

Abb. 6.9 Sklerotom-Anteile von C 8 und Th 1 (Beschreibung im Einzelnen siehe Text).*

Die Sklerotome der unteren Extremität und des Beckens

Wie an der oberen Extremität bilden die Segment-identen Sklerotome auch an der unteren Extremität streifenförmige, längsovale Areale. Sie ähneln in ihrer Form ebenfalls „ihren" Dermatomen und Myotomen. Wie schon für die obere Extremität beschrieben, gilt auch für die Sklerotome der unteren Extremität das gleiche Prinzip: Je

- **kranialer** der innervierende Spinalnerv, desto
- **tibialer und proximaler** liegen die Sklerotome. Je
- **kaudaler** der innervierende Spinalnerv, desto
- **fibularer und distaler** liegen die Sklerotome.

Am Erwachsenen liegen die Sklerotome von Becken und unterer Extremität wie folgt verteilt:

Das Sklerotom L 2

Das Sklerotom L 2 umfasst:

- Die Spina iliaca anterior superior, den ventralen Teil der Crista iliaca sowie einen schmalen Bereich der Spina ischiadica.
- Am Schaft des Oberschenkelknochens nimmt L 2 einen schmalen Streifen ein, der etwa dem Ansatz der Adduktoren-Muskulatur entspricht (s. Abb. 6.10).

Das Sklerotom L 3

Das Sklerotom L 3 umfasst:

- In einem schmalen Streifen den Beckenkamm, handbreit unter der Crista iliaca.
- Es dehnt sich bis nach vorne zur Symphyse und zum Tuberculum pubicum aus.
- Von dorsal gesehen umkreist es den gesamten Bereich des nach außen gebogenen Beckenkammes und setzt sich am Hals des Oberschenkels auf die Innenseite fort bis zum medialen Bereich des Femurs.
- Von ventral gesehen nimmt das Sklerotom den großen breiten vorderen Bereich des Femurs und der Patella ein und setzt sich über den Condylus medialis bis zur Tuberositas tibiae auf die Tibia fort (s. Abb. 6.11).

Das Sklerotom L 4

Das Sklerotom L 4 umfasst:

- Von ventral gesehen die Tiefe des „Beckentrichters“ und die Hälfte des Femurhalses.
- Es umfasst den Femurkopf und dehnt sich bis zum oberen Bereich des Femurschaftes aus. Von dorsal gesehen bedeckt L 4 bis zum Condylus lateralis des Femurs seinen kleinzehenseitigen Bereich und setzt sich darüber hinaus bis zur oberen Hälfte des Margo medialis der Tibia fort (s. Abb. 6.12).

Das Sklerotom L 5

Das Sklerotom L 5 umfasst:

- An der Beckenschaufel einen kaudalen Teil und den Bereich des gesamten Tuber ischiadicum, am Oberschenkel den Trochanter major an der kranialsten Stelle, am Unterschenkel den Bereich des Caput fibulae und der Fibula (s. Abb. 6.13).

Das Sklerotom S 1

Das Sklerotom S 1 umfasst:

- Am Becken den Bereich der Spina iliaca posterior superior und inferior. Es dehnt sich an der dorsalen Seite des Acetabulums streifenförmig bis zum Tuber ischiadicum aus. Am Oberschenkel umfasst es einen kleinen Streifen zwischen dem Femurkopf und dem Femurhals.
- Am Unterschenkel bildet es dorsal den fibularen Rand der Tibia und erfasst die Zehen I bis V an der Fußsohle.
- Am Fußrücken erstreckt es sich über die Zehen II, III und IV über den fibularen Teil des Sprunggelenkes und den Ansatz der Fibula an den Fußwurzelknochen (s. Abb. 6.14).

Das Sklerotom S 2

Das Sklerotom S 2:

- Schließt am Becken im Bereich der Spina iliaca posterior inferior an das Sklerotom S 1 an.
- Bildet am Unterschenkel den kaudalen Teil der Fibula und den Strahl der 5. Zehe (s. Abb. 6.15).

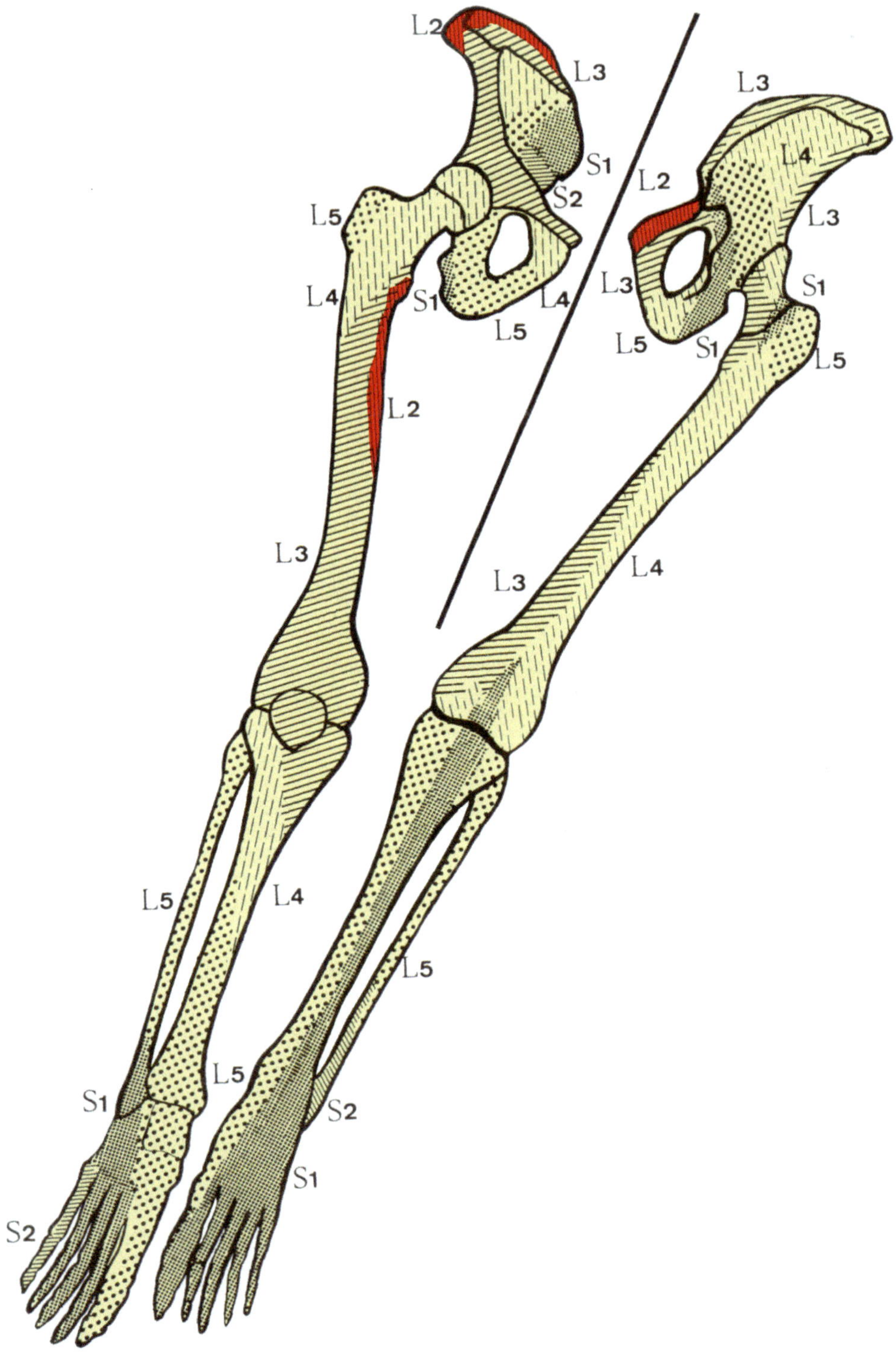

Abb. 6.10 Sklerotom-Anteile von L 2 (Beschreibung im Einzelnen siehe Text).*

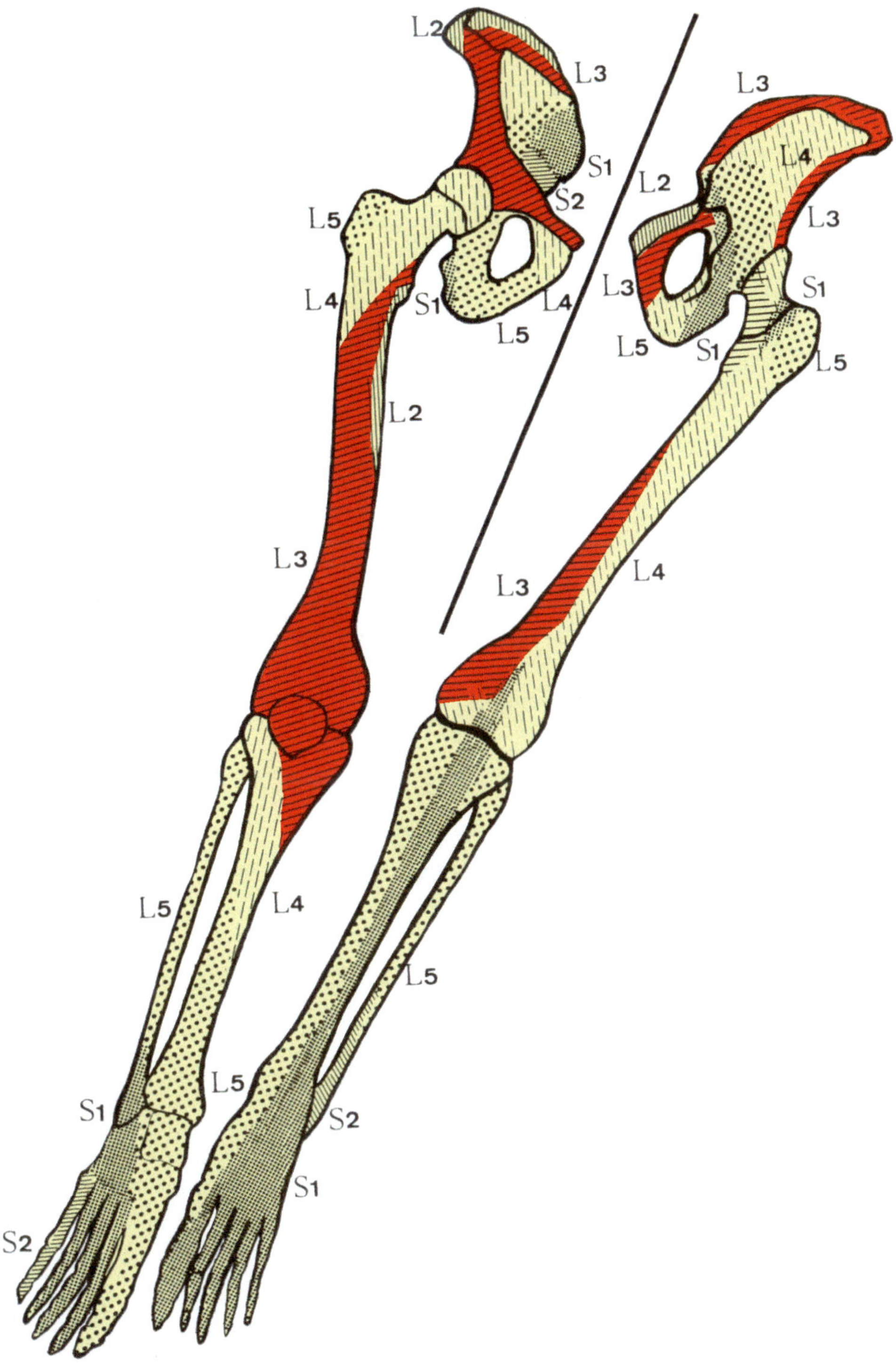

Abb. 6.11 Sklerotom-Anteile von L 3 (Beschreibung im Einzelnen siehe Text).*

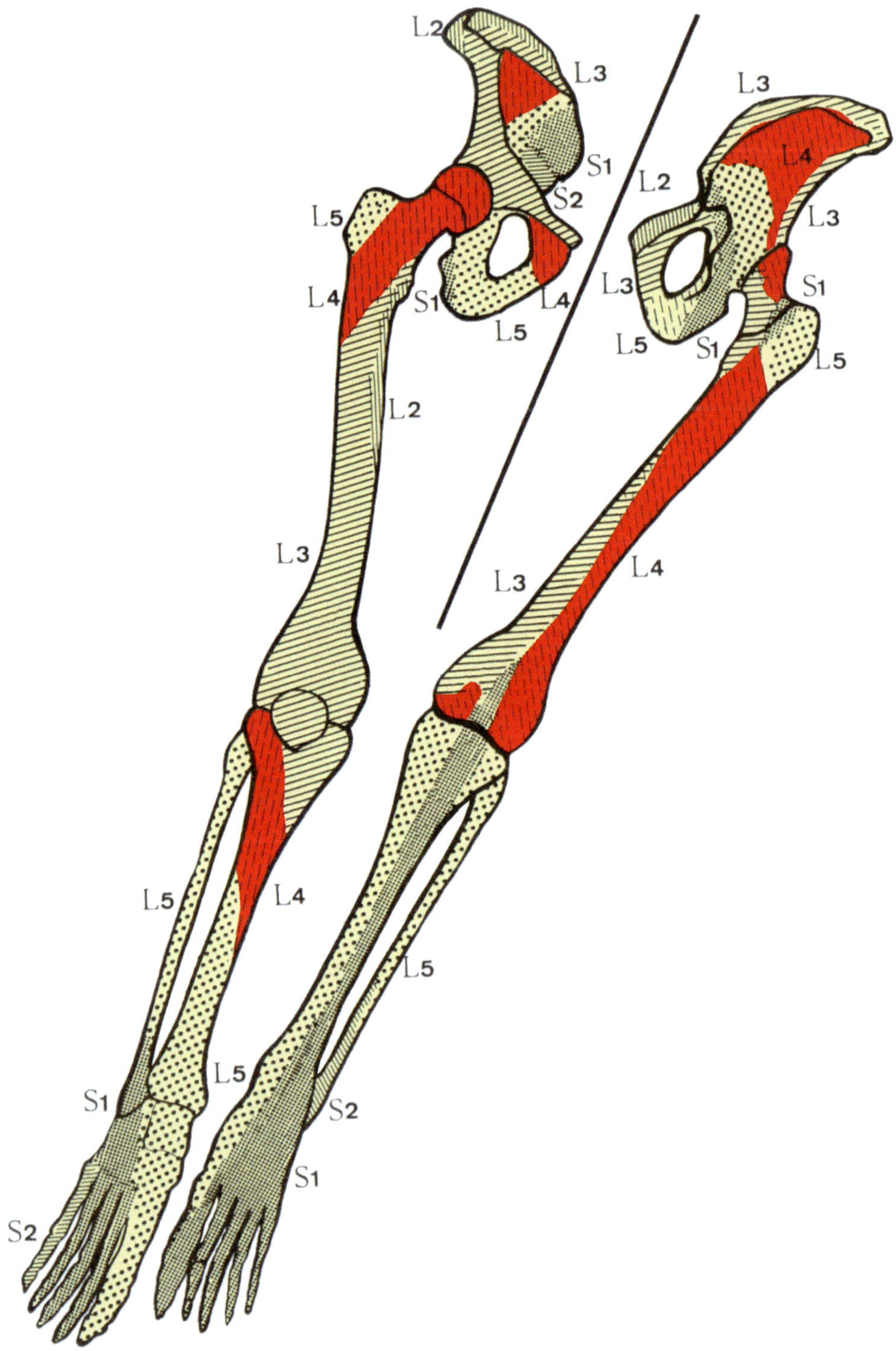

Abb. 6.12 Sklerotom-Anteile von L 4 (Beschreibung im Einzelnen siehe Text).*

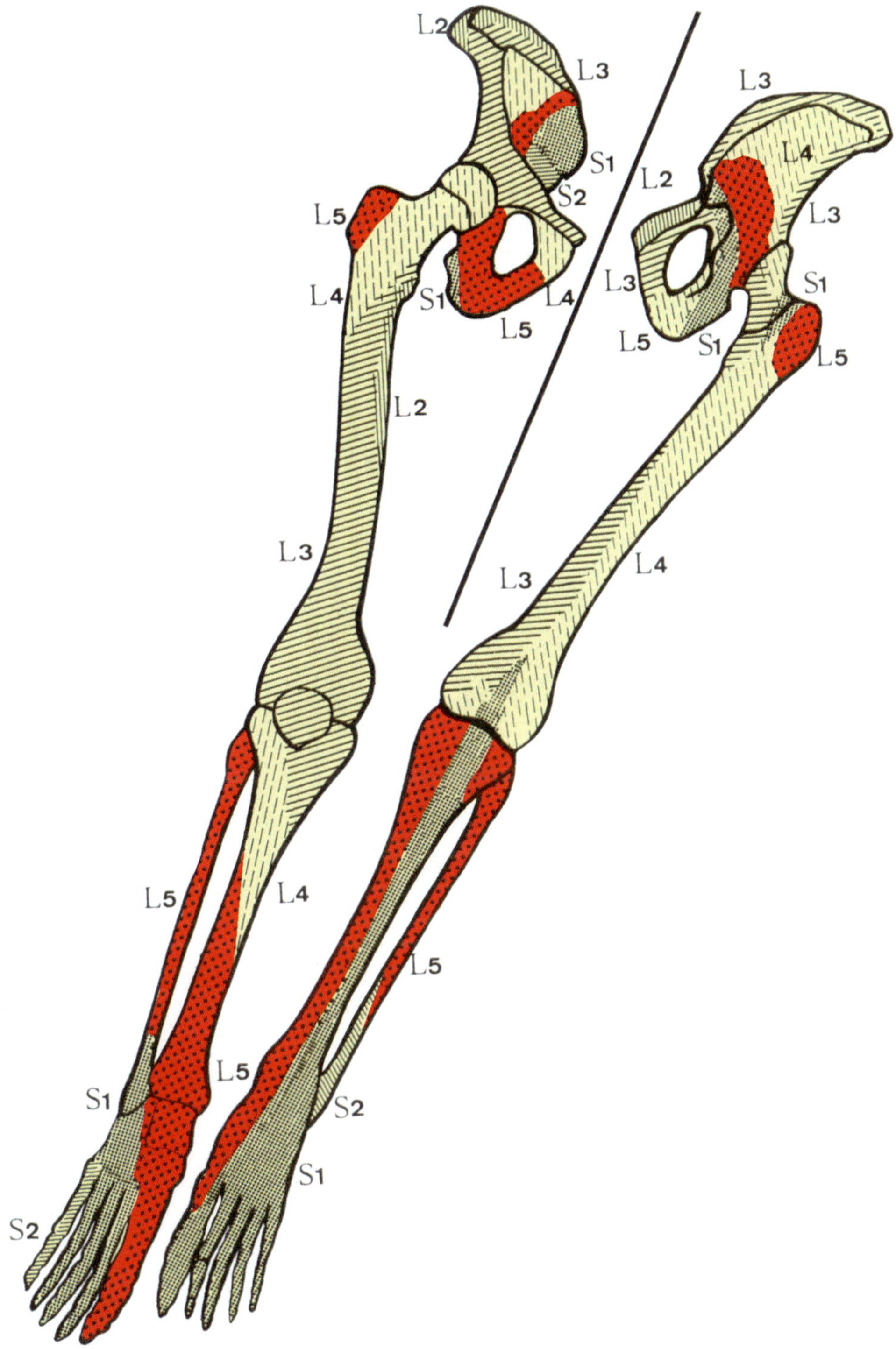

Abb. 6.13 Sklerotom-Anteile von L 5 (Beschreibung im Einzelnen siehe Text).*

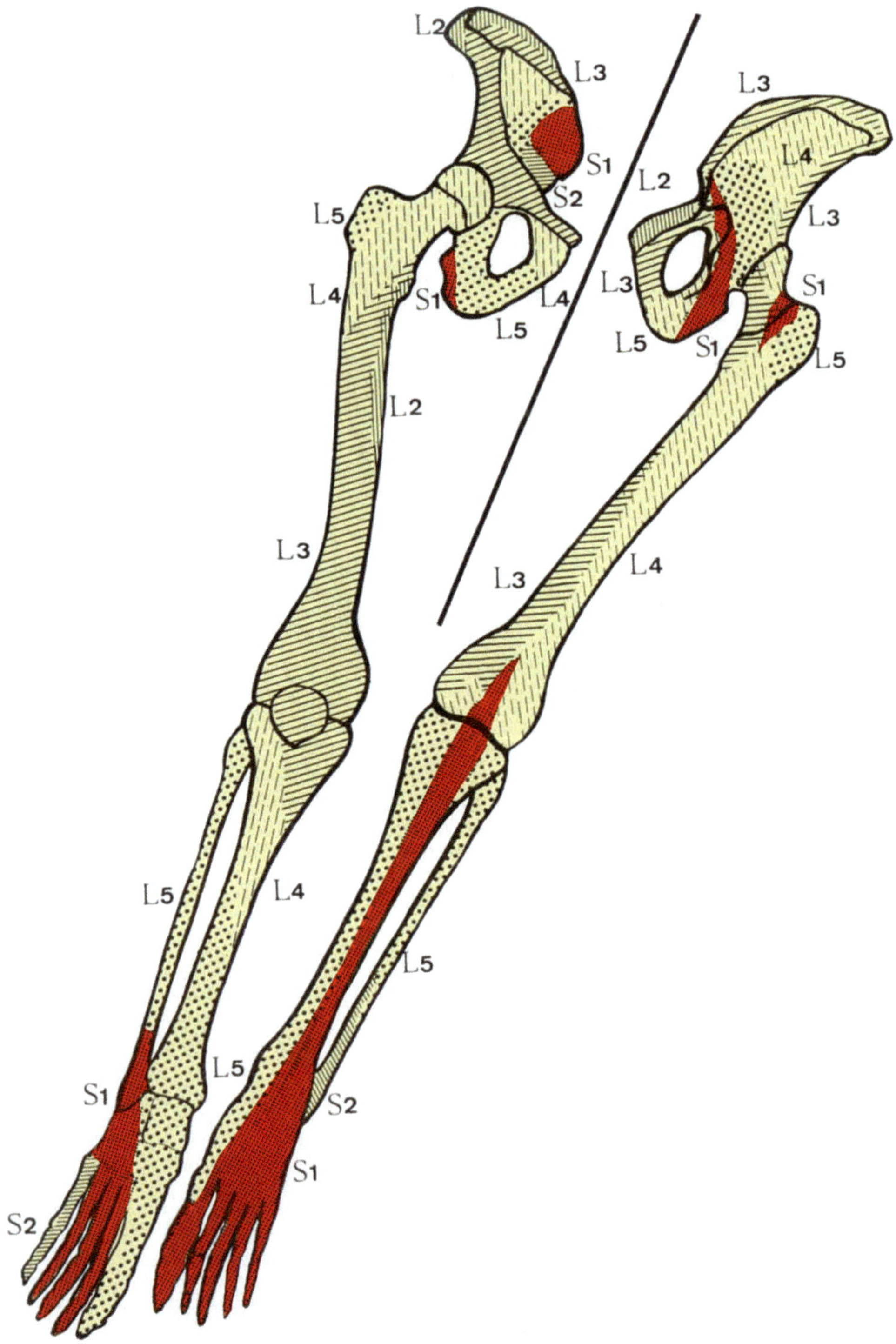

Abb. 6.14 Sklerotom-Anteile von S 1 (Beschreibung im Einzelnen siehe Text).*

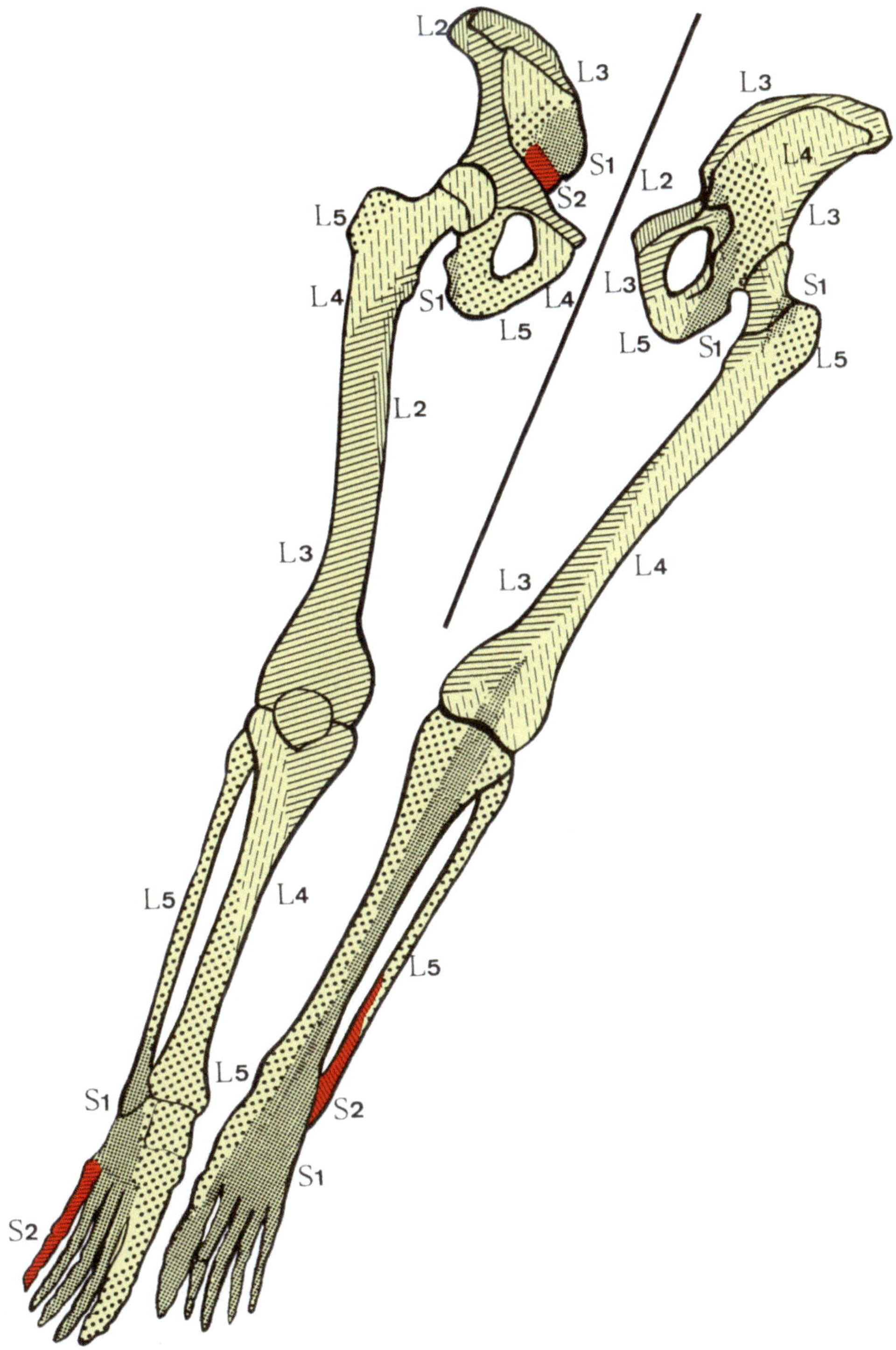

Abb. 6.15 Sklerotom-Anteile von S 2 (Beschreibung im Einzelnen siehe Text).*

Ausführliche Literatur zu den Sklerotomen und Sklero-Zonen findet sich bei Bolk, der schon um 1880 Schultergürtel und Humerus bzw. Beckengürtel und Femur diesbezüglich genau analysiert hat und sehr interessante Zusammenhänge aufzeigen konnte: Seine Erkenntnisse bezüglich der „Sklerozonie von Schultergürtel und Humerus bzw. Beckengürtel und Femur" lassen die Entwicklung der oberen und unteren Extremität nachvollziehen.

7 Die Enterotome

Definiert man ein inneres Organ durch seine Beziehung über die vegetativen viszeralen Afferenzen zu den Rückenmarkssegmenten, so spricht man von einem Enterotom oder Viszerotom.

Die inneren Organe sind primär nicht segmental geordnet, sondern erhalten nur durch ihre sensible Versorgung Anschluss an die segmentale Ordnung des Körpers. Da die sensible Versorgung der inneren Organe durch Sympathikus und Parasympathikus erfolgt, definieren diese vegetativen Verbindungen das innere Organ in seinem segmentalen Bezug zum Rückenmark und zur spinalen Peripherie.

Der Verlauf der **efferenten Fasern** für die Eingeweide ist beim Menschen nicht so gut bekannt wie der Verlauf der efferenten Fasern für die Körperoberfläche.

An der Haut lässt sich z.B. die Wirkung der efferenten sympathischen Fasern durch einen Reiz an der Vorderwurzel beobachten, und zwar an der Reaktion von Schweißdrüsen, Arrectores pilorum und Hautgefäßen.

An den Eingeweiden ist diese Beobachtung nicht so leicht möglich.

Aus Untersuchungen an Säugetieren kann man folglich auf den Menschen allenfalls Rückschlüsse ziehen.

Zudem scheiterte die präparatorische Darstellung der efferenten Fasern an der ausgedehnten Geflechtbildung und feinsten Verästelung (Braus und Elze).

Über die **afferenten schmerzleitenden Fasern** aus den Eingeweiden ist man besser unterrichtet.

Aus dem Vergleich mit experimentellen Befunden an Säugetieren kann aber geschlossen werden, dass auch beim Menschen die **efferenten Fasern im wesentlichen den gleichen Verlauf nehmen wie die afferenten** (Foerster, Braus und Elze u.a.).

Entsprechend der viszero-sensiblen afferenten **sympathischen Verbindung** der inneren Organe mit dem Rückenmark werden bestimmte Rückenmarkssegmente irritiert, die diese Störung dann „afferenzgerecht" an die spinale Peripherie der Körperoberfläche weiterleiten. Dadurch können Schmerzen im Rumpfgebiet **(C 8 bis L 3)** ausgelöst werden (s. S. 282).

Die viszeral-afferenten und viszeral-efferenten **sympathischen Fasern** der inneren Organe verlaufen nach Fanghänel als „Durchläufer", d.h., sie werden nicht im Grenzstrang, sondern erst in den großen sympathischen Ganglien oder in der Wand des inneren Organs umgeschaltet.

Die viszero-sensiblen **parasympathischen Fasern** der inneren Organe verlaufen zum Teil **im N. vagus.**

	Parasympathikus			Sympathikus						
	N. vagus (Beziehung zu)		N. phrenicus							
	N. trigeminus	C 2	C3, C4 (C5)	Th 1	Th 2	Th 3	Th 4	Th 5	Th 6	Th 7
Herz (Ventrikel), Aorta asc.										
Bronchien, Lunge										
Ösophagus										
Magen										
Duodenum										
Pankreas	?	?	?							
Leber, Gallenblase										
Dünndarm, Colon asc.										
Ureter										
Niere										
Harnblase										
Colon desc., Rectum										
Hoden, Nebenhoden										
Ovarium										
Uterus										

* Nach Angaben von O. Foerster im Handbuch der Neurologie v. Bumke-Foerster, Band 5.

Abb. 7.1 Afferente Fasern des Sympathikus in den Wurzeln der Spinalnerven und afferente Fasern des Parasympathikus und zugehörige Head-Zonen, nach O. Foerster (s. auch S. 140, 282).

Da die Vagus-Fasern mit der spinalen Wurzel des N. trigeminus und mit der Hinterhornkernsäule im Segment C 2 in Verbindung treten, können durch diese Fasern Schmerzen im Trigeminusgebiet und in C 2 ausgelöst werden.

Deshalb können bei Erkrankungen der vom Vagus innervierten Organe übertragene Schmerzen auch im Gesicht (Trigeminus) und am Hinterkopf (C 2|C 3) auftreten.

Die viszero-sensiblen **parasympathischen Fasern** der inneren Organe verlaufen zu einem weiteren Teil **im N. phrenicus** und treten in Höhe von C 4|C 5 ins Rückenmark ein.

> Dadurch kann eine Wechselwirkung zwischen inneren Organen und Schulterbereich ausgelöst werden (C4|C 5).

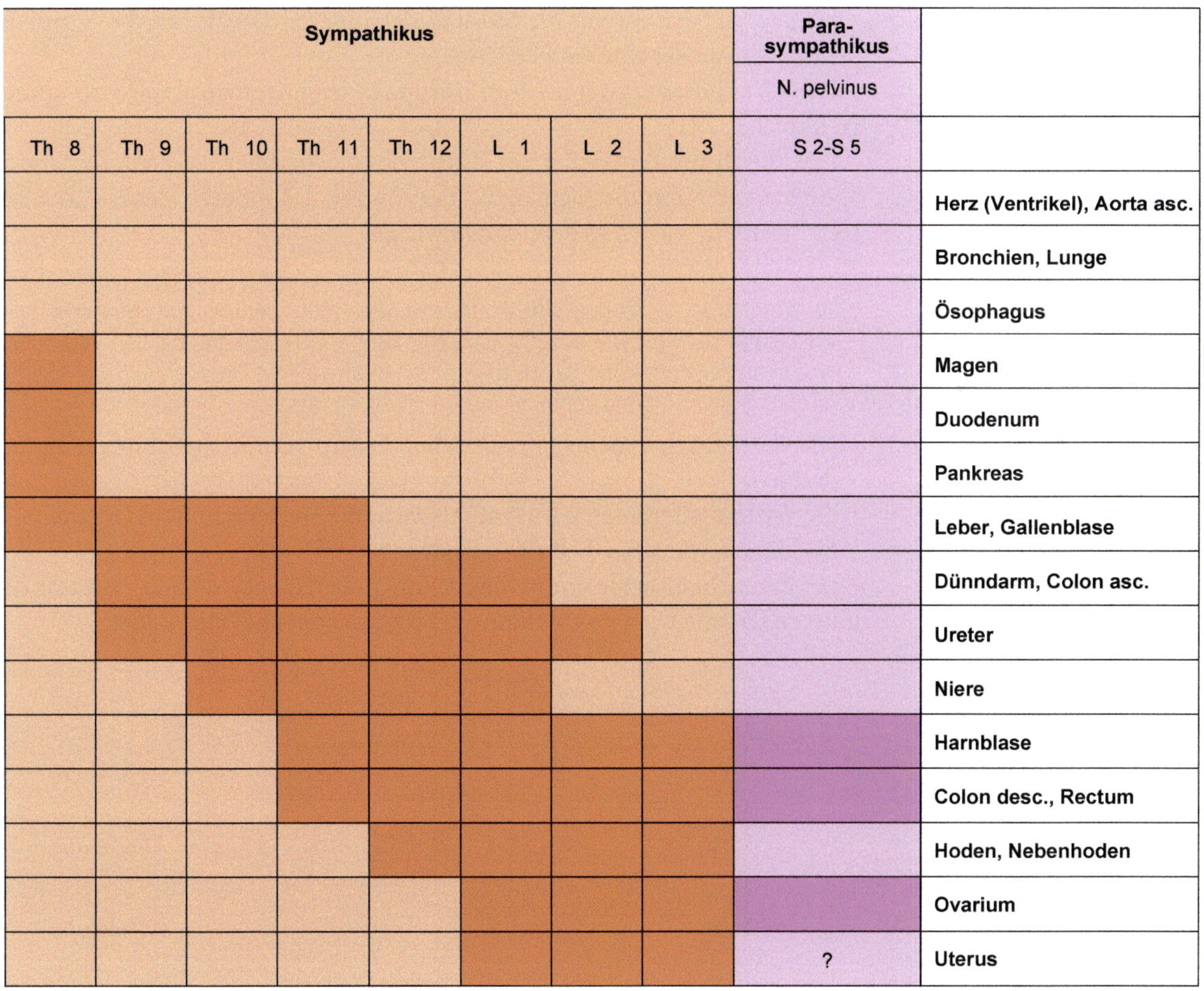

Die viszero-sensiblen **parasympathischen Fasern** der inneren Organe verlaufen zu einem weiteren Teil **in den Nn. pelvici (S 1 bis S 5).**

Dadurch können Wechselwirkungen zwischen Beckenorganen und der Rückseite der Beine ausgelöst werden (S 1 bis S 5).

Krankhafte Störungen innerer Organe gelangen also in zervikale, thorakale, lumbale und sakrale Rückenmarksabschnitte.

Die einzelnen inneren Organe haben die in Abbildung 7.1 dargestellte Segmentbeziehung zur Körperoberfläche.
Diese Rückenmarksabschnitte leiten die Irritation, die ihnen aus den inneren Organen zugeführt wird, an die Körperoberfläche weiter.

Sie „ver-äußern" somit die Störung der inneren Organe an die Segmentidenten Areale der Körperoberfläche.

Diese Veräußerung der inneren Störung bezeichnet man als „Übertragung" (s. Kap. 9, S. 291).

Erst durch die Beziehung zur Körperoberfläche über die entsprechenden Spinalnerven kann die segmentale Zuordnung des inneren Organs „demaskiert" werden, wie ich es bezeichnen würde.

Da diese Organbeziehung eine konstante Segmentbeziehung zur Haut und zur Muskulatur der Körperoberfläche darstellt, kann man sekundär aus den Veränderungen an der Körperoberfläche auf Störungen an inneren Organen rückschließen.

- Die viszeral-afferenten **sympathischen** Fasern vermitteln Schmerzempfindungen,
- die viszeral-afferenten **parasympathischen** Fasern vermitteln Organempfindungen, wie z.B. Übelkeit, Harndrang usw.

Eine Übersicht über die sympathische und parasympathische Versorgung der inneren Organe wird in Abbildung 7.2 (Originaltabelle) abgebildet.

Übersicht über die segmentale Versorgung der inneren Organe. (Mit Benutzung der Angaben von Förster, Hdb. Neur. 5 (1936))

Organe	Rückenmarkssegmente			
	Sympathicus	N. vagus	Nn. pelvici	N. phrenicus
Herz und Aorta ascendens	Th_1—Th_4 (Th_5)	C_2, Gesicht		(C_2) C_3, C_4 (C_5)
Lunge und Bronchien .	(Th_1) Th_2—Th_5 (Th_6—Th_9)	C_2, Gesicht		(C_2) C_3, C_4 (C_5)
Ösophagus.	Th_4, Th_5 (Th_6)	C_2, Gesicht		
Magen . . . . { Cardia	(Th_5) Th_6, Th_7	C_2, Gesicht		(C_2) C_3, C_4 (C_5)
Magen . . . . { Corpus	Th_7, Th_8	C_2, Gesicht		
Pylorus { Pylorus	Th_8, Th_9	C_2, Gesicht		
Dünndarm und Colon ascendens	(Th_9) Th_{10}—L_1	C_3, Gesicht		
Appendix	(Th_{12}, L_1 (rechts)			
Colon descendens und Rectum	L_1—L_3		S_2—S_5	
Leber und Gallenblase .	(Th_7) Th_8—Th_{11}	C_2, Gesicht		(C_2) C_3, C_4 (C_5)
Pankreas	Th_8 (links)			
Niere	Th_{10}—L_1			
Ureter	(Th_8) Th_9—L_2			
Harnblase.	Th_{11}—L_1 (L_2, L_3)		S_2—S_5	
Hoden und Nebenhoden .	(Th_{11}) Th_{12}—L_3			
Ovarium und Adnexe. .	(Th_{12}) L_1—L_3			
Uterus	(Th_{12}) L_1—L_3		S_2—S_5 (?)	
Mamma.	Th_4—Th_8			

Abb. 7.2 Übersicht über die segmentale Versorgung der inneren Organe, nach Foerster.

7

Die „Umwandlung" der inneren Organe in Enterotome

Die viszeral-afferenten sympathischen und parasympathischen Fasern definieren also ihre Organe als segmentale Enterotome, deren Störungen und Krankheiten als übertragener Schmerz oder Referred Pain an der Körperoberfläche in Erscheinung treten.

- Das Herz (Ventrikel) wird durch seine sympathischen, viszeral-afferenten Fasern, die zu den Rückenmarkssegmenten C 8 bis Th 4 ziehen, zum **Enterotom C 8 bis Th 4 (Th 5).**
- Die Lunge wird durch ihre sympathischen, viszeral-afferenten Fasern, die zu den Rückenmarkssegmenten Th 2 bis Th 5 ziehen, zum **Enterotom Th 2 bis Th 5.**
- Der Ösophagus wird durch seine sympathischen, viszeral-afferenten Fasern, die zu den Rückenmarkssegmenten Th 4 bis Th 5 ziehen, zum **Enterotom Th 4 bis Th 5.**
- Der Magen und das Duodenum werden durch ihre sympathischen, viszeral-afferenten Fasern, die zu den Rückenmarkssegmenten Th 6 bis Th 9 ziehen, zu den **Enterotomen Th 6 bis Th 9.**
- Das Pankreas wird durch seine sympathischen, viszeral-afferenten Fasern, die zu dem Rückenmarkssegment Th 8 ziehen, zum **Enterotom Th 8.**
- Leber und Gallenblase werden durch ihre sympathischen, viszeral-afferenten Fasern, die zu den Rückenmarkssegmenten Th 8 bis Th 11 ziehen, zu den **Enterotomen Th 8 bis Th 11.**
- Dünndarm und Colon ascendens werden durch ihre sympathischen, viszeral-afferenten Fasern, die zu den Rückenmarkssegmenten Th 9 bis L 1 ziehen, zu den **Enterotomen Th 9 bis L 1.**
- Der Ureter wird durch seine sympathischen, viszeral-afferenten Fasern, die zu den Rückenmarkssegmenten Th 9 bis L 2 ziehen, zum **Enterotom Th 9 bis L 2.**
- Die Niere wird durch ihre sympathischen, viszeral-afferenten Fasern, die zu den Rückenmarkssegmenten Th 10 bis L 1 ziehen, zum **Enterotom Th 10 bis L 1.**
- Harnblase, Colon descendens und Rektum werden durch ihre sympathischen, viszeral-afferenten Fasern, die zu den Rückenmarkssegmenten Th 11 bis L 3 ziehen, zu den **Enterotomen Th 11 bis L 3.**
- Uterus und Ovar werden durch ihre sympathischen, viszeral-afferenten Fasern, die zu den Rückenmarkssegmenten L 1 bis L 3 ziehen, zu den **Enterotomen L 1 bis L 3.**

Ovar und **Hoden** erhalten zusätzlich **Fasern aus Th 10,** da sie ursprünglich sehr weit kranial angelegt sind und erst im Laufe der embryonalen Entwicklung nach kaudal wandern (Descensus). Dennoch behalten sie ihre ursprüngliche Segmentbeziehung zu Th 10 bei.

Dieses Phänomen der Übertragung wird auf Seite 294 noch ausführlicher beschrieben.

8 Die Reizleitung zwischen den Segmenten*

Bevor die Enterotome in ihrer klinischen Bedeutung ausführlich besprochen werden (Kap. 10), ist es erforderlich, die Reizleitung zwischen den Segmenten zu kennen. Dieses Thema wird in den nachfolgenden Kapiteln „Reizleitung zwischen den Segmenten" (Kap. 8) und „Der übertragene Schmerz" (Kap. 9) abgehandelt.

Fremdreflexe, Eigenreflexe und viszerogene Reflexe

Da der Bauplan des menschlichen Körpers vom Prinzip der Segmentierung und Metamerie beherrscht wird, müssen bei allen Vertebraten diese Segmente oder Metamere durch grundsätzlich ähnliche nervale Beziehungen miteinander in Verbindung stehen.

So stehen alle Teile eines Körpersegmentes (Dermatom = Hautabschnitt, Myotom = Muskelabschnitt, Sklerotom = Skelettabschnitt, Angiotom = Gefäßabschnitt, Enterotom = Eingeweideanteil, Neurotom = spinaler und vegetativer Abschnitt des Nervensystems) miteinander in nervaler Verbindung.

Trifft nun ein Reiz einen dieser Teile, so wird die Erregung auf einer afferenten Bahn zu dem im gleichen Segment liegenden nervalen Zentrum geleitet und gelangt von hier auf einer efferenten Bahn zum Reizort zurück.

Dies entspricht einem **Eigenreflex,** bei dem z.B. Informationen von einem Myotom zu einem anderen Segment-identen Myotom geleitet werden.

Dies hat in der Schmerztherapie und bei der Analyse der Akupunktur weitreichende Bedeutung, da die Myotome eines Segmentes im Lauf der Entwicklung „zerstückelt" werden und sich daher an ganz verschiedenen Abschnitten des Körpers wiederfinden.

Dennoch wird der Reiz in dem Myotom eines Muskels eine Irritation **auch** in Segment-identen Myotom-Anteilen anderer Muskeln bewirken.

So wird z.B. ein Reiz im Myotom C 6 des M. brachioradialis ebenfalls den Myotom-C 6-Anteil des M. serratus anterior irritieren.

* In Anlehnung an Rein und Schneider, Dittmar und Dobner, Hansen und Schliack.

Somit kann bei einem Schmerz am Epicondylus radialis des Ellenbogens (C 6) auch eine potenzielle Druckschmerzhaftigkeit am seitlichen Rippenbogenrand (C 6) vorliegen.

Ein Reiz vom Myotom zum Myotom, vom Sklerotom zum Sklerotom usw. entspricht also einem **Eigenreflex**.

Ein Reiz vom Dermatom zum Myotom entspricht einem **Fremdreflex** (z.B. Fußsohlenreflex, Kremasterreflex, Konjunktivalreflex u.a.).

Reflektorische Beziehungen zwischen den Segmentanteilen (s. Abb. 8.1, I–III) können also

- als **Eigenreflexe** (z.B. von Myotom zu Myotom, II) oder
- als **Fremdreflexe** (z.B. von Dermatom zu Myotom, I) vorliegen.

Die Möglichkeit reflektorischer Beziehungen besteht aber nicht nur zwischen Segment-identen Anteilen der Körperperipherie, sondern auch zwischen Enterotomen und Arealen der Körperoberfläche, die in segmentaler Beziehung stehen.

Diese reflektorischen Beziehungen werden

- als **viszerogene Reflexe** (z.B. von Enterotom zu Myotom, III) bezeichnet.

Geht der Reiz vom Enterotom aus und beeinflusst das im gleichen Segment liegende Dermatom und Myotom, dann spricht man von einem

- **viszero-kutanen Reflex.**

Der viszero-kutane Reflex (s. Abb. 8.1 und Abb. 8.2) läuft

- über afferente Fasern des vegetativen Systems durch den Grenzstrang zum Hinterhorn,
- von hier über das Seitenhorn zum Vorderhorn und
- dann nach Umschaltung im Grenzstrang mit den sympathischen Fasern im Spinalnerv zur Haut.

Da in den Grenzstrangganglien eine ausgedehnte Kollateralbildung vorhanden ist, wird der Reiz über mindestens sieben Grenzstrangganglien verbreitet und gelangt so über mindestens sieben Spinalnerven an die Peripherie zu den sympathischen Erfolgsorganen in der Haut.

Das bedeutet, dass dieser viszero-kutane Reflex an der Haut in einem großen Areal bis hin zu einem ganzen Körperquadranten **vegetativ-reflektorische** Krankheitszeichen auslösen kann.

Geht der Reiz vom Dermatom und Myotom aus und beeinflusst das im gleichen Segment liegende Enterotom, dann spricht man von einem

- **kuti-viszeralen Reflex.**

Verläuft ein Reflex von einem erkrankten Eingeweideorgan zu einem primär gesunden Eingeweideorgan, dann spricht man von einem

- **viszero-viszeralen Reflex.**

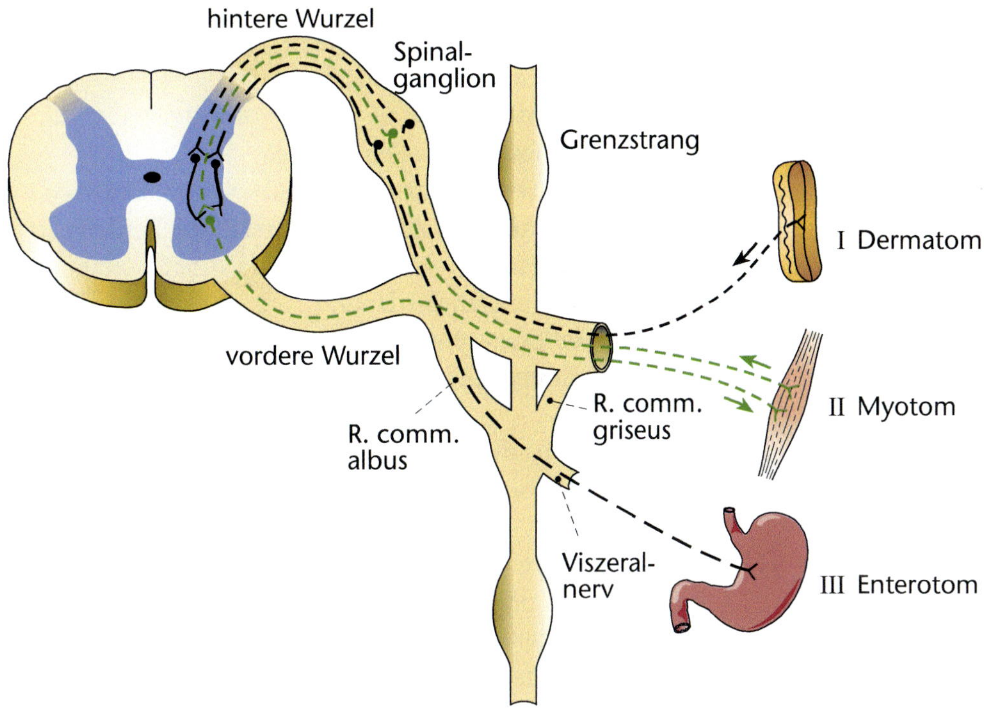

Abb. 8.1 Reflektorische Beziehung zwischen den Segmentanteilen, modifiziert nach Hansen und Schliack (vgl. auch Abb. 9.1).
I Fremdreflex vom Dermatom zum Myotom
II Eigenreflex vom Myotom zum Myotom
III Viszerogener Reflex vom Enterotom zum Myotom
Die Endstrecke zum Muskel ist in allen drei Fällen dieselbe.

Durch die oben beschriebenen Reflexe werden alle Teile des Segmentes in einen nervösen Erregungszustand versetzt, einschließlich des Neurotoms, also des betreffenden Rückenmarksabschnittes.
Dadurch werden sowohl
- die sensiblen Hinterhornzellen als auch
- die motorischen Vorderhornzellen und
- die in den Seitenhörnern liegenden vegetativen Zentren erregt.

Dadurch entstehen
- Schmerzphänomene an der Haut,
- motorische Reflexsymptome und
- vegetative Reflexsymptome.

In Abbildung 8.2 ist die Möglichkeit für reflektorische Beziehungen zwischen der Körperperipherie und den inneren Organen schematisch angeführt.

- Die Linie Nr. 1 (in der Abb. durchgezogen schwarz) zeigt den Verlauf der Schmerz- und Temperaturnerven von der Körperoberfläche zum Rückenmark **(somato-sensible Afferenzen).**
- Die Linie Nr. 2 (in der Abb. grob strichliert schwarz) zeigt die sympathischen Fasern zur Haut, die vom Seitenhorn über das Vorderhorn und den Spinalnerv mit Unterbrechung in der sympathischen Ganglienkette zur Haut ziehen **(vegetative Efferenzen).**
- Die Linie Nr. 3 (in der Abb. grob strichliert rot) zeigt die sympathischen Fasern zu den inneren Organen, die über das Vorderhorn und die vordere Wurzel ohne Unterbrechung den Grenzstrang passieren, erst in den großen sympathischen Ganglien umgeschaltet werden und dann zu dem Segmentidenten Enterotomanteil gelangen **(viszero-sensible Efferenzen).**
- Die Linie Nr. 4 (in der Abb. grob gestrichelt grün) zeigt die afferenten Fasern des vegetativen Systems, die ohne Unterbrechung vom inneren Organ durch den Grenzstrang zum Hinterhorn ziehen **(viszero-sensible Afferenzen).**
- Linie Nr. 5 (unterbrochen schwarz): Peripherer Axonreflex zwischen inneren Organen und Haut unter Umgehung des Rückenmarks.

Viszero-kutane Reflexe verlaufen über Linie Nr. 4 nach Linie Nr. 2.

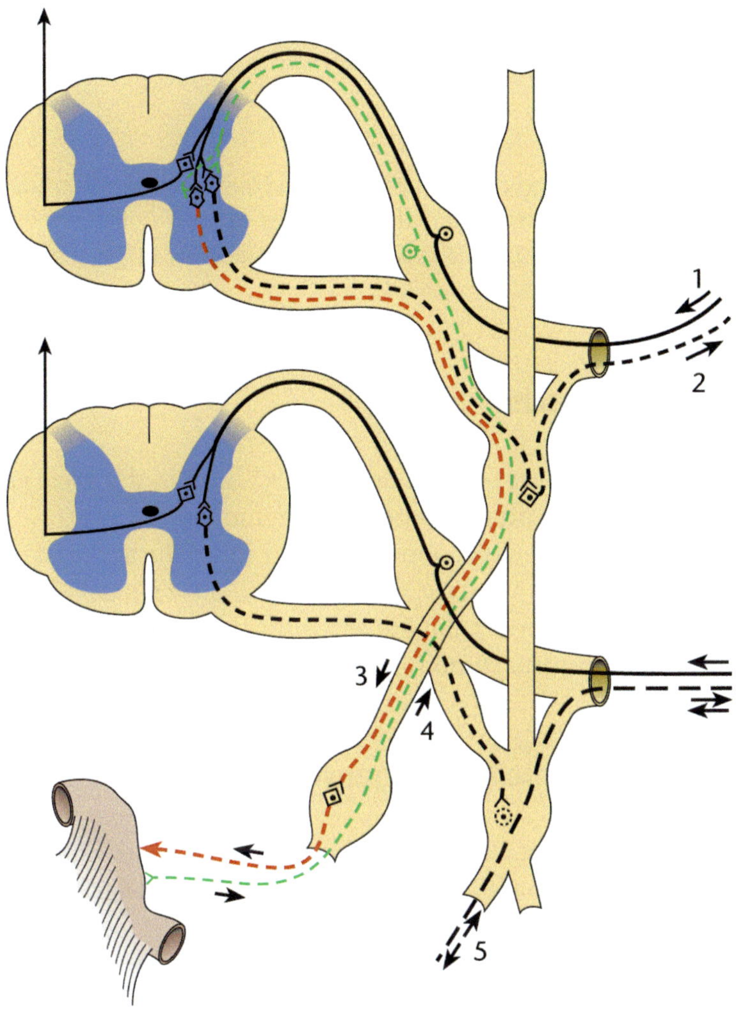

Abb. 8.2 Zusammenfassender Überblick über die Möglichkeiten reflektorischer Beziehungen zwischen Körperperipherie und inneren Organen, nach Rein und Schneider.
Linie 1 (durchgezogen schwarz): Weiterleitung von Schmerzreiz und Temperaturreiz von der Haut zum Hinterhorn.
Linie 2 (grob strichliert schwarz): Sympathische Fasern vom Seitenhorn zur Haut **mit** Umschaltung im Grenzstrang.
Linie 3 (grob strichliert rot): Sympathische Fasern vom Seitenhorn zum inneren Organ **ohne** Umschaltung im Grenzstrang („Durchläufer"), aber mit Umschaltung im prävertebralen Ganglion, z.B. Ganglion coeliacum.
Linie 4 (grob strichliert grün): Afferente Fasern aus den inneren Organen **ohne** weitere Umschaltung („Durchläufer") zum Hinterhorn.
Linie 5 (unterbrochen schwarz): Peripherer Axonreflex zwischen inneren Organen und Haut unter Umgehung des Rückenmarks.
Viszero-kutane Reflexe verlaufen über Linie 4 nach Linie 2.

Unterscheidung von direkten, indirekten und übertragenen Schmerzen

Die exakte Unterscheidung zwischen direktem und indirektem Organschmerz bzw. dem Referred Pain ist notwendig und bedarf einer exakten Definition, da es sehr oft zu Verwechslungen und sinnstörenden Kommentaren hinsichtlich dieser Begriffe kommt.

Der direkte Organschmerz

Der direkte Organschmerz wird als dumpfer Schmerz in der Tiefe erlebt und **nur am Ort des krankhaften Geschehens** empfunden.

Ort und Art der Schmerzen können aber nur ungefähr und undeutlich angegeben werden.

Je nach Intensität kann der direkte Organschmerz reflektorische Abwehrbewegungen oder Blutdruckerhöhung auslösen.

Der indirekte fortgeleitete Organschmerz

Der indirekte fortgeleitete Organschmerz entsteht, wenn sich krankhafte Störungen auf die Serosa bzw. auf die Umgebung des Organs ausbreiten.

Er breitet sich immer **nur entlang der peripheren Spinalnerven aus,** so z.B. entlang der Nn. intercostales, des N. ilioinguinalis, des N. iliohypogastricus usw.

Im englischen und französischen Sprachraum wird dieser Schmerz als „projected pain" bezeichnet, was leider zu vielen Verwechslungen Anlass gibt.

Wegen der sprachlichen Ähnlichkeit von „projected" (= fortgeleitet) und Projektion innerer Erkrankungen an die Körperoberfläche (= Referred Pain) kommt es sehr oft zu Verwechslungen und sinnstörenden Kommentaren bei der Beschreibung von Organschmerzen.

Der übertragene Schmerz/Referred Pain

Dieser Schmerz breitet sich **nur segmental** aus und nicht entlang der peripheren Nerven.

Er wird nicht am Ort der Entstehung empfunden, sondern in den dem Organ entsprechenden Segmenten an der Körperoberfläche.

Erst wenn innere Organe einen Referred Pain auslösen, demaskieren sie sich als Enterotome (Viszerotome).

Der übertragene Schmerz hat eine ganz charakteristische Empfindungsqualität, die vom Patienten immer als „eigenartige Empfindung“ angegeben wird.

Der übertragene Schmerz ist die Basis einer Wechselwirkung zwischen Körperoberfläche und Körperinnerem und spielt in der Neuraltherapie, Akupunktur und Manualtherapie eine bedeutende Rolle. Daher soll im Folgenden besonders darauf eingegangen werden.

9 Der übertragene Schmerz (Referred Pain)

Projektionsschmerzen an der Körperoberfläche bei inneren Erkrankungen

Störungen innerer Organe können sich durch eine Schmerzempfindung in entfernten Arealen der Körperoberfläche äußern, unabhängig davon, ob bereits ein direkter oder indirekt fortgeleiteter Organschmerz vorliegt oder nicht. Man bezeichnet diesen Schmerz als

Referred Pain = übertragener Schmerz = Projektionsschmerz

Für Diagnose und Therapie bedeutet dies, dass sich Störungen innerer Organe an der Körperoberfläche als schmerzhafte Empfindung äußern können, obwohl sie am Ort der Störung selbst noch keine Schmerzen verursachen, also „stumm" sind, oder allenfalls in der Tiefe nur dumpf wahrgenommene, direkte Organschmerzen verursachen.

Der Referred Pain tritt streng seiten- und segmentspezifisch auf und löst an der Körperoberfläche genau definierte und differenzierte Schmerzempfindungen aus („wo?", „wie?", „wie stark?").

Die Veränderungen an Haut, Muskulatur und Knochen der Körperoberfläche, die bei inneren Erkrankungen auftreten, haben daher die Funktion eines **Frühwarnsystems,** da man sie auch dann findet, wenn der direkte Organschmerz nicht oder noch nicht besteht.
Bei einer Übertragung von Störungen eines inneren Organs zeigen sich an der Körperoberfläche

- algetische Krankheitszeichen und
- vegetativ-reflektorische Krankheitszeichen.

Vegetativ-reflektorische Krankheitszeichen bestehen in veränderter Vasomotorik an der Haut, Piloarrektion, veränderter Schweißsekretion u.a. Nach Hansen und Schliack sind sie die Folge einer viszerogenen Erregung, die aber bezüglich der Empfindung Schmerz unterschwellig bleiben kann, aber zum Schmerzmechanismus gehört.

Die Projektionsphänomene, also die algetischen und vegetativ-reflektorischen Krankheitszeichen, treten **nicht nur seiten- und segmentgebunden** auf, sondern verlaufen **auch synchron mit den Veränderungen im Körperinneren.**

Wenn z.B. typische Magenschmerzen auftreten, weil man zu rasch und zu hastig kalte Nahrungsmittel zu sich genommen hat, dann werden diese Veränderungen in der Magenschleimhaut eine **Vasokonstriktion der Magenschleimhautgefäße** verursachen, also eine sympathikotone Reaktion.

Synchron dazu wird in den segmententsprechenden Arealen an der Körperoberfläche ebenfalls **Vasokonstriktion im Bereich der Hautgefäße** und der Muskulatur auftreten. Das Organ Magen signalisiert also seine Beschwerden in seinem Segmentbereich an der Körperoberfläche mit denselben „Worten" der Vasokonstriktion wie in der Magenschleimhaut.

Umgekehrt bewirkt eine lokale Erwärmung der Bauchdecke von außen im Oberbauchbereich eine lokale **Vasodilatation an der Körperoberfläche und gleichzeitig an der Schleimhaut des Magens.** Diese Vorgänge wurden in zahlreichen Untersuchungen nachgewiesen.

Wie in Kapitel 8 erwähnt, werden bei Viszeralerkrankungen, entsprechend der sensiblen Versorgung der verschiedenen inneren Organe durch Sympathikus, Vagus, Phrenicus und die Pelvici, hyperalgetische Zonen in folgenden Bereichen auftreten:

- Entsprechend dem Ursprungsgebiet des **Sympathikus** von **C 8 bis L 3** können bei Erkrankungen aller inneren Organe hyperalgetische Zonen in C 8 bis L 3, also **am Rumpf und an der Streckseite der Extremitäten,** auftreten.
- Entsprechend den Einstrahlungsgebieten der **Nn. phrenici** in das Rückenmark in Höhe von **C 4|C 5** werden bei Erkrankungen der zwerchfellnahen Organe Schmerzen im Segmentbereich von C 3|C 4|C 5, also **am Schultergürtel** und am **Hinterkopf und Hals,** auftreten.
- Entsprechend den Einstrahlungsgebieten der **Nn. pelvici** in die Rückenmarkssegmente **S 2 bis S 5** werden bei Erkrankungen der Beckenorgane hyperalgetische Zonen **im Bereich der Rückseite der Beine und an der Sitzfläche,** also in S 2 bis S 5, auftreten.
- Entsprechend der Verbindung der **Vagus-Fasern mit Trigeminus** und **C 2** werden bei Erkrankungen der vom Vagus innervierten Organe hyperalgetische Zonen **im Gesicht und am Hinterkopf** auftreten, also in C 2.

Aus dieser Aufstellung geht hervor, dass einige Segmente von der Übertragung nicht berührt werden und dass es daher in diesen Segmenten auch keinen übertragenen Schmerz geben kann.

Diese Rückenmarkssegmente stellen sozusagen „Lücken" (Head) bezüglich der Informationen innerer Organe dar (s. Abb. 4.13, S. 170).
Nach Head liegt

- die **obere Lücke** zwischen C 4|C 5 und C 8|Th 1,
- die **untere Lücke** zwischen L 2|L 3 und L 5.

Diese Lücken, die von Irritationen innerer Organe frei bleiben, entsprechen jenen Rückenmarkssegmenten, aus denen sich die Nervenversorgung der Extremitäten ableitet:

- Aus den Rückenmarkssegmenten C 4|C 5 bis C 8|Th 1, die der oberen Lücke entsprechen, wird die obere Extremität nerval versorgt.
- Aus den Rückenmarkssegmenten L 2|L 3 bis L 5, die der unteren Lücke entsprechen, wird die untere Extremität nerval versorgt.

Diese Erkenntnis von Head muss aber weiter differenziert werden.

Da an der Extremitätenbildung **auch** Segmente beteiligt sind, die den sympathischen Ursprungszellen im Rückenmark entsprechen, wird ein Teil der Extremitäten **doch** in die Übertragung mit einbezogen. An der

- **oberen Extremität** betrifft dieses die Segmente **C 8|Th 1|Th 2,** an der
- **unteren Extremität** betrifft dieses die Segmente **L 2 und L 3.**

Analysiert man die von diesen Segmenten versorgte Muskulatur, so zeigt sich,

- dass es sich dabei um **die Extensoren** handelt, **die Ellenbogen und Knie strecken,** Funktionen, die für Angriff, Abwehr, Kampf und Flucht benötigt werden, die somit aber beeinträchtigt sein können.
- Im Gegensatz dazu werden **die Flexoren in die Übertragung nicht mit einbezogen,** wodurch der lebenserhaltende Beugereflex auch bei Vorliegen innerer Erkrankungen erhalten bleibt (s. S. 170).

Übertragene Krankheitszeichen

Allgemeines zu den übertragenen algetischen Krankheitszeichen

Die übertragenen algetischen Krankheitszeichen sind
- bei **akut** auftretenden Erkrankungen **stärker** als bei chronischen,
- am **Beginn** der Erkrankung **stärker** als während der Abheilung,
- **während** des Krankheitsverlaufes **wechselnd** in ihrer Intensität.

Head hat die Bezirke und Areale des übertragenen Schmerzes bei Erkrankung der einzelnen Organe in einer präzisen Topografie herausgearbeitet. Die Zonen des übertragenen Schmerzes in Beziehung zu den einzelnen Enterotomen werden nach ihm als **„Head-Zonen"** bezeichnet.

Mackenzie hat dieses Konzept erweitert, indem er die muskulären Druckpunkte dem Schema von Head hinzugefügt hat. Diese werden nach ihm als **„Mackenzie-Zonen"** bezeichnet.

Das Zustandekommen von **übertragenen Schmerzen** wird immer noch unterschiedlich diskutiert.

In Anlehnung an Hansen bringe ich eine schematische Darstellung der möglichen Entstehung eines übertragenen Schmerzes bei einer Organerkrankung (s. Abb. 9.1; vgl. auch Abb. 8.1).

Beispiel:

Von einem gestörten inneren Organ, z.B. Pankreas, strahlen viszero-sensible, sympathisch-afferente Impulse in die Hinterhörner der Rückenmarkssegmente Th 7 bis Th 9. Sie verursachen dort ein „Irritationsfeld".

Wenn zusätzlich somato-sensible afferente Impulse aus den Segmenten Th 7 bis Th 9 der Körperperipherie auf dieses „Irritationsfeld" im Hinterhorn einwirken, addieren sich hier die Reize von Organschmerz und Peripherie zu einem **„Summenimpuls"**.

In der Praxis bedeutet das: Der an sich unterschwellige Reiz am zugehörigen Dermatom wird bei Vorliegen einer Organerkrankung jetzt überschwellig und als Schmerz empfunden, wodurch sich das gestörte Dermatom „verrät".

Der o.g. „Summenimpuls" wird über den Tractus spino-thalamicus zum Kortex geleitet.

Tierexperimente ergaben, dass ein übertragener Schmerz selbst bei dekapitierten Hunden auslösbar ist, erkennbar durch entsprechende Muskelkontraktionen.

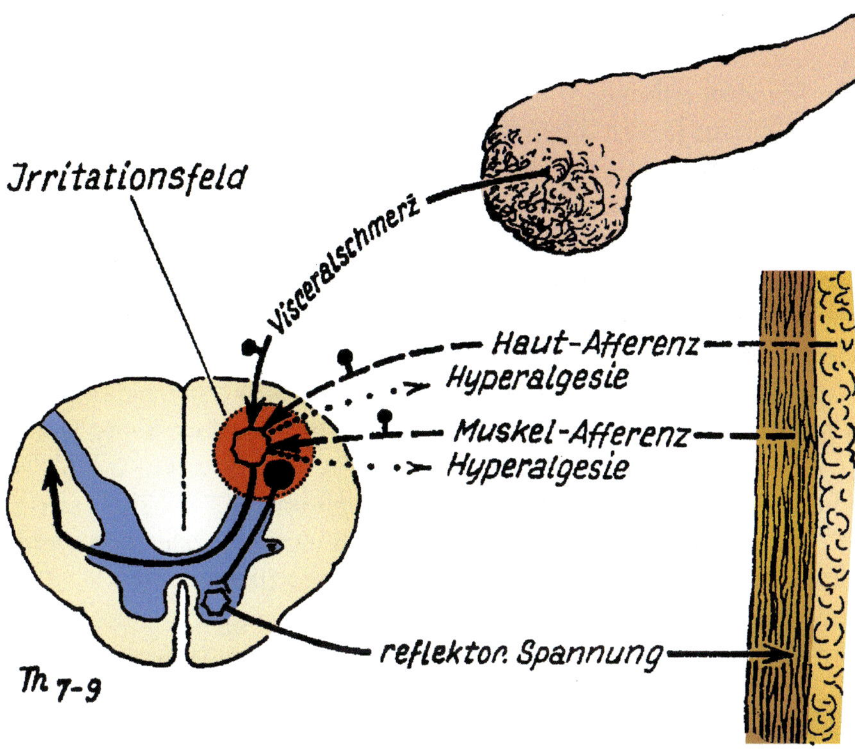

Abb. 9.1 Schematische Darstellung der Entstehung eines übertragenen Schmerzes (Referred Pain), modifiziert nach Hansen, zitiert bei Monnier. Der Summenimpuls aus Segment-identen viszero-sensiblen und somato-sensiblen Afferenzen verursacht ein „Irritationsfeld" im Hinterhorn. Die viszerale Störung wird vom Kortex „missverstanden" und fälschlicherweise als von der Körperperipherie kommend interpretiert, da die kortikale Repräsentation der Segmente der Körperoberfläche deutlich größer ist als die der inneren Organe. Dadurch entstehen an der Körperoberfläche „übertragene" Schmerzareale (Referred Pain), sozusagen als „Irrtum des Kortex".

Da die Körperperipherie im Kortex größer vertreten ist als das Körperinnere, interpretiert das Großhirn die Schmerzen so, als kämen sie ausschließlich von der Körperoberfläche.

Darüber hinaus führen die Impulse des erkrankten inneren Organs durch synaptische Übertragung auf die Vorderhornzellen zu einer reflektorischen Muskelverspannung („somato-motorisch").

Durch Übertragung auf die sympathischen Ursprungszellen im Seitenhorn entstehen in der Körperperipherie die vegetativ-reflektorischen Krankheitszeichen Vasokonstriktion, Piloarrektion, veränderte Schweißsekretion u.a. („viszero-motorisch").

Die Organschmerzen werden immer afferenzgerecht in das zugehörige Segment projiziert, im Fall des Pankreas in die Rückenmarkssegmente Th 7 bis Th 9.

Dadurch werden die Dermatome und die Myotome Th 7 bis Th 9 „sensibilisiert" und können bei einem Zweitreiz von außen hyperalgetisch werden und als Head- oder Mackenzie-Zone in Erscheinung treten.

Damit bieten diese Bereiche aber auch einen therapeutischen Ansatzpunkt, um von der Körperoberfläche aus auf das Körperinnere einzuwirken.

Allgemeines zu den übertragenen vegetativ-reflektorischen Krankheitszeichen

Die übertragenen vegetativ-reflektorischen Krankheitszeichen treten immer auf, auch dann, wenn keine oder noch keine übertragenen algetischen Krankheitszeichen vorhanden sind. Sie können lange Zeit **vor dem Auftreten** der algetischen Krankheitszeichen vorhanden sein.

Es findet sich eine interessante und für die Diagnose wesentliche Reihenfolge bezüglich Organerkrankung und ihrer Übertragung an die Körperoberfläche:

- Als Erstes treten vegetativ-reflektorische Krankheitszeichen (veränderte Vasomotorik, Piloarrektion, veränderte Schweißsekretion) in den entsprechenden Segmentarealen an der Körperoberfläche auf.
- Dann folgen die algetischen Krankheitszeichen an der Körperoberfläche in den segmentgebundenen Arealen. Während übertragene Schmerzen auch fehlen können, findet man die vegetativ-reflektorischen Krankheitszeichen bei inneren Erkrankungen **immer.**
- Erst am Ende dieser Reihenfolge treten die eigentlichen direkten Organschmerzen auf.

Zusammenfassend: Auch wenn direkte Organschmerzen fehlen, treten
- **algetische Krankheitszeichen** häufig,
- **vegetativ-reflektorische Krankheitszeichen** immer auf.
- **Tief empfundene Organschmerzen** veranlassen den Patienten **insgesamt** zu Ruhe und Schonung.
- **Übertragene Organschmerzen** veranlassen den Patienten zu Ruhigstellung und Schonhaltung **von Teilen** des Bewegungsapparates.

Die **vegetativ-reflektorischen Krankheitszeichen** basieren in der Regel auf einem sympathikotonen Reiz, der bei allen Vertebraten in mehr oder weniger der gleichen Weise einen Signalcharakter annimmt. Mimik, Gestik, Körperhaltung, also die gesamte nonverbale Körpersprache steht für eine Mitteilung:
- Die Körperhaare sträuben sich oder legen sich an, der Körper streckt sich oder verkleinert sich,
- Kälteempfindung macht Zittern, Hitzeempfindung macht unruhig,
- die Augen werden groß und sind aufgerissen, ängstlich oder furchterregend usw.

Diese vegetativen Zeichen prägen eine „vegetative Mimik" (Dittmar), die im Gegenüber ein spontanes, archaisches Verhaltensmuster auslöst und zu einem sym-pathischen „Mit-reagieren", „Mitleiden" führt, bei dem sich die Gruppenmitglieder spontan (richtig) verhalten (müssen):
- Das kleine Ängstliche, Frierende wird geschont,
- das Hitzige, Unruhige wird gemieden,
- das große Auge wird als Warnung verstanden usw.

Nach meiner Analyse bedeutet dies:
- Die **vegetativ-reflektorischen Krankheitszeichen,** die als erstes Signal einer Krankheit auftreten, lösen ein entsprechendes **soziales Verhalten** der Gruppenmitglieder aus.
- Die **algetischen Krankheitszeichen,** das zweite Symptom einer Krankheit, lösen entsprechende schmerzhafte Schonhaltung und Schonstellung an umschriebenen Stellen des Bewegungsapparates aus, somit ein entsprechendes **individuelles Verhalten.**
- Die zuletzt auftretenden **tiefen Organschmerzen** lösen ein sich Zurückziehen des **ganzen** Individuums aus. Das organkranke Tier versteckt sich.

Man kann die **vegetativen Zeichen** auch als „vor-bewusste" Krankheitssymptome verstehen, die ein „un-bewusstes" Verhalten des Einzelnen und der Gruppenmitglieder auslösen:

- So lösen z.B. die vorbewussten Krankheitssymptome, also die vegetativ-reflektorischen Krankheitszeichen, eine Vasokonstriktion und erhöhte Schweißsekretion aus.
- Dies führt zu einer Krankheitswahrnehmung, die mit Kälteempfindung, Angst vor Kälte, Kälteüberempfindlichkeit verbunden ist.
- Dies wiederum führt zu unbewusst richtigen Anwendungen, „therapieanalogem" Verhalten, das der Kälte entgegenwirken soll, sei es nun durch Verkleinerung der Körperoberfläche, durch Kältezittern, das Wärme erzeugt, durch Händeauflegen oder Wärmeanwendung jeder Art.

Wenn das segmententsprechende innere Organ erkrankt ist, treten **algetische Zeichen** in Form einer Hyperalgesie und Hyperästhesie in Haut und Muskulatur auf (s. S. 303).

Der biologische Sinn dieser algetischen und vegetativ-reflektorischen Krankheitszeichen ist ebenso unverkennbar:

Wie schon erwähnt, kann beim segmentierten Organismus eine Einwirkung auf die Außenanteile des Segmentes die Innenanteile des Segmentes positiv beeinflussen und so verhindern, dass, wie bei einem unsegmentierten Lebewesen, der gesamte Organismus erkrankt.

Man könnte diese segmental-reflektorischen Geschehnisse auch als eine Prophylaxe-Therapie des Körpers interpretieren, die durch Änderung der Körperhaltung, durch bestimmte spontane Anwendungen an der Körperoberfläche usw. **unreflektiert, aber reflexartig** ein **therapieanaloges** Einwirken von außen nach innen ermöglicht und die Äußerung des inneren Organs, also die Körpersprache der erkrankten Organe, auf diese Weise beantwortet.

Ich würde so definieren:

> Die von innen nach außen vermittelnden Spinalnerv und Sympathikus wirken wie Sendboten dieser Äußerung und wissen über unsere Vorgänge im Körperinneren besser Bescheid als unser Bewusstsein.

So löst eine Vasokonstriktion im Körperinneren eine bestimmte Bewegung (Articulatio) an der Körperoberfläche aus, als würde sich der Körper „artikulieren“. So rufen

- tief empfundene Schmerzen ein Verhalten von Inaktivität und Zurückgezogenheit hervor,
- oberflächliche, genau lokalisierbare Schmerzen führen zu Aktionen wie Kampf oder Flucht.

Die Äußerung des inneren Organs an der Körperoberfläche entsteht vermutlich deshalb, weil die vom Entoderm abstammenden Gewebe der inneren Organe viel weniger mit Schmerzfasern versorgt sind als die vom Mesoderm und Ektoderm stammenden Oberflächenanteile des Organismus.

Schmerzen innerer Organe äußert der Organismus deshalb offensichtlich an den oberflächlichen Gebieten in Mesoderm und Ektoderm.

Zusammenfassung

Zu den **algetischen Krankheitszeichen** zählen die

- **Hyperalgesie der Haut** (Head-Zonen) und die
- **Hyperalgesie der Muskulatur** (Mackenzie-Zonen).

Zu den **vegetativ-reflektorischen Krankheitszeichen** zählen die

- **Veränderungen an der Haut** von Kopf, Rumpf und Extremitäten (veränderte Vasomotorik der Hautgefäße, Piloarrektion, veränderte Schweißsekretion u.a.),
- **Veränderungen im Gesicht** (verspannte Gesichtsmuskulatur),
- **Veränderungen am Auge** (Pupillenerweiterung und Lidspaltenerweiterung, Protrusio bulbi, Glanzauge usw.),
- **Asymmetrie** von Körperhaltung und Körperbewegung,
- **vegetative Organreflexe** (Viszero-viszeral-Reflexe), z.B. Harnflut nach Tachykardie (s. S. 332).

Zur Lokalisation übertragener Krankheitszeichen

Die Projektion der algetischen und vegetativ-reflektorischen Krankheitszeichen ist immer **homolateral** zum erkrankten Organ.
Die **algetischen** Zeichen der
- **links** gelegenen Organe, wie z.B. Herz, Magen, linke Lunge, linke Niere, lösen **Schmerzen am Rumpf links** aus
- **rechts** gelegenen Organe, wie Leber und Gallenblase, rechte Lunge und rechte Niere, lösen **Schmerzen am Rumpf rechts** aus.

Die **algetischen** Zeichen der
- **Thoraxorgane** projizieren sich auf den **Thorax,**
- **Abdominalorgane** projizieren sich auf den unteren Thorax und das **Abdomen,**
- **Beckenorgane** projizieren sich auf das untere Abdomen und das **Becken.**

Die **vegetativ-reflektorischen** Zeichen der
- **links** gelegenen Organe lösen **vegetative Veränderungen** an Kopf, Rumpf und den Extremitäten **links** aus
- **rechts** gelegenen Organe lösen **vegetative Veränderungen** an Kopf, Rumpf und Extremitäten **rechts** aus.

Die **vegetativ-reflektorischen** Zeichen der
- **Thoraxorgane** projizieren sich auf **Thorax, obere Extremitäten und Kopf,**
- **Abdominalorgane** projizieren sich auf **Abdomen, obere und untere Extremität und Kopf,**
- **Beckenorgane** projizieren sich auf **Abdomen, Kopf und untere Extremität.**

Zusammengefasst: Das Auftreten der algetischen und vegetativ-reflektorischen Krankheitszeichen an der Körperoberfläche basiert auf der Tatsache, dass es eine gesetzmäßige, segmental-spinale und segmental-sympathische Verwandtschaft zwischen bestimmten inneren Organen und bestimmten Arealen der Körperoberfläche gibt.

Die algetischen und vegetativ-reflektorischen Projektionsareale präsentieren sich also seiten- und segmentspezifisch. Sie sind im Zustand der Gesundheit stumm, im Zustand von Krankheit und Störung treten sie in Erscheinung.

Zur klinischen Bedeutung übertragener Krankheitszeichen

Übertragene Krankheitszeichen haben sowohl in diagnostischer und differenzialdiagnostischer als auch in therapeutischer Hinsicht besondere klinische Bedeutung.

Beispiel:

So können z.B. algetische Zeichen und vegetative Zeichen wie etwa eine homolaterale Pupillenerweiterung oft schon im Latenzstadium einer Krankheit auftreten.

Man findet sie z.B. im anfallsfreien Intervall bei Cholezystolithiasis, bei Nephrolithiasis und auch bei Magenerkrankungen. Darüber hinaus sind Organkrankheiten, die ohne Schmerzen ablaufen, wie z.B. Lebererkrankungen, ebenfalls durch diese Projektionszeichen zu erkennen, da fast immer eine algetische Haut- und Muskelzone an der Körperoberfläche und eine homolaterale Pupillenerweiterung erkennbar sind.

Ein weiteres Beispiel beschreibt Dittmar:

Bei einer hochgeschlagenen und verwachsenen Appendix kann der appendizitische Tiefendruckschmerz bis ins rechte Epigastrium verlagert sein, was zu klinischen Fehldiagnosen, z.B. der einer akuten Cholezystitis oder eines Ulcus duodeni, führen kann.

Prüft man aber die vegetativen Phänomene wie veränderte Schweißsekretion, Piloarrektion und Vasokonstriktion in den entsprechenden segmentalen Arealen, dann findet man, dass trotz der Verlagerung der Appendix die vegetativen Zeichen an regelrechter Stelle, nämlich bei Th 11 bis Th 12, auftreten.

Da die vegetativen Phänomene bei Erkrankungen der Gallenblase auch rechts vorne liegen, aber bei Th 5 bis Th 10, ermöglicht dies klinisch eine klare Differenzialdiagnose zwischen Appendizitis und Cholezystitis.

> Den vegetativen Zeichen kommt demnach eine höhere diagnostische Bedeutung zu als der Tiefenpalpation. (Dittmar)

Die an die Oberfläche projizierten Zeichen können aber auch, insbesondere für den Akupunkteur, eine **therapeutische Hilfe** bedeuten:

- Die Art der vegetativen Zeichen, das „Wie", z.B. Vasokonstriktion – Vasodilatation u.a., definiert die **Schmerzart** und damit für die Akupunkturbehandlung die **Reizart.**
- Die **Schmerzintensität** definiert die **Reizintensität.**

Die algetischen Krankheitszeichen

Die hyperalgetischen Areale
- in der Haut (Head-Zonen) und
- in der Muskulatur (Mackenzie-Zonen)

sind der Ausdruck einer Summation von Erregungen, die einerseits
- von Haut, Subkutis, Muskeln und Sehnen kommen, andererseits
- vom segmententsprechenden inneren Organ stammen.

Da die segmententsprechenden Projektionsschmerzen in Haut, Subkutis und Muskulatur aber auch sekundär Störungen im segmentzugehörigen Wirbelbogengelenk auslösen können, muss es auch eine Weiterleitung und Wechselwirkung innerhalb des Segmentes an der Körperoberfläche, also vom Myotom zum Sklerotom und umgekehrt, geben.

Wie eingangs erwähnt (s. S. 3), kann der Reiz im Segment „pendeln", und zwar
- von einem Myotom-Anteil zu anderen Myotom-Anteilen, so z.B. von der tiefen Handmuskulatur zum Latissimus dorsi am Beckenkamm (Myotom C 8), z.B. bei Herzkrankheiten,
- von Veränderungen eines Wirbelbogengelenkes zu anderen Sklerotomen, so z.B. vom Wirbelbogengelenk Th 12|L 1 zum vorderen Drittel der Crista iliaca und zum vorderen horizontalen Ast des Schambeines (Sklerotom Th 12|L 1), z.B. bei Darmerkrankungen,
- vom Sklerotom 5. Halswirbelkörper zum Sklerotom Spina scapulae (C 5), z.B. bei Erkrankungen des Respirationstraktes.

Nach Dittmar ist ein Pendeln auch zwischen den Segmentanteilen Myotom und Sklerotom möglich, wenn z.B. eine irritierte Wirbelbogengelenkskapsel eine pseudoradikuläre Ausbreitung in entsprechenden Myotomen und Sklerotomen verursacht.

Die Hyperalgesie und Hyperästhesie von Haut und Subkutis (Head-Zone)

Hyperalgesie und Hyperästhesie von Haut und Subkutis kann man bei vielen inneren Erkrankungen an segmententsprechenden Stellen der Haut des Rumpfes in Form einer erhöhten Schmerz- und Berührungsempfindlichkeit nachweisen.

Head, mit dessen Namen dieses Phänomen untrennbar verbunden ist, hat erkannt und erstmals auch kartografiert, dass bestimmte Zonen der Haut bestimmten inneren Organen zugeordnet sind. Er erkannte darüber hinaus, dass diese Hautareale nicht mit der Versorgung durch die peripheren Nerven übereinstimmen, sondern segmental angeordnet sind.

Die Head-Zonen sind segment- und seitenspezifisch.

Die schmerzhaften Hautareale treten meistens ventral, manchmal auch ventro-lateral an der Rumpfhaut in Erscheinung (s. Abb. 9.2).
- Die **Bauchorgane** projizieren sich vorwiegend **ventral** auf die Bauchhaut,
- die **Beckenorgane** projizieren sich ebenfalls **ventral** auf die Bauchhaut, die Niere **dorso-lateral** auf den unteren Rücken.

Diese hyperalgetischen Zonen können handbreit groß, bandförmig oder nur als 1 cm großer Maximal-Punkt ventral und/oder ventro-lateral in Erscheinung treten.

Charakteristisch für die Head-Zonen ist, dass eine schmerzhafte Überempfindlichkeit erst dann auftritt, wenn sie sekundär, also durch einen zweiten Reiz, von außen irritiert werden.

Primär sind diese Zonen durch den pathologischen Reiz des entsprechenden gestörten inneren Organs nur viszerogen sensibilisiert oder – wie Head es ausdrückt – „wie mit einer Stimmgabel angetönt“. Sie sind sozusagen ein „prämorbides Gelände“, ein „vorsensibilisiertes Terrain“ (Tilscher).

Erst wenn ein zweiter Reiz, wie eine Art Zweitschlag, z.B. ein kalter Luftzug, der Druck des Mantelkragens oder der Gürtelschnalle, auf dieses viszerogen vorsensibilisierte Hautareal trifft, werden diese Zonen klinisch manifest, d.h. für den Patienten spürbar und für den Arzt nachweisbar.

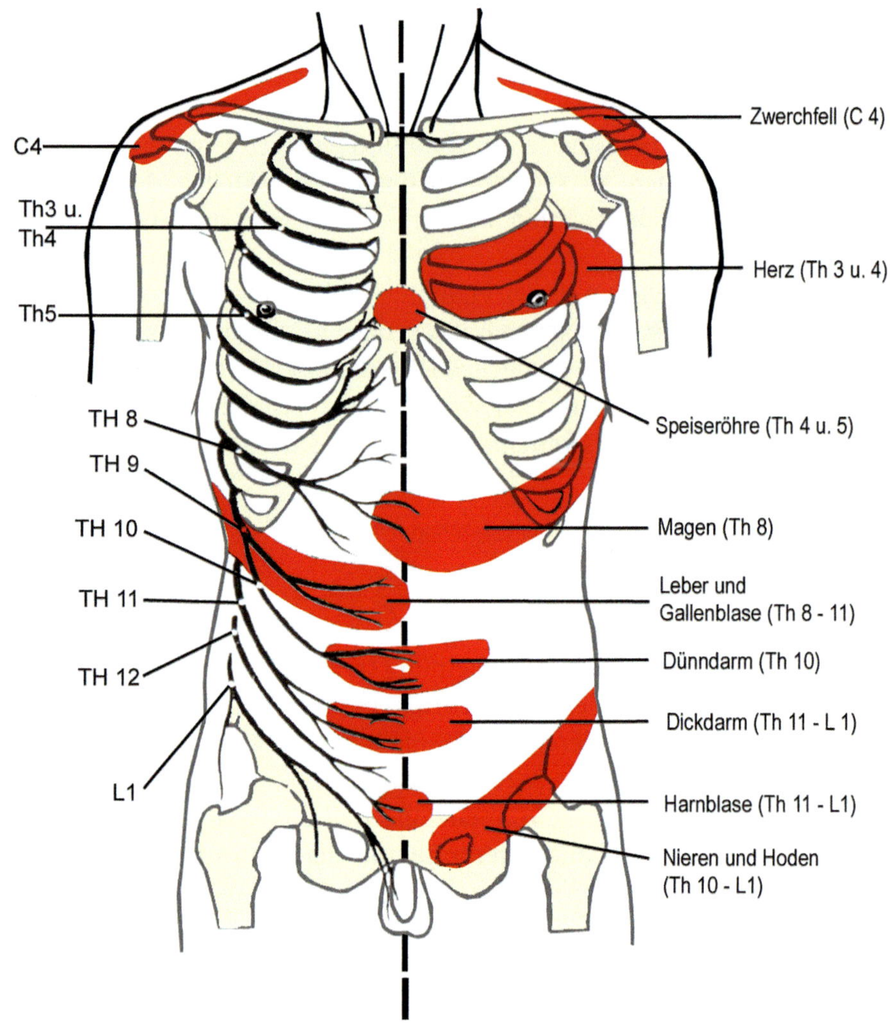

Abb. 9.2 Die Head-Zonen (Referred Pain) an der ventro-lateralen Rumpfwand, modifiziert nach Clara. Dieses sind schmerzhafte Areale an Haut (und Muskulatur), die aufgrund ihrer strengen Seiten- und Segmentspezifität die Erkrankung eines bestimmten inneren Organs „verraten" können.

Auf dieser Tatsache beruhen auch die Untersuchungsmethoden von Head, die sich in der Praxis einfach und rasch durchführen lassen. Head verwendete **zur Feststellung und Abgrenzung dieser Areale** folgende Methoden:

- Wenn man mit dem stumpfen Ende einer Nadel von kranial nach kaudal leicht über die Haut streicht, so wird im irritierten Segmentbereich die stumpfe und sanfte Berührung plötzlich zu einer spitzen Schmerzempfindung.
- Wenn man Haut und Subkutis mit einer Falte anhebt, sie abrollt und dabei leicht presst – analog der Kibler-Hautfalte –, so wird im irritierten Segmentbereich das leichte Pressen vom Patienten wie ein „Wundsein und Geprügeltwerden" empfunden (Dittmar). Man spricht auch von einer „schmerzhaften Kneiffalte".
- Ein Kältereiz, den man am einfachsten mit einem kalten Metallgegenstand auslöst, wird nicht als Kälte, sondern als „bohrender Kälteschmerz" empfunden.
- Ein Wärmereiz wird nicht als Hitze, sondern als „brennender, ätzender Hitzeschmerz" erlebt.

Es tritt also **nicht eine quantitative Steigerung** der Empfindung auf, d.h.

- kühl wird nicht eisig,
- warm wird nicht hitzig,

sondern es kommt zu einer **qualitativen Veränderung der Berührungsempfindung:**

- **Kälte** wird zu einem eigenartig **bohrenden Kälteschmerz,**
- **Hitze** wird zu einem eigenartig **brennenden ätzenden Hitzeschmerz.**

Eine weitere Untersuchungsmethode Heads ist die **Prüfung des erhöhten Spannungszustandes von Haut und Subkutis:**

- Wenn man z.B. am Rücken die Haut mit der flachen Hand oder dem flachen Finger vorsichtig und tangential aufwärts streicht, so spürt man den Hautturgor auf der kranken Seite im Vergleich zur gesunden Seite deutlich erhöht („Bindegewebsstrich nach Bergsmann").

Die Hyperalgesie von Muskeln und Sehnen (Mackenzie-Zonen)

Die Hyperalgesie der Muskulatur ist mit dem Namen ihres Entdeckers Mackenzie verbunden.

„Die tiefe Hyperalgesie entspricht am Rumpf ungefähr der Ausbreitung der Head-Zonen, so dass das Dermatom in etwa dem Myotom entspricht."

So weit Mackenzie, Hansen und Schliack u.a.

Meines Erachtens wurde von diesen Autoren jedoch zu wenig berücksichtigt, dass z.B. unter den thorakalen Dermatomen des Rumpfes zervikal- bzw. lumbo-sakral innervierte Myotome liegen.

Somit wären Segment-identes Myotom und Dermatom nicht (!) immer deckungsgleich.

Ein weiterer wichtiger Aspekt ist die Tatsache, dass die Myotome durch embryonale Verlagerung und Verteilung weit voneinander verstreut liegen und dass man bei Schmerzen an einem Myotom des Bewegungsapparates auch alle anderen, zum Teil weit entfernten, aber vom gleichen Spinalnerv innervierten Myotom-Anteile berücksichtigen muss.

Eine effektive Schmerztherapie ist somit nur möglich, wenn Schmerzen und Verspannungen in allen Myotom-Anteilen erfasst werden.

So muss z.B. bei Schmerzen am thorako-lumbalen Übergang, also an der Pars iliaca des M. latissimus dorsi (Myotom C 8), auch nach Schmerzen in der tiefen Handmuskulatur (Myotom C 8) oder am Dornfortsatz des 7. Halswirbels (Sklerotom C 8) gesucht werden.

Diese Überlegungen habe ich bedauerlicherweise in keinem der Segmentlehrbücher und auch in keinem Buch über Neuraltherapie oder Akupunktur gefunden.

Eine Schmerztherapie, sei es durch Akupunktur, Neuraltherapie oder Manualtherapie, kann aber erst dann besonders erfolgreich sein, wenn man alle entfernt liegenden, aber zusammengehörenden Myotom- und Sklerotom-Anteile kennt und berücksichtigt.

Dann wird z.B. auch die von Brügger beschriebene „zentripetale" Ausstrahlung von „Gelenksstörungen" verständlich, wenn er Beschwerden am Daumengrundgelenk als zentripetal ausstrahlend ins Schultergelenk beschreibt, aber nicht erklärt.

Diese Ausstrahlung basiert m. E. aus Sicht der Segment-Anatomie auf einem synchronen Reagieren der Myotome C 6, die zwischen Daumengrundgelenk und M. deltoideus liegen.

Maximal-Punkte der Hyperalgesie (Mackenzie)*

Maximal-Punkt	Topografische Lokalisation	Segmentale Lokalisation	Krankheit
Boas	Links neben dem 7. bis 10. Brustwirbeldorn	Th 7 bis Th 9	Gastritis Ulcus ventriculi
	Rechts neben dem 12. Brustwirbeldorn	Th 9	Ulcus duodeni Cholezystitis Cholelithiasis
Katsch	Im Epigastrium links von der Median-Linie und links neben dem 7. bis 10. Brustwirbeldorn	Th 8	Akute Pankreatitis
Kohlrausch	Unmittelbar rechts neben dem 7. Halswirbeldorn	C 6 und C 7	Krankheiten der Trachea und des Mediastinums
	Unmittelbar neben dem 3. bis 5. Brustwirbeldorn	Th 3 bis Th 5	Krankheiten des Herzens
	2 Querfinger rechts bzw. links vom 5. bis 7. Brustwirbeldorn	Th 5 und Th 6	Krankheiten der Lunge
	2 Querfinger rechts vom 6. bis 8. Brustwirbeldorn	Th 6 und Th 7	Krankheiten der Gallenblase
	2 Querfinger links vom 8. Brustwirbeldorn	Th 7	Krankheiten des Magens
	Unmittelbar rechts bzw. links vom 10. Brustwirbel- bis 2. Lendenwirbeldorn	Th 9 und Th 10	Krankheiten des Darmes
	Links neben dem 2. bis 5. Lendenwirbeldorn	Th 12	Krankheiten des weiblichen Genitales
	Unmittelbar rechts neben dem Steißbein	S 4 und S 5	Krankheiten des Sigmas und des Rektums
Libmann	Unterhalb der linken Ohrmuschel	C 3	Angina pectoris
McBurney	Auf der Verbindungslinie von Nabel und rechter Spina iliaca ventralis, etwa 5 cm von letzterer entfernt	Th 10 und Th 11	Akute Appendizitis
Mussy-Westphal	In Fossa supra-clavicularis neben dem Ansatz des M. sternocleidomastoideus, rechts und links je nach Seitenlokalisation der Organkrankheit	C 3	Pneumonie Pleuritis Cholelithiasis Angina pectoris
Rosenstein	In Linkslage des Patienten etwa 5 cm medial und 3 cm unterhalb von der rechten Spina iliaca ventralis	Th 11 und Th 12	Akute Appendizitis

* Nach Dittmar und Dobner, unterschiedliche Angaben bei verschiedenen Autoren.

Demnach ist das von Brügger erwähnte „zentripetale Ausstrahlen von Gelenksstörungen“ im Grunde ein Pendeln des Schmerzes zwischen Myotom und Myotom nach Art eines Eigenreflexes bzw. zwischen Myotom und Dermatom bzw. Sklerotom nach Art eines Fremdreflexes.

Mackenzie-Zonen treten häufiger in Erscheinung als Head-Zonen.

Sie sind manchmal nur als schmerzhafte Punkte oder strangförmige, schmerzhafte Muskelzüge in der Tiefe zu tasten. Strangförmige, manchmal nur strohhalmdicke Muskelzüge (Dvorak) finden sich besonders häufig im Bereich der Mm. glutaei.

Die klinisch bekannten Druckschmerzpunkte bei inneren Erkrankungen, wie z.B. der Boas-Druckpunkt, der McBurney-Druckpunkt u.a., sind tiefgelegene Mackenzie-Maximal-Punkte. Sie sind in der nebenstehenden Tabelle zusammengefasst.

Da mehrere oder alle Myotome eines Segmentes überempfindlich reagieren können, diese aber oft weit voneinander entfernt liegen, kann dieses nach meiner Auffassung die Ursache für die vom Patienten häufig angegebene „Generalisierung“ von Schmerzen sein, z.B. die Angabe des Patienten „Inzwischen tut mir schon der ganze Rücken weh“, deutet aus segmentaler Sicht auf ein Betroffensein des **ganzen** Segmentes C 8 hin: Sein vielleicht ursprünglich nur im Bereich des zerviko-thorakalen Übergangs (Sklerotom C 7|C 8) aufgetretener Schmerz hat sich im weiteren Verlauf bis zum Beckenkamm (Myotom C 8, M. latissimus dorsi am Beckenkamm) ausgedehnt und betrifft damit praktisch den ganzen Rücken.

Um Mackenzie-Zonen zu untersuchen, hebt man eine Hautfalte ab und versucht dabei, das darunterliegende Muskelbündel zu tasten. Man kann auch mit zwei Fingerkuppen tief und vorsichtig in die Schmerzstelle eindrücken oder mit gekrümmten Fingern auf diesen Bereich klopfen (Dittmar).

Schmerzhafte Muskelverspannungen können Ausdruck einer inneren Erkrankung sein, können natürlich aber auch ohne Beziehung zum Körperinneren auftreten. Man muss bei schmerzhaften Muskelverspannungen unterscheiden, ob es sich um

- einen Referred Pain, also übertragenen Schmerz am Rumpf, oder um
- eine pseudoradikuläre Muskelverspannung handelt.

Es wurde schon mehrfach darauf hingewiesen, dass ein Referred Pain nur in jenen Segmenten der Körperoberfläche auftreten kann, deren Rückenmarkssegmente durch sympathische, viszero-sensible Fasern irritiert wurden. Nur an diesen Arealen, also am Rumpf in den Segmenten C 8 bis L 2|L 3, kann eine Übertragung innerer Erkrankungen an die Körperoberfläche stattfinden (s. Abb. 9.3).

9

Gegenüberstellung von pseudoradikulären Syndromen, z.B. Schmerzausstrahlung der Gelenkkapseln (Abb. 9.4) und übertragenem Schmerz (Referred Pain, Abb. 9.3)

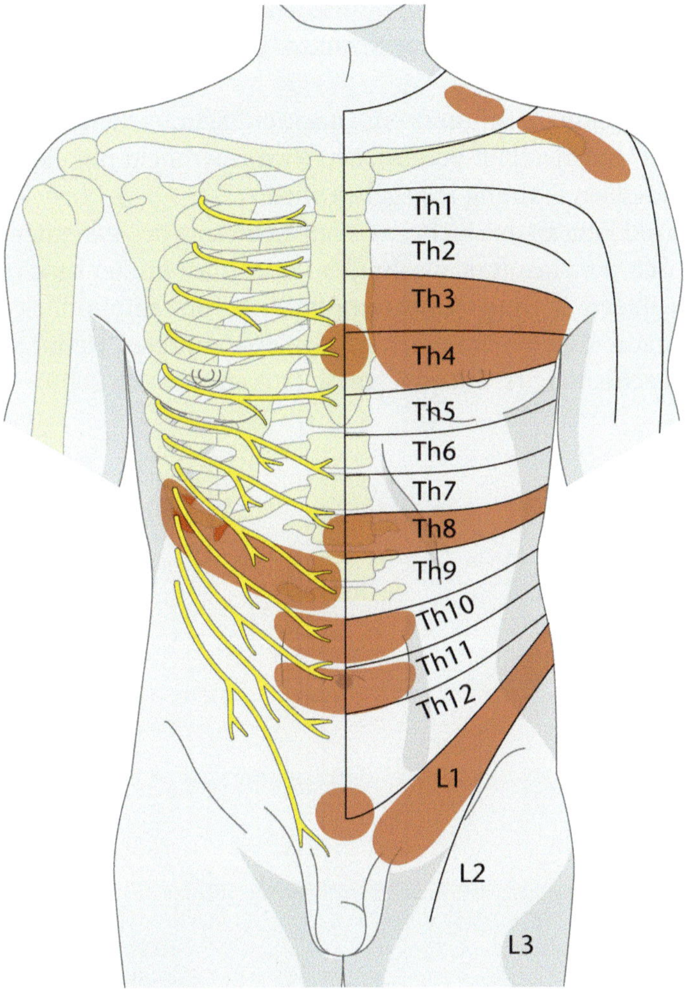

Abb. 9.3 Zur Differenzialdiagnose von Referred Pain. Segmental ausstrahlende, „übertragene" Schmerzen bei Erkrankungen innerer Organe mit strenger Seiten- und Segmentspezifität zu Haut (und Muskulatur) am Rumpf (analoge Aussage wie bei Abb. 9.2).

Pseudoradikuläre Schmerzen an den Extremitäten, wie es die Abbildung 9.4 schematisch zeigt, können auch ohne Beziehung zu einem erkrankten inneren Organ auftreten.

Referred Pain und pseudoradikuläre Schmerzen können sich natürlich auch gegenseitig überlagern. Der wesentliche Unterschied aus Sicht der Klinik zwischen pseudoradikulärem Schmerz und Referred Pain ist aber der, dass m. E.

- der pseudoradikuläre Schmerz ein **„nackter"** Schmerz ist, der vom Patienten als „nur" schmerzhaft beschrieben wird, aber nicht mit einer besonderen individuellen Färbung angegeben wird.
- Der Referred Pain ist aus Sicht der Wahrnehmung des Patienten ein **„gefärbter"** Schmerz insofern, als ihn der Patient fast immer beschreibt als bohrend, ätzend, brennend, kälteempfindlich, hitzeempfindlich etc.

Die pseudoradikulären Schmerzen an den Extremitäten treten als Triggerpunkte in Erscheinung (s. entsprechende Literatur, Irnich 2009).

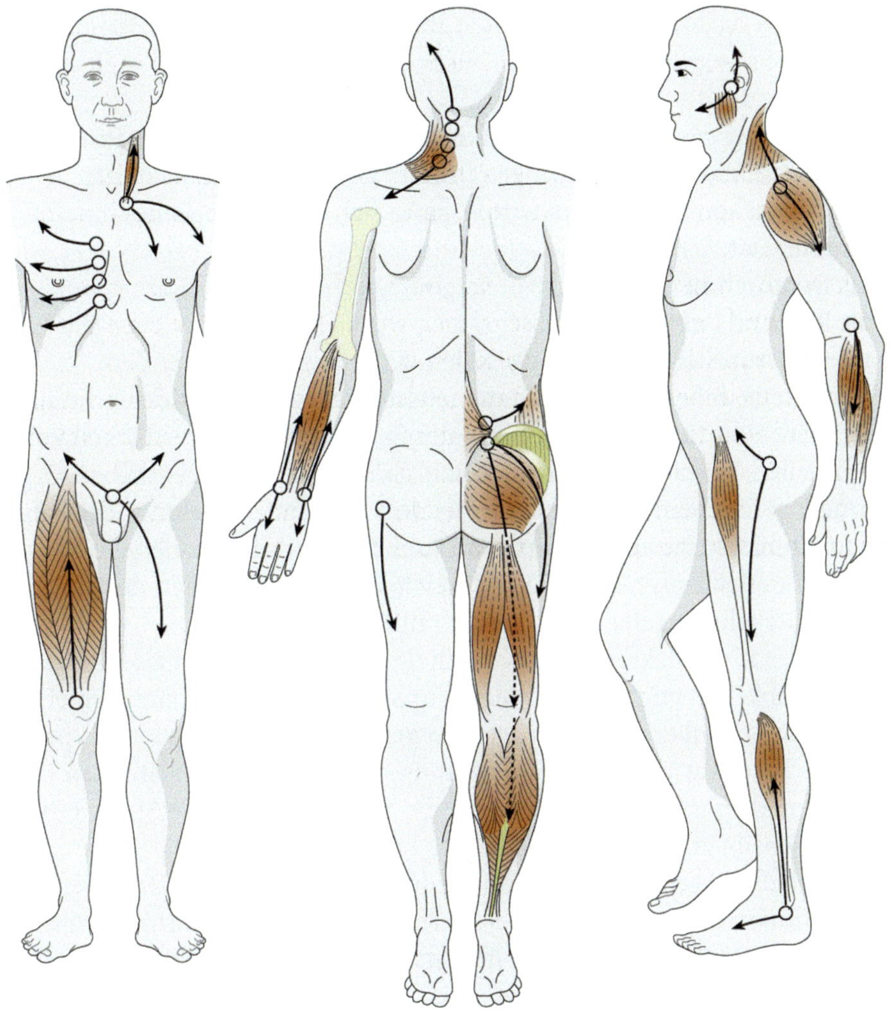

Abb. 9.4 Zur Differenzialdiagnose von pseudoradikulärem Schmerz (nach Brügger, Lewit sowie Hansen und Schliack). Eine Großzahl von ausstrahlenden Schmerzen am Kopf, im Rumpfbereich und an den Extremitäten sind nicht radikulären Ursprungs. Diese sogenannten pseudoradikulären Syndrome (Brügger) sind zum größten Teil Ausdruck einer Störung von Gelenk und zugehöriger, reflektorisch veränderter Muskulatur, unabhängig davon, ob es sich um ein Wirbelbogengelenk oder ein peripheres Gelenk handelt.

Die vegetativ-reflektorischen Krankheitszeichen

Die vegetativ-reflektorischen Krankheitszeichen sind vegetative Projektionsphänomene, die bei Erkrankungen innerer Organe auftreten können.
Wie zuvor schon beschrieben wurde, kann sich die Störung eines inneren Organs grundsätzlich

- als Organschmerz,
- als Referred Pain und
- als Fülle von vegetativ-reflektorischen Krankheitszeichen äußern.

Die vegetativ-reflektorischen Krankheitszeichen stehen mit der Erkrankung des Enterotoms in einer festen Verbindung. Sie treten meistens schon **vor** der eigentlichen Erkrankung und oft auch ganz ohne den eigentlichen Organschmerz in Erscheinung. Da sie im gleichen Segment auftreten wie die algetischen Krankheitszeichen, muss man annehmen, dass der nervale Weg der vegetativ-reflektorischen Krankheitszeichen im Wesentlichen der gleiche ist wie der nervale Weg der algetischen Krankheitszeichen.

Die vegetativ-reflektorischen Krankheitszeichen entstehen also, indem viszero-sensible Erregungen über den sympathischen Grenzstrang zum Hinterhorn, zum Seitenhorn und Vorderhorn geleitet werden, von dort als präganglionäre Fasern wieder zum Grenzstrang gelangen, hier Kollateralen bilden und dann als postganglionäre Fasern die Basis für die große Streubreite der viszero-sensiblen Erregungen schaffen.

Anschließend gelangen die Impulse über den Spinalnerv und das perivasale sympathische Geflecht zur Körperoberfläche und bilden dort die Bühne für die vegetativ-reflektorischen Krankheitszeichen. Dieser Weg wird als **viszero-kutaner Reflexweg** bezeichnet.

> Er ist die eigentliche Basis für die Dramaturgie des Sympathikus an der Körperoberfläche.

Diese vegetativ-reflektorischen Krankheitszeichen sind meistens sehr flüchtige und zarte Signale, die ein krankes Organ an die Körperoberfläche sendet.

Sie benötigen daher auch eine sehr zarte Untersuchung durch den Arzt, gleichsam eine „Visite“, also ein „Tasten mit den Augen und Sehen mit den Händen“ (Kunert).

Diese flüchtigen und zarten Signale an der Körperoberfläche entziehen sich naturwissenschaftlichen Untersuchungsmethoden wie Röntgen, CT, Labor etc. und können nur durch unmittelbare Untersuchung mit Auge und Hand erfasst werden.

Interessanterweise heißt im Chinesischen „diagnostizieren“ **„die Krankheit sehen (Kan Bing)“.**

Es wurde im vorherigen Kapitel beschrieben, dass sich
- die **algetische Projektionszone** weitgehend **an die Segmentgrenze hält,**
- die **vegetative Projektionszone** aufgrund der Kollateralbildung im Grenzstrang deutlich **über die Segmentgrenze hinausreicht** und einen ganzen Körperquadranten erfassen kann.

Wo sich im Segment algetische und vegetative Projektionszonen decken, beschreibt der Patient ein „Wo" (Schmerzort), ein „Wie" (Schmerzart) und ein „Wie stark" (Schmerzintensität).

Außerhalb dieser Zone beschreibt der Patient im vegetativen Projektionsareal vor allem den qualitativen Parameter, also das „Wie", die Schmerzart. Offensichtlich wird im Erleben des Patienten die Hyperalgesie, wie sie Head beschreibt, durch die gleichzeitig vorhandene Hyperästhesie an der Segmentgrenze „verwischt".

Ich würde es so ausdrücken: „Die algetische Zone wird gleichsam auf die vegetative Zone ausgedehnt und ausgedünnt."

Auch hier zeigt sich also, dass bei inneren Erkrankungen die Projektionsphänomene an der Körperoberfläche einer **Phänomenologie der Krankheiten** entsprechen, d.h., dass sie alle **Parameter eines Sinneserlebnisses** („wo?" – „wie?" – „wie stark?" – „seit wann?") erfüllen.

Diese Parameter bilden als die **vier Gegensatzpaare (Ba Gang)** den Ausgangspunkt für das Diagnose- und Therapiekonzept der Akupunktur (König, Wancura 1978).

So grandios uns dieses Akupunkturkonzept auch erscheint, zumal es empirisch gefunden wurde, so liegt die naturwissenschaftliche Erklärung dazu in der von europäischen Anatomen begründeten Segment-Anatomie.

Zu den vegetativ-reflektorischen Zeichen zählen:
- **Veränderungen an der Haut**, die einen ganzen Körperquadranten erfassen und durch einfache Provokationsmethoden sichtbar gemacht werden können: Vasomotorische Symptome wie Dermografismus, Piloarrektion, Hyperhidrosis.
- **Veränderungen am Kopf,** ausgelöst über das sympathische Centrum cilio-spinale: Mydriasis, Lidspaltenerweiterung, Glanzauge, Protrusio bulbi, Anspannung der mimischen Muskulatur, hyperalgetische und hyperästhetische Zonen am Kopf.
- **Veränderungen an der Schulter,** ausgelöst durch sympathische und auch parasympathische Fasern (Phrenicus, Vagus).
- **Asymmetrie** von Körperhaltung und -bewegung.
- Reflektorische und algetische **Wirbelsäulensyndrome.**
- **Asymmetrie** der Eigen- und Fremdreflexe.
- **Vegetative Organreflexe** (Viszero-viszeral-Reflexe).

Die vegetativen Veränderungen an der Haut

Wie experimentelle Untersuchungen von Foerster zeigen, finden sich diese an einem ganzen Körperquadranten, sind dort aber unterschiedlich verteilt:

- So treten in seinen Experimenten geänderte Vasomotorik, Piloarrektion und erhöhte Schweißsekretion gemeinsam nur an den Extremitäten auf.
- Am Rumpf hingegen treten Piloarrektion und erhöhte Schweißsekretion allein, ohne geänderte Vasomotorik, auf (s. Abb. 3.8).

Dies entspricht den klinischen Erfahrungen, dass eine blass-bläulich-livide „marmorierte" Haut als Ausdruck einer Vasokonstriktion meistens nur an den Extremitäten zu sehen ist, während Gänsehaut und erhöhte Schweißsekretion an Rumpf und Extremitäten zu finden sind.

Vegetative Veränderungen an der Haut können nur von sympathischen Fasern ausgelöst werden, da nur diese sympathische Erfolgsorgane an der Haut in Form der Mm. arrectores pilorum, der ekkrinen Schweißdrüsen und der Endstrombahnen der Gefäße besitzen.

Das hat zur Folge, dass bei Übertragungsphänomenen an der Haut

- die **sympathischen** Fasern **algetische und vegetative Zeichen** auslösen,
- die **parasympathischen** Fasern hingegen **ausschließlich algetische, aber keine vegetativen Zeichen** auslösen.

Für die vegetativen Zeichen an der Haut sind zuständig

- die sympathischen Vorderwurzelfasern, die eine blass-feuchte Gänsehaut (Vasokonstriktion, Piloarrektion und Schweißsekretion) verursachen,
- die sympathischen segmentalen Hinterwurzelfasern, die eine rote, trockene, glatte Haut (Vasodilatation, fehlende Piloarrektion und verminderte Schweißsekretion) verursachen.

Im ersten Fall empfindet der Patient die Haut im segmental irritierten Hautbezirk subjektiv als

- kühl und kälteempfindlich, als
- feucht und feuchtigkeitsempfindlich und als
- Gänsehaut und damit zugluftempfindlich.

Im zweiten Fall empfindet der Patient die Haut im segmental-irritierten Hautbezirk subjektiv als

- heiß und hitzeempfindlich, als
- trocken und glatt und damit berührungsüberempfindlich (s. Tab. S. 112).

> Der Akupunkturarzt erkennt hier sofort das Gegensatzpaar Han-Re (Kälte – Hitze), das stellvertretend für alle qualitativen Parameter steht und in der chinesischen Diagnose und Therapie für die Auswahl der Reizart eine große Rolle spielt.

Vasomotorik

Vasokonstriktion und Vasodilatation treten bei inneren Erkrankungen in der Haut des homolateralen Körperquadranten relativ häufig auf. Ihre Ausprägung ist **wechselnd** und **inkonstant** und natürlich vom vorhergehenden Weitezustand der Gefäße abhängig.
An dieser Stelle soll im Rahmen der Segment-Anatomie nur die Rede von der peripheren Kreislaufregulation sein, nicht aber von den Kreislaufzentren im Gehirn und anderen kreislaufwirksamen Mechanismen.
Meistens imponiert die geänderte Vasomotorik als Vasokonstriktion in einem umschriebenen großflächigen Areal mit blass-livider Farbe, das auch hyperalgetisch sein kann.
Diese kutane anämische Zone deckt sich im Segment mit der hyperalgetischen Zone Heads. Dehnt sich diese Zone auf ein größeres Areal aus, so vermeiden die Patienten auffallend jede Kälteeinwirkung und haben Angst vor Kälte. Das Areal fühlt sich auch objektiv kühler an und bei der axillaren Temperaturmessung kann man sogar geringe Temperaturunterschiede zwischen rechts und links nachweisen.

Eine spontane Vasodilatation **ohne** einen Reiz von außen tritt im Segmentbereich eher selten auf. Im Kopfbereich kommt sie z.B. bei vasolabilen Patienten und im Klimakterium in Form hektischer roter Flecken oder als hektische Wangenröte vor.
Man kann mit bestimmten Provokationsmethoden vasodilatatorische und vasokonstriktorische Effekte hervorrufen, die regelmäßig im irritierten Segment auftreten und dann auch mit freiem Auge sichtbar werden.
Wenn man kurzzeitig ein Heizkissen auflegt, dann findet man, dass im irritierten Segmentbereich eine deutlichere Hautrötung als im kontralateralen Areal auftritt. Dies ist eine einfache und in der Praxis leicht durchzuführende Methode, um den irritierten Segmentbereich zu „entlarven".
Verstärkter **umschriebener Dermografismus** ist ebenfalls Ausdruck einer segmental veränderten Vasomotorik der Hautgefäße. Der senkrechte rote Strich z.B. am Rücken, der bei der Dermografieprüfung entsteht, kann in einem segmental irritierten Hautbezirk verstärkt oder abgeschwächt sein.

So beobachten wir in unserer Praxis bei der Schröpfkopfmassage im Bereich einer irritierten Zone sehr oft eine Aussparung der Rötung in Form einer auffallenden Blässe.

Histamin-Quaddeln treten im irritierten Segment schneller und stärker auf. Hautquaddeln, z.B. nach intrakutanen Procain-Injektionen, verkleinern sich in einer hyperalgetischen Zone rascher, was auf eine beschleunigte Resorption durch die Permeabilitätssteigerung in der segmental irritierten Zone zurückzuführen ist.

Kantharidenpflaster lösen in der Head-Zone eine verstärkte Wirkung aus: Hier konnte man nachweisen, dass die Exsudatmenge gesteigert ist und vermehrt Leukozyten und Monozyten enthält, solange die Erkrankung des inneren Organs besteht (Schmidt, Dittmar u.a.).

Hauterytheme nach UV-Bestrahlung treten in den viszerogen sensibilisierten Segmenten früher auf.

Petechien treten schon nach ganz geringem Unterdruck auf der Haut auf, z.B. beim Setzen von Schröpfköpfen.

Im Gegensatz zu der oben beschriebenen Aussparung in Form eines blassen Hautbezirkes im irritierten Segmentbereich können hier beim Schröpfen aber auch verstärkt petechiale Blutungen auftreten und auf diese Weise den viszerogen sensibilisierten Segmentabschnitt „verraten". Manchmal geben die Patienten in diesem Bereich auch eine deutliche Schmerzüberempfindlichkeit durch einen Schröpfkopf an, trotz gleich starken Vakuums.

Das heißt: Noch bevor Schmerzen im viszerogen sensibilisierten Segment auftreten, das Segment also algetisch noch „stumm" ist, können aufgrund der geänderten Vasomotorik bereits die oben beschriebenen Hautveränderungen auftreten und somit einen ersten Hinweis auf die beginnende Störung eines inneren Organs geben.

Dittmar konnte bei Erkrankungen innerer Organe durch kapillarmikroskopische Untersuchungen spastische, atonische bzw. hypertonische Veränderungen an den Hautkapillaren im segmententsprechenden Bereich der Körperoberfläche nachweisen.

Umgekehrt konnte Wernoe schon in der zweiten Hälfte des 19. Jahrhunderts im Tierversuch nachweisen, dass eine experimentell ausgelöste lokale kutane Hyperämie reflektorisch immer auch eine Vasodilatation im segmentzugehörigen Enterotom auslöst.

Kältereize und Schmerzen hingegen lösen im inneren und gleichzeitig auch im äußeren Segmentabschnitt eine Vasokonstriktion aus, wie ebenfalls Wernoe im Tierversuch belegen konnte.

Eine besondere Bedeutung hat das Auftreten von segmentaler Vasokonstriktion bzw. Vasodilatation für die Entstehung von Hautkrankheiten.

Nach Hauser und Gottron fördern die veränderten Strömungsverhältnisse der Endstrombahn in dem segmental irritierten Bereich eine stärkere Ansiedlung von hämatogen gestreuten Keimen (s. auch S. 200).

Demnach sind für die Diagnose und auch für eine kausale Therapie von systematisierten Hautkrankheiten die Erkenntnisse der Segment-Anatomie unverzichtbar, indem man z.B. ein erkranktes Segment-identes inneres Organ zuvor oder gleichzeitig mit behandeln muss.

Schweißsekretion

Die Hyperhidrosis ist ein nicht so häufig auftretendes vegetatives Phänomen, das man in erster Linie bei Herzinfarkt, Pleuritis und Pneumonie besonders gut an der Stirne, im Wangen- und Lippenbereich findet.

Wenn man in solchen Fällen die Stirne sanft abtrocknet, so sieht man, dass auf der kranken Seite, durch die Mittellinie scharf getrennt, die Schweißtropfen vermehrt und rascher wieder auftreten als auf der gesunden Seite.

Am Körper ist an den Stellen vermehrter Schweißsekretion eine vermehrte Klebrigkeit festzustellen. Die Patienten empfinden die Hyperhidrosis als Kältesensation und schützen sich durch übermäßiges Zudecken und Einhüllen vor jedem Kälteeinfluss.

Piloarrektion

Die homolaterale und segmentale Piloarrektion entsteht durch Kontraktion der sympathisch innervierten glatten Mm. arrectores pilorum. Die Piloarrektion kann nur umschrieben auftreten oder einen breiten Streifen einnehmen.

Eine Piloarrektion wird immer durch einen leichten Kältereiz ausgelöst. Man kann dies am einfachsten beobachten, wenn man, für den Patienten überraschend, die Bettdecke schnell zurückschlägt.

Man kann aber auch durch einen leichten mechanischen Reiz, wie z.B. durch Berühren oder Bestreichen der Haut mit einer Nadel, eine Piloarrektion auslösen. In der Praxis hat sich bewährt, mit dem Fingernagel leicht über die vermutete Stelle einer Segmentirritation zu streichen. Subjektiv empfinden die Patienten das Auslösen einer Piloarrektion als „Schauerrieseln" oder „Kälterieseln".

Meines Erachtens ist das durch die Akupunktur ausgelöste Gefühl von Schauerrieseln auch auf dieses Phänomen zurückzuführen.

Klinik

Ein interessantes Experiment beschreibt Mackenzie, der durch kräftiges Reiben an der Muskulatur des Thorax etwa in Mamillenhöhe ein Schauerrieseln an den Extremitäten auslösen konnte.

Andere Autoren beschreiben, dass sie bei dem gleichen Experiment bei Affen eine Piloarrektion im Gesicht auslösen konnten. Diese Experimente bestätigen die Vermutung, dass eine vegetativ-reflektorische Reaktion nicht nur auf viszero-kutanem Weg, also von „innen nach außen", sondern auch von „außen nach außen" ausgelöst werden kann.

Meines Erachtens beruht dieses auf einer Reizleitung im Segment, wobei nach Art eines Fremdreflexes der Reiz vom Myotom zum Dermatom und umgekehrt pendelt.

Der **Reflexweg für Schweißsekretion, Piloarrektion und Vasokonstriktion** ist immer derselbe. Er wird über sympathische Fasern vermittelt, die im Seitenhorn entspringen und über die Vorderwurzel, den Grenzstrang, die sensiblen Nerven und das perivasale Geflecht zu den Erfolgsorganen an der Haut verlaufen.

Der **Reflexweg für verminderte Schweißsekretion, verminderte Piloarrektion und Vasodilatation** ist ein anderer: Er wird über segmental-sympathische Fasern vermittelt, die auch im Seitenhorn entspringen, aber über die Hinterwurzel das Rückenmark verlassen, den Grenzstrang umgehen und mit den peripheren Nerven zur Haut verlaufen. Ihr Erfolgsareal ist daher immer streng segmental und betrifft niemals einen ganzen Körperquadranten (Foerster, s. S. 109).

Die Tabelle auf den Seiten 98/99 zeigt den Zusammenhang zwischen Reizung der vorderen Spinalnervenwurzel und jenen Dermatomen, die vasokonstriktorische, piloarrektorische und sudosekretorische Veränderungen aufweisen.

Wenn bei beidseits gleichmäßiger Reizung eine Piloarrektion nur einseitig auftritt, dann kann man immer von einem krankhaften Vorgang im segmententsprechenden homolateralen Bereich des Körperinneren ausgehen.

Eine Piloarrektion kann insbesondere dann ausgelöst werden, wenn der Reiz mechanisch oder durch Kälte an einer Hiatus-Linie gesetzt wird. Da Hiatus-Linien, wie an früherer Stelle beschrieben, immer auch erogenen Zonen entsprechen, ist das von diesen Linien ausgelöste Schauerrieseln immer auch erotisch gefärbt.

Für die Analyse der Akupunktur ist vor allem bemerkenswert, dass die Akupunkturpunkte, die bei Erkrankung innerer Organe empfohlen werden, immer im entsprechenden Projektionsareal der vegetativ-reflektorischen Krankheitszeichen liegen.

Veränderungen am Kopf

Auge

Pupillenerweiterung, Lidspaltenerweiterung, Glanzauge und Protrusio bulbi treten häufig kombiniert auf.

Die **Pupillenerweiterung** ist ein sehr konstantes sympathikotones Zeichen, das bei inneren Erkrankungen fast immer zu beobachten ist. Man findet sie regelmäßig bei schmerzhaften Herzkrankheiten, Lungen- und Pleuraaffektionen, bei Cholezystolithiasis und Nierenkrankheiten sowie beim „C 8-Syndrom", worunter man eine Atrophie von Hypothenar und M. adductor pollicis (Myotome C 8) und Pupillenerweiterung homolateral versteht.

Die Pupillenerweiterung ist ein sehr diskretes Zeichen, das man oft nur dann erkennt, wenn man weiß, wonach man suchen muss.

Um die Mydriasis besser zu erkennen, muss der Raum abgedunkelt sein, oder es müssen die Hände abschirmend um die Augen gehalten werden. Eine zusätzliche Möglichkeit, die einseitige Pupillenerweiterung besser zu erkennen, besteht darin, den Patienten zu erschrecken, indem man ihm z.B. eine Überraschungsfrage stellt: „Wie viel ist 17 × 18?" Durch das Erschrecken erweitern sich beide Pupillen, die zum Krankheitsort homolaterale Pupille aber sehr viel deutlicher.

Die homolaterale Mydriasis ist reflektorisch bedingt und entsteht durch Vermittlung des Centrum cilio-spinale, das Impulse des ganzen Körpers über das perivasale Geflecht der A. carotis interna zum sympathisch innervierten M. dilatator pupillae bringt.

Auf demselben Weg wird die **Lidspaltenerweiterung** ausgelöst, das Erfolgsorgan ist dabei der sympathisch innervierte M. periorbitalis. Bei experimenteller Reizung treten Mydriasis und Lidspaltenerweiterung fast immer gemeinsam auf. Die vegetativen Zeichen am Auge können aber auch durch Druck auf die gleichseitige Supraklavikulargrube verstärkt werden.

Protrusio bulbi und das durch vermehrte Tränenbefeuchtung hervorgerufene **Glanzauge** sind ebenfalls sympathische Reflexe, die jedoch meistens nur angedeutet sind.

Wenn die genannten Zeichen am Auge alle gemeinsam auftreten, so hat man im ersten Moment den Eindruck, ein einseitiges Basedow-Auge vor sich zu haben. Auf den Untersucher macht es dann oft den Eindruck eines einseitigen Angst- oder Schreckauges.

Die sympathikotonen Zeichen am Auge basieren auf einer Besonderheit: Bei allen Wirbeltieren wird der M. dilatator pupillae stets aus dem ersten Rückenmarkssegment innerviert, das überhaupt präganglionäre Sympathikusfasern enthält, beim Menschen aus dem 8., bei der Katze aus dem 9., beim Huhn aus dem 16., beim Frosch aus dem 3. Rückenmarkssegment (s. S. 87).

Sympathikotone Reaktionen sind gleichzusetzen mit Angriff, Aggression, Schreck und Angst. Sie verursachen also nicht nur eine Tonuserhöhung der Extensoren der Extremitäten, ein Haaresträuben und verstärkte Schweißsekretion an der Haut, vor allem der Streckseite der Extremitäten, sondern auch eine Vergrößerung der Pupillen. Pupillenvergrößerung als Zeichen von Schreck und Angriffsbereitschaft ist ein Ausdruck, der bewusst oder unbewusst allen Menschen bekannt ist.

Auch aus der Verhaltensforschung weiß man, dass ein „dunkler Augenfleck", einer vergrößerten Pupille entsprechend, ein Zeichen für Schrecken und Kampfbereitschaft ist. Wie der Verhaltensforscher E. König in seinem Buch ausführt, finden sich diese dunklen „Augenflecken" im Rahmen einer Mimikry schon bei vielen niederen Tieren, so z.B. an den Flügeln von Schmetterlingen oder am hinteren Ende von Raupen, wo sie Schrecken verbreiten sollen und als Kampfbereitschaft zu interpretieren sind. Wenn ein Tier diesen dunklen Augenfleck plötzlich zeigt, dann erschrickt der Verfolger.

Diese „Schrecksekunde" ermöglicht dem angegriffenen und unterlegenen Tier eine verbesserte Fluchtchance durch den zeitlichen Vorsprung beim Weglaufen.

Der Mensch hat die dunklen Augenflecken als Symbol vergrößerter Pupillen von der Evolution „ausgeliehen" und sie als Zeichen für Kampf- und Abwehrbereitschaft in Form von Bildern an Haustüren und am Rumpf von Schiffen angebracht.

Bemerkenswert ist, dass die Veränderungen am Auge immer auch mit einer Veränderung oder zumindest Tonuserhöhung der Extensoren des Armes und der Flexoren der Hand (C 8, Th 1) verbunden sind.

Aufgerissenes Schreckauge, gestreckter Arm, geballte Faust als Zeichen von Aggression, Abwehr, Kampf, die gemeinsam vorkommen, sind demnach ein segmentaler reflexähnlicher Vorgang über das Segment C 8 und das Centrum cilio-spinale im Rückenmark.

Mimische Muskulatur

Die Anspannung der mimischen Muskulatur als weiteres Zeichen einer vegetativ-reflektorischen Veränderung am Kopf führt zu einer Asymmetrie des Gesichtes, die aber ebenfalls nur sehr zart angedeutet ist.

Meistens findet man eine halbseitig gerunzelte Stirn oder einseitig verstärkte Gesichtsfalten. Bei geschminkten Frauengesichtern kann dies zu einer unregelmäßigen Verteilung des Make-ups führen.

Es finden sich auch eine vertiefte Nasolabialfalte, so als würde man die Nase rümpfen, sowie eine einseitig hochgezogene Oberlippe. Diese Veränderung vermittelt den Eindruck, dass der Betreffende hochnäsig und skeptisch abwartend ist.

Die „sprechende Seite" des Gesichtes hat eine durch die Anspannung verkleinerte und etwas hochgezogene Wange.

Nach meinen Beobachtungen erfasst die Anspannung auch den homolateralen M. sternocleidomastoideus, wodurch es zu einer abgewendeten Kopfhaltung des Patienten kommt. Meistens ist der Kopf zum Schmerzort geneigt, aber der Blick vom Schmerzort weggedreht, eine Beobachtung, die man auch bei verletzten Tieren machen kann. Hat ein Hund eine verletzte Pfote, blickt er meistens von der verletzten Extremität weg auf die gesunde Seite, möglicherweise, um von der Erkrankung „abzulenken".

Wenn beim Menschen die Veränderungen am Auge gleichzeitig mit der halbseitig mimischen Verkrampfung und einer abgewendeten Kopfhaltung auftreten, dann vermittelt der Patient oft den Eindruck, als wäre er „peinlich berührt". Interessanterweise stammt das Wort „Pein" vom lateinischen Wort „poena" ab und bedeutet „Strafe", aber auch „Schmerz", „Höllenschmerz".

Manchmal findet man auch eine blässliche Zyanose im Gesicht, die nach Beobachtungen von Head aber nur dann auftritt, wenn auch in Abschnitten am Rumpf eine veränderte Durchblutung vorliegt. Demnach werden sympathikotone Veränderungen am Kopf vor allem dann zu finden sein, wenn gleichzeitig Veränderungen im Sinne eines Projektionschmerzes am Rumpf vorhanden sind.

Dies würde bedeuten, dass nicht nur von „innen nach außen", sondern auch von „außen nach außen" eine Weiterleitung im Segment, ein Pendeln zwischen Dermatom, Myotom und Sklerotom an der Körperoberfläche, möglich ist.

Hyperästhetische und hyperalgetische Zonen im Kopfbereich

Hyperästhetische und hyperalgetische Zonen im homolateralen Kopfbereich kommen bei inneren Erkrankungen sehr häufig vor. Im Gesicht zeigt sich dann eine Überempfindlichkeit bei Palpation der drei Trigeminusnerven-Austrittspunkte sowie der Gebiete der Segmente C 3 und C 4 an Nacken und Hals.

Am Kopf sind die Schmerzareale von sehr unterschiedlicher Größe und werden von den verschiedenen Autoren in ihrer Zuordnung auch unterschiedlich interpretiert.

Nach Dittmar projizieren sich

- **Herzerkrankungen** links von der Sutura sagittalis und am linken Dermatom C 4,
- **Magenerkrankungen** links temporal und am linken Dermatom C 4,
- **Lebererkrankungen** oberhalb der rechten Augenbraue und am rechten Dermatom C 4.

Meine Erfahrung schließt sich der Beobachtung Dittmars an, ich konnte jedoch sehr häufig auch folgende Projektionen beobachten:

- **Erkrankungen des Herzens** projizieren sich auf die Scheitelhöhe und auf die Stirn.
- **Erkrankungen der Abdominalorgane** projizieren sich in den parietotemporalen Bereich und in den Oberkieferbereich.
- **Erkrankungen der Beckenorgane** projizieren sich okzipital und in den Unterkieferbereich.

Diese Projektion der Beckenorgane auf den Hinterkopf stimmt mit Beobachtungen an Querschnittsgelähmten überein: Trotz kompletter Querschnittslähmung empfindet der Betroffene bei übervoller Blase eine schmerzende kribbelnde Sensation am Hinterkopf.

Diese Empfindung kann unseres Erachtens (König und Wancura) nur über den Sympathikus ausgelöst werden, der bei Rückenmarksunterbrechung sensorische und motorische Funktionen vikariierend übernehmen kann.

Der Zusammenhang von perivasalem sympathischem Geflecht der Arterie und schmerzhaften Arealen an der Galea wurde von Auberger auf experimentellem Wege bewiesen.

Da pathologische Impulse erkrankter innerer Organe über den Grenzstrang und auch intraspinal zum Centrum cilio-spinale weitergeleitet werden, könnte analog der vorhin beschriebenen Pupillenerweiterung eine sympathikotone Reaktion an den Gefäßen des Kopfes entstehen und damit als „Weiterleitung innerer Erkrankungen zu den Gefäßen der Galea" interpretiert werden.

Demnach wären Kopfschmerzen ein vegetativ-reflektorisches Krankheitszeichen, das, bahnenartig und nicht diffus weitergeleitet, bei Erkrankungen innerer Organe Schmerzen am Kopf auslösen kann (z.B. „Migraine biliaire").

Zwischen der Lokalisation der Kopfschmerzen und den erkrankten inneren Organen besteht nach Head eine gewisse Gesetzmäßigkeit: Kopfschmerzen können durch Übertragung über den N. vagus (s. S. 140) ausgelöst werden (s. Abb. 9.5).

Wie Head und Foerster berichten, können Schmerzen der Thorax- und Abdominalorgane durch den N. vagus in das Gesicht und in den Hinterkopf geleitet werden und dort als **Head-Kopfzone** in Erscheinung treten.
Andere Autoren (Hansen und Schliack) stellen diese Weiterleitung in Frage, da der Vagus nur Organreflexe, aber keine Schmerzen vermittelt.

Ein übertragener Kopfschmerz könnte nach Hansen und Schliack nur durch Gefäßreflexe ausgelöst werden, also durch jene sympathischen viszeromotorischen Reflexe, die auch an der Entstehung der Mydriasis, Lidspaltenerweiterung und verstärkten Tränensekretion beteiligt sind.
Die Weiterleitung von Störungen innerer Organe erfolgt, indem viszerogene Erregungen aller Segmente auf intraspinalen Bahnen kranialwärts zum Centrum cilio-spinale geleitet werden.

Von hier aus werden reflektorisch vasomotorische Reize wie eine Vasokonstriktion bahnenartig weitergeleitet, wodurch Schmerzen im Kopfbereich ausgelöst werden können (Auberger).

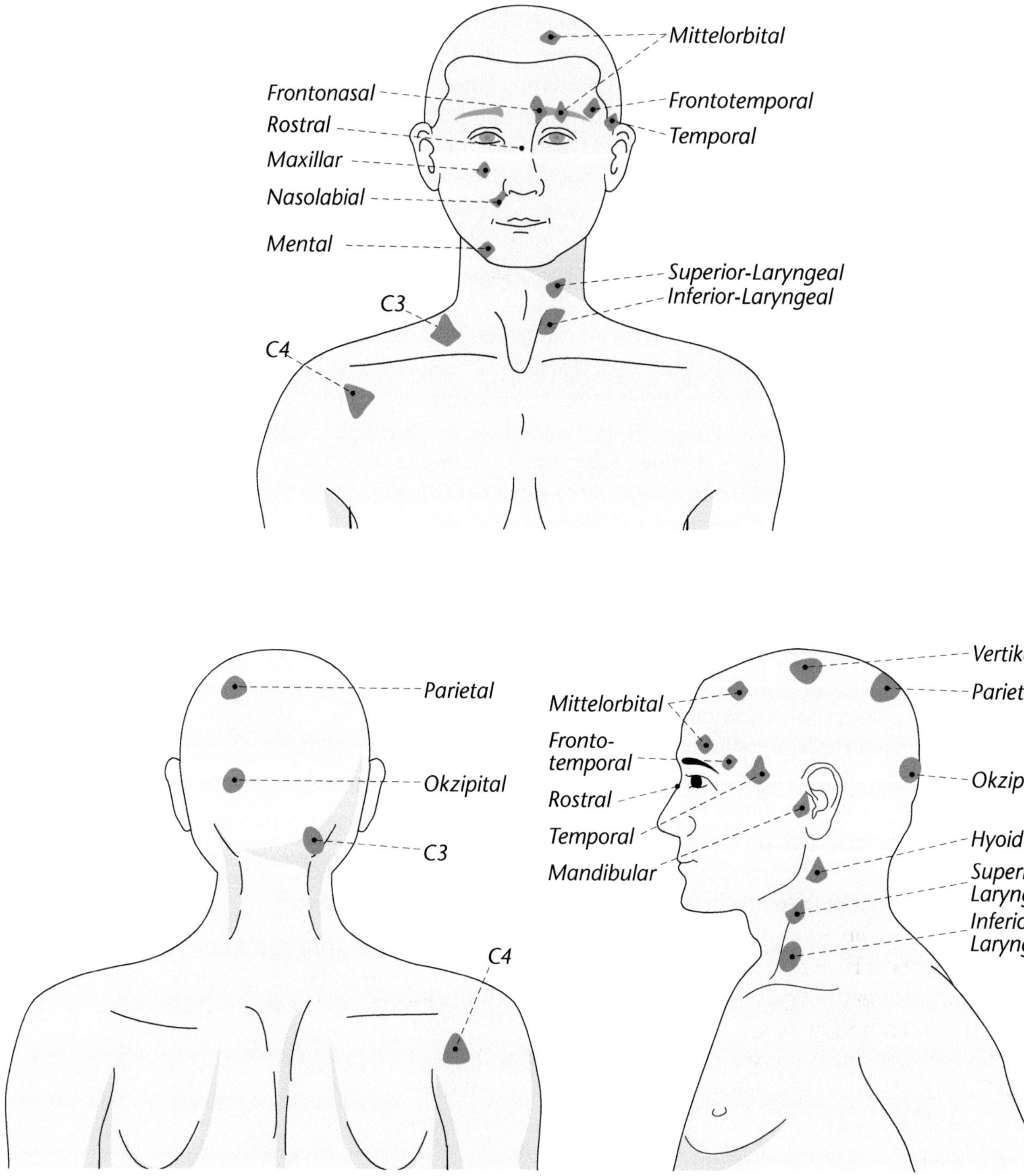

Abb. 9.5 Projektionszonen im Kopf- und Schulterbereich, nach Head (siehe Text).

Wechselbeziehung zwischen Kopfzonen und inneren Organen

Head betont, dass er druckempfindliche Areale am Kopf und spontane Kopfschmerzen vor allem dann nachweisen konnte, wenn vorher schon am Thorax eine hautempfindliche Zone aufgetreten war. Egal, ob nun diese Thoraxzone durch eine Magen- oder Lungenerkrankung ausgelöst wurde, löst sie quasi von „außen nach außen“ erst die Kopfzone aus.

Nach den Beobachtungen von Head **entstehen** die Kopfzonen **später** als die Rumpfzonen und **vergehen früher** als die Rumpfzonen.

Zonen	Aorta und Ventrikel	Herz Vorhöfe	Lungen	Magen	Darm	Leber	Gallenblase	Hoden	Ovar
rostral	■		■	?					
fronto-nasal	■		■	■		■			
mittel-orbital	■		■	■		■			
fronto-temporal	■	■	■	?					
temporal		■	■	■	?	■	■		
Vertikal		■	■	■	■	■	■		
parietal		■	■	■	■	■			
occipital					■			■	■

Abb. 9.6a Beziehungen zwischen Kopfzonen und inneren Organen (nach Head).

Kopfschmerzen können also als Fernprojektion bei Erkrankungen innerer Organe auftreten (Abb. 9.6a und b):
- Die Thoraxorgane Herz und Lunge erfassen den ganzen Kopf.
- Die Abdominalorgane Magen, Leber, Gallenblase projizieren sich vor allem
  - in den mittleren Stirnbereich („fronto-nasal“),
  - in den seitlichen Stirnbereich („fronto-temporal“) sowie
  - in den seitlichen Kopfbereich („temporal-vertikal-parietal“).
- Die Beckenorgane, Ovar, Darm und manchmal auch die Leber projizieren sich vor allem in den Hinterkopf („okzipital“).

Wechselbeziehung zwischen Kopf, Rumpf und Organen

Kopfschmerzen können aber auch auftreten durch die Beziehung zwischen den schmerzhaften segmentalen Rumpfzonen und den Kopfzonen, wie nachfolgende Tabelle nach Head zeigt.

Segmentale Zone an Kopf und Rumpf	Damit verbundene Zone am Kopf	Organe, die mit diesen Zonen in besonderer Verbindung stehen
C 3	Fronto-nasal	Lungenspitzen, Magen, Leber
C 4	Fronto-nasal	
Th 2	Mittel-orbital	Lunge, Herz (Ventrikel), aufsteigender Aortenbogen
Th 3	Mittel-orbital	Lunge, Herz (Ventrikel), Aortenbogen
Th 4	Zweifelhaft	Lunge
Th 5	Fronto-temporal	Lunge, Herz (zuweilen)
Th 6	Fronto-temporal	Unterer Lungenlappen, Herz (Vorhöfe)
Th 7	Temporal	Lungenbasis, Herz (Vorhöfe), Magen (Kardiateil)
Th 8	Vertikal	Magen, Leber, oberer Teil des Dünndarms
Th 9	Parietal	Magen (Pylorusende), oberer Teil des Dünndarms
Th 10	Okzipital	Leber, Darm, Ovarien, Hoden
Th 11	–	Darm, Tuben, Uterus, Blase (Kontraktion)
Th 12	–	Darm (Kolon), Uterus usw.

Abb. 9.6b Beziehungen zwischen den segmentalen Rumpfzonen, den Kopfzonen und den inneren Organen (nach Head).

Zusammenfassung

Die schmerzhaften oberen Thorakalzonen (Th 1 bis Th 7), ausgelöst durch Erkrankungen von Lunge und Herz, projizieren sich vor allem in den Stirn- und Schläfenbereich.

Die schmerzhaften unteren Thorakalzonen (Th 8 und Th 9), ausgelöst durch Erkrankungen von Magen, Leber, Gallenblase, Dünndarm, projizieren sich vor allem in den Schläfen- und Scheitelbereich.

Die schmerzhaften untersten Thorakalzonen (Th 10 bis Th 12), ausgelöst durch Erkrankungen der Beckenorgane Darm, Uterus, Blase, projizieren sich vor allem in den okzipitalen Bereich.

Diese Projektionsareale der inneren Erkrankungen am Kopf zeigen eine gewisse Übereinstimmung mit der Meridian-Zuordnung nach Traditioneller Chinesischer Medizin:

Die **Thoraxorgane,** zu denen man aus segmentaler Sicht auch Magen und Duodenum zählen muss,	projizieren sich in den **Stirn- und Schläfenbereich (Yang-Ming).**
Die **Abdominalorgane**	projizieren sich in den **Schläfen- und Scheitelbereich (Shao-Yang).**
Die **Beckenorgane**	projizieren sich auf den **Hinterkopf (Tai-Yang).**

Veränderungen an der Schulter

Außer den **genuinen** und den **vertebragen** ausgelösten radikulären oder pseudoradikulären Schulterschmerzen gibt es auch **viszerogen** ausgelöste Schulterschmerzen.

Diese entstehen, wenn gestörte zwerchfellnahe Organe in Brust- oder Bauchraum Impulse über die **parasympathischen Fasern** im N. phrenicus in die **Segmente des N. phrenicus (C 3|C 4|C 5)** projizieren.

Diese Projektionsschmerzen bezeichnet man als **übertragene Schulterschmerzen.**

Diese übertragenen Schmerzen im Schulterbereich sind **streng seitenspezifisch:**

- **Links gelegene Organe** wie Herz, Magen, linke Lunge projizieren sich in die **linke Schulter,**
- **rechts gelegene Organe** wie rechte Lunge, Duodenum, Leber, Gallenblase projizieren sich in die **rechte Schulter.**

Bei übertragenen Schulterschmerzen treten aber **auch** häufig vegetativ-reflektorische Krankheitszeichen an der Haut des Schultergürtels in Form von Vasokonstriktion, Piloarrektion und vermehrter Schweißsekretion auf, die der Patient als Kälte- und Zugluftempfindlichkeit erlebt.

Da diese vegetativ-reflektorischen Krankheitszeichen aber nicht über den Parasympathikus ausgelöst werden können, muss es auch eine Übertragung über sympathische Fasern geben.

Nach Hansen und Schliack kommt diese sympathikotone Reaktion an der Haut über eine Kollateralbildung im Grenzstrang zustande, wobei die über den Phrenicus geleiteten Impulse aus den erkrankten zwerchfellnahen Organen von C 4|C 5 im Rückenmark zum Centrum cilio-spinale (C 8 bis Th 3) geleitet werden und von dort über sympathische Fasern in den entsprechenden Spinalnerven zur Schulter gelangen, wo sie die oben genannten vegetativ-reflektorischen Zeichen an der Haut der Schulter auslösen (s. auch S. 181).

Die Asymmetrie von Körperhaltung und Körperbewegung

Wie auf Seite 313 angeführt, gehört auch die **Asymmetrie von Körperhaltung und Körperbewegung** zu den vegetativ-reflektorischen Krankheitszeichen, die bei Erkrankung innerer Organe an der Körperoberfläche auftreten können. Eine strenge Trennung in algetische und vegetativ-reflektorische Krankheitszeichen ist dabei nicht möglich.

Haltung und Lage des Kranken weisen meistens sehr deutlich auf die **Seite der Erkrankung** hin:
- Der Körper ist zur kranken Seite hin gekrümmt,
- die Schulter auf dieser Seite häufig etwas gehoben,
- der Kopf etwas zur angehobenen Schulter geneigt und zur Gegenseite gedreht.

Die Krümmung der betroffenen Wirbelsäulenabschnitte ist auf eine segmentale homolaterale Muskelverspannung zurückzuführen.

Nach der Analyse von Brügger bewirken die Muskelverspannungen am Rumpf, die bei bestimmten inneren Erkrankungen regelmäßig zu beobachten sind, vor allem eine Ruhigstellung und damit Schonhaltung, die für das kranke innere Organ eine heilende Wirkung haben soll. Brügger bezeichnet diese Muskelverspannung als **nozizeptiven somato-motorischen Effekt.**

Die Krümmung der Wirbelsäulenabschnitte ist immer
- konvex zur gesunden,
- konkav zur kranken Seite.

Man findet
- eine Skoliose der BWS bei Krankheiten der Brust- und Bauchorgane,
- eine Skoliose der unteren BWS und LWS bei Krankheiten der Bauch- und Beckenorgane.

Vereinfacht: **„Der Körper krümmt sich um den Herd."**

Ebenso kann man ggf. eine **Asymmetrie der Atmung** nachweisen, wenn man beide Hände auf den Thorax des Patienten legt.

Eine funktionelle Skoliose wurde bei Ulcus ventriculi, Gastritis, Gastroptose, Magenkarzinom, Cholezystolithiasis und Nephrolithiasis nachgewiesen. Eine wichtige Unterscheidung zwischen einer angeborenen idiopathischen und einer erworbenen reflektorischen Skoliose besteht vor allem darin, dass der Patient die reflektorische Skoliose willkürlich aufheben kann.

Reflektorische und algetische Wirbelsäulensyndrome

Auch in diesem Fall lässt sich eine strenge Trennung zwischen algetisch und vegetativ-reflektorisch bedingten Wirbelsäulensyndromen nicht ziehen.

Eine segmentale Verspannung der Rückenmuskulatur kann gürtelförmige Schmerzen an Brust und Bauch sowie „Neuralgien" an Armen und Beinen auslösen. Häufig ist dies mit einer lokalen Durchblutungsstörung verbunden, die als Kältegefühl oder livide Zyanose imponiert.

Eine Irritation der Spinalnervenwurzeln, die derartige Beschwerden bedingt, kann durch Erkrankung segmententsprechender innerer Organe ausgelöst werden **(viszero-vertebral).**

Umgekehrt kann aber auch eine primäre Irritation der Spinalnervenwurzeln an den segmententsprechenden inneren Organen funktionelle und morphologische Schäden auslösen **(vertebro-viszeral).**

Nach Kunert und Brügger sind funktionelle und morphologische Störungen, die durch eine Irritation der Spinalnervenwurzeln bedingt sind, vor allem bekannt

- bei präkardialen Schmerzen und Angina pectoris, ausgelöst durch Irritationen im Bereich der oberen BWS,
- bei zervikalem Hochdruck, ausgelöst durch Irritationen der oberen HWS,
- bei paroxysmalen Tachykardien, ausgelöst durch Irritationen im Bereich der Sternokostalgelenke (Tietze-Syndrom),
- bei Störungen im Magen-Darm-Trakt, ausgelöst durch Irritationen der unteren BWS,
- bei Diarrhö und Obstipation, ausgelöst bei Irritationen im Bereich des ISG.

Eine umfangreiche Dokumentation über die Wirbelsäule bei inneren Erkrankungen findet sich bei Kunert und Brügger.

Asymmetrie der Eigen- und Fremdreflexe

Die **Eigenreflexe** sind auf der erkrankten Seite **lebhafter** als auf der gesunden Seite. So sind z.B. der Bizeps-, der Trizeps- und der Radiusperiostreflex, der Patellar- und Achillessehnenreflex auf der Seite der Krankheit verstärkt auslösbar.

Die **Fremdreflexe** sind auf der erkrankten Seite nur **abgeschwächt** auslösbar. So sind z.B. der Konjunktival- und Kornealreflex, der Bauchdecken-, der Plantar- und Kremasterreflex auf der erkrankten Seite immer abgeschwächt.

Eigen- und Fremdreflexe zeigen also im Projektionsareal der übertragenen Krankheitszeichen typische Veränderungen. Sie können ein klinisch sehr einfach nachzuweisendes Signal bzw. ein Hinweis auf die kranke Seite und eventuell auch auf die Segmenthöhe des gestörten Enterotoms sein.

Wenn z.B. ein Patient rechts einen lebhafteren Patellarsehnenreflex hat als auf der linken Seite und gleichzeitig auf der rechten Seite sein Fußsohlenreflex im Vergleich zur linken Seite abgeschwächt ist, dann geben diese veränderten Reflexe einen **Hinweis** darauf, dass in der rechten Körperhälfte, sei es im Abdomen oder im Becken, ein inneres Organ erkrankt sein kann.

Die klinisch wichtigen Eigen- und Fremdreflexe sind in nebenstehender Tabelle zusammengefasst.

Im Gegensatz dazu sind bei radikulären Störungen, z.B. durch Bandscheibenprolaps, die Eigenreflexe abgeschwächt oder sogar aufgehoben, es kann zusätzlich zu einer Hypalgesie bis hin zur Analgesie im entsprechenden Dermatom kommen. Weitere Einzelheiten s. Lehrbücher der Neurologie.

Bei den Eigenreflexen liegt die reflexogene Zone im Muskel, bei den Fremdreflexen liegt die reflexogene Zone in der Haut oder Schleimhaut. Die Endstrecke ist in beiden Fällen dieselbe. Sie betrifft immer einen Muskel (s. Abb. 8.1 und 8.2).

Klinisch wichtige Eigen- und Fremdreflexe nach M. Clara			
Bezeichnung	**Auslösung**	**Erfolg**	**Lokalisation im Rückenmark**
Klinisch wichtige Sehnenreflexe (Eigenreflexe)			
Bizepsreflex	Schlag auf die Bizepssehne	Beugung des Vorderarmes	C 5–C 6
Trizepsreflex	Schlag auf die Trizepssehne	Streckung des Vorderarmes	C 6–C 8
Patellarreflex	Schlag auf die Quadrizepssehne	Streckung des Unterschenkels	L 2–L 4
Achillessehnenreflex	Schlag auf die Achillessehne	Plantarbeugung des Fußes	L 5–S 3
Klinisch wichtige Hautreflexe (Fremdreflexe)			
Bauchdeckenreflex (Abdominalreflex)	Bestreichen der Bauchhaut	Kontraktion der Bauchmuskulatur und daher Einziehen des Bauches	Th 8–Th 12
Kremasterreflex*	Bestreichen der Haut an der Innenseite des Oberschenkels	Kontraktion des M. cremaster und damit Heraufziehen des Hodens	L 1–L 2
Fußsohlenreflex (Plantarreflex)	Bestreichen der Fußsohle	Beugung der Zehen	S 1–S 2

* Der Kremasterreflex ist eigentlich der unterste Bauchdeckenreflex, da der sich dabei kontrahierende M. cremaster den kranialen Teil des M. obliquus abdominis internus darstellt.

Die vegetativen Organreflexe (Viszero-viszeral-Reflexe)

Wenn ein inneres Organ krankhaft gestört ist, so treten neben den oben beschriebenen algetischen und vegetativ-reflektorischen Phänomenen an der Körperoberfläche auch reflektorische Funktionsstörungen anderer, an sich gesunder Organe auf.

Dieses Mitreagieren anderer, an sich gesunder Organe bezeichnet man als vegetatives Mitreagieren, als vegetativen Organreflex oder Viszero-viszeral-Reflex.

Die Kenntnis dieser Organreflexe ist deswegen von großer diagnostischer Bedeutung, weil ein mitreagierendes Organ nicht auch primär krank sein muss.

Aus der Klinik sind diese vegetativen Organreflexe immer schon bekannt gewesen:

- Das reflektorische Erbrechen
  - bei Steinkoliken von Niere und Gallenblase,
  - bei Pneumonie und Angina pectoris,
  - bei Appendizitis.
- Die reflektorische Diarrhö und Obstipation
  - bei akuten Erkrankungen von Brust- und Bauchorganen.
- Die reflektorische Anurie oder Harnflut
  - bei Pneumonie, Lungeninfarkt, Koronarinfarkt und Appendizitis.
- Das reflektorische Oberbauchsyndrom
  - bei Herzinfarkt (gastrokardialer oder Roemheld-Symptomenkomplex).

Häufig findet man auch eine gegenseitige reflektorische Beeinflussung von Uterus und Dickdarm, wie es beim prämenstruellen Syndrom oder auch während der Menstruation bekannt ist.

Die vegetativen Organreflexe zeigen im Gegensatz zu den oben beschriebenen Projektionsphänomenen an der Körperoberfläche keine Seiten- und Segmentspezifität.

In der Akupunktur sind diese vegetativen Organreflexe als „Mitreagieren an sich gesunder Organe" ebenfalls bekannt.
So bedingen
- erkrankte Thoraxorgane ein Mitreagieren von Abdominal- und Beckenorganen,
- erkrankte Abdominalorgane ein Mitreagieren von Thorax- und Beckenorganen.

Im Gegensatz zur westlichen Medizin, die in den vegetativen Organreflexen nur einen differenzialdiagnostischen Hinweis sieht, folgert die pragmatische Traditionelle Chinesische Medizin, dass man bei vegetativen Organreflexen auch jene Segmente an der Körperoberfläche in das Akupunkturschema einbeziehen muss, die den mitreagierenden Organen entsprechen:
- Bei **Erkrankungen der Thoraxorgane** müssen demnach auch die algetischen Zonen der mitreagierenden Abdominalorgane (KG 12) sowie der mitreagierenden Beckenorgane (Ma 25) genadelt werden.
- Bei **Erkrankungen der Bauchorgane müssen** auch die algetischen Zonen der mitreagierenden Beckenorgane (KG 4, KG 6) genadelt werden.
- Da die **Beckenorgane immer** mitreagieren, wird bei Erkrankungen innerer Organe von Thorax und Abdomen auch immer ein Punkt genadelt, der zu den Beckenorganen in Beziehung steht (MP 6, algetische Zone der Beckenorgane S 1|S 2).

10 Die inneren Organe – Enterotome aus Sicht der Segment-Anatomie

Innere Organe projizieren ihre Störungen in die sympathischen und parasympathischen Ursprungszellen ihrer Innervation. Fakt ist also, dass die inneren Organe die Störungen in jene Rückenmarkssegmente „leiten", aus denen sie ihre sympathische und parasympathische Innervation erhalten.

Sie übertragen daher Krankheiten und Störungen in die Segment-identen Dermatome, Myotome, Sklerotome der Körperoberfläche, wo sie Schmerzen und Muskelverspannung, „algetische Zeichen" und/oder „vegetative Zeichen" auslösen.

Das Auftreten dieser durch „Übertragung" ausgelösten tastbaren und sichtbaren Veränderungen an der Körperoberfläche ist so gesetzmäßig, dass man aus der Art und Lokalisation ihres Auftretens auf das erkrankte innere Organ schließen kann, den Körper diagnostizieren, quasi „durchschauen" kann.

Zur Erinnerung: Im Chinesischen heißt „diagnostizieren" und auch „therapieren" „die Krankheit schauen" (Kan Bing).

Herz – algetische und vegetativ-reflektorische Projektionsareale

Da die Thoraxorgane Herz und Lunge durch ihre Beziehung zu den oberen sympathischen Ganglien eine aus segmentaler Sicht etwas kompliziertere Innervation als die Abdominal- und Beckenorgane haben, werden sie hier etwas ausführlicher besprochen.

Segmentale Zugehörigkeit:
- Die **Ventrikel** gehören höheren Segmentabschnitten an,
  → sie stehen also durch sympathische Afferenzen und Efferenzen mit den kranialeren Rückenmarkssegmenten **C 8 bis Th 5*** in Beziehung.
- Die **Vorhöfe** gehören tieferen Segmentabschnitten an. Grund dafür ist, dass sich im embryonalen Aortenschlauch zuerst die höher gelegenen Ventrikel mit kranialerem Segmentbezug und dann erst die Vorhöfe mit kaudalerem Segmentbezug bilden
  → die **Vorhöfe** stehen mit den kaudaleren Rückenmarkssegmenten **Th 5 bis Th 7** in Beziehung.

Vorhöfe und Ventrikel behalten also ihre Segmentzugehörigkeit trotz der embryonalen Drehung des Herzens bei.
Krankheiten und Funktionsstörungen des Herzens werden daher
- bei Störungen der Ventrikel vor allem in die Dermatome, Myotome, Sklerotome C 8 bis Th 5 projiziert,
- bei Störungen der Vorhöfe vor allem in die Dermatome, Myotome, Sklerotome Th 5 bis Th 7.

Unabhängig von der Ursache der Krankheit, sei es eine Angina pectoris oder eine Myokardschwäche, werden die algetischen Zeichen gleichermaßen ausgelöst.

Alle Projektionszeichen liegen homolateral zum erkrankten Organ, im Falle des Herzens also links. Es finden sich daher
- **algetische Zeichen** am Rumpf in den Segmenten C 8 bis Th 7 **links,**
- **vegetative Zeichen** an der **linken** Thoraxhälfte und im **linken** Arm,
- **Fernprojektionen** an Kopf und Schulter **links** (s. Abb. 10.1).

10

* Th 4 und/oder Th 5, unterschiedliche Angaben bei den verschiedenen Autoren.

Die algetischen Zeichen bei Erkrankungen des Herzens

Die algetischen Zeichen am Rumpf

Am Rumpf liegt die **Head-Zone** des Herzens (Ventrikel) in den Segmenten (C 8) Th 1 bis Th 4 (Th 5) homolateral links in der Gegend der Mamilla und ist etwa handtellergroß.

Diese Zone entspricht den **Maximal-Punkten** von Th 1 bis Th 4 (Durchtrittsstelle der ventralen Spinalnervenäste).

Maximal-Punkte sind besonders empfindliche Areale, die bei Erkrankung ihrer Segment-identen Enterotome in Dermatomen, Myotomen und Sklerotomen auftreten können.

Nach meiner Analyse entspricht die metamere Anordnung der Maximal-Punkte den jeweiligen Head-Zonen ihres Organs. Das gleiche gilt für alle im Folgenden besprochenen Organe.

Die segmentalen Myotome des Herzens C 8 bis Th 4 (Ventrikel) bzw. Th 5 bis Th 7 (Vorhöfe) können in einem ausgedehnten Bereich der Muskulatur Schmerzen und Verspannungen auslösen, vor allem in den Interkostalmuskeln. Durch die Anspannung der Interkostalmuskulatur hat der Patient das Gefühl, „das Herz ist wie in einen Schraubstock eingezwängt".

Diese Verspannung löst sehr oft auch das Gefühl aus, man würde „den eigenen Herzschlag spüren". Dies kann nach Kunert ein Frühsymptom für kardiale Probleme sein. Über die Segmente Th 2 bis Th 5 bzw. Th 7 können die linken Sternokostalgelenke und das Sternum an der linken Seite spontan- und druckschmerzhaft sein (Tietze-Syndrom).

Sehr häufig findet man bei chronischen Herzkrankheiten, egal welcher Ursache, in den entsprechenden Projektionsarealen am linken Thorax einen Juckreiz, ein verstärktes Kitzelgefühl bei der leisesten Berührung, z.B. durch die Kleidung (Plügge). Als Reaktion auf diesen spontan auftretenden Juckreiz und das Kitzelgefühl findet man häufig diskrete Kratzspuren, Pigmentveränderungen und Hautunreinheiten, bei denen man immer auch an kardiale Ursachen denken muss.

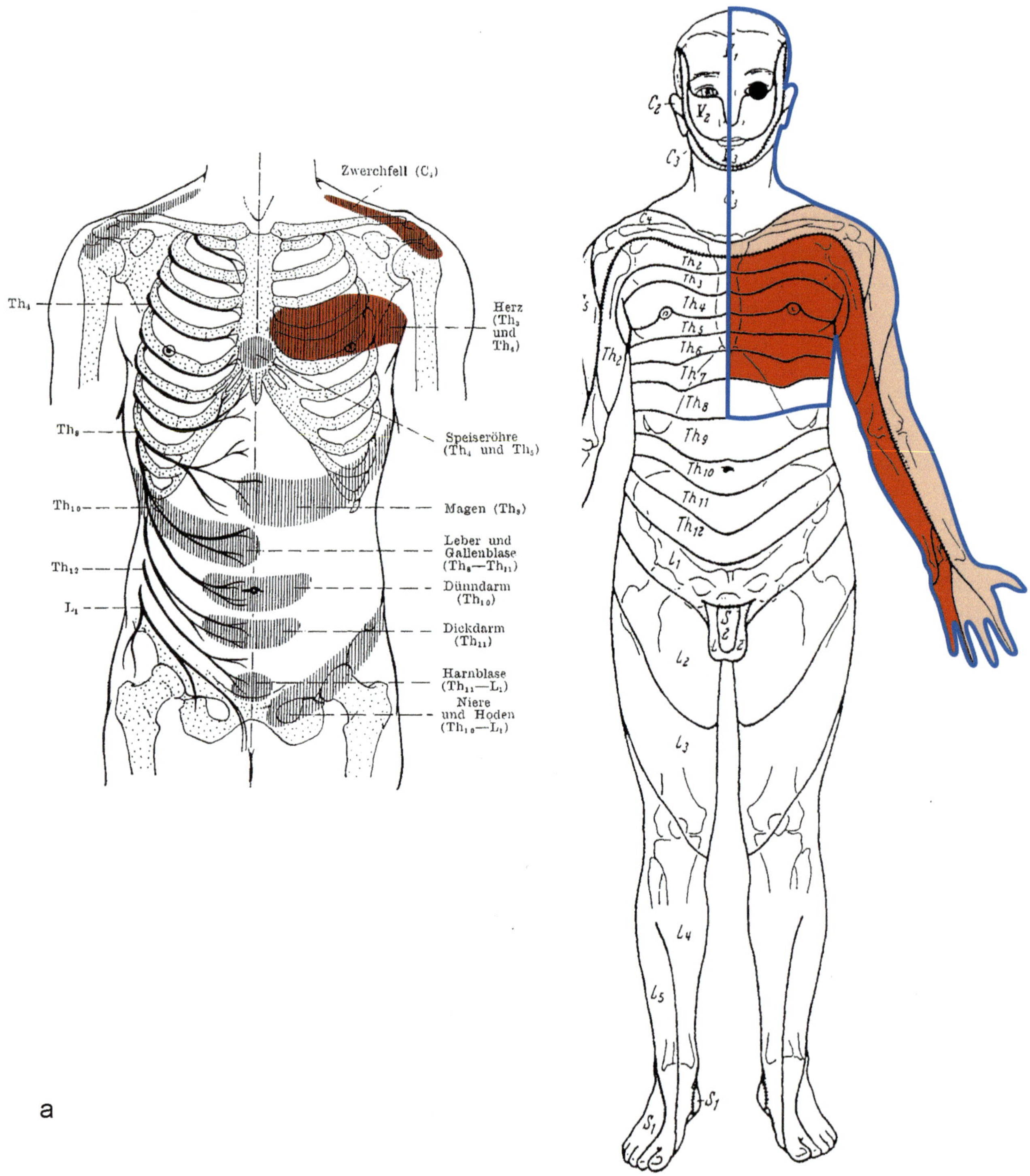

Abb. 10.1 Das Herz. Schema der algetischen und vegetativ-reflektorischen Projektionszonen des Herzens, seiten- und segmentspezifisch links, ventral und dorsal.
Rot: Zone des Referred Pain des Herzens bei C 8 bis Th 7.
Dunkelrot ventral: „Head-Zone" im Bereich des Referred Pain, entsprechend den Maximal-Punkten der betroffenen Dermatome (Myotome, Sklerotome).

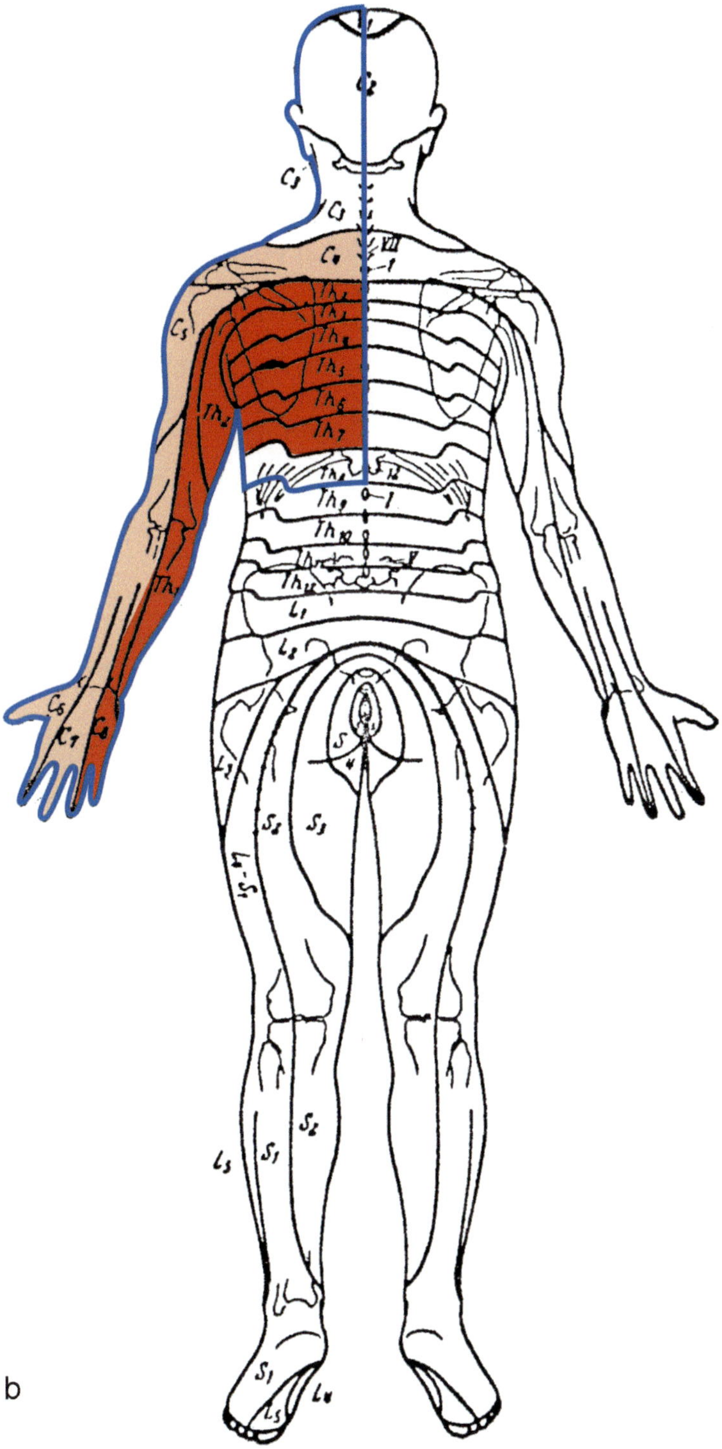

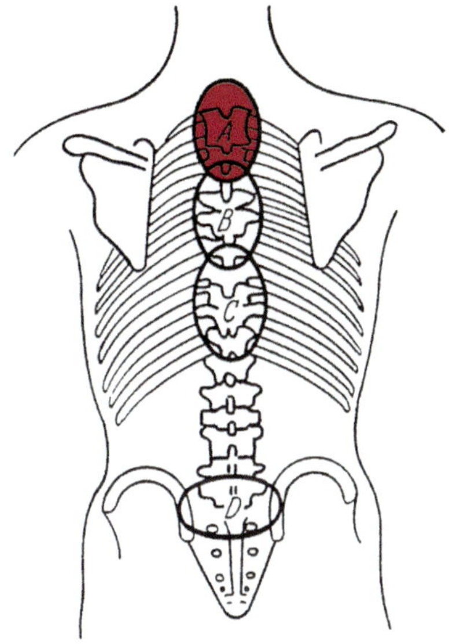

b

Dunkelrot dorsal: Schmerzhafte Dornfortsätze, s. Schema nach Mackenzie in Abb. 6.3.
Hellrot: Viszerogen sensibilisierter Bereich an Rumpf und Extremität (Hyperästhesie und Hyperalgesie), ulnar betont, aber auch radial.
Blau umrandet: Vegetativ-reflektorisches Projektionsareal im ganzen Quadranten (Vasomotorik, Piloarrektion, Schweißsekretion einschließlich Pupillenerweiterung, Kopf- und Schulterzonen).

Die algetischen Zeichen an den Extremitäten

An den Extremitäten liegt ein Teil der Segment-identen Myotome des Herzens im ulnaren Bereich des Armes (C 8 bis Th 2).

Am Rumpf liegt ein Teil der Segment-identen Myotome des Herzens im **kaudalen Bereich** des M. pectoralis, hier insbesondere an den Rippenansätzen sowie im kaudalen Bereich des M. latissimus dorsi am Beckenkamm.

Während die Schmerzen im ulnaren Armbereich bekannte Projektionsschmerzen bei Herzerkrankungen darstellen, sind die Schmerzen im M. latissimus dorsi und M. pectoralis weniger bekannt, aber dennoch sehr häufig auftretende Irritationen bei Erkrankungen des Herzens und müssen bei Diagnose und Therapie berücksichtigt werden.

Die algetischen Zeichen an den Dornfortsätzen

Hinsichtlich der **Dornfortsätze** werden nach Mackenzie die Dornfortsätze C 7 bis etwa Th 3 als erstes Zeichen einer kardialen Irritation schmerz- und druckempfindlich (s. Abb. 10.1b Ellipse A).

Diese Empfindlichkeit geht mit einer **verstärkten Vasodilatation über der Spitze der Dornfortsätze** einher.

Ich ergänze diese Beobachtung von Mackenzie durch die Tatsache, dass die **subkutanen Dermatome C 8 bis Th 1, die neben den Dornfortsätzen** liegen, in einem paravertebralen Streifen Verquellung oder Eindellung zeigen können (s. Abb. 4.7).

Der Bereich der Wirbel C 7 bis Th 3 etwa bis zur Höhe der Spina scapulae kann daher als Frühzeichen kardialer Probleme vor allem auf der linken Seite schmerzhaft sein und Verquellungen zeigen.

Dieser Bereich kann natürlich auch Hinweis auf eine Irritation im ulnaren Handgelenk und ulnaren Ellenbogenbereich sein, beides Segmentanteile von C 8|Th 1.

Vorab möchte ich ergänzen, dass die Vorhöfe des Herzens denselben Segmentbezug haben wie Magen, Kardia und Duodenum, nämlich Th 5 bis Th 7. Das bedeutet aber auch, dass Störungen des Herzens über Viszero-viszeral-Reflexe als Magenprobleme (Übelkeit, Brechreiz, dumpfe Schmerzen) imponieren können.

Eine Druckempfindlichkeit der Dornfortsätze zwischen Spina scapulae und Angulus inferior (s. Abb. 6.3 Kreis B), die nach Mackenzie dem Magen zugeordnet sind, kann daher Hinweis sowohl auf Herz- (Vorhof) als auch auf Magenprobleme sein.

Fernprojektionen bei Erkrankungen des Herzens

Kopfschmerzen

Über parasympathische und sympathische Fasern kann eine Erkrankung oder Störung des Herzens auch in die Gebiete C 2 (Hinterkopf) und in das Trigeminusgebiet (Gesicht) geleitet werden.

Diese Projektionen lösen bezüglich der Lokalisation charakteristische Schmerzen im Dermatom-, Myotom- und Sklerotomgebiet von C 2 und im Gesicht aus:

- Zahnschmerzartige Beschwerden im Unterkiefer
- Schmerzen beim Schlucken
- Schmerzen im M. sternocleidomastoideus, und zwar besonders an dessen Ursprung und Ansatz, also am Proc. mastoideus und am Sternoklavikulargelenk
- Schmerzen im Bereich des Occiput.

Sehr häufig findet man Schmerzen im Bereich des 2. Halswirbels, den wir in unserer Praxis besonders häufig dann irritiert fanden, wenn die Patienten über Herz- und Gefäßkrankheiten, so z.B. auch Hypertonie, Schwindel und Schlafstörungen, klagten.

Kopfschmerzen, die bei Erkrankungen des Herzens auftreten und als Fernprojektionen zu interpretieren sind, finden sich vor allem im Bereich der Stirn und der Augen sowie der Scheitelhöhe, die von hier mitunter in die Temporalgegend ausstrahlen können (s. Abb. 9.6a).

Head und Schmid haben die Hyperalgesien bei Erkrankungen des Herzens folgendermaßen lokalisiert:

Bei Erkrankungen **der Ventrikel und der Aorta**	finden sich diese Schmerzen vor allem **rostral, fronto-nasal, mittel-orbital, fronto-temporal.**
Bei Erkrankungen der **Vorhöfe** (vor allem bei Rhythmusstörungen)	finden sich Schmerzen **fronto-temporal, temporal, vertikal und parietal.**
Bei Erkrankungen der **Aortenklappen**	finden sich häufig hyperalgetische Zonen an **Stirne, Nase und Augen.**
Bei Erkrankungen der **Mitralklappen**	finden sich vor allem Schmerzen **temporal, vertikal und parietal.**

Die Projektion von Herz- und Lungenerkrankungen in das Trigeminusgebiet findet sich in der Bezeichnung **„trigemino-kardio-pulmonaler Reflex“** wieder.

Schulterschmerzen

Über parasympathische Fasern im N. phrenicus können Erkrankungen zwerchfellnaher Organe Signale in den Schultergürtel senden (Segment C 4|C 5).

Da der N. phrenicus aus den Rückenmarkssegmenten C 4|C 5 entspringt und mit allen zwerchfellnahen Organen Kontakt hat, können zwerchfellnahe Organe auf diesem Wege Irritationen in den Rückenmarkssegmenten C 4|C 5 auslösen und sich demzufolge in die Myotome, Dermatome und Sklerotome C 4|C 5, also in den Schulterbereich, projizieren (s. S. 62).

- **Links gelagerte Organe,** so z.B. Herz und Magen, werden Projektionsschmerzen in der **linken Schulter** auslösen,
- **rechts gelagerte Organe,** so z.B. Leber und Gallenblase, werden Schmerzen in der **rechten Schulter** auslösen.

Ich möchte in diesen Zusammenhang nochmals besonders darauf hinweisen, dass der kaudale Bereich des M. trapezius mit seinem Ursprung in der unteren BWS bis zu Th 12 ein C 4-Myotom ist.

Schmerzen im Bereich der Schulter (C 4-Areal) können daher auch in der unteren Hälfte der BWS, insbesondere an den Dornfortsätzen, Schmerzen auslösen.

Vor allem der thorako-lumbale Übergang zwischen Th 12 und L 1 kann bei Schulterschmerzen deutlich irritiert sein, egal ob diese durch eine Fernprojektion oder durch genuine Schmerzen im Bereich der Schulter ausgelöst wurden.

Den M. trapezius (Myotome C 2 bis C 4) würde ich daher als ein bevorzugtes Projektionsareal irritierter zwerchfellnaher Organe bezeichnen.

Schmerzen und Verspannungen im M. trapezius müssen nicht nur als Folge vertebragener Störungen angesehen werden, sondern immer **auch** an zwerchfellnahe gestörte Organe als Ursache denken lassen.

Natürlich können in umgekehrter Richtung Verspannungen im Bereich des M. trapezius auch Irritationen an zwerchfellnahen Organen auslösen.

Gerade das Beispiel des M. trapezius zeigt besonders schön, dass die Kenntnis der Segment-Anatomie in der Praxis sehr hilfreich sein kann: Eine Lockerung des M. trapezius, z.B. durch eine Schröpfbehandlung, Neuraltherapie oder Akupunktur, kann alle zwerchfellnahen Organe positiv beeinflussen.

Dies stellt eine echte Prophylaxe von Erkrankungen zwerchfellnaher Organe dar und ist auch als Intervallbehandlung bei derartigen Erkrankungen von großer Bedeutung.

Die vegetativ-reflektorischen Projektionszeichen bei Erkrankungen des Herzens

Die oberen Extremitäten erhalten ihre sympathische Versorgung aus den Rückenmarkssegmenten Th 3 bis Th 7, der Kopf aus C 8 bis Th 3 (Centrum cilio-spinale).

Diese sympathische Versorgung bewirkt ein Einbeziehen von Kopf und oberen Extremitäten in die vegetativ-reflektorischen Veränderungen bei Erkrankungen von Thoraxorganen (s. Abb. 3.5 und 3.6 auf den S. 92/93).
Bei Erkrankungen des Herzens und der Aorta treten daher am linken Arm, links am Kopf und an der ganzen linken Thoraxseite, also am **linken oberen Quadranten,** vegetativ-reflektorische Zeichen auf.

Die vegetativ-reflektorischen Krankheitszeichen an der Haut

Die vegetativ-reflektorischen Krankheitszeichen an der Haut bestehen aus:

• Vasokonstriktion, • Piloarrektion, • erhöhter Schweißsekretion	Diese Zeichen imponieren als Abblassung der Haut, Klebrigkeit der Haut und Gänsehaut und treten in einem ganzen Körperquadranten auf.

Durch **segmental-sympathische Fasern,** die durch die **Hinterwurzel** das Rückenmark verlassen, können

- in den Segmenten C 8 bis Th 4 für die Ventrikel,
- in den Segmenten Th 5 bis Th 7 für die Vorhöfe

auch **gegenteilige Reaktionen** auftreten, nämlich

• Vasodilatation, • fehlende Piloarrektion, • verminderte Schweißsekretion	Diese Zeichen imponieren als Rötung, Erwärmung und Trockenheit der Haut und sind segmental auf die algetischen Zonen begrenzt.

Diese Veränderungen sind objektivierbar.

In der Praxis ist es jedoch umständlich und zeitaufwendig, entsprechende Untersuchungen durchzuführen.
Nach meiner Erfahrung ist es einfacher und auch effizienter, wenn man die Patienten nach ihrem subjektiven Empfinden fragt:

- Nach der Kälte(über)empfindlichkeit bzw. nach dem Wunsch nach Wärme, vor allem an der linken Körperseite.
  → Dies wäre ein Hinweis auf eine Vasokonstriktion.
- Nach der Auslösbarkeit von Gänsehaut und Schauerrieseln bei geringster Berührung bzw. nach dem Bestreben, Zuglufteinwirkung zu vermeiden.
  → Dies wäre ein Hinweis auf die Piloarrektion.
- Nach verstärktem Schwitzen, das vor allem links im Gesicht und in der linken Axilla bemerkt wird.
  → Dies wäre ein Hinweis auf erhöhte Schweißsekretion.

Bei allen Erkrankungen innerer Organe tritt in den entsprechenden vegetativen Projektionsarealen eine derartige Veränderung auf, die der Patient meistens mit einem Bedürfnis nach ausführlicher Schilderung und dem Bedürfnis nach gebührendem Verständnis seitens des Arztes auch sehr exakt vorträgt.

Das Fragen nach dem subjektiven Empfinden eignet sich m. E. in einer großen Praxis für die Analyse der vegetativen Veränderungen besser als Temperaturmessung oder Ninhydrin-Test.

Die vegetativ-reflektorischen Veränderungen im Gesicht

In der linken Gesichtshälfte findet sich häufig eine diskrete Verspannung, so als ob der Patient „peinlich berührt" wäre. Außerdem findet man eine Ablassung dieser Gesichtshälfte und eine vermehrte Schweißbildung auf der linken Oberlippe.

Manchmal findet man auch vermehrt Hautunreinheiten oder Pigmentstörungen an der Stirn links.

Immer aber treten eine deutliche Pupillenerweiterung, ein glänzendes Auge und eine leichte Protrusio bulbi jeweils links auf.

Die Körperhaltung

Die Körperhaltung ist nach links gebeugt, „der Körper krümmt sich um den Herd".

Häufig findet man auch den Oberkörper etwas gedreht gehalten, wobei die linke Schulter nach hinten abgewendet ist.

Bei vielen Patienten konnte ich beobachten, dass Druck und Berührung im **ventralen** Teil des Thorax bei Krankheiten oder Störungen des Herzens als sehr unangenehm empfunden werden. Der Patient zuckt sogar vor dem tastenden Finger zurück.

Hingegen werden Massage, Schröpfen und eine Behandlung **dorsal** als sehr angenehm beschrieben.

Ich deute dieses Phänomen dahingehend, dass die **übertragenen Schmerzen** sich vor allem in Haut und Muskulatur **im ventralen Bereich** manifestieren, da ja die Head-Zonen vorwiegend im vorderen Längsdrittel, also im Bereich der Rami ventrales der Spinalnervenareale, in Erscheinung treten.

Natürlich können Schmerzen im ventralen Thoraxbereich auch ausschließlich vertebragen bedingt sein. Sie werden in diesem Fall dann aber nicht regelmäßig von vegetativ-reflektorischen Veränderungen begleitet sein.

Zur Unterscheidung von Angina pectoris und Pseudoangina pectoris

Die Unterscheidung ist ohne EKG-Befund schwierig. Ein gewisser Hinweis ist durch folgende Beobachtungen gegeben.

Angina pectoris

Bei Angina pectoris können vor, während und nach dem Anfall an der Körperoberfläche im Segmentbereich des Herzen folgende Symptome auftreten:

- Ein Kribbeln, ein lahmes Gefühl und eine motorische Schwäche in der linken oberen Extremität.
- Ein unangenehmes Brennen, Stechen und Prickeln an der linken Thoraxhälfte und der linken Gesichtshälfte.
- Der Druck von Bekleidung, so z.B. Hosenträger, Gürtel und BH, wird als sehr unangenehm empfunden.
- Weiters zeigt sich eine besondere „Kitzeligkeit“ im Bereich der irritierten Segment-identen Dermatome C 8 bis Th 4.

Vasomotorische Phänomene als Ausdruck vegetativer Projektionszeichen kann man sehr einfach in der Praxis provozieren, indem man die durch Schröpfköpfe am Rücken ausgelösten Veränderungen analysiert:

> Verstärkte Petechien bis hin zum Austreten von Flüssigkeit sind immer ein Segmenthinweis auf eine mögliche Störung im Körperinneren, wenn sie umschrieben auftreten.

Ein weiteres typisches Zeichen einer veränderten Vasomotorik ist die verlängerte Wiedererwärmungszeit: Wenn beide Arme in kaltes Wasser getaucht werden, bleibt der linke Arm anschließend viel länger kühl und braucht länger, um sich wieder zu erwärmen.

Pseudoangina pectoris

Pseudoanginöse Anfälle werden meistens durch eine bestimmte Körperfehlhaltung oder -fehlbewegung ausgelöst, so z.B. bei einer bestimmten Haltung im Liegen durch ein zu flaches oder zu hohes Kopfkissen oder durch bestimmte Fehlhaltungen des Kopfes, besonders in gedrehter oder reklinierter Position wie z.B. beim Radfahren mit niedrigem Lenker, beim Frisör oder beim Rasieren. Hier muss auch der „Bauchschläfer“ erwähnt werden mit seiner oft stundenlangen Fehlhaltung der Halswirbelsäule in allen Bewegungsrichtungen.

Manchmal kann auch nur durch Druck auf einen Wirbel im Bereich der oberen BWS eine Pseudoangina pectoris hervorgerufen werden. Diese Beobachtungen wurden schon lange Zeit vor der Entdeckung der Head-Zonen von verschiedenen Autoren beschrieben.

Differenzialdiagnostisch ist ex juvantibus die Tatsache zu werten, dass Analgetika und Sedativa bei Pseudoangina pectoris wirken, Nitrite jedoch kaum helfen (weiterführende Literatur bei Schmid, Kunert u.a.).

Bei chronischen stenokardischen Beschwerden und Herzerkrankungen tritt ein **Herpes zoster** bevorzugt in den Segmenten Th 5 und Th 6 links auf. Nach meiner Erfahrung finden sich sehr häufig auch vermehrt Hautunreinheiten in diesem Gebiet.

Natürlich können Schmerzprojektionen in die Herzgegend auch ausgelöst werden durch

- Veränderungen der HWS,
- Irritationen der Gallenblase (Wenckebach),
- Magen- und Speiseröhrenerkrankungen.

Bei den Erkrankungen von Magen und Speiseröhre sind insbesondere die Refluxsymptomatik und die Aerophagie (Morbus Roemheld) von Bedeutung (Viszero-viszeral-Reflexe).

Patienten, die im Anschluss an eine reichliche Abendmahlzeit beim Niederlegen kardiale Probleme wie Tachykardien, Blutdruckveränderungen und auffallende Unruhe bekommen, werden daher besser durch eine Therapie ihrer Verdauungsbeschwerden, evtl. auch durch abendliche Nahrungskarenz behandelt als durch Antihypertonika und kardiale Medikamente.

Während der Anfälle stärker ausgeprägt als **außerhalb** der Anfälle findet man nach Hansen und Schliack:

- Protrusio bulbi
- veränderte Lidspalte
- Mydriasis
- tiefen Druckschmerz in C 3 und C 4

} jeweils linksseitig

- oberflächliche Hauthyperalgesie in C 4–C 6, Th 2–Th 6
- allgemeine vasospastische Blässe der Haut (nur während der Anfälle)
- herabgesetzten Muskeltonus der linken Schulter- und Armmuskulatur
- Reflexsteigerung in den Mm. biceps und triceps brachii links
- gesteigerte elektrische Erregbarkeit der linken Mm. deltoideus, biceps brachii, supinator, flexor digitorum superficialis
- Analgesie und Anästhesie von Handfläche und -rücken, C 6 und C 7 links
- Analgesie ohne Anästhesie in einem kleinen Hautstreifen der Hand zwischen C 6 und C 7.

Die Viszero-viszeral-Reflexe oder vegetativen Organreflexe bei Erkrankungen des Herzens

Herz, Verdauungstrakt, ableitende Harnwege

Bei Erkrankungen des Herzens treten vor allem seitens des Verdauungstraktes und der ableitenden Harnwege vegetative Organreflexe auf.
Klinisch bekannt sind z.B.

- Erbrechen, Singultus, Meteorismus und Obstipation vor allem bei Angina pectoris, aber auch bei anderen Herzkrankheiten, des Weiteren
- der gastro-kardiale Symptomenkomplex (Roemheld), bei dem durch Aerophagie und auch Refluxsymptomatik eine Tachykardie und Tachyarrhythmie ausgelöst werden können.

Die abdominelle Symptomatik ist oft schon als reflektorisches Zeichen am Beginn einer Herzkrankheit vorhanden.

Manchmal sind, insbesondere im akuten Anfall einer Angina pectoris, die abdominellen Symptome so stark ausgeprägt, dass es zu Fehldiagnosen wie Ileus, Ulkusperforation, Nieren- oder Gallenkolik oder Pankreatitis kommen kann. Diese Fehldiagnosen finden sich besonders häufig, wenn auch die Bauchdecke links gespannt ist, ein Zeichen, das bei Angina pectoris am linken Oberbauch bis zum Nabel reichend oft nachweisbar ist.

Eine wichtige Differenzialdiagnose in diesen fraglichen Fällen ist das Auftreten von **Bradykardie oder Tachykardie:**

- So ist z.B. bei Angina pectoris anfänglich oft eine Bradykardie nachweisbar.
- Bei Ulkusperforation, Pankreatitis, Nieren- oder Gallenkoliken sowie bei entzündlichen Bauchkrankheiten ist dagegen niemals eine Bradykardie, sondern praktisch immer eine Tachykardie vorhanden.

Im weiteren Verlauf von Angina pectoris treten jedoch Tachykardie und Tachyarrhythmie in den Vordergrund.

Weiters ist aus der Klinik das Auftreten einer **Harnflut** (Urina spastica) bekannt, die insbesondere nach paroxysmalen Tachykardien oder Angina-pectoris-Attacken vorkommt.

Die Ursache für das Mitreagieren an sich gesunder Organe ist nicht eindeutig bekannt. Die meisten Autoren suchen die Ursache in den gleichen viszeral-afferenten und viszeral-efferenten Verbindungen der Organe. So z.B. haben Herz und Ösophagus in den Th 2- bis Th 5-Segmenten die gleiche viszeral-afferente Innervation, was unter anderem die bei Refluxsymptomatik auftretende Tachykardie und Blutdrucksteigerung erklären könnte.

Nach meinen Beobachtungen sind im akuten Anfall vor allem sympathische Organreflexe (Obstipation und Anurie), nach dem Anfall parasympathische Organreflexe (Diarrhö und Harnflut) nachweisbar.

Zu erwähnen sind Beobachtungen von Mackenzie, wonach insbesondere bei Tachykardie die linksseitigen Reflexphänomene sich nach rechts verlagern können. Dies tritt vor allem dann auf, wenn durch die Tachykardie eine Stauungsleber aufgetreten ist, wie Hansen und Schliack sowie Kunert bestätigen.

Nach dem Abklingen der Stauungszeichen der Leber sind in ihren Beschreibungen auch die rechtsseitigen Reflexphänomene wieder verschwunden und nur noch die linksseitigen seitens des Herzens nachweisbar gewesen.

Zu erwähnen ist noch die Tatsache, dass viele Patienten mit stenokardischen Beschwerden berichten, dass durch bestimmte Arm- und Schulterbewegungen, aber auch durch Drehen des Kopfes eine Stenokardie ausgelöst werden kann.

Dieser Zusammenhang ist aus Sicht der Segmentlehre verständlich und muss therapeutisch berücksichtigt werden, indem die Schulter-Arm-Muskulatur in die Behandlung einbezogen wird.

Die Zusammenhänge sind folgendermaßen vorstellbar:

- Irritationen des Herzens (Ventrikel, Vorhöfe und Aorta) sind den Rückenmarkssegmenten C 8 bis Th 7 zugeordnet.
- Sympathische Efferenzen aus diesen Segmenten werden im Grenzstrang nach kranial geleitet und gelangen zum Ganglion cervicale medium und Ganglion stellatum und über die Spinalnerven C 5 bis Th 1 in den Plexus brachialis.

Wirkung von Oberflächensegmenten auf das Herz

Umgekehrt können die irritierten Myotome C 5 bis Th 1 am Rumpf (also Schultergürtel, M. latissimus dorsi und M. pectoralis) und am Arm in einem pathisch erregten Herzen Störungen auslösen. So erklärt sich, dass das Hochheben von Armen und Schultern, insbesondere links, über den Plexus brachialis und das Ganglion cervicale medium und Ganglion stellatum die Rückenmarkssegmente C 8 bis Th 7 irritieren und somit auf somato-viszeralem Weg Störungen des Herzens auslösen kann.

Auch hier muss erwähnt werden, dass ein gesundes Organ niemals durch eine „kranke Körperoberfläche" irritiert werden kann, dass aber sehr wohl ein pathisch erregtes Herz auf bestimmte Bewegungen oder Irritationen an der Körperoberfläche empfindlich reagieren kann.

Die Kenntnis dieser Zusammenhänge ist für die Praxis von Bedeutung, da in all diesen Fällen vor allem eine Therapie an der Körperoberfläche mit Infiltration der entsprechenden Triggerpunkte oder Lockerung der verspannten Muskulatur an Arm und Schulter die wichtigste Therapie ist.

Während in der westlichen Medizin die Viszero-viszeral-Reflexe lediglich eine wenn auch wichtige diagnostische Bedeutung haben, werden sie in der Akupunkturtheorie auch praktisch berücksichtigt, indem durch Akupunktur oder Neuraltherapie immer auch die Projektionsareale jener Organe behandelt werden, die über vegetative Organreflexe mit irritiert sind, so z.B. bei Herzerkrankungen die Head-Zone des Magens und auch bzw. oder der Niere.

Therapeutische Konsequenz

Die im Folgenden beschriebene therapeutische Konsequenz gilt grundsätzlich auch für alle übrigen Organe.

In den algetischen und vegetativ-reflektorischen Projektionsarealen der erkrankten Organe finden sich umschriebene größere oder kleinere Areale, die druck- oder spontanempfindlich sind und Ansatzpunkt für eine Akupunktur, Neural- oder Manualtherapie sein können.

Dies entspricht einer klassischen Segmenttherapie in der Peripherie, wobei durch Ausschalten der peripheren nozizeptiven Afferenzen weniger Störungsimpulse zum Rückenmark geleitet werden.

Die Schmerzareale finden sich vor allem:

- an den Austrittsstellen der Rami ventrales, den ventralen Maximal-Punkten,
- im Gebiet der Dornfortsätze,
- im Bereich verstreut liegender Myotome, die mit dem jeweiligen betroffenen Organ in segmentaler Beziehung stehen,
- in schmerzhaften Kopfzonen,
- in schmerzhaften Schulterzonen.

Die Schmerzareale an den Austrittsstellen der Rami ventrales, den ventralen Maximal-Punkten

Die Head-Zonen aller Organe finden sich nach meiner Analyse im Gebiet der Rami ventrales deshalb, weil die Rami communicantes grisei nur in den Ramus ventralis münden und daher ihre pathologischen Informationen vor allem in den Ramus ventralis liefern.

Ist eine Stelle im Gebiet der Rami ventrales ganz besonders stark druckempfindlich, sollte man diesen Bereich **nicht sofort** durch eine lokale Therapie zusätzlich irritieren, sondern sich auf eine Behandlung im dorsalen Segmentbereich konzentrieren und erst im Laufe einer Besserung die vorderen Punkte mit einbeziehen (KG 17, KG 15, KG 12).

> Dies entspricht der altchinesischen Regel, dass besonders empfindliche Areale nur ganz schwach (Bufa) oder gar nicht behandelt werden sollen.

Schmerzareale im Gebiet der Dornfortsätze

Diese Projektionsareale hat Mackenzie in seinen Erfahrungsberichten beschrieben und, wie Abbildung 6.3 zeigt, übersichtlich dargestellt.
Diese segmentalen Projektionsareale können infiltriert oder durch einen Akupunkturreiz erfasst werden.

Schmerzareale im Bereich verstreut liegender Myotome, die mit dem jeweiligen betroffenen Organ in segmentaler Beziehung stehen

In solchen Fällen empfiehlt es sich, Ursprung und Ansatz dieser Myotome systematisch auf schmerzhafte Punkte zu untersuchen und gegebenenfalls in die Behandlung mit einzubeziehen.

Schmerzareale und Ansatzpunkte für eine Segmenttherapie sind weiters das Segment C 2, da Erkrankungen aller Organe durch afferente Fasern des Parasympathikus (Vagus) „Head-Zonen" (nach Foerster), also hyperalgetische Gebiete, in C 2 und im Trigeminusgebiet auslösen können.

Die typischen Lokalisationen von Schmerzarealen im Gebiet von C 2 sind: Ursprung und Ansatz des M. sternocleidomastoideus, also Sternum, Clavicula und Mastoid.

Schmerzhafte Kopfzonen

Schmerzhafte Kopfzonen spielen bei einer Segmenttherapie eine untergeordnete Rolle (Schmid), sie haben vor allem diagnostische Bedeutung.

Schmerzhafte Schulterzonen

Schmerzhafte Schulterzonen entstehen über parasympathische Fasern im N. phrenicus, die Irritationen zwerchfellnaher Organe in die **Segmente C 4|C 5** projizieren.

Auch hier sind die Schmerzprojektionen homolateral zum erkrankten Organ, z.B. im Fall des Herzens links, im Fall der Gallenblase rechts. In der Praxis kann man beobachten, dass Schulterschmerzen sehr häufig mit einer besonderen Überempfindlichkeit gegen Kälte und Berührung verbunden sind, wobei die Patienten dann den Druck der Kleidung als besonders unangenehm beschreiben.

> Von besonderer Bedeutung für alle inneren Organe ist der M. trapezius, da dieser bei Erkrankungen innerer Organe häufig viszerogen irritiert sein kann.

Für das Organ Herz bedeutet die therapeutische Konsequenz mit Akupunkturbehandlung bezüglich der Innervationsareale der Rami ventrales und Rami laterales:

- Die **Rami ventrales** wirken im Segment-identen Bereich **Unterarm ventral** und **Thorax ventral** (z.B. Xin-Pin bei Schmerzen im M. pectoralis, He 7, KG 17).
- Die **Rami laterales** wirken im Segment-identen Bereich **Unterarm dorsal** und **Rücken** (z.B. Dü 3 bei gleichzeitigen Lumbalgien, Bl 15, 3E 5).

Sowohl der Xin-Pin als auch der Dü 3 liegen im Segment C 8.

- Der **Xin-Pin** wirkt jedoch aufgrund seiner Lage im Bereich der Rami ventrales am Unterarm **nur** auf den Bereich der Rami ventrales im vorderen Thoraxbereich, das heißt im vorderen Längsdrittel. Der Xin-Pin wirkt jedoch **niemals** bei Lumbalgien.
- Der **Dü 3** wirkt dagegen aufgrund seiner Lage im Bereich der Rami laterales am Unterarm **nur** auf den von Rami laterales versorgten Teil des Rückens, er wirkt aber **niemals** bei Stenokardien.

Lunge und Bronchien – algetische und vegetativ-reflektorische Projektionsareale

Segmentale Zugehörigkeit:
Lunge und Bronchien stehen mit den Rückenmarkssegmenten Th 2 bis Th 5 über **sympathische viszeral-afferente Fasern** in Beziehung.

Die algetischen Zeichen bei Erkrankungen von Lunge und Bronchien

Algetische Zeichen am Rumpf

Sympathisch-afferente Nervenfasern von Lunge und Bronchien erreichen die Hinterhornzellen der Rückenmarkssegmente Th 2 bis Th 5.

Es finden sich also algetische Zeichen am Rumpf in den Segmenten Th 2 bis Th 5, und zwar

in den **Dermatomen** Th 2 bis Th 5	in Form von Hautirritationen und Juckreiz
in den **Myotomen** Th 2 bis Th 5	in Form von Schmerzen in der Interkostalmuskulatur
in den **Sklerotomen** Th 2 bis Th 5	in Form von Schmerzen an den Dornfortsätzen, Wirbelkörpern, Kostovertebral- und Sternokostal- sowie den Sternoklavikulargelenken

An den Durchtrittsstellen der ventralen Spinalnervenäste von Th 2 bis Th 5, den ventralen **Maximal-Punkten,** können schmerzhafte Areale entstehen, welche die immer ventral liegende **Head-Zone** von Lunge und Bronchien bilden.

Algetische Zeichen an den Extremitäten

- **Sympathisch-efferente Fasern** stammen aus den Seitenhörnern der Rückenmarkssegmente Th 2 bis Th 5, treten über die Vorderwurzel dieser Rückenmarkssegmente aus und ziehen als
- **präganglionäre Fasern (Rami communicantes albi)** zu den Grenzstrangganglien Th 2 bis Th 5.*
- Im Grenzstrang bilden sie weitreichende Kollateralen und gelangen nach kranial bis zum Ganglion cervicale medium (C 4|C 5|C 6).

Hier werden die präganglionären Fasern umgeschaltet und gelangen als

- **postganglionäre Fasern (Rami communicantes grisei)** mit den Spinalnerven C 4|C 5|C 6 und Th 2 bis Th 5 zur Körperperipherie. Daher finden sich algetische Zeichen
- **an den Extremitäten** in den
- **Dermatomen, Myotomen, Sklerotomen** C 4|C 5|C 6 und verursachen Irritationen, die vor allem im radialen Bereich liegen (M. Monnier) [s. Abb. 10.2].

* Auf die sympathische Versorgung der Organe selbst wird hier nicht eingegangen.

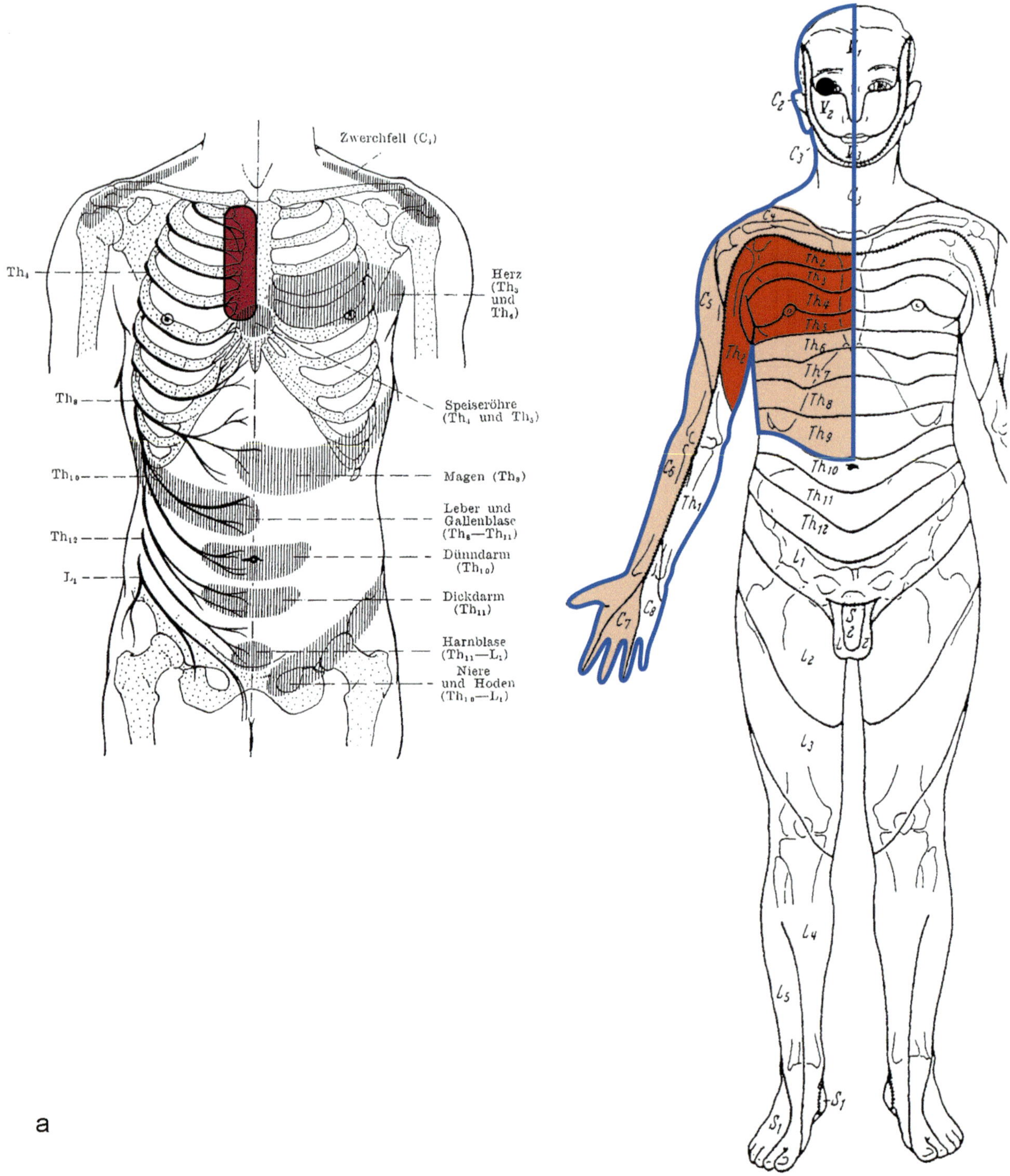

a

Abb. 10.2 Die Lunge. Schema der algetischen und vegetativ-reflektorischen Projektionszonen der rechten Lunge, seiten- und segmentspezifisch, ventral und dorsal, modifiziert nach Clara sowie nach Hansen und Schliack.
Rot: Zone des Referred Pain der rechten Lunge bei Th 2 bis Th 5.
Dunkelrot ventral: „Head-Zone" im Bereich des Referred Pain, entsprechend den Maximal-Punkten der betroffenen Dermatome (Myotome, Sklerotome).

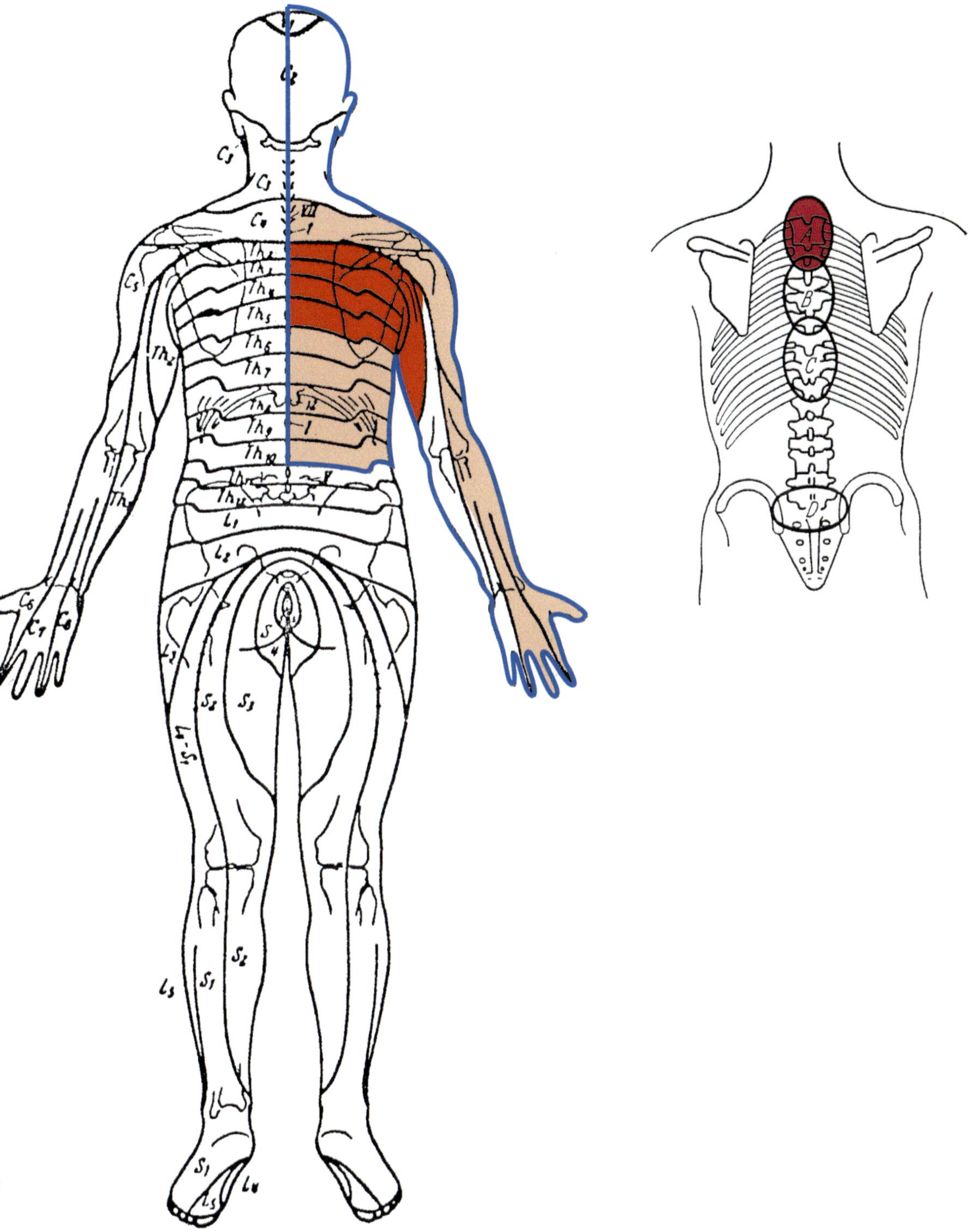

b

Dunkelrot dorsal: Schmerzhafte Dornfortsätze, s. Schema nach Mackenzie in Abb. 6.3.
Hellrot: Viszerogen sensibilisierter Bereich an Rumpf und Extremität (Hyperästhesie und Hyperalgesie), radial betont.
Blau umrandet: Vegetativ-reflektorisches Projektionsareal im ganzen Quadranten (Vasomotorik, Piloarrektion, Schweißsekretion einschließlich Pupillenerweiterung, Kopf- und Schulterzonen).

Das bedeutet: Schmerzen und Muskelverspannungen können nicht nur in der **oberen Thoraxhälfte** (Th 2–Th 5, in den Dermatomen und in der tief gelegenen autochthonen Rumpfmuskulatur) auftreten, sondern auch in den **zervikal innervierten Muskeln an den Extremitäten und in den auf den Rumpf zurückgewanderten zervikal innervierten Muskeln** (C 5|C 6).
Das betrifft vor allem

- **am Arm** die radial gelegenen M. biceps, M. brachialis und M. brachioradialis sowie den M. extensor und M. flexor carpi radialis,
- **am Thorax** jene Anteile des M. pectoralis und der Muskeln des Schultergürtels, die zum Segment C 5|C 6 gehören, das sind der kraniale Teil des M. pectoralis sowie die Schulterblattmuskeln Mm. rhomboidei, Mm. supraspinatus und infraspinatus, Mm. teres major und minor. Diese zervikalinnervierten Muskeln bilden die akzessorische Atemmuskulatur.

Darüber hinaus gelangen Fasern zum Zwerchfell (Myotom C 5|C 6).
Bei Erkrankungen des gesamten Respirationstraktes fanden wir in unserer Praxis immer wieder eine auffallende Klopf- und Druckempfindlichkeit des **Dornfortsatzes Th 3,** auch bei Vorliegen von Nasennebenhöhlenerkrankungen.

So muss z.B. bei Vorliegen einer allergischen Rhinitis der Dornfortsatz Th 3 diagnostisch und therapeutisch mit berücksichtigt werden, wodurch manchmal selbst therapieresistente Fälle gebessert werden können.

Fernprojektionen bei Erkrankungen der Lunge

Kopfschmerzen

Über eine Verbindung des N. vagus mit dem N. trigeminus treten bei Erkrankungen der Lunge und auch des Herzens Veränderungen auf, die aus der Klinik als **Reflexerythem** bekannt sind und auf dem trigemino-kardio-pulmonalen Reflex beruhen.

Weiters können durch Verbindungen des N. vagus mit Dermatom, Myotom, Sklerotom C 2 Schmerzen und Veränderungen an Hinterkopf und Unterkiefer auftreten.

Nach Head treten bei Erkrankungen von Lunge und Bronchien Kopfschmerzen vor allem fronto-nasal, fronto-temporal und rostral auf.

Natürlich muss man bei Schmerzen in diesem Bereich auch an erkrankte Nebenhöhlen denken.

Schulterschmerzen

Über parasympathische Fasern im N. phrenicus können Erkrankungen von Lunge und Bronchien in die Dermatome, Myotome, Sklerotome C 3|C 4|C 5|C 6 projiziert werden.

Damit kann im ganzen Bereich des Schultergürtels eine erhöhte Schmerzhaftigkeit auftreten, die vor allem homolateral zur erkrankten Seite zu beobachten ist.

- Die **parasympathischen Fasern** im N. phrenicus verursachen ausschließlich eine Hyperalgesie.
- Die **sympathischen Fasern,** die über Kollateralen im Grenzstrang **auch** die Haut in den Segmenten C 4|C 5|C 6 irritieren und zu vegetativen sympathikotonen Veränderungen führen können, lösen **zusätzlich zur Hyperalgesie auch vegetative Veränderungen** im Bereich der Haut des Schultergürtels aus.

Rumpf

Diese vegetativen Veränderungen können dann zu einem ausgeprägten Kälteempfinden des Patienten führen, das auch objektivierbar ist. Im Bereich der schmerzhaften Schulter findet man Feuchtigkeit und Klebrigkeit der Haut und kann schon durch leise Berührung eine Gänsehaut auslösen.

Über Fasern von C 4 können Impulse von Lunge und Bronchien auch in den kaudalen Bereich des M. trapezius gelangen (Myotom C 3|C 4), da die Pars ascendens des M. trapezius bis zum 12. Brustwirbelkörper reicht. Daher können die unteren Brustwirbel und ihre Dornfortsätze im Fall von Erkrankungen der Thoraxorgane ausgesprochen druckempfindlich sein.

Dabei findet man sehr häufig auch in der entsprechenden Interkostalmuskulatur sowie in den ventral gelegenen Dermatomen Th 8–Th 10, entsprechend der Höhe des 12. BWK, eine auffallende Überempfindlichkeit des Patienten, so dass dort manchmal weder eine Akupunkturnadel noch eine Infiltration toleriert wird.

Nichtbeachtung dieser Tatsache kann zum Nadelkollaps führen.

Die vegetativ-reflektorischen Projektionszeichen bei Erkrankungen von Lunge und Bronchien

Segmentale Zugehörigkeit:
- Der Kopf erhält seine sympathische Versorgung aus den Rückenmarkssegmenten C 8 bis Th 3,
- die oberen Extremitäten erhalten ihre sympathische Versorgung aus den Rückenmarkssegmenten Th 3 bis Th 7.

Da diese Rückenmarkssegmente aber auch Herz, Lunge, Ösophagus, Magen und Duodenum sympathisch versorgen, können bei Erkrankungen dieser Organe vegetativ-reflektorische Veränderungen an Kopf, Rumpfhaut und Extremitäten auftreten, somit an einem ganzen Körperquadranten.

Vegetativ-reflektorische Krankheitszeichen an der Haut eines oberen Körperquadranten

Die vegetativ-reflektorischen Krankheitszeichen an der Haut bestehen aus
- Vasokonstriktion,
- Piloarrektion und
- erhöhter Schweißsekretion.

Diese Veränderungen treten immer homolateral zum erkrankten Organ auf, bei der rechten Lunge rechts, bei der linken Lunge links. Daher kann sich die Haut in diesem reflektorisch veränderten Bereich kühler anfühlen als auf der kontralateralen Seite, der Patient kann ein ausgesprochenes Kältegefühl haben und versuchen, sich ständig zuzudecken oder warm anzuziehen:
- Es tritt bei der geringsten Berührung auf der Seite der Krankheit eine Piloarrektion (Gänsehaut) auf, der Patient empfindet dabei ein Kältegefühl und Schauerrieseln.
- Es tritt eine vermehrte Schweißsekretion, vor allem im Bereich der Achsel, der Gesichtshälfte und Oberlippe auf, und zwar immer auf der betroffenen homolateralen Seite.

Durch segmental-vegetative Fasern, die das Rückenmark durch die Hinterwurzel verlassen, kann aber auch das Gegenteil auftreten, nämlich
- Vasodilatation,
- fehlende Piloarrektion und
- verminderte Schweißsekretion.

Diese Veränderungen treten streng segmental in der algetischen Zone der Lunge auf. In solchen Fällen hat der Patient ein lokales brennendes Gefühl oder Hitzegefühl, die Haut fühlt sich glatt, heiß und trocken an. In der Praxis kann man beobachten, dass Patienten in diesen Fällen Massage und Schröpfbehandlungen als außerordentlich unangenehm empfinden, ja sogar ablehnen.

Vegetativ-reflektorische Zeichen im Gesicht

Fast immer findet man eine homolaterale Mydriasis, Lidspaltenerweiterung und ein Glanzauge sowie die anderen klassischen vegetativ-reflektorischen Veränderungen wie mimische Verspannung, Blässe oder Zyanose der Haut des Gesichtes, ebenfalls homolateral.

Weitere reflektorische Zeichen bei Erkrankungen von Lunge und Bronchien

Weitere reflektorische Zeichen bei Erkrankungen von Lunge und Bronchien bestehen in einer **geänderten Körperhaltung.**

Beim Sitzen kann man sehr häufig homolateral einen „Taillenknick" (Hansen und Schliack) beobachten, d.h., der Körper krümmt sich um den Herd. Meistens ist der Kopf nach links bzw. rechts zur schmerzhaften Schulter geneigt, beim Atmen schleppt die kranke Thoraxseite nach, wodurch die Haltungsasymmetrie noch verstärkt wird. Diese Fehlstellung verursacht häufig auch eine Verengung der Interkostalräume. Beim Liegen legt sich der Patient dann häufig spontan auf die kranke Seite, um diese bei der Atmung zu schonen.

Die vegetativ-reflektorischen Veränderungen im Gesicht kann man auslösen oder verstärken, wenn man Druck auf den Mussy-Punkt im Bereich der Clavicula auslöst.

Häufig tritt bei chronischer Erkrankung auch ein **Herpes simplex** an Mund und Nase auf der homolateralen Seite auf.

Natürlich können Schulterschmerzen auch auftreten, ohne dass sie Ausdruck einer inneren Erkrankung sein müssen. Differenzialdiagnostisch kann man eine Unterscheidung insofern treffen, als bei übertragenem Schulterschmerz auch andere homolateral liegende Segmente irritiert werden, so z.B. das Segment C 2 und das Trigeminusgebiet oder das Abdomen.

Diese Fernprojektionen und Viszero-viszeral-Reflexe treten nur bei einem übertragenen Schulterschmerz (Referred Pain) auf, nicht aber bei genuinem oder vertebragenem Schulterschmerz.

Viszero-viszeral-Reflexe oder vegetative Organreflexe bei Erkrankungen von Lunge und Bronchien

Bei Erkrankungen der Lunge treten vegetative Organreflexe vor allem seitens des Verdauungstraktes auf. Aus der Klinik, insbesondere aus der Kinderheilkunde, ist z.B. die pneumonische Pseudoappendizitis bekannt. Differenzialdiagnostisch ist sie einfach zu erkennen, da der McBurney-Punkt bei Th 11 bei einer pneumonischen Pseudoappendizitis **nicht** druckempfindlich ist. Darüber hinaus sind Pneumoniekranke meistens zyanotisch, Abdominalkranke meistens blass.

Auch bei der Lungenembolie finden sich häufig abdominelle Begleitsymptome, die viszero-viszeral-reflektorisch ausgelöst sind.

Mehrere Autoren erwähnen, dass übertragene Schmerzen und vegetativ-reflektorische Zeichen im Gesicht (Pupillen- und Lidspaltenerweiterung) auch Frühzeichen maligner Tumoren sein können.

Bei Karzinomen von Bronchien und Pleura fand man diese Zeichen lange Zeit **vor dem Auftreten von Röntgenbefunden.**

„Sogenannte Intercostalneuralgien oder therapieresistente Schmerzen im Bereich der Rippen, verbunden mit vegetativ-reflektorischen Zeichen, müssen daher ***immer auch*** *an Malignome im segmententsprechenden Bereich denken lassen."*

Kunert

Die Ausdehnung der Schmerzen über Thorax, Arm und Gesicht (oberer Körperquadrant) verursacht auch eine ausgesprochene Überempfindlichkeit auf der gesamten homolateralen Seite. Charakteristisch dafür ist der Wunsch des Patienten, auf der betroffenen Seite keine Spritze zu bekommen, da ihm ohnehin „schon die ganze Seite wehtue".

Wie zur Schonung dreht der Patient dann die betroffene Seite weg vom Betrachter. Obwohl der Kopf zur kranken Schulter geneigt ist, blicken die Patienten dennoch meistens weg von der kranken Seite.

Eine auffallende Parallele wird in der Veterinärmedizin beschrieben: Hunde blicken immer von der kranken Extremität weg und „schauen auf die gesunde Seite" (persönliche Mitteilung Martin Kampik).

Bei Tuberkulosekranken hat Neumann (Wien) das Auftreten einer Pupillenerweiterung sowie einer Druckempfindlichkeit des homolateralen Mussy-Druckpunktes als ein konstantes Zeichen beschrieben, ebenso die stärkere Tuberkulinreaktion auf der homolateralen Seite der Krankheit.

Von Bedeutung sind aber nicht nur viszero-kutane, sondern auch kuti-viszerale Zeichen und Reaktionen. Im Tierversuch konnte man nachweisen, dass durch wiederholte Einwirkung von chemischen Reizen an der rechten Rückenhaut eines enthaarten Kaninchens entzündliche Reaktionen in der rechten Lunge ausgelöst werden. Darüber hinaus konnte eine Hyperämie im homolateralen Ganglion stellatum nachgewiesen werden. Ferner konnte man zeigen, dass bei einer hämatogenen Infektion der Versuchstiere mit Tuberkelbazillen Veränderungen in der rechten Lunge verstärkt dann auftraten, wenn vorher die rechten Rückendermatome in der oben beschriebenen Weise vorbehandelt wurden (Kunert).

Ösophagus – algetische und vegetativ-reflektorische Projektionsareale

> **Segmentale Zugehörigkeit:**
> Die obere Hälfte des Ösophagus steht mit den Rückenmarkssegmenten Th 2 bis Th 5, die untere Hälfte des Ösophagus steht mit den Rückenmarkssegmenten Th 6 bis Th 8 über **sympathische viszeral-afferente Fasern** in Beziehung.

Die algetischen Zeichen bei Erkrankungen des Ösophagus

Die algetischen Zeichen bei Erkrankungen des Ösophagus treten daher
- in der oberen Thoraxhälfte retrosternal,
- in der unteren Thoraxhälfte im epigastrischen Winkel auf.

Die Projektionszonen der kranialen Hälfte des Ösophagus entsprechen denen der „segmental verwandten" Lunge und haben ihren Maximal-Punkt bei Th 5 in der Mittellinie, manchmal auch rechts.

Die kaudale Hälfte des Ösophagus hat ihre Projektionszonen im epigastrischen Winkel. Diese Projektionsareale decken sich mit denen des Magens, der segmental ebenfalls Th 6 bis Th 8 zugeordnet ist.

Am Rücken sind manchmal die **Dornfortsätze** von Th 6 und Th 7 zwischen den Schulterblättern druckempfindlich.

Die vegetativ-reflektorischen Projektionszeichen

Die vegetativ-reflektorischen Projektionszeichen entsprechen denen von Magen und Duodenum, siehe dort.

Viszero-viszeral-Reflexe bei Erkrankungen des Ösophagus

Viszero-viszeral-Reflexe bestehen vor allem zwischen Lunge, Herz und Ösophagus und sind wie alle Viszero-viszeral-Reflexe auf eine Beteiligung jener Rückenmarkssegmente zurückzuführen, aus denen die beteiligten Organe, in diesem Fall Lunge, Herz, Ösophagus, ihre Innervation erhalten.

Aus der Klinik ist z.B. bekannt, dass bei Refluxösophagitis eine asthmaähnliche Atemstörung, insbesondere nachts, auftreten kann. Ebenso werden von Patienten mit Refluxsymptomatik auch Rhythmusstörungen, vor allem Tachykardie und manchmal auch Blutdruckerhöhungen, beschrieben, die vor allem beim Niederlegen nach einer reichlichen Mahlzeit auftreten können.

Die Beschwerden vergehen, wenn der Patient den Oberkörper aufrichtet bzw. mit erhöhtem Oberkörper schläft und nicht auf der rechten Seite liegt.

Häufig findet man auch bei der sterno-symphysalen Belastungshaltung nach Brügger (verstärkte Brustkyphose bei aufgehobener Lendenlordose) Störungen des Ösophagus und des Magens, die sich als krampfhafte Schmerzen und Sodbrennen äußern.

Es ist sicher nicht einfach zu unterscheiden, ob eine vertebro-viszerale oder viszero-vertebrale Wechselwirkung vorliegt, da Patienten mit einem empfindlichen Magen immer die typische nach vorne gebeugte Schonhaltung haben.

Entsprechungen von Segment-Anatomie und Akupunktur

Die obere Hälfte des Ösophagus und die Lunge haben idente viszeral-afferente Fasern, die sie mit den Rückenmarkssegmenten Th 2 bis Th 5 in Beziehung setzen.

Diese Tatsache macht die algetischen Zonen verständlich, an denen beide Organe ihre Schmerzmaxima haben können. So gibt es im Bereich von Th 5 etwa in der Mitte des Sternums ein Areal, das in beiden Fällen spontan- und druckschmerzhaft ist (KG 17).

Darüber hinaus ist m. E. die makroskopische Ähnlichkeit von Trachea (Lunge) und Ösophagus (Vorderdarm) ein weiterer Grund dafür, dass in der Akupunktur die Lunge (Trachea) und ein Darmanteil (Ösophagus) in Beziehung gesetzt werden (Lunge – Dickdarm s.u.).

Da beide Organe über den sympathischen Grenzstrang und die Weiterleitung ihrer Impulse in die Segmente C 5|C 6 viszerogene Reizerscheinungen im Bereich der radialen Hälfte des Armes auslösen können, ist darüber hinaus noch eine weitere Übereinstimmung vorhanden, die das Zusammenschalten von Trachea und Ösophagus aus Sicht der Akupunktur verständlich machen.

Die Bezeichnung „Großer Darm“ (Da Chang) erhärtet m. E. diese Annahme, auf die kürzlich auch Pollmann hingewiesen hat. Demnach stünde der „Große Darm“ stellvertretend für den Ösophagus und wäre mit der Trachea (Lunge) in reflektorischer Wechselbeziehung.

Vorweg: Der „Kleine Darm“ (Xiao Chang), das Duodenum, wird m. E. mit dem Herzen deshalb in Beziehung gesetzt, weil dieser Bereich des Darmabschnittes Segment-ident mit dem Herzen bzw. den Vorhöfen des Herzens ist.

Bei Erkrankungen des Digestionstrakts treten algetische und vegetativ-reflektorische Projektionszeichen vom Scheitel bis zur Zehenspitze auf. Am Rumpf projizieren sie sich als algetische Zonen entlang der ventralen Mittellinie.

Die segmentale Zuordnung und topografische Interpretation der einzelnen Abschnitte des Digestionstraktes lassen sich leichter merken, wenn man den Digestionstrakt aus embryologischer Sicht unterteilt. Dabei zeigt sich eine Übereinstimmung von spinaler Metamerie, Embryologie, Oberflächenalgesie und Akupunkturtheorie.

Embryologie	**Digestionstrakt**	**Rückenmarkssegmente**	**Projektionsareale**
Vorderdarm	Ösophagus	Th 4–Th 5	ventrale Thoraxwand und obere Extremität
	Magen	Th 6–Th 8	
	Duodenum	Th 6–Th 8	
Mitteldarm	Jejunum	Th 7–Th 11	Bauchwand
	Ileum	Th 7–Th 11	
Enddarm	Caecum	Th 10–Th 12	untere Bauchwand und untere Extremität
	Colon ascendens	Th 9–Th 12	
	Colon transversum	Th 8–L 1	
	Colon descendens	L 1–L 3	
	Rectum	Th 11–L 3	

* Aus „Ärztliche Praxis“ 2007.

Projektion des Digestionstraktes in die Extremität

Bevor die einzelnen Organe des Digestionstraktes mit ihren typischen algetischen Zonen besprochen werden, möchte ich auf die Beteiligung der Extremitätenmuskulatur beim Auftreten von Projektionsschmerzen hinweisen:

- Der **Vorderdarm** (Ösophagus, Magen, Duodenum) projiziert sich nicht nur in das obere ventrale Drittel des Thorax, sondern auch in die **obere Extremität radio-volar.**
- Der **Mitteldarm** (Jejunum, Ileum und der Dickdarm bis zur linken Flexur) projiziert sich nicht nur in das mittlere ventrale Drittel der Bauchwand, sondern auch in die **untere Extremität,** und zwar an deren **ventro-laterale** Seite.
- Der **Enddarm** (Descendens, Sigma, Rektum) projiziert sich nicht nur in das untere ventrale Drittel der Bauchwand, sondern auch in die **untere Extremität dorsal.**

Das Einbeziehen der Extremitäten basiert auf der typischen Kollateralbildung im Grenzstrang:

- Die **präganglionären Fasern von C 8 bis Th 7** (den Thoraxorganen und dem Magen zugeordnet) gelangen in den Grenzstrangganglien durch Kollateralbildung nach kranial, erreichen die sympathischen Ganglien cervicale medium und stellatum und gelangen dann mit den **Spinalnerven C 5 bis Th 1** in den Plexus brachialis.

Sie lösen also in der oberen Rumpfhälfte und in der oberen Extremität algetische und vegetativ-reflektorische Zeichen aus.

- Die **präganglionären Fasern von Th 8 und Th 9** (den Oberbauchorganen zugeordnet) gelangen nur in die Interkostalmuskulatur von Th 8 und Th 9. Sie lösen also **nur** im Epigastrium algetische und vegetativ-reflektorische Zeichen aus.
- Die **präganglionären Fasern von Th 10 bis Th 12** (den Oberbauchorganen zugeordnet) gelangen durch Kollateralbildung in den Grenzstrangganglien nach kaudal, erreichen die sympathischen Ganglien L 4|L 5 und gelangen dann mit den **Spinalnerven L 1 bis L 4|5** in den Plexus lumbalis (L 1 bis L 4) und damit an die **ventrale Seite der unteren Extremität.**

Sie lösen also am Unterbauch und an den unteren Extremitäten ventral algetische und vegetativ-reflektorische Zeichen aus.

- **Die präganglionären Fasern von Th 12 bis L 3** (den Beckenorganen zugeordnet) gelangen in den Grenzstrangkollateralen ebenfalls nach kaudal, erreichen die sympathischen Ganglien S 1|S 2|S 3 und über die **Spinalnerven S 1|S 2|S 3** den Plexus sacralis und damit die **dorsale Seite der unteren Extremität.**

Die Segmente S 1|S 2|S 3 stehen darüber hinaus aber auch in Beziehung zu den **parasympathischen Fasern in den Nn. pelvici,** die bei Erkrankung der Beckenorgane Hyperalgesien in den Dermatomen, Myotomen, Sklerotomen S 1|S 2|S 3 verursachen können.

Daher ist der **dorsale Bereich des Beines,** d.h. die dorsal gelegenen Flexoren des Beines und die ischio-krurale Muskulatur, als **Resonanzareal der Beckenorgane** anzusehen.

Nach meiner Analyse entspricht diese Zuordnung exakt den Vorgaben der Akupunktur, wonach

- die Oberbauchorgane in den ventro-lateralen Bereich des Beines,
- die Beckenorgane in den dorsalen Bereich des Beines projiziert werden.

Wie alle Hohlorgane, so projizieren sich auch die Organe des Digestionstraktes in die vordere Mittellinie des Rumpfes vom Sternum bis zur Symphyse.

Ihre Projektionsareale werden von den verschiedenen Autoren relativ übereinstimmend angegeben. Während bei Hansen, Staa, Schliack und Schmid sehr differenzierte Projektionsareale der einzelnen Abschnitte des Digestionstraktes beschrieben werden, finden sich diesbezüglich bei Foerster und Bumke lediglich vereinfachte Angaben.

Nach meiner Erfahrung entsprechen die Angaben von Foerster am meisten den in der Praxis zu beobachtenden Schmerzarealen, weshalb ich mich an seine Angaben halte.

Magen – Duodenum

Segmentale Zugehörigkeit:
Magen und Duodenum stehen über **sympathische viszeral-afferente Fasern** mit den Rückenmarkssegmenten Th 6 bis Th 8 in Beziehung.

Die algetischen Zeichen bei Erkrankungen von Magen und Duodenum

Die algetischen Zeichen am Rumpf

Sie treten im Epigastrium zwischen Xiphoid und Nabel auf.

Die Schmerzen projizieren sich vor allem **links** von der Mittellinie mit **Maximal-Punkten** bei Th 6 bis Th 8 ventral.

Die Maximal-Punkte bei Magenerkrankungen in den Segmenten Th 6 bis Th 8 entsprechen dem Bereich der **Head-Zone** des Magens.

Auch hier zeigt sich, dass das Entoderm-Derivat Magen wie alle Derivate des Darmrohres in den Bereich der Rami ventrales projiziert wird.

Die Segment-identen Organe Magen und Duodenum unterscheiden sich voneinander vor allem durch die Projektion links oder rechts von der Mittellinie:

- **Magen**affektionen lösen vor allem **links**seitige,
- **Duodenal**affektionen lösen vor allem **rechts**seitige Reflexzeichen aus.

Mackenzie fand

- bei kardianahen Irritationen des Magens Hyperalgesien im oberen Teil des Epigastriums,
- bei Geschwüren in der Mitte des Magens Hyperalgesien im mittleren Epigastrium,
- bei einem Geschwür am Pylorus Schmerzen im untersten Teil des Epigastriums.

Mackenzie fand außerdem

- bei **Magen**erkrankungen Hyperalgesien und vor allem druckschmerzhafte Punkte **links** am Rand des M. rectus abdominis,
- bei **Duodenal**erkrankungen **rechts** am Rand des M. rectus abdominis.

Die algetischen Zeichen an der oberen Extremität

An der oberen Extremität treten viszerogene Reizerscheinungen vor allem im ulnaren Bereich auf, da die Weiterleitung der Impulse der im Vergleich zur Lunge **kaudal** liegenden Abschnitte (Magen und Duodenum Th 6 bis Th 8) im Grenzstrang vor allem in den **kaudalen** Bereich des Plexus brachialis, das heißt in den Bereich des N. ulnaris bzw. der Segmente C 8 bis Th 1, erfolgt (s. Abb. 10.3).

Dornfortsätze

Nach Mackenzie sind bei Magen- und Duodenalerkrankungen die **Dornfortsätze** im Bereich zwischen Spina scapulae und Angulus inferior druckempfindlich.

Ganz ähnlich beschrieb der Berliner Arzt Boas (um 1900) bei Ulcus ventriculi links neben dem 10. bis 12. Brustwirbelkörper eine druckempfindliche Stelle (Boas-Druckpunkt).

Hervorzuheben ist, dass der druckempfindliche Dornfortsatz höher liegt als das hyperalgetische Dermatom.

So kann z.B. bei einer Störung im Segment Th 6 das hyperalgetische Dermatom tiefer liegen als der druckempfindliche Dornfortsatz Th 5 (Kunert).

Fernprojektionen bei Erkrankungen von Magen und Duodenum

Kopfschmerzen

Bei Erkrankungen von Magen und Duodenum finden sich Kopfschmerzen temporal und parietal. Head beobachtete, dass Kopfschmerzen in diesem Bereich vor allem dann auftreten, wenn vorher bereits ein Referred Pain thorakal bei Th 5 bis etwa Th 10 vorhanden war. Das bedeutet, dass diese Schmerzen nicht nur vom inneren Organ, sondern auch von der Körperoberfläche zum Kopf weitergeleitet werden können.

Schulterschmerzen

Wie bei allen Beschwerden im Magen-Darm-Trakt werden Schulterschmerzen über parasympathische Fasern im N. phrenicus in den Segmenten C 4|C 5|(C 6) ausgelöst, bei Magenerkrankungen in der linken Schulter.

Die Fernprojektion in diese Segmente führt auch zu einem Schmerz im Bereich der unteren BWS, da das Myotom C 4 im kaudalen Bereich des M. trapezius bis zum 12. Brustwirbel reicht.

Der 12. Brustwirbel, Sklerotom Th 12, mit seinem kaudalen Ansatz des Trapezius, Myotom C 4, und das darüberliegende Dermatom Th 8, Head-Zone des Magens, sind aufgrund der **örtlichen Überschneidung** mehrerer Segmente Grund für die **breit gefächerte Wirksamkeit** der hier liegenden Zustimmungspunkte B 20 und auch B 21 und des Alarmpunktes KG 12.

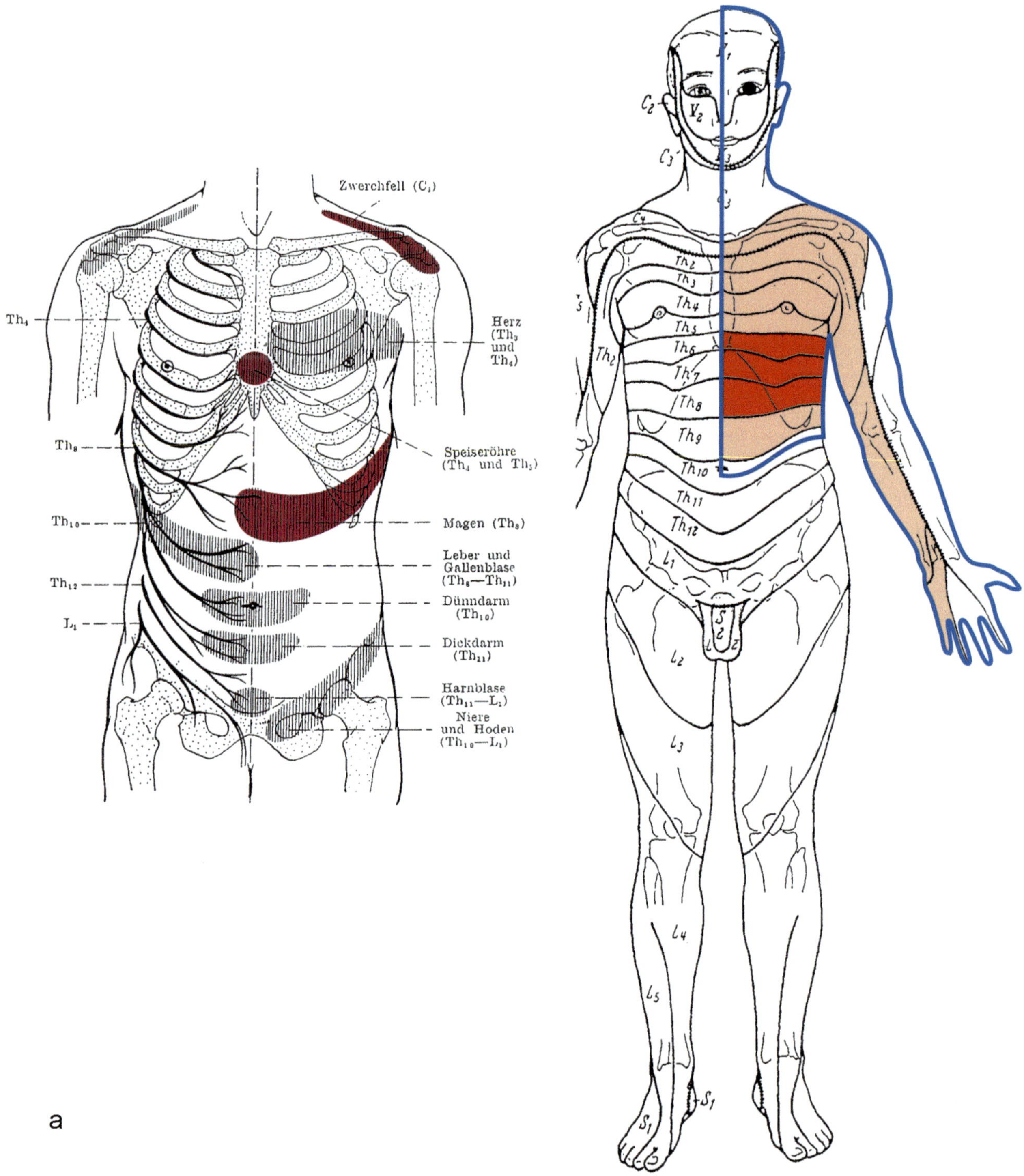

a

Abb. 10.3 Ösophagus und Magen. Schema der algetischen und vegetativ-reflektorischen Projektionszonen von Ösophagus und Magen, seiten- und segmentspezifisch mittig und links, ventral und dorsal, modifiziert nach Clara sowie nach Hansen und Schliack.
Rot: Zone des Referred Pain von Ösophagus bei Th 5 bis Th 6 und Magen bei Th 6 bis Th 8.
Dunkelrot ventral: „Head-Zone" im Bereich des Referred Pain, entsprechend den Maximal-Punkten der betroffenen Dermatome (Myotome, Sklerotome).

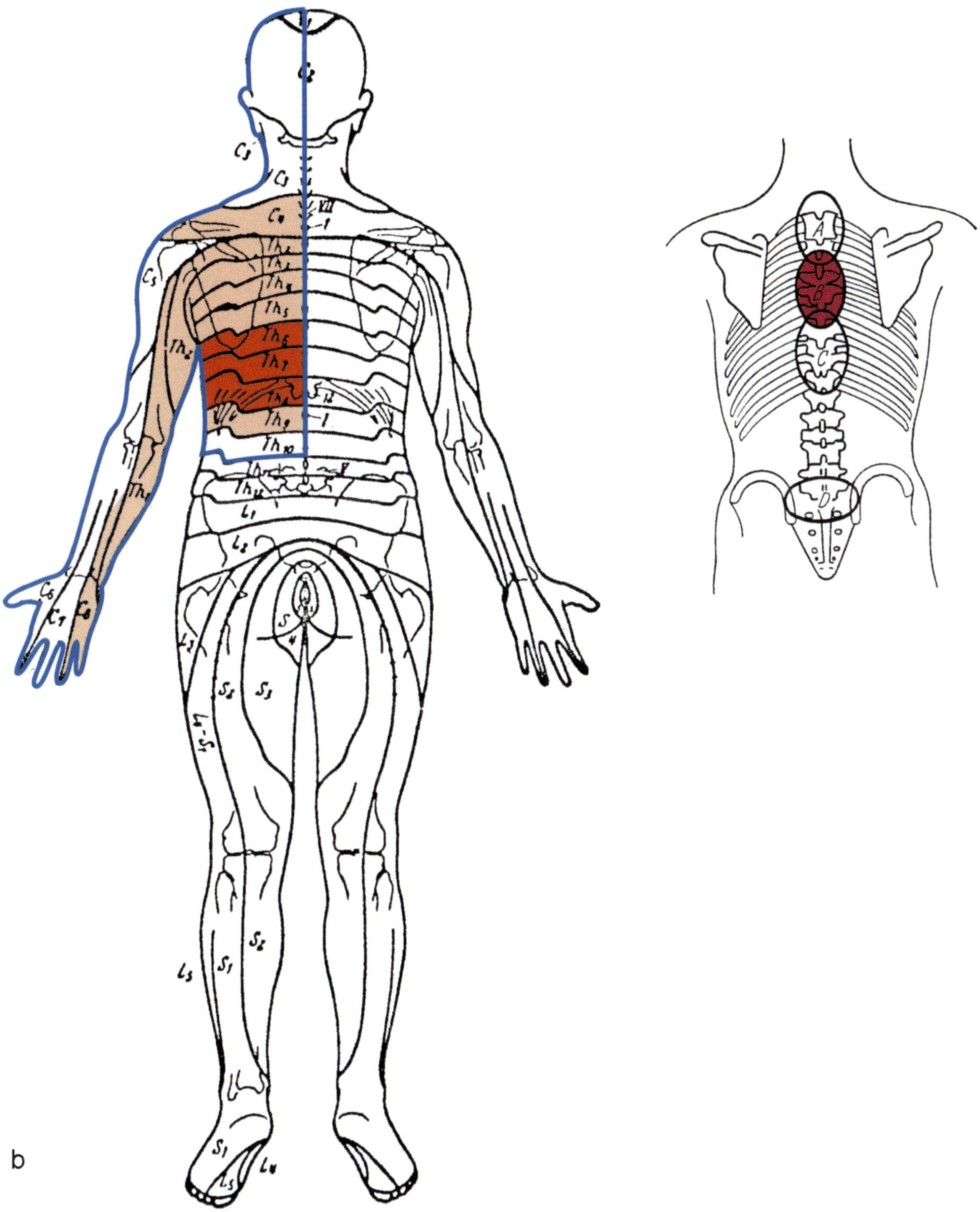

b

Dunkelrot dorsal: Schmerzhafte Dornfortsätze, s. Schema nach Mackenzie in Abb. 6.3.
Hellrot: Viszerogen sensibilisierter Bereich an Rumpf und Extremität (Hyperästhesie und Hyperalgesie), ulnar betont.
Blau umrandet: Vegetativ-reflektorisches Projektionsareal im ganzen Quadranten (Vasomotorik, Piloarrektion, Schweißsekretion einschließlich Pupillenerweiterung, Kopf- und Schulterzonen).

Die vegetativ-reflektorischen Projektionszeichen bei Erkrankungen von Magen und Duodenum

Haut des oberen Körperquadranten

An der Haut des ganzen oberen Körperquadranten, bei Magenerkrankungen links, bei Duodenalerkrankungen rechts, finden sich die bekannten Erscheinungen von

- Vasokonstriktion,
- Piloarrektion und
- veränderter Schweißsekretion.

Insbesondere bei Magenerkrankungen ist die Schilderung der subjektiven Symptomatik so charakteristisch, dass man schon aus dieser Beschreibung auf vegetative Veränderungen an der Haut, insbesondere im Bereich der algetischen Zonen, schließen kann.

Der Patient empfindet bei Irritationen des Magens, bei Gastritis und auch bei Ulkusbeschwerden fast immer kälteabhängige Schmerzen im Bereich des Epigastriums, die bei Wärmeanwendung (z.B. Wärmflasche) und bei Druck auf das Epigastrium erleichtert werden.

Körperhaltung

Da die Körperhaltung bei Magenerkrankungen in typischer Weise leicht nach vorne gebeugt ist, der Körper sich sozusagen um den Herd krümmt, und da der typische Magenpatient Druck und Wärme als überaus angenehm empfindet, erinnert er an jenen Schneidermeister Böck, von dem Wilhelm Busch erzählt:

> „Denn ein heißes Bügeleisen, auf den kalten Leib gebracht, hat es wieder gut gemacht."

Ich habe in meinen Kursen und Vorträgen über Akupunktur die Krankheitsbilder nach chinesischer Medizintheorie immer wieder mit Krankheits- und Personenbeschreibungen aus der Literatur verglichen und damit ihr Verständnis erleichtert.

Versuche in der Veterinärmedizin von Wernoe beweisen, dass die Veränderungen der Vasomotorik zwischen der entsprechenden Head-Zone an der Körperoberfläche und dem entsprechenden Magen-Darm-Bereich synchron verlaufen.

So konnte Wernoe im Tierversuch endoskopisch nachweisen, dass Schmerzen und Kälteeinwirkung im Bereich von Th 7 bis Th 9 in der Mittellinie ventral eine Vasokonstriktion der Gefäße des segmententsprechenden Darmabschnittes auslösen, Wärmeanwendung hingegen zu einer Vasodilatation im entsprechenden Darmabschnitt führt. Diese endoskopischen Untersuchungen beweisen seit langem, dass die segmententsprechende Vasomotorik an der Körperoberfläche und im Körperinneren synchron verläuft.

Vereinfacht:
- Vasokonstriktion außen – Vasokonstriktion innen,
- Vasodilatation außen – Vasodilatation innen.

Dies gilt natürlich auch für den umgekehrten Weg, so z.B. bei Genuss eiskalter oder heißer Getränke.

Aus der Praxis ist bekannt, und wir konnten das bei mehreren Patienten beobachten, dass auch nach Abheilen eines Ulkus oder einer Gastritis der Reizzustand in dem entsprechenden Segmentbereich an der Körperoberfläche fortdauern kann.

So bleibt z.B. oft der Bereich des 12. Brustwirbels und des Hautsegmentes Th 8 sowohl im dorsalen wie im ventralen Bereich überempfindlich, auch wenn Ulkuskrankheit und Gastritis längst abgeheilt sind.

In solchen Fällen ist Akupunktur oder Neuraltherapie, also ein Reiz in den entsprechenden algetischen Projektionsarealen, die Therapie der Wahl.

Die vegetativ-reflektorischen Zeichen im Gesicht

Ebenso wie das Herz und die Lunge über den trigemino-kardio-pulmonalen Reflex immer wieder ein Erythem im Gesicht auslösen können, findet man dieses auch ganz typischerweise bei Magenbeschwerden. Man müsste den Reflex in diesem Falle als trigemino-kardio-pulmo-gastralen Reflex bezeichnen, ausgelöst über das Centrum cilio-spinale, das Gesicht und Hals sympathisch versorgt.

Diese Fernprojektion vegetativer Reflexzeichen ins Gesicht bei Magenirritationen ist auch im Alltag zu beobachten, wobei gefäßlabile Patienten, vor allem Patientinnen, nach Genuss von magensaftstimulierenden Genussmitteln wie Kaffee und Alkohol immer wieder ein deutliches, meist scharf begrenztes Erythem im Bereich des Trigeminus aufweisen.

> Meines Erachtens ist diese sicher auch von den Chinesen beobachtete Fernprojektion der Grund für die Lokalisation des Magen-Meridians im Gesicht.

Ergänzend möchte ich noch auf ein charakteristisches Zeichen hinweisen, das bei algetischen Projektionen in die ventrale Mittellinie zu beobachten ist: Beim Pressen wird nach Kunert der Nabel vorübergehend zur kranken Seite hin verzogen, und zwar bei Gastritis und Ulcus ventriculi nach links, bei Ulcus duodeni nach rechts.

Immer findet sich im Gesicht eine homolaterale Verspannung der Gesichtsmuskulatur, ein ausgesprochen „angespeister“ Gesichtsausdruck, wie es im Wiener Volksmund heißt. Die Beschreibung „angespeist“ gibt deutlich die Mimik und ihre Entsprechung bezüglich der Magenfülle wieder.

Hierhin gehört auch die Beobachtung, dass Hautirritationen und ein Herpes zoster bei Magenerkrankungen links auftreten, bei Duodenalerkrankungen rechts.

Viszero-viszeral-Reflexe oder vegetative Organreflexe bei Erkrankungen von Magen und Duodenum

Wie schon beim Ösophagus beschrieben, bestehen Viszero-viszeral-Reflexe, d.h. vegetative Organreflexe zwischen jenen Organen, die über sympathische viszerale Afferenzen und Efferenzen demselben Rückenmarkssegment zugeordnet sind. Das sind: Magen, Duodenum, kaudaler Ösophagus, Vorhöfe des Herzens.

Kardiale Beschwerden, insbesondere Rhythmusstörungen, die bei Magenerkrankungen das klinische Bild beherrschen können, sind häufig zu beobachten.

Beispiel

Einen charakteristischen und beispielhaften Fall haben wir in unserer Praxis beobachtet: Eine Patientin, 70 Jahre, wurde seit 2 Jahren wegen kardialer Beschwerden, vor allem Tachyarrhythmien, kardiologisch behandelt.

Wir konnten eine besondere Druckempfindlichkeit links der vorderen Median-Linie in Höhe der Segmente Th 8 und Th 9 feststellen sowie eine überaus starke Druckempfindlichkeit des 12. Brustwirbeldornfortsatzes. Außerdem Veränderungen beidseits im Bereich der Ohrmuschel, dem Magenareal entsprechend, und eine deutlich belegte Zunge in Zungenmitte. Die Patientin fühlte sich müde und schwach, Gewichtsverlust war nicht aufgetreten.

Ausschließlich aufgrund der Projektionszeichen und des typischen Befundes im linken Oberbauch veranlassten wir eine Endoskopie, die ein Magenkarzinom der Magenhinterwand aufdeckte.

Stellvertretend für viele andere Fälle, die auch von anderen Autoren beschrieben wurden, soll dieses Beispiel zeigen, dass Projektionszeichen an der Körperoberfläche **immer auch** Hinweis auf eine mögliche, auch maligne Erkrankung im entsprechenden Segment sein können. Projektionszeichen treten nach Hansen und Schliack sowie Kunert u.a. bereits dann auf, wenn endoskopisch noch keine malignen Veränderungen nachweisbar sind. Auch Röntgenuntersuchungen zeigen noch keine Veränderungen, während die Projektionszeichen an der Körperoberfläche als „Frühwarnsymptome“ bereits nachweisbar sind.

Nicht zu vergessen sind vertebragen ausgelöste Beschwerden des Magens. Da die Wirbelkörper ebenso wie die entsprechenden Myotome und Dermatome zur Körperoberfläche zählen (spinale Peripherie) und damit einen im erweiterten Sinn „kuti“-viszeralen Reflex auslösen können, sind auch funktionelle Störungen der BWS, z.B. Blockierungen oder eine ligamentäre Insuffizienz, in der Lage, segmententsprechende Erkrankungen von Magen und Duodenum auszulösen. So z.B. Magenbeschwerden, die aufgrund falscher Sitzhaltung nach längerer Autofahrt auftreten und mit Übelkeit, Brechreiz und ggf. Schulterbeschwerden einhergehen. Meistens bessern sich diese Magenbeschwerden rasch wieder nach Entlastung der BWS und nach Ausgleichsbewegungen.

Dünndarm (Jejunum, Ileum)

Da das Duodenum segmental zum Magen zu zählen ist, werden Jejunum und Ileum als Hauptvertreter des Dünndarmes abgehandelt.

> **Segmentale Zugehörigkeit:**
> Jejunum und Ileum stehen mit den Rückenmarkssegmenten (Th 9) Th 10 bis Th 12 über **sympathische viszeral-afferente Fasern** in Beziehung.

Die algetischen Zeichen bei Erkrankungen des Dünndarms

Algetische Zeichen allgemein

Die algetischen Zeichen bei Erkrankungen des Dünndarms treten in der Nabelgegend auf.

In den meisten Fällen tritt eine beidseitige Zone von Verspannung und vor allem von Hyperalgesie der Haut **(Head-Zone)** auf. In den Abschnitten des M. rectus abdominis von Th 9 bis Th 12 finden sich druckschmerzhafte Areale.

Die **Maximal-Punkte** liegen bei Th 9 und Th 10, ebenfalls beidseits.
Dies entspricht der Erfahrung aus der Praxis, dass Enteritiden, die häufigste Erscheinungsform von Erkrankungen des Jejunums und Ileums, Schmerzen im Bereich des Nabels auslösen.

Eine sehr differenzierte Mitteilung über die Schmerzprojektion der einzelnen Dünndarmabschnitte stammt von Porkes:

Er lokalisiert bei Erkrankungen	Dementsprechend finden sich am Rücken bei Erkrankungen
des **Jejunums** den maximalen Druckpunkt auf der **linken** Seite in Nabelhöhe (Th 10)	des **Jejunums** druckschmerzhafte Areale **links** vom 1. Lendenwirbel
des **Ileums** den maximalen Druckpunkt auf der **rechten** Seite etwas unterhalb des Nabels (Th 10 bis Th 11)	des **Ileums** druckschmerzhafte Areale **rechts** vom 2. Lendenwirbel

Da der Typhus abdominalis und der Paratyphus bei uns kaum mehr zu beobachten sind, ist die praktische Erfahrung bei den Head-Zonen von Jejunum und Ileum mit der Zeit in den Hintergrund getreten.

Unspezifische Enteritiden lösen meistens im gesamten Abdomen, vor allem aber in der Nabelgegend, Schmerzen und Verspannungen aus (s. Abb. 10.4).

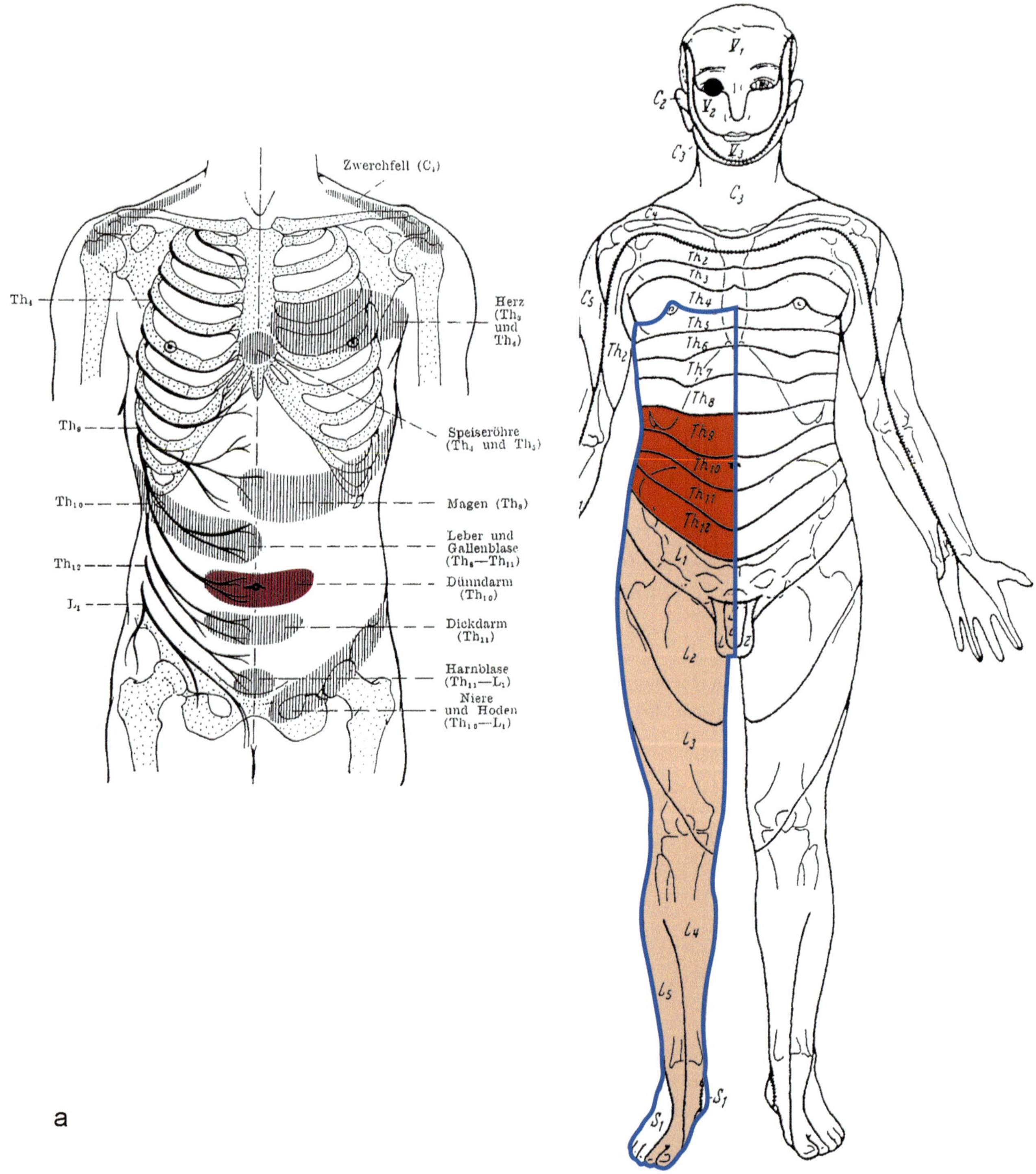

Abb. 10.4 Der Dünndarm. Schema der algetischen und vegetativ-reflektorischen Projektionszonen des Dünndarmes, seiten- und segmentspezifisch mittig und rechts, ventral und dorsal, modifiziert nach Clara sowie nach Hansen und Schliack.
Rot: Zone des Referred Pain des Dünndarmes bei Th 9 bis Th 12.
Dunkelrot ventral: „Head-Zone" im Bereich des Referred Pain (Nabelhöhe), entsprechend den Maximal-Punkten der betroffenen Dermatome (Myotome, Sklerotome).

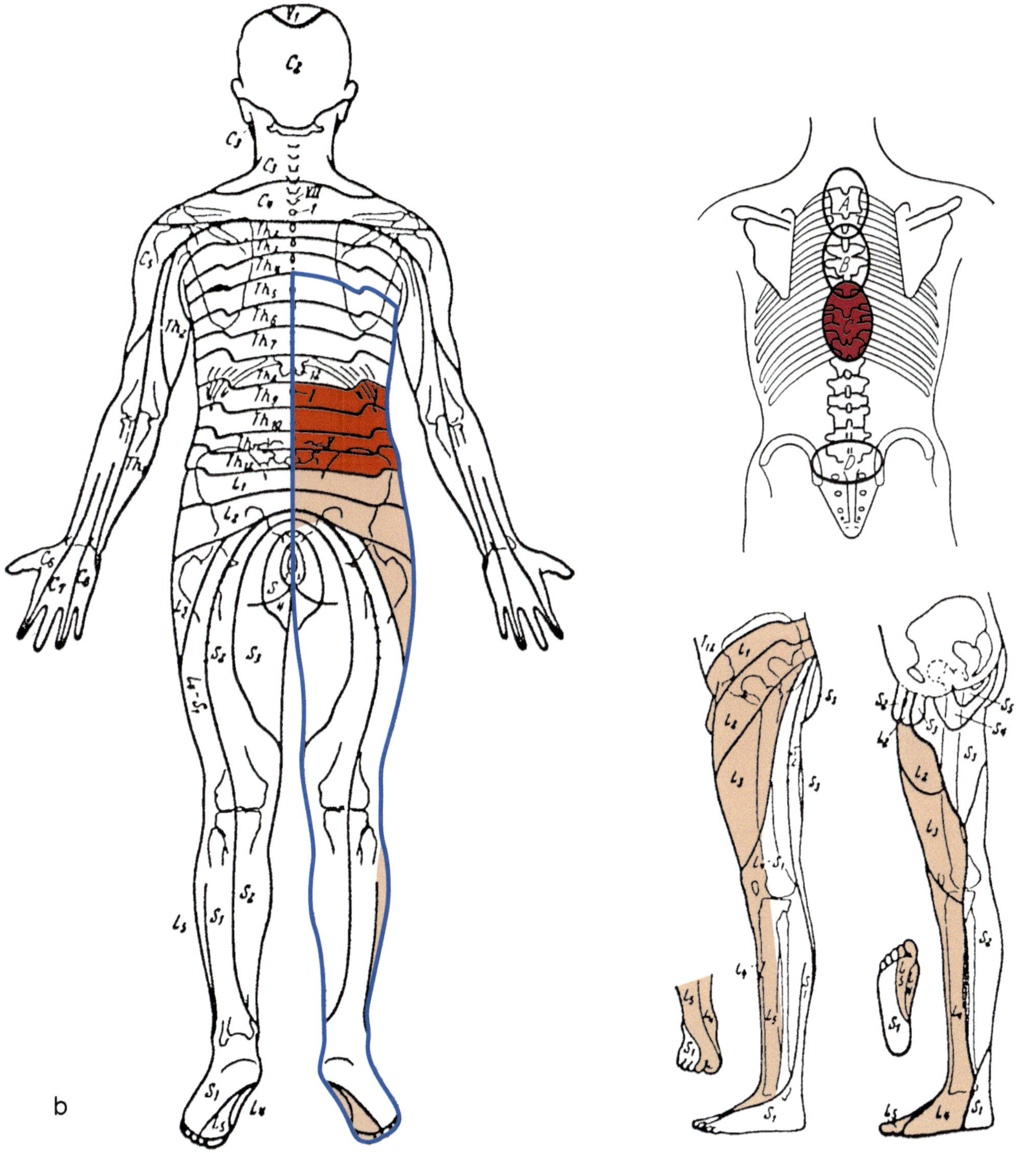

b

Dunkelrot dorsal: Schmerzhafte Dornfortsätze, s. Schema nach Mackenzie in Abb. 6.3.
Hellrot: Viszerogen sensibilisierter Bereich an Rumpf und Extremität (Hyperästhesie und Hyperalgesie), am Bein tibial betont.
Blau umrandet: Vegetativ-reflektorisches Projektionsareal im ganzen Quadranten (Vasomotorik, Piloarrektion, Schweißsekretion einschließlich Pupillenerweiterung, Kopf- und Schulterzonen).

Caecum, Appendix, Colon ascendens und transversum

Vegetative Innervation:
- **Sympathisch:** Bis zur Flexura coli lienalis wird der Dickdarm sympathisch innerviert vom N. splanchnicus minor und dem Ganglion mesentericum inferior.
- **Parasympathisch:** Von Vagus-Ästen (Cannon-Böhm-Punkt, Grenze zwischen dem Innervationsgebiet des N. vagus und dem sakralen Parasympathikus in der Gegend der Flexura coli sinistra).

Segmentale Zugehörigkeit:
Über **sympathische viszeral-afferente Fasern** stehen Caecum, Appendix, Colon ascendens und transversum mit den Rückenmarkssegmenten Th 11, Th 12 und L 1 in Verbindung.

Die algetischen Zeichen

Algetische Zeichen allgemein

Die algetischen Zeichen zeigen sich segmententsprechend im Unterbauch und homolateral zu den erkrankten Organen, also rechts.
Maximal-Punkte und Head-Zonen sind:
- Appendix:
  - **Ventral rechts** bei Th 11 (McBurney-Punkt), und
  - **dorsal rechts** vom 2. Lendenwirbelkörper.

Nach Dittmar bleibt das Projektionsareal bei entzündeter Appendix, der McBurney-Punkt, auch dann auf der rechten Seite, wenn ein Situs inversus vorliegt.
- Caecum, Colon ascendens und transversum:
  - **Ventral rechts** bei Th 10 bis L 1 in einer Linie zwischen Nabel und Symphyse,
  - **dorsal rechts** vom 2. Lendenwirbelkörper.

Darmerkrankungen lösen häufig Schmerzen im Bereich des M. psoas aus, daher ist das Ausstrecken des Beines auf der erkrankten Seite schmerzhaft.

Nach Knotz entspricht der McBurney-Appendixpunkt auch einem Psoas-Druckpunkt, da an dieser Stelle der M. psoas besonders leicht durch die Bauchdecke ertastet werden kann.

Der McBurney-Druckpunkt ist deshalb nicht nur ein Symptom für eine Appendizitis, sondern kann auch bei verspanntem, verkürztem und damit druckschmerzhaftem Psoas ein Symptom für rechtsseitige Adnexerkrankungen und Nierenkoliken sein.

Aus der Chirurgie ist bekannt (persönliche Mitteilung Primarius Bauer, Gmunden), dass bei Appendizitis eine druckempfindliche Stelle etwa in der Mitte des M. tibialis anterior rechts auftritt. Diese Erfahrung aus der praktischen Chirurgie beweist, dass von den Abdominalorganen, die den Segmenten Th 10 bis L 1 zugeordnet sind, eine Fernprojektion auch in jene Muskeln stattfinden muss, die vom Plexus lumbalis innerviert werden. Diese Beobachtung aus der praktischen Chirurgie stimmt auffallend mit der Lokalisation des „Appendix-Punktes" in der chinesischen Akupunktur überein.

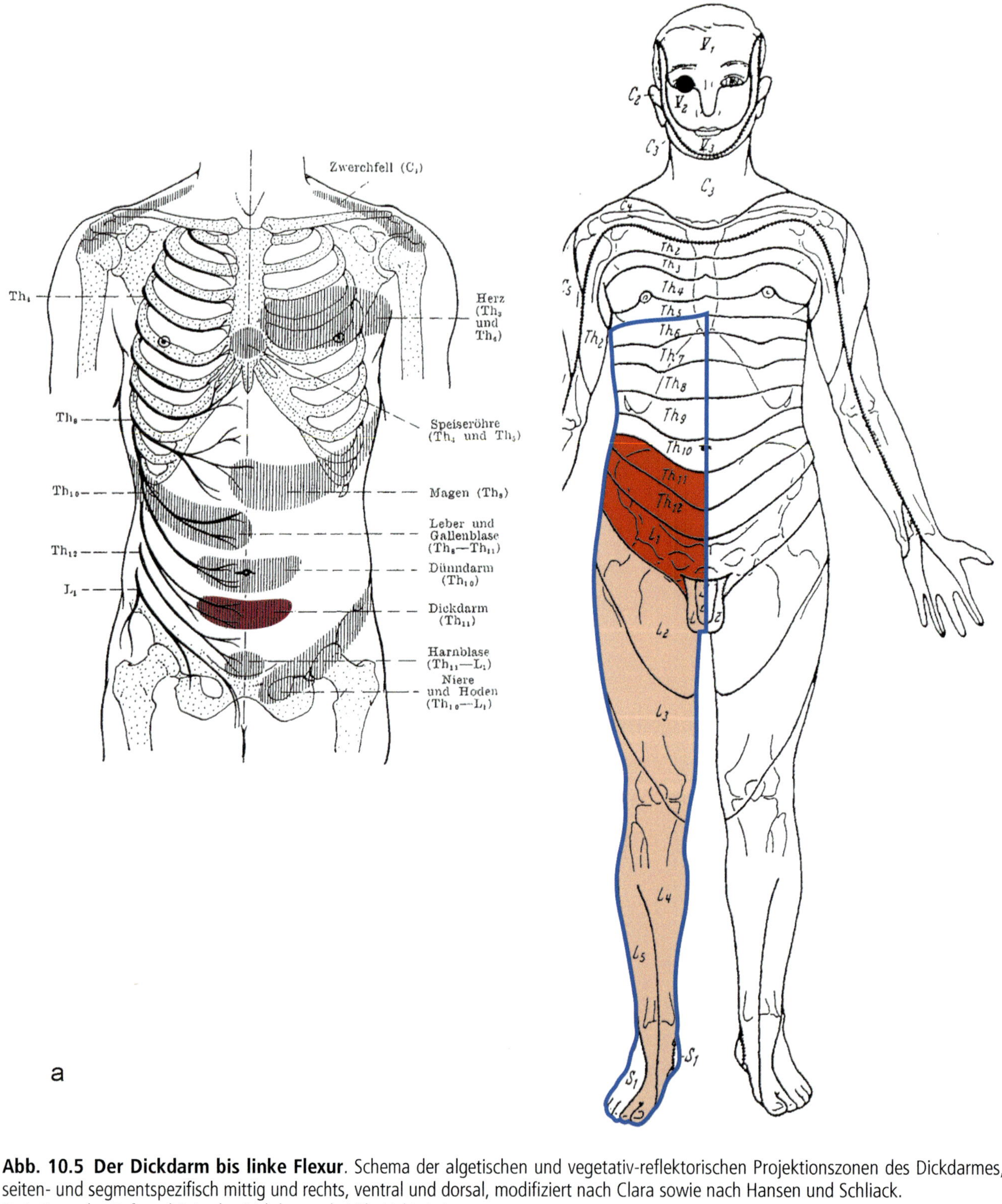

a

Abb. 10.5 Der Dickdarm bis linke Flexur. Schema der algetischen und vegetativ-reflektorischen Projektionszonen des Dickdarmes, seiten- und segmentspezifisch mittig und rechts, ventral und dorsal, modifiziert nach Clara sowie nach Hansen und Schliack.
Rot: Zone des Referred Pain des Dickdarmes bei Th 11 bis L 1.
Dunkelrot ventral: „Head-Zone" im Bereich des Referred Pain der betroffenen Dermatome (Myotome, Sklerotome).

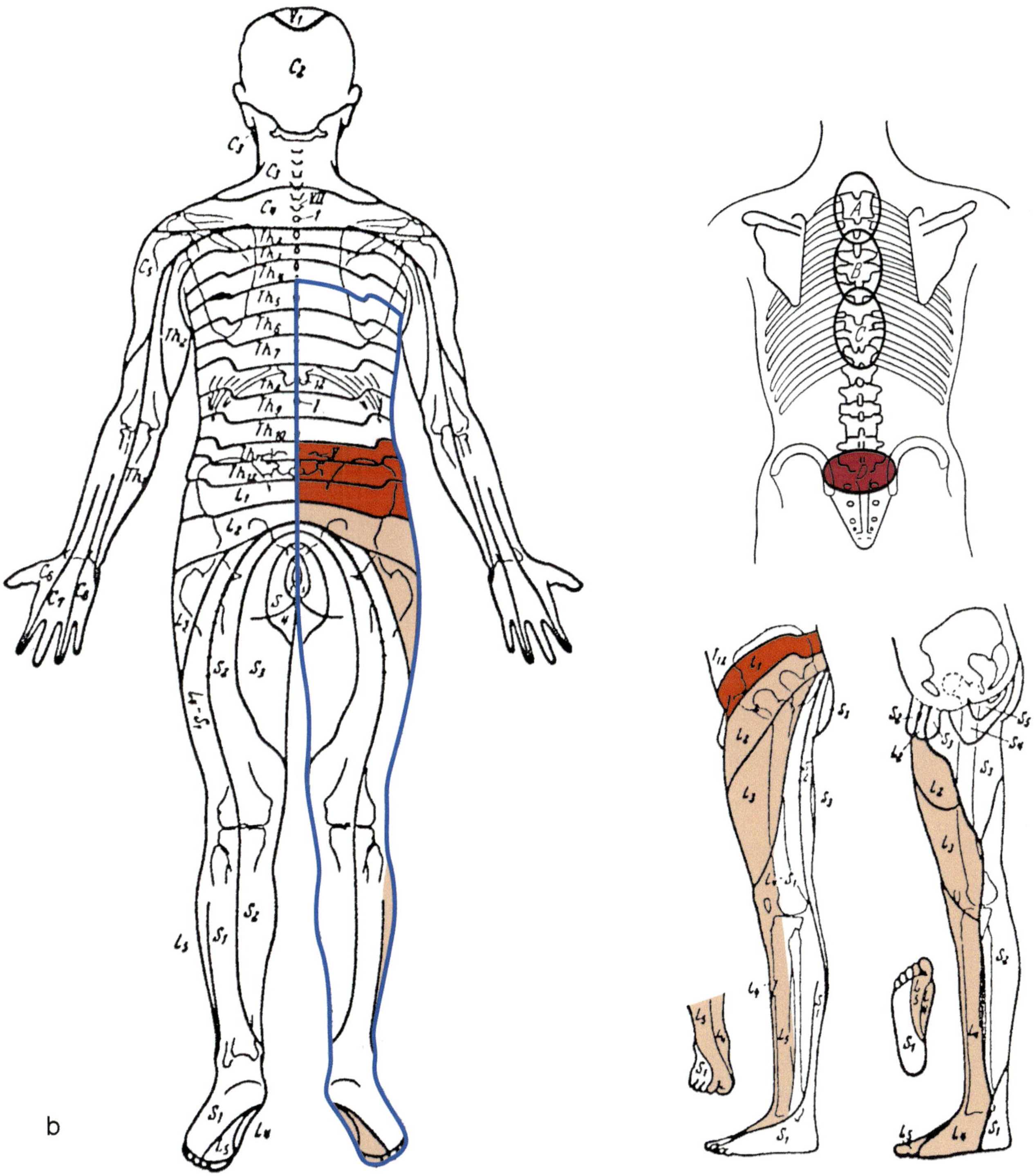

Dunkelrot dorsal: Schmerzhafte Dornfortsätze, s. Schema nach Mackenzie in Abb. 6.3.
Hellrot: Viszerogen sensibilisierter Bereich an Rumpf und Extremität (Hyperästhesie und Hyperalgesie), am Bein tibial betont.
Blau umrandet: Vegetativ-reflektorisches Projektionsareal im ganzen Quadranten (Vasomotorik, Piloarrektion, Schweißsekretion einschließlich Pupillenerweiterung, Kopf- und Schulterzonen).

Um es sich noch einmal in Erinnerung zu rufen: Wie eingangs erwähnt, muss man sich diese Fernwirkung von Abdominalorganen auf die untere Extremität folgendermaßen vorstellen:

- Krankhafte Impulse der den Segmenten Th 10 bis L 1 zugeordneten Abdominalorgane gelangen über Kollateralen im Grenzstrang nach kaudal und werden zu den lumbalen Grenzstrangganglien L 4|L 5 weitergeleitet.
- Nach M. Monnier gelangen sie dann von den lumbalen Grenzstrangganglien L 4|L 5 über die Spinalnerven L 4|L 5 in den Plexus lumbalis und weiter in den N. femoralis.

Demnach besteht eine **„bahnenartige"** Verbindung zwischen den Abdominalorganen und den ventral gelegenen Myotomen am Unterschenkel, das heißt dem M. quadriceps und dem M. tibialis anterior.

Auch hier zeigt sich eine Übereinstimmung von Segment-Anatomie und chinesischer Akupunktur, indem die Oberbauchorgane ihre Resonanzareale und therapeutischen Ansatzpunkte im vorderseitigen ventral gelegenen Bereich des Beines haben. Hier verläuft der lange Yang-Ming-Meridian, der alle Projektionsareale des Digestionstraktes an der Körperoberfläche zusammenfasst.

Die vegetativ-reflektorischen Projektionszeichen

Vegetativ-reflektorische Zeichen findet man bei allen Abdominalorganen nach kranial reichend bis Th 5 (Höhe der Mamille) und nach kaudal reichend in der ganzen unteren Extremität.

Diese vegetativ-reflektorischen Veränderungen (Vasokonstriktion, Piloarrektion und veränderte Schweißsekretion) finden sich daher am gesamten Bein, homolateral zum erkrankten Organ. Veränderte Schweißsekretion findet sich vor allem im homolateralen Bereich der Bauchdecke von der Höhe der Mamilla bis zur Leiste.

Über Verbindungen des N. vagus zum N. trigeminus und zum Segment C 2 entstehen bei Erkrankungen von Oberbauchorganen hyperalgetische Areale im Gesichtsbereich und am Hinterkopf.

Nach Angaben von Foerster bestehen keine Verbindungen des Darmtraktes mit dem N. phrenicus. Daher ist bei Erkrankungen des Darmtraktes eine Fernprojektion in die Myotome des N. phrenicus (C 4|C 5 Schulter) nicht bekannt.

Darüber hinaus ist für das Verständnis der Projektion der Abdominalorgane und der später zu besprechenden Beckenorgane der N. furcalis (der Gabelnerv) von Bedeutung.

Der **N. furcalis** ist der Spinalnerv L 4. Er reicht mit seinem Versorgungsgebiet von der Bauchdecke bis zum Bein:

Der **kraniale Anteil** des N. furcalis reicht von	Th 12 bis L 5.
Der **kaudale Anteil** des N. furcalis reicht von	S 1 bis S 3.

Demnach ist der Spinalnerv L 4

mit seinem **kranialen** Bereich (Th 12 bis L 5)	mit den **Oberbauchorganen** in Verbindung,
mit seinem **kaudalen** Bereich (S 1 bis S 3)	mit den **Beckenorganen** in Verbindung.

Die Kenntnis dieser spinal-segmentalen Ordnung ist Voraussetzung für das Verständnis der topografischen Lokalisation der Projektionsareale, nämlich

der **Abdominalorgane**	im **ventralen** Bereich des Beines,
der **Beckenorgane**	im **dorsalen** Bereich des Beines.

Nur so finden auch die therapeutischen Ansatzareale in Form der dort liegenden Akupunkturpunkte der chinesischen Medizin ihre Erklärung.

Zusammenfassung: Der Spinalnerv L 4 verbindet wie mit „Gabelzinken" (daher N. furcalis, der Gabelnerv) die Bauchdecke mit den unteren Extremitäten, wobei

- die **Oberbauchorgane** mit dem **ventralen** Bereich des Beines (Innervationsgebiet des N. femoralis),
- die **Beckenorgane** mit dem **dorsalen** Bereich des Beines (Innervationsgebiet des N. ischiadicus) Beziehung haben.

Colon descendens, Sigma und Rektum

Der kaudalste Abschnitt des Digestionstraktes ist aus Sicht der segmentalen Zugehörigkeit und der vegetativen Innervation ein Organ des kleinen Beckens.

Damit übereinstimmend wird in der TCM dieser Abschnitt dem Organsymbol des Beckens, der Niere, zugeordnet.

Segmentale Zugehörigkeit:
Colon descendens, Sigma und Rektum stehen über **sympathische viszeral-afferente Fasern** mit den Rückenmarkssegmenten Th 11 bis L 2 in Verbindung.

Die algetischen Zeichen

Die algetischen Zeichen am Rumpf

Die algetischen Zeichen am Rumpf liegen am Unterbauch, im Sakralgebiet und am Anus.
Die Maximal-Punkte und Head-Zonen:

- **Ventral** liegen sie für das
  - Colon descendens 3 Querfinger oberhalb der Symphyse links (Th 12), für
  - Sigma und Rektum an der Symphyse links (L 2).
- **Dorsal** liegen sie für das
  - Colon descendens links in der oberen Hälfte des Sakrums, für
  - Sigma und Rektum links in der unteren Hälfte des Sakrums und über dem Os coccygeum.

Die algetischen Zeichen an den Extremitäten

Viszerogene Projektionszeichen an der unteren Extremität, die als hyperalgetische Zonen in Haut und Muskulatur auftreten können, finden sich bei S 1|S 2|S 3 (Rückseite der Beine und Sitzfläche).

Diese Projektion entsteht durch **viszeral-afferente parasympathische Fasern (Nn. pelvici),** die im Sakralmark von S 1 bis S 3 entspringen und segmentgerecht an der Dorsalseite der Beine hyperalgetische Head-Zonen auslösen können.

Diese Projektion an der unteren Extremität haben Colon descendens und Rektum mit Niere, Ureter, Harnblase und Urethra sowie Uterus gemeinsam, die alle zu den Beckenorganen gezählt werden und ähnliche segmentale Zugehörigkeit haben (s. Abb. 10.6).

Neben diesen durch den Parasympathikus ausgelösten hyperalgetischen Zonen können Hyperalgesien sowie vegetativ-reflektorische Veränderungen im Sinne einer Vasokonstriktion, Piloarrektion und veränderten Schweißsekretion auch über **sympathische Fasern** ausgelöst werden, die von Th 11 bis L 2 kommend im Grenzstrang nach kaudal zu den sakralen sympathischen Ganglien S 1|S 2|S 3 weitergeleitet werden und von hier über den Plexus sacralis an den N. ischiadicus Anschluss finden.

Auf diesem Wege gelangen über sympathische Fasern algetische und vegetative Veränderungen in die Haut von Leiste, Sitzfläche und dorsalem Bereich des Beines.

Über die parasympathischen Fasern werden nur Schmerzen weitergeleitet, aber keine vegetativen Veränderungen ausgelöst.

Klinisch zeigen sich die sympathischen vegetativ-reflektorischen Veränderungen an der Sitzfläche, im Kreuzbein- und Lendenbereich, an der Rückseite des Beines und an der Fußsohle in Form einer besonderen **Kälteüberempfindlichkeit,** die der Patient bei Erkrankungen von Niere, Blase, Uterus und kaudalem Bereich des Digestionstraktes fast immer angibt.

Dazu gehört aber auch die sehr häufig vorgetragene anamnestische Schilderung, dass nach Sitzen auf kaltem Stein, nach Barfußlaufen auf kalten Fliesen und nach Schwimmen im kalten Wasser die Symptome einer Reizblase, einer gynäkologischen Störung oder auch einer veränderten Stuhlentleerung wieder aufgetreten sind.

Fernprojektionen bei Erkrankungen von Colon descendens, Sigma und Rektum

Fernprojektionen bei Erkrankungen von Colon descendens, Sigma und Rektum am Kopf und an der Schulter werden von den Autoren der Segment-Literatur nicht beschrieben.

Nach meiner Beobachtung und Erfahrung werden jedoch von den Patienten Schmerzen am Hinterkopf und im Nackenbereich im Zusammenhang mit Erkrankungen der Beckenorgane sehr wohl beschrieben.

Es ist in dem Zusammenhang nur folgerichtig, dass die sympathischen Fasern, die auf afferentem Wege bis zum Rückenmarkssegment Th 11 gelangen, **auch** die sympathischen Afferenzen und Efferenzen für Leber und Gallenblase erreichen (Segment Th 10) und auf diesem Wege über die Nn. phrenici in die Segmente C 4|C 5 im Schulterbereich gelangen können (s. auch nächste Seite).

Dieser Zusammenhang würde m. E. erklären, warum ein intensiver Reiz im Bereich der Segmente S 1|S 2 eine Wirkung auf das Myotom-Gebiet C 4|C 5|C 6 im Schulterbereich haben kann.

Dies würde demnach die Wirkung von Gb 39 (S 1|S 2) sowie die Wirkung von Ma 38 (L 4|L 5) auf Schmerzen im Schulterbereich erklären.

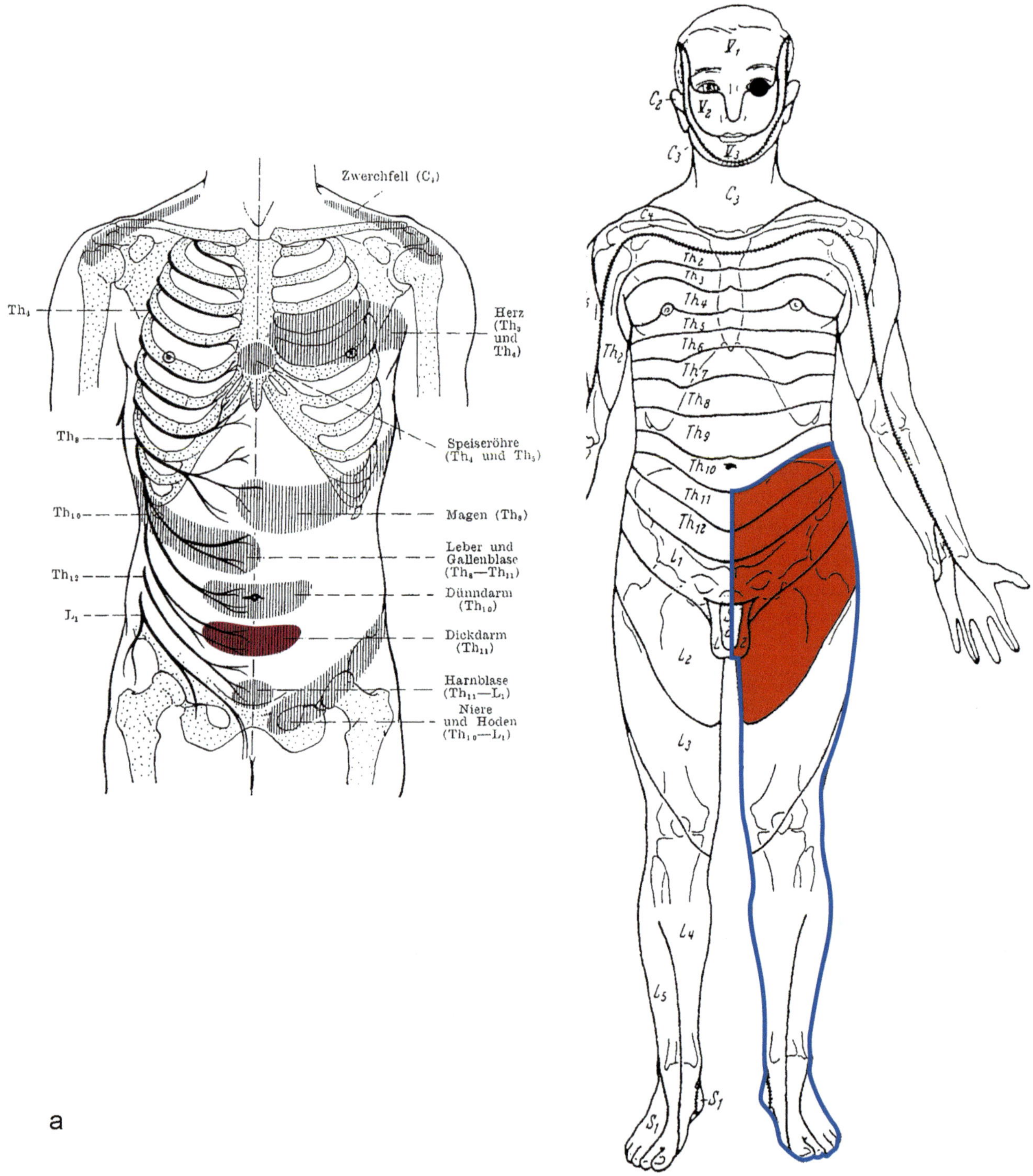

Abb. 10.6 Der Dickdarm ab linker Flexur. Schema der algetischen und vegetativ-reflektorischen Projektionszonen des Dickdarmes, seiten- und segmentspezifisch mittig und links, ventral und dorsal.
Rot: Zone des Referred Pain des Dickdarmes bei Th 11 bis L 2.
Dunkelrot ventral: „Head-Zone" im Bereich des Referred Pain der betroffenen Dermatome (Myotome, Sklerotome).

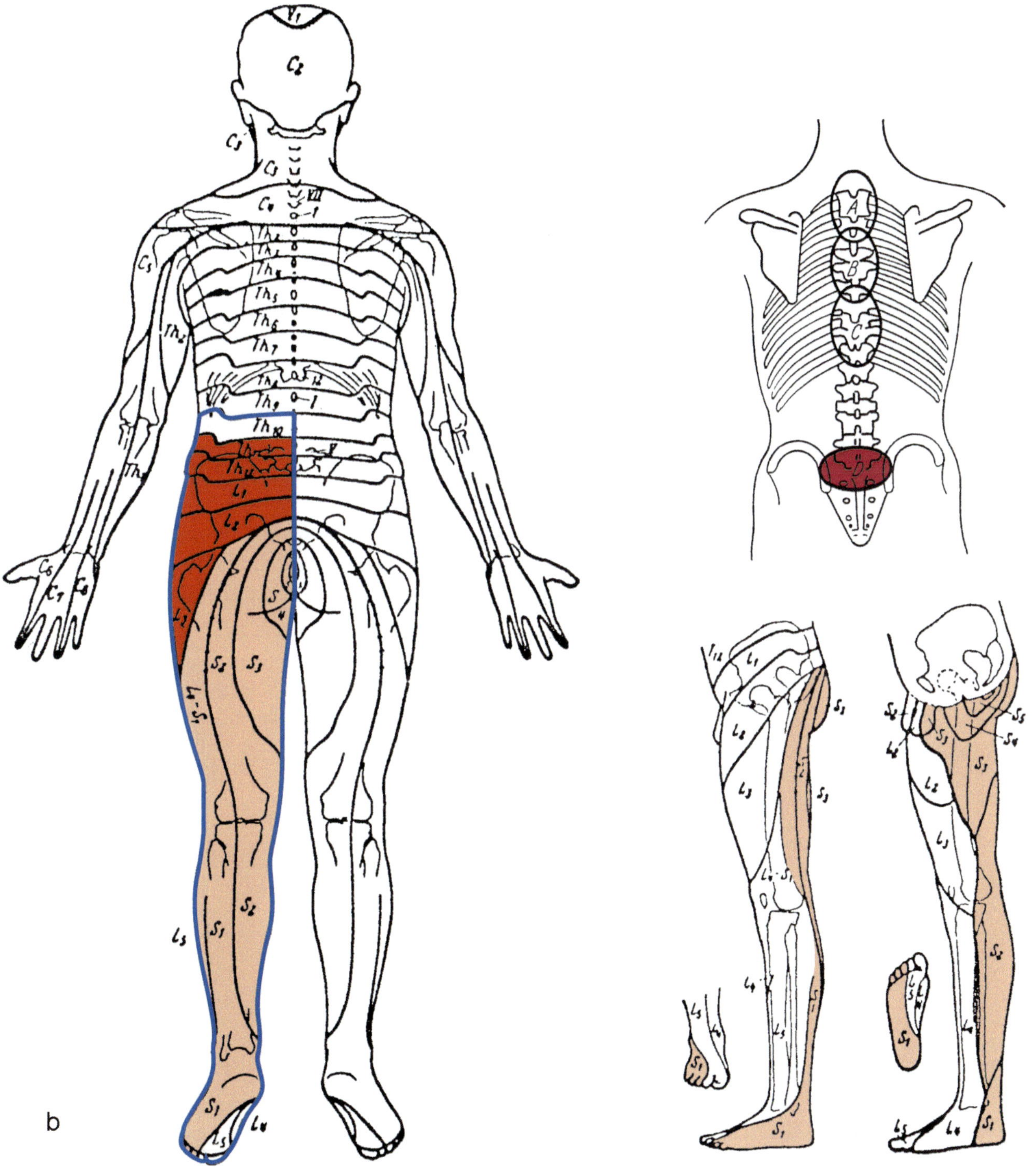

b

Dunkelrot dorsal: Schmerzhafte Dornfortsätze, s. Schema nach Mackenzie in Abb. 6.3.
Hellrot: Viszerogen sensibilisierter Bereich an Rumpf und Extremität (Hyperästhesie und Hyperalgesie), am Bein dorsal betont (Projektionsareal der parasympathischen Nn. pelvici).
Blau umrandet: Vegetativ-reflektorisches Projektionsareal im ganzen Quadranten (Vasomotorik, Piloarrektion, Schweißsekretion einschließlich Pupillenerweiterung, Kopf- und Schulterzonen).

Viszero-viszeral-Reflexe oder vegetative Organreflexe bei Erkrankungen von Colon descendens, Sigma, Rektum und der Beckenorgane

Viszero-viszeral-Reflexe zwischen allen Beckenorganen sind aus der Klinik sehr bekannt: So z.B. die prämenstruell auftretende Obstipation, die Wirkung von Klistieren bei Nierensteinen, Harn- und Stuhlverhaltung bei Ileus usw.

Jene Myotome, die mit den Beckenorganen in segmentaler Beziehung stehen (L 5|S 1|S 2), beteiligen sich an der Bildung der Flexorengruppe des Beines.

Eine gedachte Verbindungslinie, welche die hyperalgetischen Projektionsareale am Rumpf, die bezüglich der Niere auch dorsal liegen können, und der Hinterseite des Beines verbindet, entspricht dem Fuß-Tai-Yang (Blasen-Meridian). Dieser verläuft im Bereich der postaxialen Linie des Beines zwischen Kleinzehe bzw. Fußsohle und Beckenausgang.

Dieser Bereich entspricht dem kaudalen Innervationsbereich des N. furcalis (Spinalnerv L 4).

Diese Verbindung macht möglich, dass Reize von der Hinterseite der Beine bis zum Segment Th 11, also etwa bis zur Nabelhöhe der Bauchdecke, und von hier durch Kollateralen im Grenzstrang in die Gebiete des N. phrenicus (Schultergebiet) gelangen.

Erst diese spinal- und vegetativ-segmentalen Zusammenhänge erklären die Wechselwirkung zwischen unterer Extremität, Bauchdecke und Schultergebiet. Sie beweisen damit, dass es eine „bahnenartige" segmentale Verbindung in den Längsdritteln des Körpers gibt.

Niere, Blase, Ureter – ihre algetischen und vegetativ-reflektorischen Projektionsareale

Die sympathische Innervation des Urogenitaltraktes und der unteren Darmabschnitte ab der linken Kolonflexur erfolgt aus dem unteren Brust- und oberen Lendenabschnitt des Rückenmarkes. Daher kann auch nur eine Störung in diesem Bereich eine Irritation dieser Organe verursachen.

Segmentale Zugehörigkeit:
- Niere und Ureter stehen über **sympathische viszeral-afferente Fasern** mit den Rückenmarkssegmenten Th 10 bis L 2 in Verbindung.
- Die Harnblase steht über **sympathische viszeral-afferente Fasern** mit den Rückenmarkssegmenten Th 11 bis L 1 in Verbindung.

Die algetischen Zeichen bei Erkrankungen von Niere und Ureter

Die algetischen Zeichen am Rumpf

Am **Rumpf ventral:** Auf der Seite der Erkrankung finden sich algetische Zonen von der Nabelhöhe (Th 10) bis zur Leiste und dem angrenzenden Oberschenkel (L 2).

Ebenso können Schmerzen im Bereich des Hodens (L 2) auftreten.

Die **Maximal-Punkte** und **Head-Zonen:**
- Sie liegen im Bereich des Unterbauches (Th 10 bis Th 12) und erstrecken sich bis zur Symphyse (L 2).
- Die Irritation im Segment L 2 kann zu einer Kontraktion des M. cremaster (Myotom L 2) führen.
- Nach Hansen und Schliack haben die Nieren auch Head-Zonen am Rücken.

Am **Rumpf dorsal:** Algetische Zonen finden sich vor allem im Bereich vom 2. Lendenwirbelkörper (Th 10) abwärts bis zum Beckenkamm (Th 12). Die 11. und die 12. Rippe können an ihrem freien Rand besonders schmerzempfindlich sein.

Sehr häufig wird deshalb therapeutisch bei Nierenerkrankungen (vom Nierenstein bis zur Pyelitis) eine intrakutane Quaddelung der entsprechenden Head-Zonen empfohlen. Dabei sollen ca. 10 intrakutane Quaddeln im Verlauf der 11. und 12. Rippe, insbesondere an ihrem Ende, gesetzt werden (s. Abb. 10.7).

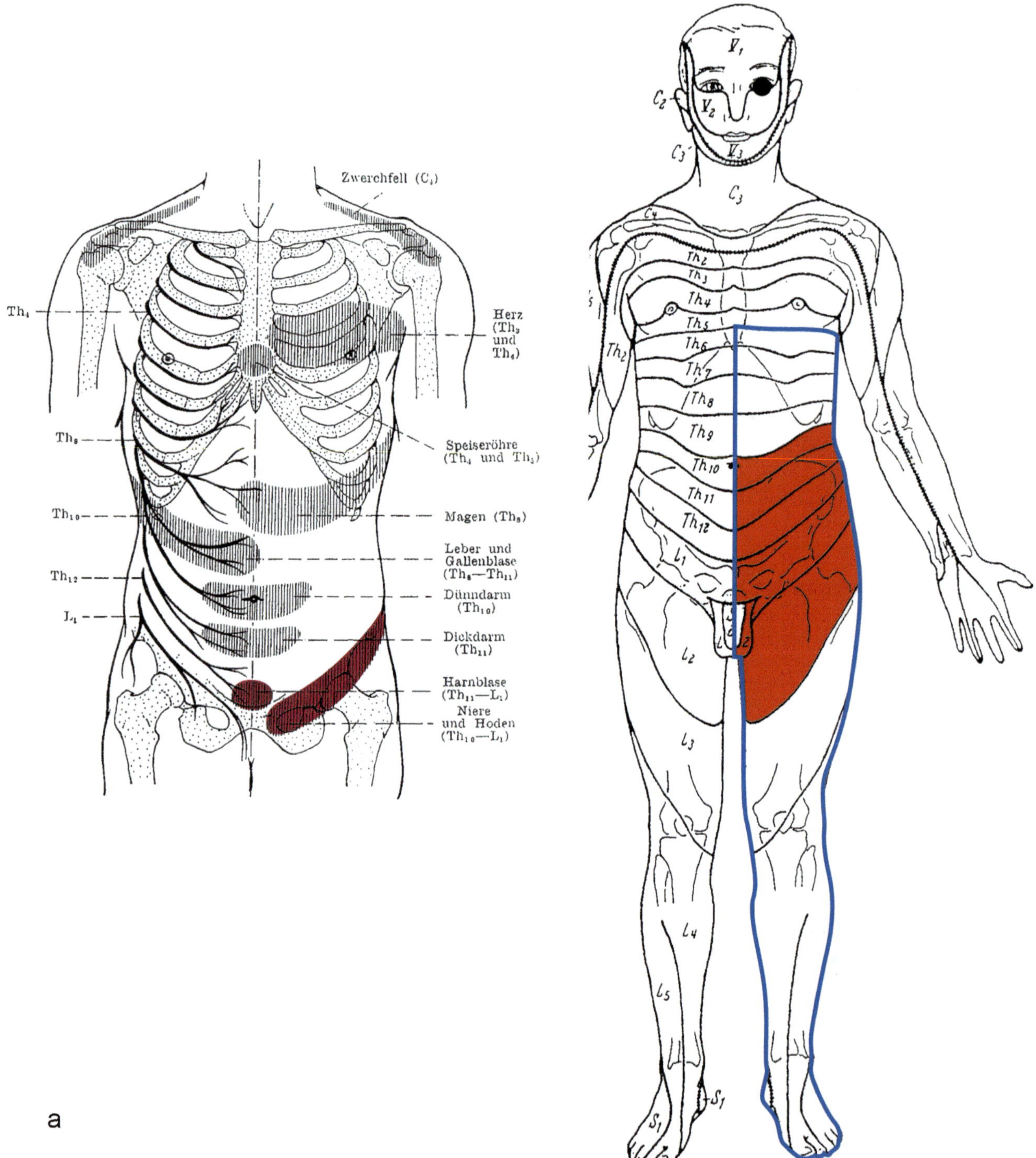

a

Abb. 10.7 Niere, Harnblase und Ureter. Schema der algetischen und vegetativ-reflektorischen Projektionszonen von Niere, Harnblase und Ureter, seiten- und segmentspezifisch mittig und links bzw. rechts, ventral und dorsal.
Rot: Zone des Referred Pain von Niere, Harnblase und Ureter bei Th 10 bis L 2.
Dunkelrot ventral: „Head-Zone" im Bereich des Referred Pain der betroffenen Dermatome (Myotome, Sklerotome).

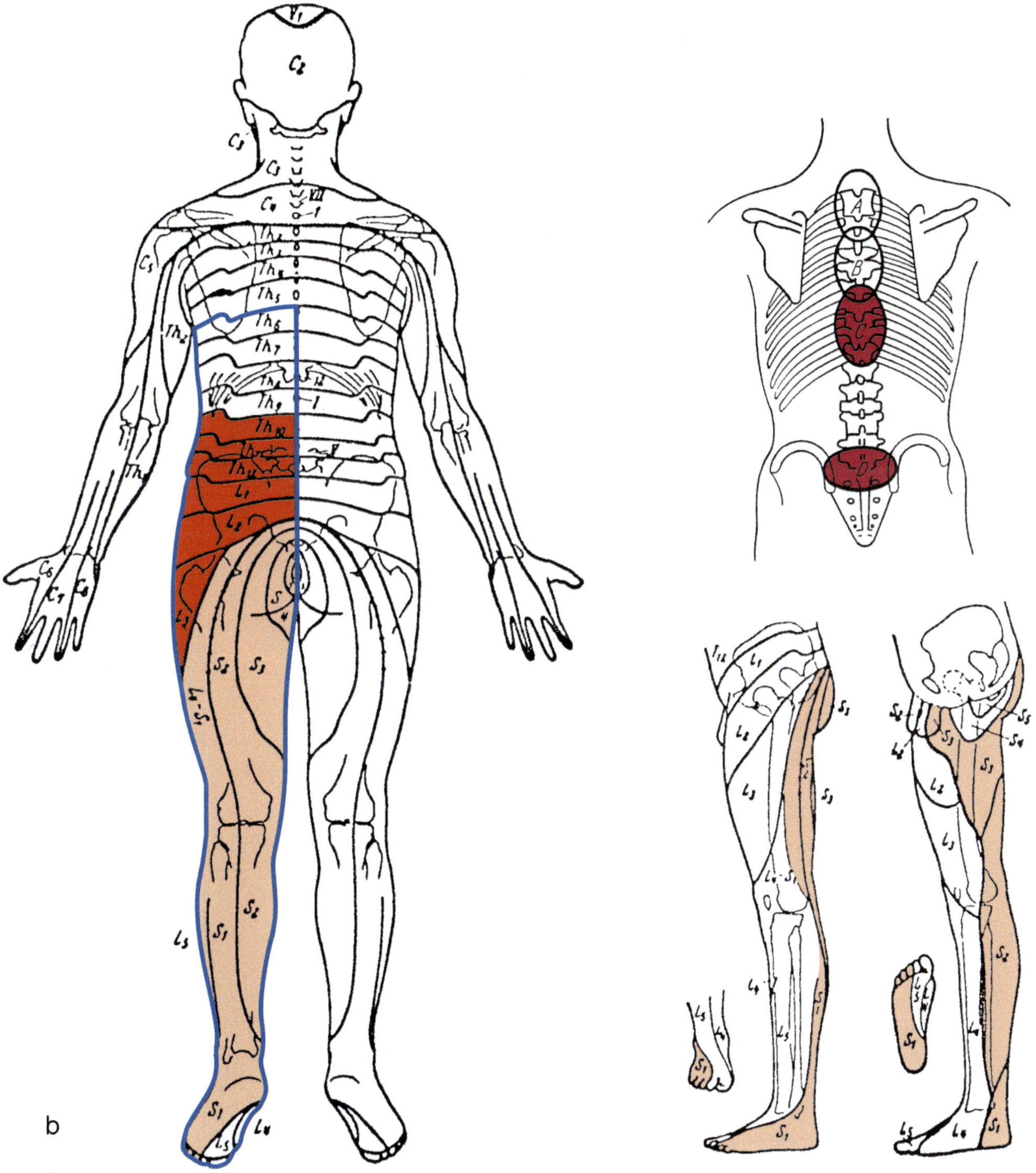

b

Dunkelrot dorsal: Schmerzhafte Dornfortsätze, s. Schema nach Mackenzie in Abb. 6.3.
Hellrot: Viszerogen sensibilisierter Bereich an Rumpf und Extremität (Hyperästhesie und Hyperalgesie), am Bein dorsal betont (Projektionsareal der parasympathischen Nn. pelvici).
Blau umrandet: Vegetativ-reflektorisches Projektionsareal im ganzen Quadranten (Vasomotorik, Piloarrektion, Schweißsekretion einschließlich Pupillenerweiterung, Kopf- und Schulterzonen).

Schmerzen im Bereich der rechten Niere und des rechten Ureters können eine Beugefixation des Beines verursachen und daher Symptome wie bei einer Appendizitis auslösen. Natürlich sind die Symptome der Appendizitis um vieles schwächer und zeigen nicht jenen vegetativen Schock, den man manchmal bei Nierenkoliken findet.

Für die Differenzialdiagnose sind natürlich Laborwerte und andere Untersuchungen erforderlich.

Ein **Herpes zoster** bei Th 10 bis L 2 findet sich häufig homolateral zum erkrankten Organ.

Besonders charakteristisch bei heftigen Schmerzen seitens der Niere sind eine **rechts**- bzw. **linkskonkave Skoliose** der Wirbelsäule („der Körper krümmt sich um den Herd"). Die asymmetrische Haltung des Patienten und die asymmetrische Atembewegung bei Nierenerkrankungen entstehen durch reflektorische Tonussteigerung der homolateralen tiefen Rumpfmuskulatur. Bei Nierenkrankheiten mit heftigen Schmerzen treten sie nach Dittmar praktisch immer auf.

Die algetischen Zeichen an der unteren Extremität

Die algetischen Zeichen an der unteren Extremität werden auf S. 105, Innere Organe – Untere Extremität, beschrieben.

Die vegetativ-reflektorischen Projektionszeichen bei Erkrankungen von Niere, Blase und Ureter

An der Haut des ganzen **unteren Körperquadranten** finden sich die bekannten Erscheinungen von
- Vasokonstriktion,
- Piloarrektion und
- veränderter Schweißsekretion.

Vegetative Fernprojektionen im Gesicht bestehen fast regelmäßig in Form einer homolateralen Mydriasis und verkrampften Gesichtsmuskulatur. Schweißausbruch im Gesicht findet sich aber meistens beidseits.

Vegetative Fernprojektionen aller Beckenorgane sind aber auch Projektionen in die von Lähr-Sölder beschriebenen Areale, im Falle der Beckenorgane perioral.

Algetische Fernprojektionen bei Erkrankungen von Niere, Blase und Ureter in Kopf und Schulter werden von den verschiedenen Autoren nicht beschrieben.

Immer wieder findet man jedoch in der Praxis Patienten, die reflektorische Zusammenhänge zwischen Blase, Niere, Genitalbereich und den unteren Extremitäten beschreiben, insbesondere der Rückseite der Beine, der Fußsohle und der Sitzfläche, somit jenen sakralen Segmenten, die über die Nn. pelvici Projektionsareale dieser Organe sind.

Über sympathische vegetative Reflexe treten Vasokonstriktion, Piloarrektion und veränderte Schweißsekretion auf, die vor allem im Bereich der unteren Extremität mit einer extremen Kälteüberempfindlichkeit verbunden sind.

So berichten Patienten sehr häufig, dass eine kalte Sitzfläche und kalte Fußsohlen ihre Blasen- oder Nierenerkrankung wieder auftreten lassen.

Darüber hinaus ist aber auch die Beobachtung von Bedeutung, dass bei Erkrankungen des Urogenitaltraktes Schmerzen und Krampfbereitschaft der Wadenmuskulatur sowie Parästhesien, vor allem als Brennen in der Ferse und in den Zehen, ein **„Sakral-Fern-Reflex"** sein können, besonders dann, wenn zuvor Magnesium- und Kaliumsubstitution keine Besserung gebracht haben.

Häufig beobachtet man auch Hautveränderungen, die als Dermatosen oder nur als Juckreiz und Pigmentveränderungen an der Rück- und Innenseite des Oberschenkels, in der Leistengegend und perianal auftreten und Hinweis auf eine Irritation des Urogenitaltraktes sein können.

Nach Mackenzie sind als erste Projektionszeichen vor allem die **Dornfortsätze** der Brustwirbel 8–10 sehr druckempfindlich. Sie zeigen auch eine erhöhte Temperatur und entsprechen damit einer vasalen Zone. Darüber hinaus finden sich deutliche Schmerzzeichen durch paravertebrale Muskelverspannungen. Die algetischen und vegetativ-reflektorischen Zeichen entsprechen somit einer Head-Zone Th 10 bis L 2.

Kunert weist darauf hin, dass bei allen progredienten Skoliosen mit einer lumbalen Hauptkrümmung der Nierenfunktion und der Funktion der ableitenden Harnwege eine besondere Bedeutung beigemessen werden sollte.

Die oben beschriebenen reflektorischen Veränderungen finden sich nicht nur bei Nierensteinen, sondern auch bei Pyelitis, Zystenniere, Nierentuberkulose und auch bei Nierentumoren.

Ich beobachtete in der Praxis eine Patientin, die vor 10 Jahren wegen eines bösartigen Nierentumors operiert wurde und die berichtete, dass sie immer wieder nur auf der Operationsseite Spritzenabszesse nach i. m. Injektionen durch ihren Hausarzt bekam, obwohl abwechselnd einmal links und einmal rechts injiziert wurde.

Auch dieses Beispiel zeigt, dass eine segmentale Überempfindlichkeit in der spinalen Peripherie bleibt, auch wenn die Ursache bereits vor langer Zeit behoben wurde.

Therapeutische Konsequenz

Neben den zuvor schon beschriebenen intrakutanen Hautquaddeln entlang der 11. und 12. Rippe sind therapeutisch vor allem paravertebrale Injektionen mit Procain oder Lidocain im Bereich von Th 12 bis L 2 angezeigt.

Eine kuti-viszerale Beeinflussung der Nierensekretion ist auch aus der Praxis bekannt: Insbesondere bei Nephrolithiasis und Pyelonephritis kann durch Auslösung einer lokalen Hyperämie in den entsprechenden Segmenten Th 10 bis L 2 am Rumpf eine verstärkte Nierensekretion beobachtet werden. Dabei wurde auch eine Steigerung der Harnsäureausscheidung beobachtet (Gleisner).

Bekannt ist ganz allgemein die Miktionsförderung bei Wärmeeinwirkung im Bereich der unteren Körperhälfte, während Kälteeinfluss in diesem Bereich die Miktion behindert.

Da die lumbo-sakralen Segmente im Bereich der Ferse, der Fußsohle und im dorsalen Bereich des Beines der Ort einer Fernprojektion sein können, stellt sich nach meiner Überlegung darüber hinaus auch die Frage, ob der beim unteren M. Bechterew zu beobachtende Fersenschmerz, der ja als **Frühsymptom des M. Bechterew** gilt, im Grunde genommen nicht als eine vegetativ-reflektorische Fernprojektion irritierter Beckenorgane anzusehen ist, die, wie alle vegetativ-reflektorischen Zeichen, lange Zeit vor Auftreten der eigentlichen Krankheit zu beobachten ist.

In unserer Praxis konnten wir beobachten, dass Fersenschmerz, Fersensporn und auch die Achillodynie vor allem bei Patienten zu beobachten sind, die Probleme im Urogenitalbereich haben. Wir konnten dies auch bei Patienten mit Prostatakarzinom sowie bei Uterus myomatosus beobachten.

Die Viszero-viszeral-Reflexe oder vegetativen Organreflexe bei Erkrankungen von Niere, Blase, Ureter

Die Viszero-viszeral-Reflexe betreffen vor allem die mit Niere, Blase, Ureter Segment-identen Darmabschnitte von der Flexura coli lienalis abwärts und lösen fast immer eine Störung der Darmmotilität aus. Darüber hinaus kann es aber auch zu einem reflektorischen paralytischen Ileus mit Sistieren von Wind- und Stuhlabgang und einer reflektorischen Harnsperre kommen.

Da bekannterweise bei Nierensteinerkrankung die Schmerzintensität nicht in direktem Zusammenhang mit der Steingröße steht (selbst kleinste Steine können heftigste Schmerzen verursachen), sind die erwähnten Projektionszeichen von großer diagnostischer Bedeutung.

Meistens ist die ganze Bauchdecke auf der homolateralen Seite deutlich gespannt, die entsprechende Thoraxseite schleppt bei der Atmung nach und man findet fast immer auch einen Zwerchfellhochstand auf der erkrankten Seite.

Genitaltrakt – seine algetischen und vegetativ-reflektorischen Projektionsareale

Ovarien, Adnexe und Testes lösen im Krankheitsfall zwar an ähnlicher Stelle der Körperoberfläche wie bei Niere, Blase und Ureter algetische und vegetativ-reflektorische Zeichen aus, ihre Segmentzuordnung wird jedoch bei den verschiedenen Autoren unterschiedlich angegeben, weshalb ich sie in untenstehender Tabelle anführe.

Segmentzuordnung der Beckenorgane bei verschiedenen Autoren (Tabelle aus Hansen und Schliack)

	Head	Foerster	Braus und Elze
Blase	Th 11–L 2, S 2–S 4	Th 11–L 3, S 2–S 5	(Th 11–12), L 1–L 3, S 3–S 4
Hoden	Th 10	Th (11) 12–L 3	Th 10, Th 12–L 3
Nebenhoden	Th 11–Th 12 (L 1)		
Prostata	Th 10–Th 12, (L 5) S 1–S 3		
Ovarien	Th 10	(Th 12) L 1–L 3	Th 10–L 3
Adnexe	Th 11–L 1		
Uterus	Th 10–L 1, S 2–S 4	(Th 12) L 1–L 3, (S 2–S 5?)	Th 10–Th 12, S 1–S 4
Rektum	S 2–S 4	L 1–L 3, S 2–S 5	Th 11–L 3, S 2–S 5

Die algetischen Zeichen

Bei gynäkologischen Erkrankungen klagen die Patientinnen vor allem über „Schmerzen im Kreuz“. Kreuzschmerzen findet man besonders häufig bei prämenstruellem Syndrom, Retroflexio und Descensus uteri, Endometriose, Pelvipathia vegetativa, aber auch bei Tumoren von Uterus und Ovar (s. Abb. 10.8).
Wir konnten in unserer Praxis immer wieder beobachten, dass bei Störungen im Urogenitaltrakt Iliosakralgelenk und Trochanter major (L 5, S 1, S 2) sowie ventraler Anteil des Beckenkammes und Symphyse (Th 12, L 1, L2) druckschmerzhaft waren.
Ebenso sollten therapieresistente Schmerzen im medialen Kniebereich (L 3) immer auch an Störungen im Urogenitaltrakt denken lassen.

Dies würde dem „prämorbiden Gelände“ oder dem durch Erkrankung eines inneren Organs „vorsensibilisierten Terrain“ (Tilscher) entsprechen.
Natürlich können Schmerzen im Lumbosakralbereich auch durch viele andere Ursachen entstehen, wie z.B. Coxarthrose, Beinlängendifferenz, Lendenhyperlordose oder Aufhebung der Lendenlordose beim sterno-symphysalen Syndrom u.a.

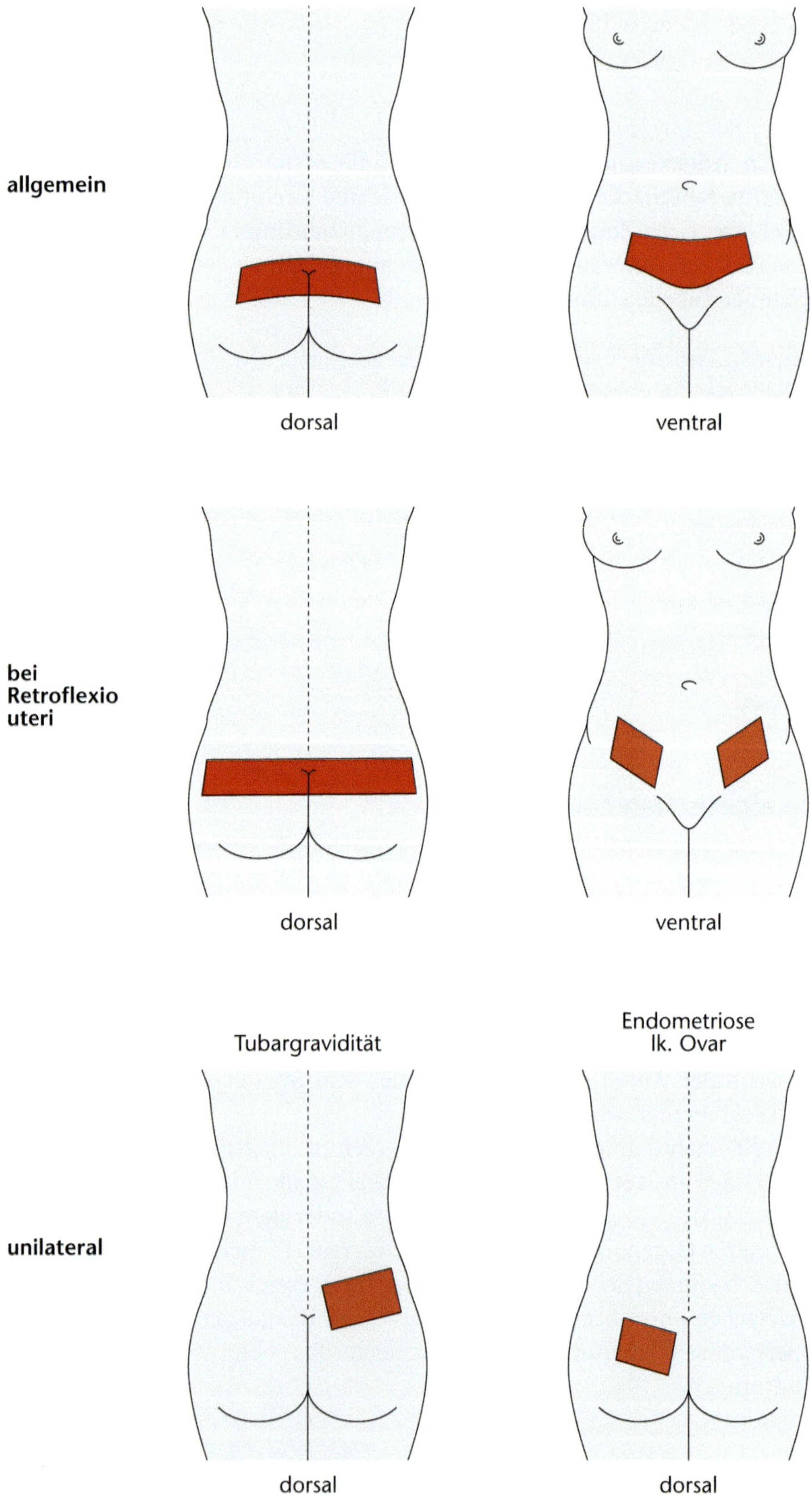

Abb. 10.8 Algetische Zonen bei gynäkologischen Erkrankungen, nach Kunert.

Die vegetativ-reflektorischen Projektionszeichen bei gynäkologischen Erkrankungen

Diese sind bezüglich Art und Ort identisch mit denen, die bei den urologischen Erkrankungen beschrieben wurden.

Da sich die Beckenorgane des Segmentabschnittes Th 10 bis L 2 über Kollateralen im Grenzstrang vor allem den sympathischen sakralen Ganglien S 1|S 2|S 3 „mitteilen" und diese Segmente auch durch die parasympathischen Fasern der Nn. pelvici zu Head-Zonen des Urogenitaltraktes werden können, treten in diesen Segmentarealen an der Körperoberfläche (Fuß, Fußsohle, Bein hinten und Sitzfläche) vegetative Veränderungen, Schmerzen und Muskelverspannungen auf.

Vor allem findet man eine Kälteüberempfindlichkeit, die oft zu einer ausgesprochenen „Kälteangst" führt. Man kann immer wieder beobachten, dass diese Patienten aufgrund ihrer Kälteangst quasi vorbeugend ausgesprochen warme Unterwäsche tragen, im Lumbalbereich etwas vorgebeugt sind und sehr häufig ihre Hände auf den Unterbauch oder auf die Oberschenkelinnenseite legen. Auffallend schien mir auch immer, dass diese Patienten Sitzgelegenheiten mit weicher, warmer Auflage suchen.

Hoden, Uterus, Ovar – ihre algetischen und vegetativ-reflektorischen Projektionsareale

Segmentale Zugehörigkeit:
Hoden, Uterus und Ovar sind über **sympathische viszeral-afferente Fasern** mit den Rückenmarkssegmenten Th 10|Th 11|Th 12 verbunden.

Hoden und Ovar sind embryologisch viel höher angelegt, als sie später liegen. Dennoch behalten sie ihre relativ hohe segmentale Zugehörigkeit von Th 10 bis Th 12 bei, auch wenn sie im Lauf der embryonalen Entwicklung nach kaudal verlagert werden, der Hoden sogar bis in den Bereich von L 2 und L 3, Segmente, aus denen er ebenfalls vegetative Fasern erhält (Descensus testis).

Hoden, Uterus und Ovar projizieren sich in der Haut besonders deutlich im Dermatom Th 10. Man sollte daher chronische Nabelekzeme (Th 10) immer **auch** unter dem Aspekt einer möglichen Störung dieser Organe sehen.

Die algetischen Zeichen bei Erkrankungen von Hoden, Uterus und Ovar

Diese finden sich im Bereich des 2. Lendenwirbelkörpers, im Bereich der Symphyse und in Form schmerzhafter, subkutaner Verquellungen in Höhe des Nabels.

Ergänzend möchte ich anführen, dass man bei Temperatur- und Schweißdifferenz zwischen der linken und rechten Fußsohle immer auch daran denken muss, dass eine einseitige Anhidrose sehr oft auch im Rahmen einer peripheren Nervenlähmung auftreten kann, z.B. bei Metastasen bzw. einem Morbus Hodgkin, welche die peripheren Nerven des lumbo-sakralen Geflechtes irritieren und somit Ursache dieser Anisohidrose sein können (Hansen und Schliack).

Die algetischen Zeichen an der **unteren Extremität** werden auf Seite 105, „Innere Organe – Untere Extremität“, beschrieben.

Die vegetativ-reflektorischen Projektionszeichen bei Erkrankungen von Hoden, Uterus und Ovar

Diese entsprechen an der Haut des ganzen unteren Körperquadranten und im Gesicht denen aller Beckenorgane, auch bezüglich der Lähr-Sölder-Projektionsareale.

Prostata – ihre algetischen und vegetativ-reflektorischen Projektionsareale

Segmentale Zugehörigkeit:
Nach Head wird die Prostata den Segmenten Th 10 bis Th 12 zugeordnet bei mittiger Projektion.

Die algetischen Zeichen bei Erkrankungen der Prostata finden sich im Unterbauch und im Bereich des thorako-lumbalen Übergangs am Rücken. Darüber hinaus finden sich nach Head aber auch algetische Zeichen im Bereich der Segmente L 5|S 1|S 2|S 3.

Auch in diesem Fall liefert die Segment-Anatomie eine Erklärung für die Schmerzen im Bereich des Beins und an der Sitzfläche:

Ebenso wie bei Hoden und Ovar werden bei Erkrankungen der Prostata durch die Weiterleitung der krankhaften Impulse in die sakralen Ganglien L 5|S 1|S 2|S 3 die entsprechenden Segmente an der spinalen Peripherie (Rückseite der Beine und Sitzfläche) algetisch verändert sein.

Beobachtungen aus der Praxis

In diesem Zusammenhang möchte ich wiederum auf eine Beobachtung in unserer Praxis hinweisen: Wir fanden immer wieder bei Patienten mit Prostatitis oder Veränderungen im Sinne eines Prostataadenoms bzw. auch -karzinoms, dass die große Zehe im Bereich des Nagels Mykosen aufweist (L 5)*.

Chronische und immer nur isoliert an der großen Zehe auftretende Nagelmykosen sollten daher **auch** an eventuelle Veränderungen der Prostata denken lassen.

Ein Zusammenhang zwischen derartigen Veränderungen an der großen Zehe und Prostataerkrankungen ist vor allem dann in Erwägung zu ziehen, wenn zusätzlich auch der 5. Lumbalwirbel druckschmerzhaft ist bzw. Schmerzen in den Myotomen und Sklerotomen des Beckenbereiches auftreten, die den Segmenten L 5|S 1|S 2 zugeordnet sind, nämlich der Bereich des Beckenausganges mit dort ansetzenden bzw. entspringenden Muskeln (M. piriformis, Mm. rotatores, M. glutaeus maximus).

Man kann bei Männern mit Störungen im Bereich der Prostata häufig beobachten, dass sie beim Sitzen eine typisch weibliche Haltung annehmen:

Bei Frauen sind die Oberschenkel beim Sitzen meistens adduziert, die Männer dagegen sitzen, vor allem in jüngeren Jahren, mit abduzierten und außenrotierten Oberschenkeln, einer Haltung, die dem „Genitalpräsentieren beim Affen" entspricht (Franz de Waal).

Diese typisch männliche Sitzhaltung wird bei Patienten mit Prostatabeschwerden häufig gegen eine feminine Sitzhaltung eingetauscht.

* Die große Zehe wird bei den verschiedenen Autoren unterschiedlich zugeordnet: nur L 4, nur L 5 oder L 4 und L 5.

Ich führe das auch darauf zurück, dass bei Erkrankungen der Organe des kleinen Beckens die Außenrotation und Abduktion als Funktion der Segmente L 5|S 1|S 2|S 3 eingeschränkt sein kann und daher spontan eine andere Sitzhaltung eingenommen wird.

Charakteristisch bei Irritationen der Rückenmarkssegmente Th 10, Th 11, Th 12 ist auch der Schmerz im Bereich der untersten Rippen, vor allem an ihren freien Enden. Dieses Areal wird in der chinesischen Medizin als Alarmpunkt der Niere, somit des Organsymbols des Beckens, angegeben.

Segmentaler Bezug zwischen Segmenten der unteren Extremität, M. Bechterew und Prostataveränderungen

Ergänzend zur Seite 387 möchte ich im Zusammenhang mit den Segmenten Th 10–Th 12 noch etwas näher auf den M. Bechterew eingehen.

In vielen älteren Publikationen (Schmid u.a.) findet sich der Hinweis, dass eine chronische Prostatitis die Hauptursache des Morbus Bechterew, der Spondylitis ankylopoetica, sei. Andere Autoren sehen einen Zusammenhang mit Urethritis und Darmerkrankungen. Diese Organe stehen alle mit den Segmenten Th 10 bis Th 12 in Verbindung und haben algetischen Fernprojektionen von L 5 bis S 3, also Ferse, Rückseite des Beines und Sitzfläche.

Auffallend ist die Beschreibung bei allen Autoren, dass der M. Bechterew vor allem bei Männern im jüngeren Lebensalter beginnt, in jener Zeit also, in der auch die Prostatitis häufig vorkommt.

Die Projektionsareale bei Prostataveränderungen sind der thorako-lumbale Übergang sowie die Segmente L 5 und S 1, S 2, S 3, also jene Areale, an denen sich der Morbus Bechterew schon in einem sehr frühen Stadium zeigt.

Das bekannteste Frühsymptom ist der Fersenschmerz. Er entspricht einer Fernprojektion in das Segment L 5|S 1|S 2, Fußsohle und Ferse.

Die Ansatzstellen der Myotome L 5 bis S 2 sind nach Bolk die „Sklero-Zonen" L 5 bis S 2 des Beckens. Dieses würde von der Lokalisation her dem unteren, sakralen Bechterew entsprechen.

Die leicht nach vorne gebeugte Haltung des Bechterew-Patienten ist dadurch zu erklären, dass dieser die Achillessehne an ihrem Ansatz an der Ferse durch leichte Beugung im Kniegelenk entlastet, um dadurch den Fersenschmerz zu reduzieren.

Im weiteren Verlauf der Bechterew-Erkrankung kommen die bekannten weiteren Ursachen für die nach vorn gebeugte Haltung hinzu.

Es wäre sicherlich interessant, alle Frühsymptome von Krankheiten wie z.B. den Fersenschmerz beim Morbus Bechterew im Hinblick auf eine frühzeitig auftretende reflektorische Fernprojektion in die entsprechenden Segmente zu analysieren. Man könnte dann in vielen Fällen nicht nur diagnostische, sondern auch therapeutische und sogar prophylaktische Konsequenzen ziehen.

Leber und Gallenblase – ihre algetischen und vegetativ-reflektorischen Projektionsareale

Auch wenn sich jemand nicht mit der Segment-Anatomie befasst hat, so ist doch jedem Arzt aus Erfahrung bekannt, dass sich alle Erkrankungen der Gallenblase in den rechten Oberbauch, in die rechte Schulter, in den rechten Rücken und insbesondere ins rechte Schulterblatt projizieren.

Bemerkenswert ist dabei, dass bei Cholezystolithiasis auch im anfallsfreien Intervall im Bereich des rechten Schultergürtels Schmerzen auftreten können. Im Vergleich zur akuten Erkrankung sind sie dann jedoch weniger stark ausgeprägt.

Auch bei Erkrankungen der Leber wie bei Hepatitis, Zirrhose, auch beim subphrenischen Abszess und bei der Stauungsleber treten Schmerzen und vegetative Zeichen auf der rechten Seite auf.

Diese Schmerzen können natürlich auch Frühzeichen im Vorfeld eines Karzinoms von Leber, Gallenblase und Gallengängen sein.

Segmentale Zugehörigkeit:
Leber und Gallenblase sind über **sympathische viszeral-afferente Fasern** den Rückenmarkssegmenten Th 8, Th 9, Th 10, (Th 11) zugeordnet.

Die algetischen Zeichen bei Erkrankungen von Leber und Gallenblase

Algetische Zonen am Rumpf treten am Oberbauch bei Th 8, Th 9, Th 10 rechts auf, insbesondere am rechten Rippenbogen und am rechten Rektusrand, hier häufig in Form eines besonders druckschmerzhaften Punktes, der auch nach Beseitigung der Krankheitsursache noch längere Zeit bestehen bleibt. Dieses Phänomen wird von Patienten fälschlicherweise häufig als drohendes Rezidiv gedeutet.

Über parasympathische Fasern im N. phrenicus können Schmerzen und Muskelverspannungen homolateral, also in der rechten Schulter, ausgelöst werden (Myotome C 4, C 5, entsprechend den Nervenfasern, die den N. phrenicus bilden).

Meistens sieht man im Zustand starker Schmerzen, dass der Patient den rechten Arm an den Körper presst und dass sich der Körper um den rechten Herd krümmt, wodurch ein rechtsseitiger Taillenknick entsteht. Durch diese Armhaltung vermeidet der Patient Bewegungen aller Art, da das Mitreagieren der Myotome C 4, C 5 bei Bewegungen der rechten Schulter und des rechten Armes Schmerzen verursacht (s. Abb. 10.9).

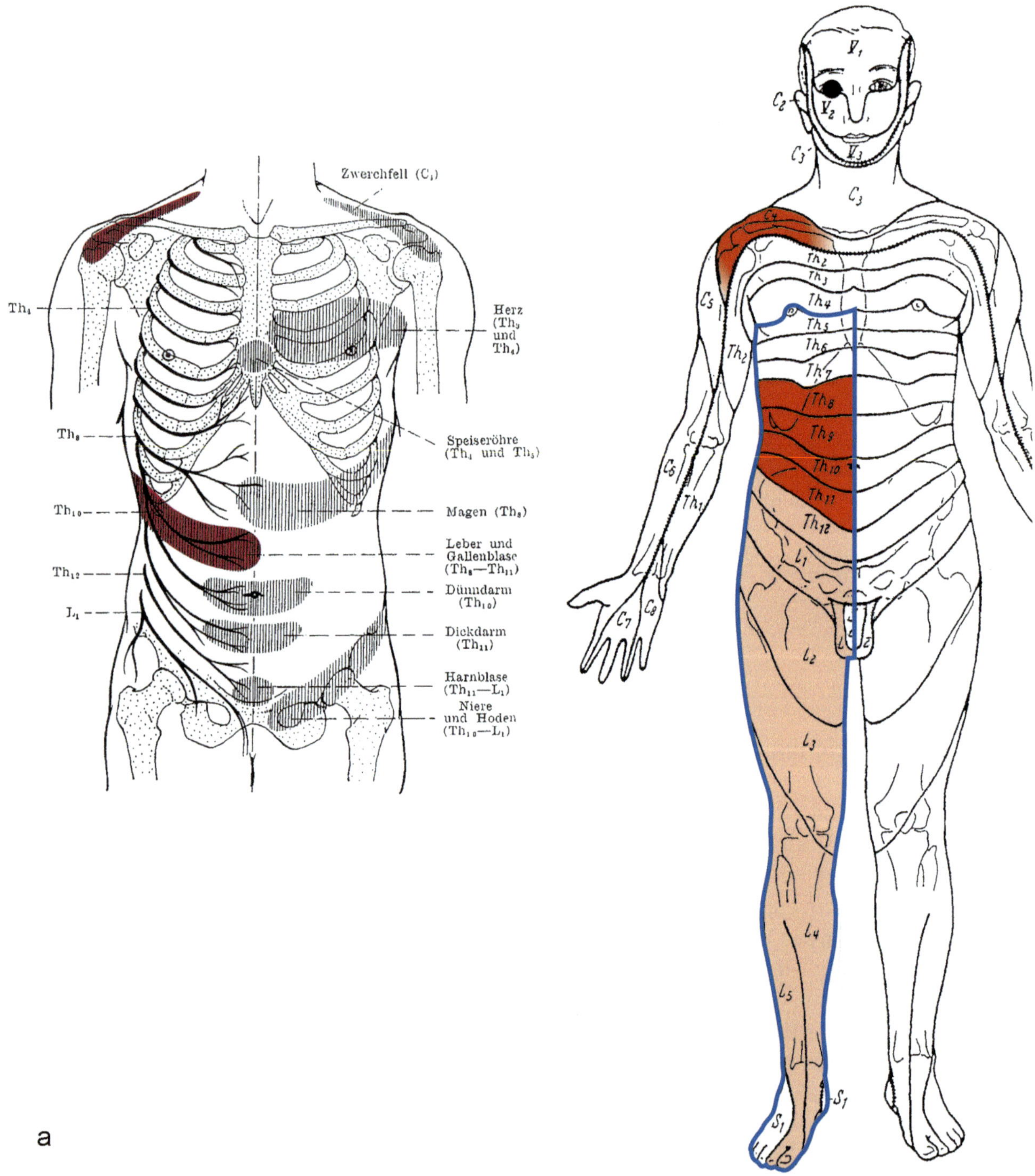

a

Abb. 10.9 Leber und Gallenblase. Schema der algetischen und vegetativ-reflektorischen Projektionszonen von Leber und Gallenblase, seiten- und segmentspezifisch rechts, ventral und dorsal.
Rot: Zone des Referred Pain von Leber und Gallenblase bei Th 8 bis Th 11.
Dunkelrot ventral: „Head-Zone" im Bereich des Referred Pain der betroffenen Dermatome (Myotome, Sklerotome).

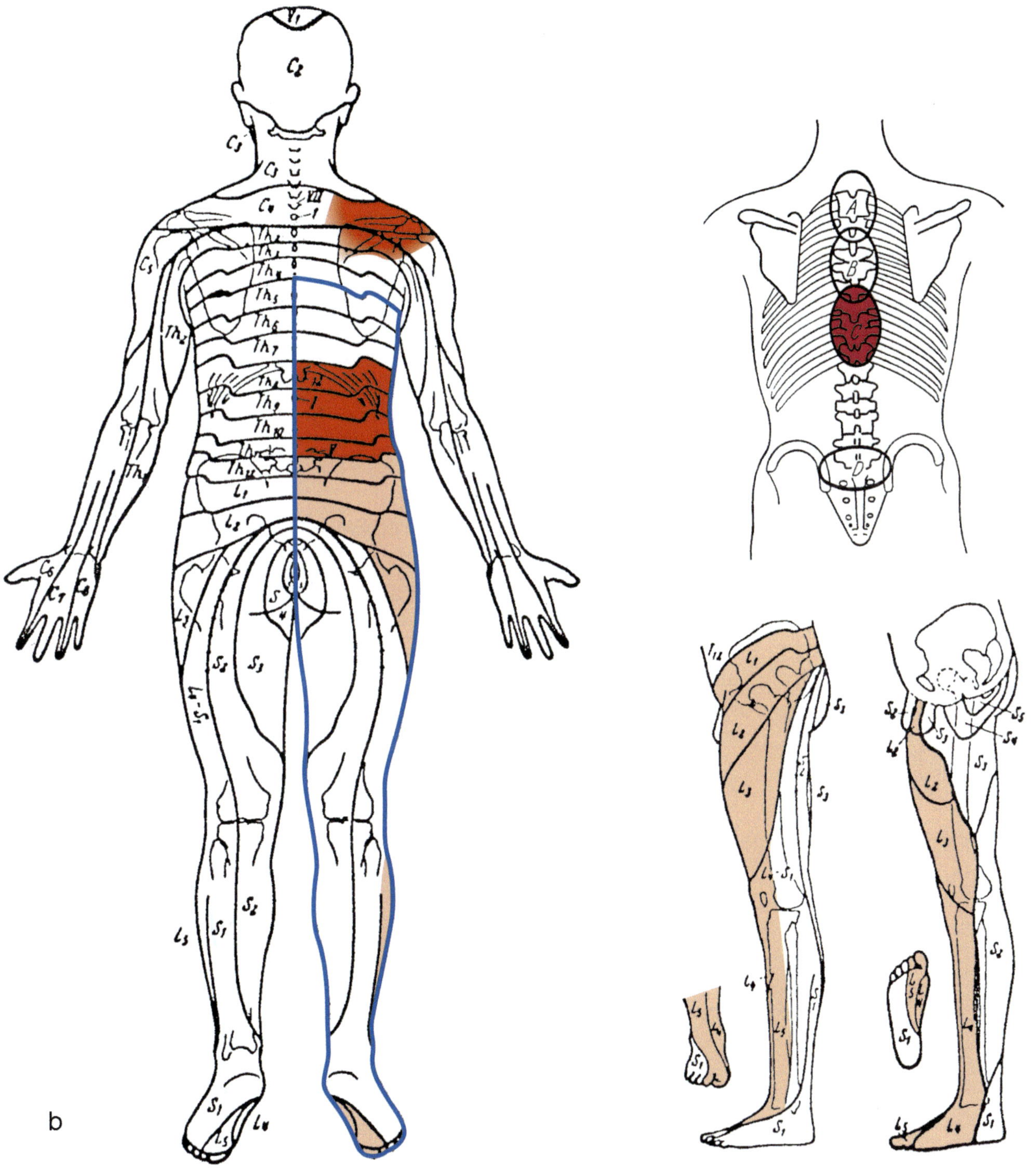

Dunkelrot dorsal: Schmerzhafte Dornfortsätze, s. Schema nach Mackenzie in Abb. 6.3.
Hellrot: Viszerogen sensibilisierter Bereich an Rumpf und Extremität (Hyperästhesie und Hyperalgesie), am Bein tibial betont.
Blau umrandet: Vegetativ-reflektorisches Projektionsareal im ganzen Quadranten (Vasomotorik, Piloarrektion, Schweißsekretion einschließlich Pupillenerweiterung, Kopf- und Schulterzonen).

Algetische Zeichen am Kopf

Durch die Innervation über den N. vagus tritt eine Hyperalgesie in C 2 und im Trigeminus auf, wobei die algetischen Kopfzonen typischerweise in der Temporal- und Parietalregion des Kopfes zu finden sind.

Dies beruht nach der Beobachtung von Head auf der Tatsache, dass eine Hyperalgesie der mittleren Thoraxwand, also der Head-Zonen von Leber und Gallenblase, Ursache für die Projektion algetischer Zonen in den Kopf sein kann. Egal, ob die Schmerzen in der Thoraxwand vertebragen bedingt oder als Projektionsschmerz zu beurteilen sind, kann die schmerzhafte Verspannung der Interkostalmuskulatur bei Th 5 bis Th 11 homolateral im Kopfbereich in der Temporal- und Parietalregion Schmerzen auslösen.

Eine Projektion in den Kopf kann also auch „von außen nach außen" und nicht nur von „innen nach außen" ausgelöst werden.

Algetische Zeichen an den unteren Extremitäten

Wie bei den anderen Oberbauchorganen der gleichen Segmentzugehörigkeit Th 8, Th 9, Th 10 (Th 11) werden auch hier die Impulse über Kollateralen im sympathischen Grenzstrang zu den lumbalen sympathischen Ganglien L 4 und L 5 geleitet, gelangen von hier zum Plexus lumbalis und weiter in den N. femoralis (L 1 bis L 4) und auch N. peronaeus, die die Myotome L 4|L 5 im M. tibialis anterior und die Peronaeus-Gruppe versorgen.

Auf diesem Weg ist eine Projektion von Oberbauchbeschwerden, die von Leber und Gallenblase ausgelöst wurden, in die homolaterale untere Extremität möglich. In der unteren Extremität werden somit vor allem der rechte M. tibialis anterior und die rechte Peronaeus-Gruppe schmerzhaft verändert sein, somit Areale, in denen die Punkte Ma 36, Ma 37 und Gb 34 liegen.

Erfahrungsgemäß sind bei Irritationen von L 4 und L 5 am Fuß folgende Areale besonders empfindlich:

- Bei Störungen von L 4 der Innenknöchel und mediale Fußrand,
- bei Störungen von L 5 der Außenknöchel und die große Zehe.

Dies stimmt mit dem peripheren Verlauf von Leber- und Gallenblasen-Meridian am Fuß überein (Gb 40, Gb 41, Le 3).

Die vegetativ-reflektorischen Projektionszeichen bei Erkrankungen von Leber und Gallenblase

An der Haut des ganzen **unteren Körperquadranten bis zur Mamillarlinie** finden sich die bekannten Erscheinungen von

- Vasokonstriktion,
- Piloarrektion und
- veränderter Schweißsekretion.

Vegetative sympathikotone Reaktionen zeigen sich **im Gesicht** in Form einer mimischen Verkrampfung der rechten Gesichtshälfte mit einem Hochziehen des rechten Mundwinkels und einer homolateralen Mydriasis.

Auch in diesem Beispiel zeigen also die vegetative Mimik und die Körperhaltung die Seite der Erkrankung an.

Schmerzhafte Dornfortsätze beschreibt Mackenzie an den Wirbeln Th 10 bis Th 12.

Die Dermatome Th 9 und Th 10 zeigen auf der betroffenen rechten Seite häufig Haut- und Pigmentveränderungen vor allem dann, wenn die Patienten wiederholt eine Wärmflasche auf den Bauch aufgelegt haben. Hier lässt sich beobachten, dass die Wärmflasche oder das Heizkissen, die ja in der Mitte des Bauches aufgelegt wurden, vor allem auf der betroffenen rechten Seite die beschriebenen Pigmentveränderungen auslösen. Die geänderte Vasomotorik der irritierten Hautgefäße führt demnach, wie gerade dieses Beispiel zeigt, immer wieder auch zu einer veränderten Durchlässigkeit der Kapillarwand dieser Segmente, wodurch Pigmentveränderungen und eine Marmorierung der Haut als Zeichen der inneren Erkrankung auftreten können.

Wie bei Erkrankungen der anderen Oberbauchorgane, welche die Rückenmarkssegmente Th 9, Th 10, Th 11 irritieren, werden auch bei Erkrankungen von Leber und Gallenblase die 11. und 12. Rippe druckempfindlich sein. Dabei ist differenzialdiagnostisch von Bedeutung, auf welcher Seite die Druckschmerzhaftigkeit der letzten beiden Rippen auftritt:

- Bei Leber- und Gallenblasenerkrankungen rechts,
- bei Magen- und Darmerkrankungen links,
- bei Nierenkrankheiten an den jeweils freien Rippenenden homolateral.

Bei chronischen Erkrankungen von Leber und Gallenblase treten **Herpes-zoster-Veränderungen** vor allem im Dermatom Th 8, Th 9, Th 10 rechts auf.

Tiefe Hyperalgesien finden sich nicht nur im Gebiet der Clavicula (Mussy-Druckpunkt), sondern auch im Bereich des M. deltoideus sowie als „oberer zervikaler Punkt“ (point cervical supérieur) rechts in Höhe des Proc. transversus des dritten Halswirbels (Kunert, Schmid).

Nach Kunert ist für die sympathische Innervation der Gallenblase vor allem das 7. thorakale Grenzstrangganglion rechts von Bedeutung, während das 8. und das 9. thorakale Grenzstrangganglion offenbar geringeren Einfluss auf die Gallenblase ausüben.

Ergänzend möchte ich noch darauf hinweisen, dass bei Leber- und Gallenblasenerkrankungen der 6. bis 8. Brustwirbel und insbesondere die Dornfortsätze dieser Wirbel schmerzhaft sind. Eine Quaddelung zwischen den Dornfortsätzen Th 6 und Th 7 kann Schmerzattacken kupieren. Ebenso wie eine Infiltration zwischen den Dornfortsätzen kann auch eine paravertebrale Injektion im Gebiet von Th 6 bis Th 11 therapeutisch erfolgreich sein.

Ebenso wie im Abdominalbereich ein viszero-motorischer Reflex eine Bauchdeckenspannung hervorrufen kann, kann über einen viszero-motorischen Phrenicus-Reflex ein Zwerchfellhochstand rechts auftreten. Wenn dies mit Temperaturerhöhung und Singultus-Attacken verbunden ist, muss man auch an einen subphrenischen Abszess rechts denken.

Leber- und Gallenblasen- sowie Duodenalerkrankungen, insbesondere Ulcus duodeni, sind aus Sicht der Segment-Anatomie wegen der gleichen Seiten- und Segmentzugehörigkeit schwer zu unterscheiden.

Deshalb wird meistens vor einer Gallenblasenoperation eine Magenspiegelung durchgeführt, um ein Ulcus duodeni sicher auszuschließen.

Immer dann, wenn sich die Schmerzen bei bestehenden Leber- und Gallenblasenerkrankungen **auch** nach links projizieren, muss man an Komplikationen seitens des Pankreas denken.

Die Viszero-viszeral-Reflexe oder vegetativen Organreflexe bei Erkrankungen von Leber und Gallenblase

Viszero-viszeral-Reflexe bei Gallenblasenerkrankungen können sehr verschiedenartig sein, sind aber meistens sehr intensiv.

Bei einer Gallensteinkolik sind Erbrechen und schwere Störungen der Darmtätigkeit bis hin zum Meteorismus und zum reflektorischen paralytischen Ileus bekannt.

Im kolikfreien Intervall klagen die Patienten dagegen häufig über „Magenschmerzen“. Dies ist vermutlich auf die starke Motilitätssteigerung des Magen-Darm-Traktes bei Gallenwegserkrankungen zurückzuführen.

Eine funktionelle Gallenwegsstörung wird bei Hepatitis, Leberzirrhose, Ulkus und Gastroduodenitis sowie Pankreatitis beschrieben.

Wenckebach hat auf die reflektorische Beeinflussung des Herzens bei Gallenblasenerkrankungen, bedingt durch die gemeinsame segmentale Innervation von Gallenblase und den Vorhöfen des Herzens (Th 6 bis Th 8), hingewiesen.

Nach meiner Beobachtung können alle inneren Organe im Segmentbereich von Th 6 bis Th 10 Auslöser von Tachyarrhythmien und auch Blutdruckveränderungen sein. Auch dies basiert auf der gleichen sympathischen viszeral-afferenten Versorgung der Oberbauchorgane und der Vorhöfe.

Wenckebach interpretiert Fälle von hartnäckiger Extrasystolie als reflektorisch bedingt, weil viele Fälle von Extrasystolen nach Exstirpation der chronisch entzündeten Gallenblase verschwanden.

Bauchspeicheldrüse und Milz – ihre algetischen und vegetativ-reflektorischen Projektionsareale

Bei **Pankreaserkrankungen** ist eine besondere Überempfindlichkeit oder auch ein Juckreiz der Haut des 8. thorakalen Segmentes auf der linken Seite typisch. Dies wird in der Segment-Anatomie als eines der wichtigsten Pankreaszeichen angegeben. Typisch sind darüber hinaus die Erweiterung der linken Pupille und eine Spannungsvermehrung im Bereich des linken M. rectus abdominis.

Bei eindeutig diagnostizierten Pankreaserkrankungen besteht nach Hansen und Schliack ausnahmslos eine Linksprojektion und Begrenzung der algetischen und vegetativ-reflektorischen Krankheitszeichen auf die Segmente Th 6, Th 7, Th 8 und Th 9.

> Vegetativ-reflektorische Zeichen und hyperalgetische Projektionszonen bei Pankreaserkrankungen sind mit denen bei Erkrankungen von Milz und Jejunum identisch.

Die segmentale Projektionszone der **Milz** liegt wie die des Jejunums und des Pankreas bei Th 6 bis Th 11 mit einer besonderen Empfindlichkeit der Segmente Th 8 und Th 9 links.

Ähnlich wie bei den Organen Pankreas und Jejunum ist auch bei der Milz die homolaterale Mydriasis und eine Schmerzempfindlichkeit in der homolateralen Schulter charakteristisch.

Auftreten von reflektorischen und algetischen Krankheitszeichen bei anderen Erkrankungen

Abschließend möchte ich noch darauf hinweisen, dass auch andere Erkrankungen reflektorische und algetische Krankheitszeichen auslösen können. Nach Hansen und Schliack findet man vor allem bei Lumbalgie und Ischialgie, bei Thrombosen, bei Zahnerkrankungen, Tonsillarabszess, Granulomen und Otitis sowie auch bei Migräne reflektorische Zeichen mit Pupillenerweiterung und mimischer Verkrampfung, darüber hinaus an der Haut auch homolaterale vasomotorische Phänomene, Piloarrektion, verändertes Schwitzen. Dieses können wir aus der langjährigen Erfahrung in unserer Praxis bestätigen.

Nach meiner Beobachtung sind es vor allem Störungen am Kopf und an den Extremitäten, die homolaterale vegetativ-reflektorische Zeichen auslösen und damit Störungen innerer Organe vortäuschen oder überlagern können.

Somit können Schmerzen und Veränderungen an der Körperoberfläche nicht nur innere Organe irritieren bzw. Erkrankungen an einem pathisch erregten inneren Organ auslösen, sondern es können Schmerzen und Veränderungen an der Körperoberfläche auch innere Erkrankungen nur vortäuschen.

11 Die Myotome an Rumpf und Extremitäten

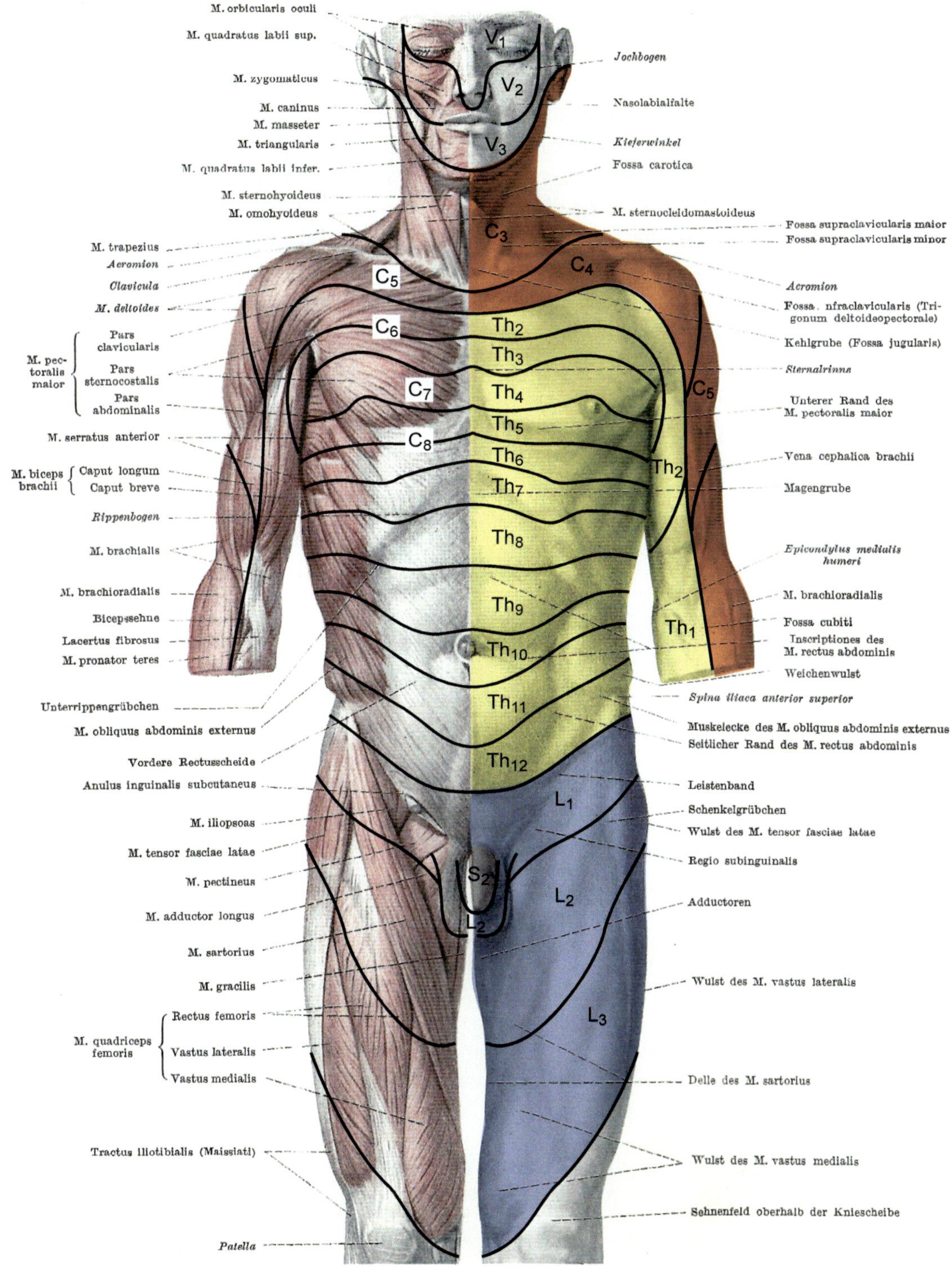

Abb. 11.1 Darstellung der Dermatome in ihrer Lagebeziehung zu den Muskeln von Rumpf, Oberarm und Oberschenkel **ventral**. Zervikale Dermatome (rot), thorakale Dermatome (gelb), lumbale Dermatome (blau), sakrale Dermatome (grau), modifiziert nach Braus-Elze.

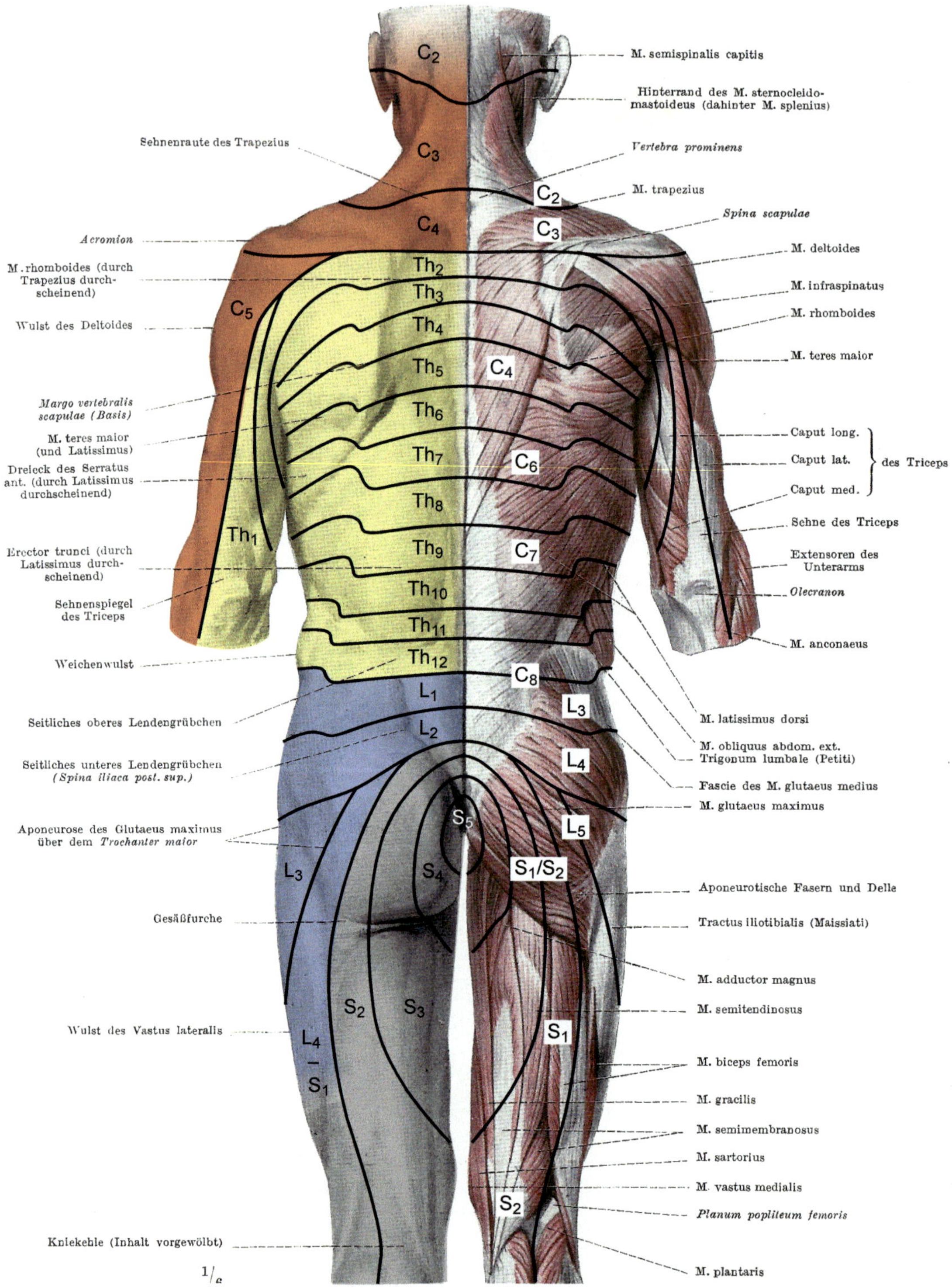

Abb. 11.2 Darstellung der Dermatome in ihrer Lagebeziehung zu den Muskeln von Rumpf, Oberarm und Oberschenkel **dorsal.** Zervikale Dermatome (rot), thorakale Dermatome (gelb), lumbale Dermatome (blau), sakrale Dermatome (grau), modifiziert nach Braus-Elze.

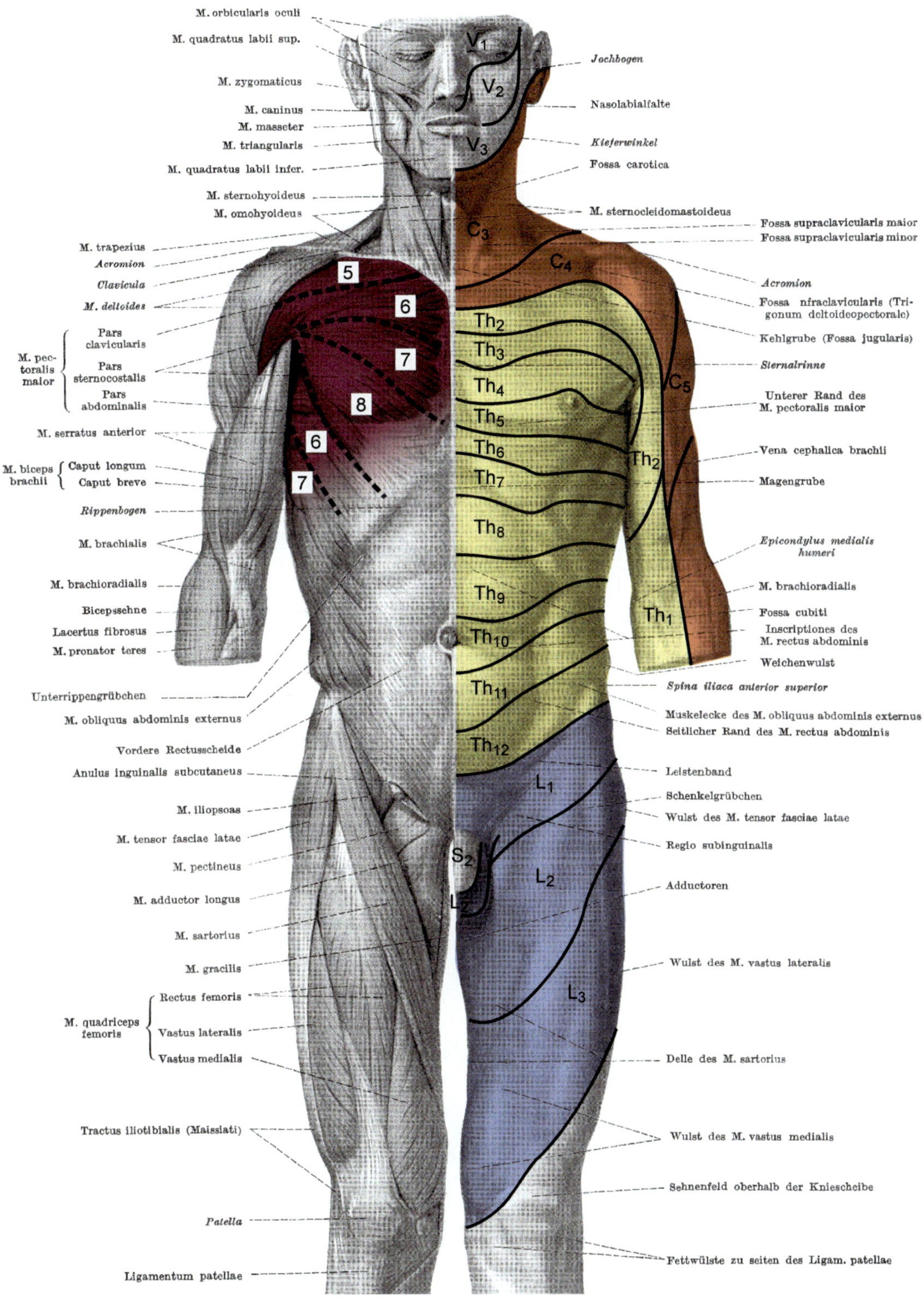

Abb. 11.3 Darstellung der Dermatome in ihrer Lagebeziehung zu den einzelnen Myotomen am Rumpf **ventral.** Zervikale Dermatome (rot), thorakale Dermatome (gelb), lumbale Dermatome (blau), sakrale Dermatome (grau), modifiziert nach Braus-Elze.

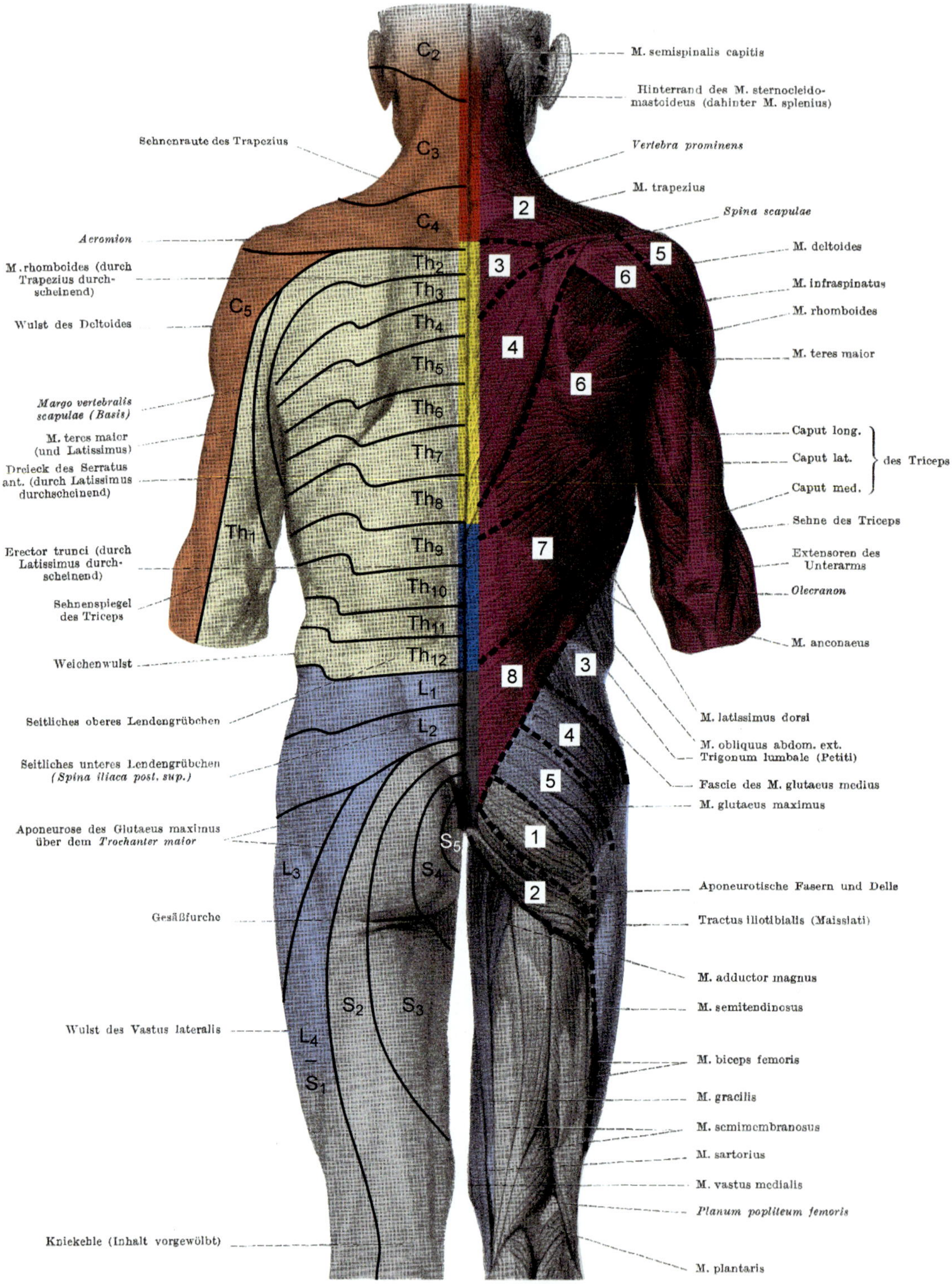

Abb. 11.4 Darstellung der Dermatome in ihrer Lagebeziehung zu den einzelnen Myotomen am Rumpf **dorsal,** modifiziert nach Braus-Elze. Zervikale Dermatome (rot), thorakale Dermatome (gelb), lumbale Dermatome (blau), sakrale Dermatome (grau). Sämtliche oberflächlichen Myotome (dunkelrot) am Rücken sind zervikal innerviert. Zu unterscheiden sind zudem die lumbal innervierten Myotome des Glutealbereiches (blau) und die sakral innervierten Myotome des Glutealbereiches (grau).

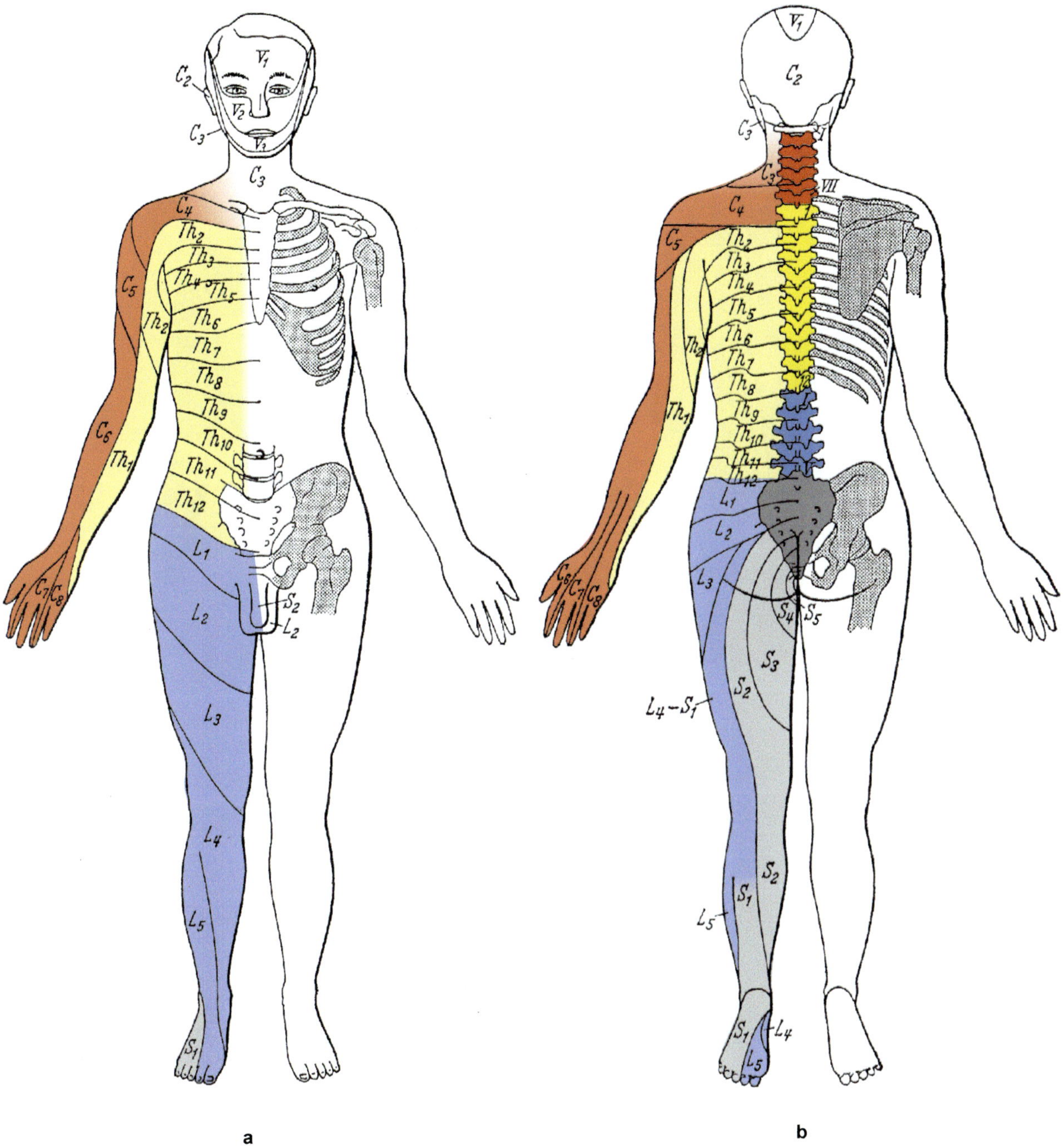

Abb. 11.5 Darstellung der Dermatome in ihrer Lagebeziehung zur Wirbelsäule, zu den Rippen, zum Schulterblatt und zur Beckenschaufel, **dorsal** und **ventral,** modifiziert nach Kunert. Zervikale Wirbelkörper (rot), thorakale Wirbelkörper (gelb), lumbale Wirbelkörper (blau), Sakrum (grau).

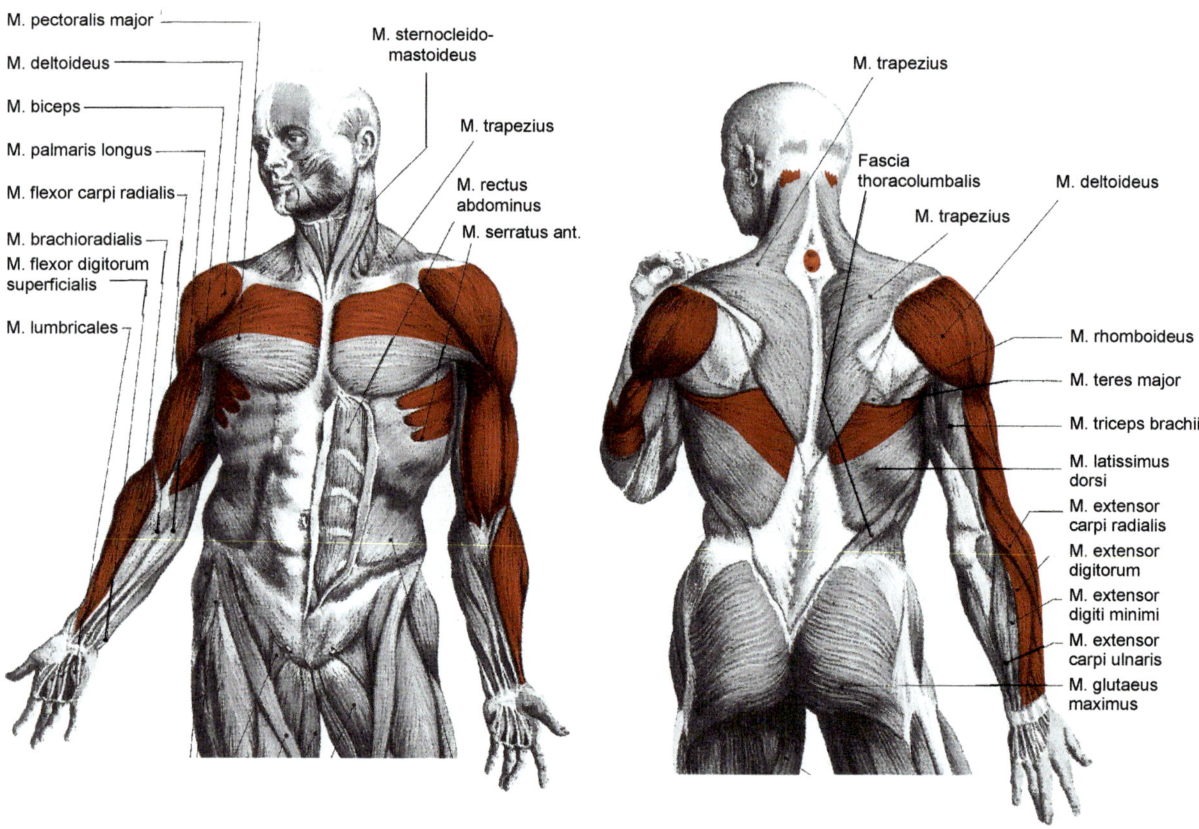

Abb. 11.6 Darstellung der C 5- und C 6-Myotome an Rumpf und oberer Extremität, **ventral** und **dorsal,** modifiziert nach FIF (Fachmagazin in Farbe).
Beachte: In der Ventralansicht stimmt die Lage der C 5- und C 6-Myotome mit der Verortung von Lungen- und Dickdarm-Meridian in der TCM überein.
Beachte: Nach Hansen und Schliack sind die Dermatome und Myotome an oberer und unterer Extremität annähernd deckungsgleich.

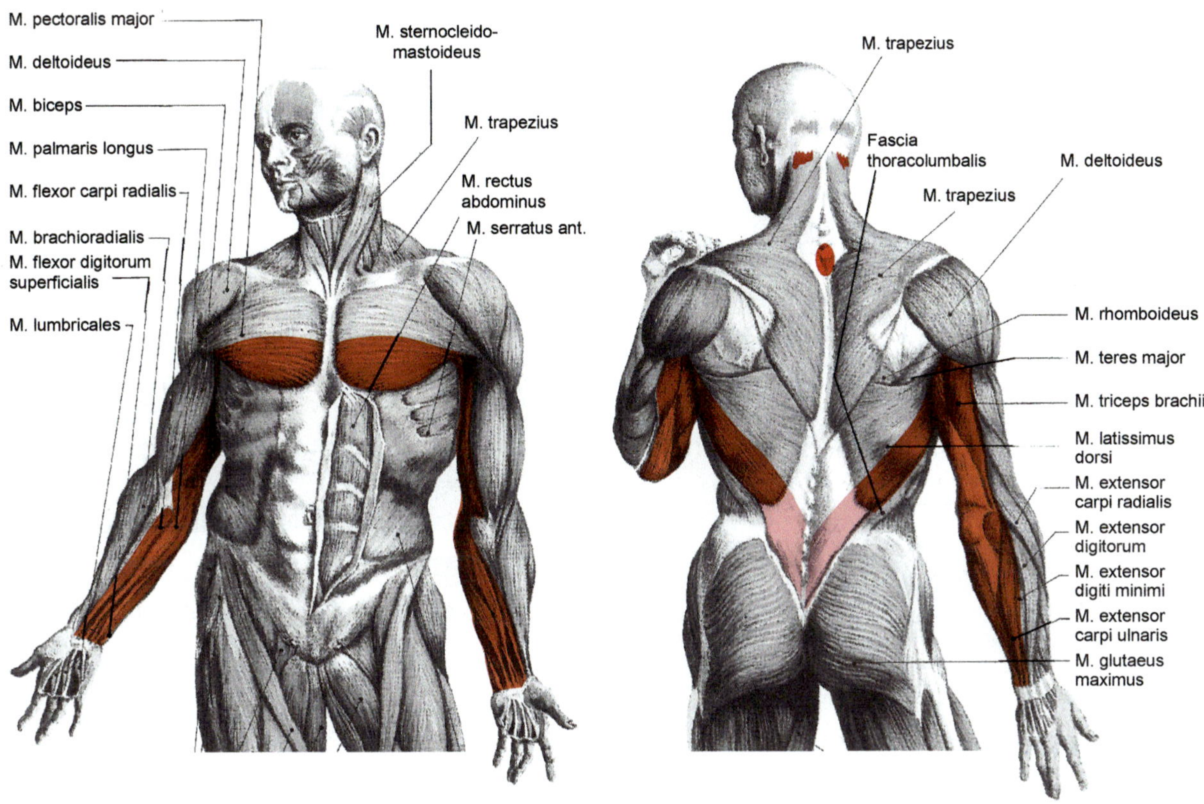

Abb. 11.7 Darstellung der C 8-, Th 1-, Th 2-Myotome an Rumpf und oberer Extremität, **ventral** und **dorsal,** modifiziert nach FIF (Fachmagazin in Farbe).
Beachte: In der Ventralansicht stimmt die Lage der C 8-, Th 1-, Th 2-Myotome mit der Verortung des Herz-Meridians überein, in der Dorsalansicht mit der Verortung des Dünndarm-Meridians in der TCM.

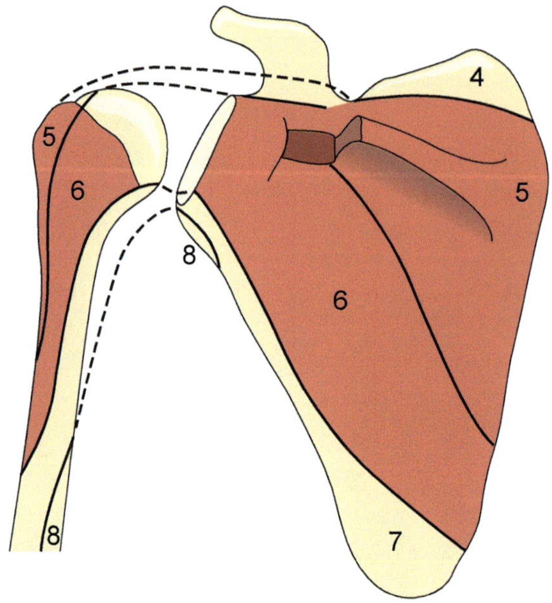

Abb. 11.8 Darstellung der zervikalen Sklero-Zonen an Schulterblatt und Oberarm, modifiziert nach Bolk. Zur Erinnerung: Sklero-Zonen sind die Ansatz- bzw. Ursprungszonen der zugehörigen Myotome.

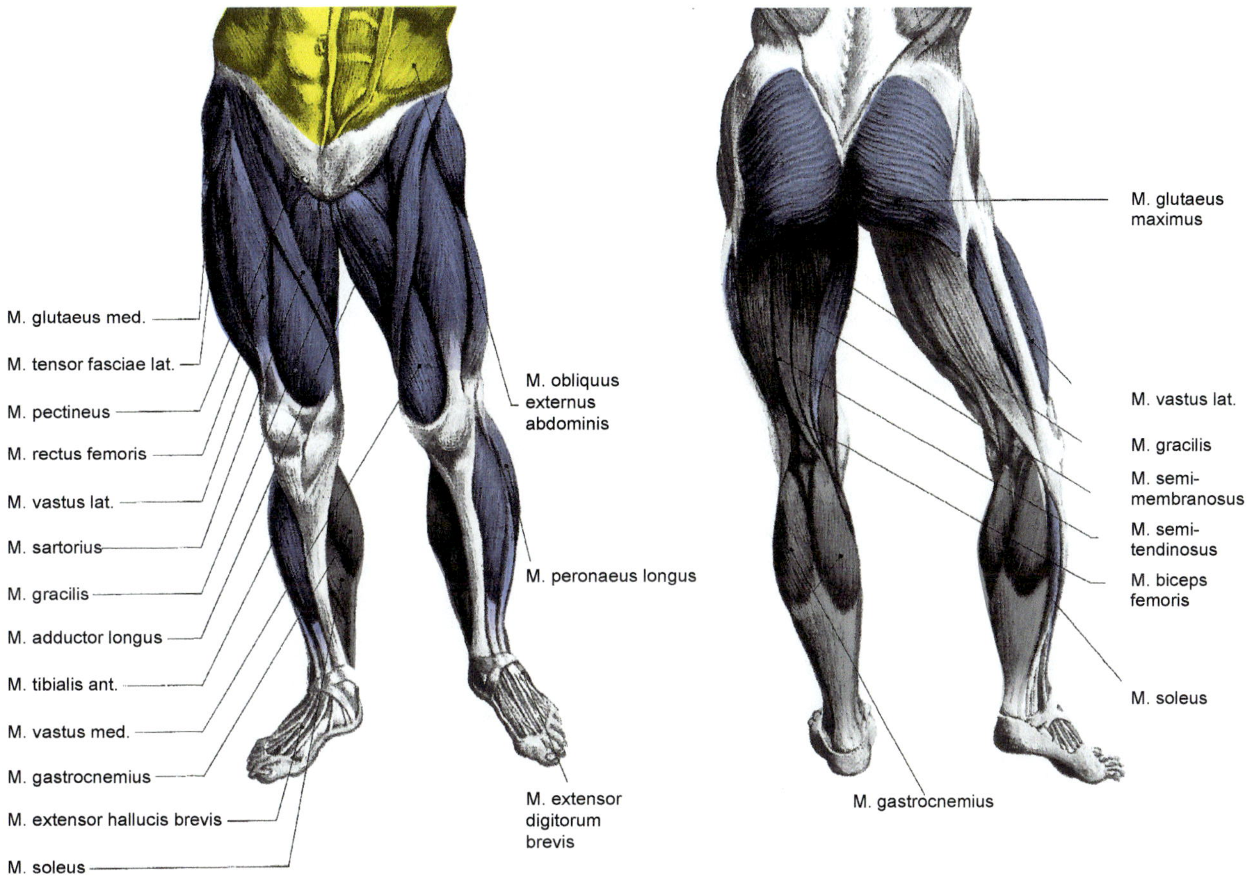

Abb. 11.9 Darstellung der lumbal und sakral innervierten Muskulatur an Becken und Bein, **ventral** und **dorsal,** modifiziert nach FIF (Fachmagazin in Farbe). Lumbal innervierte Muskulatur (blau), sakral innervierte Muskulatur (grau).

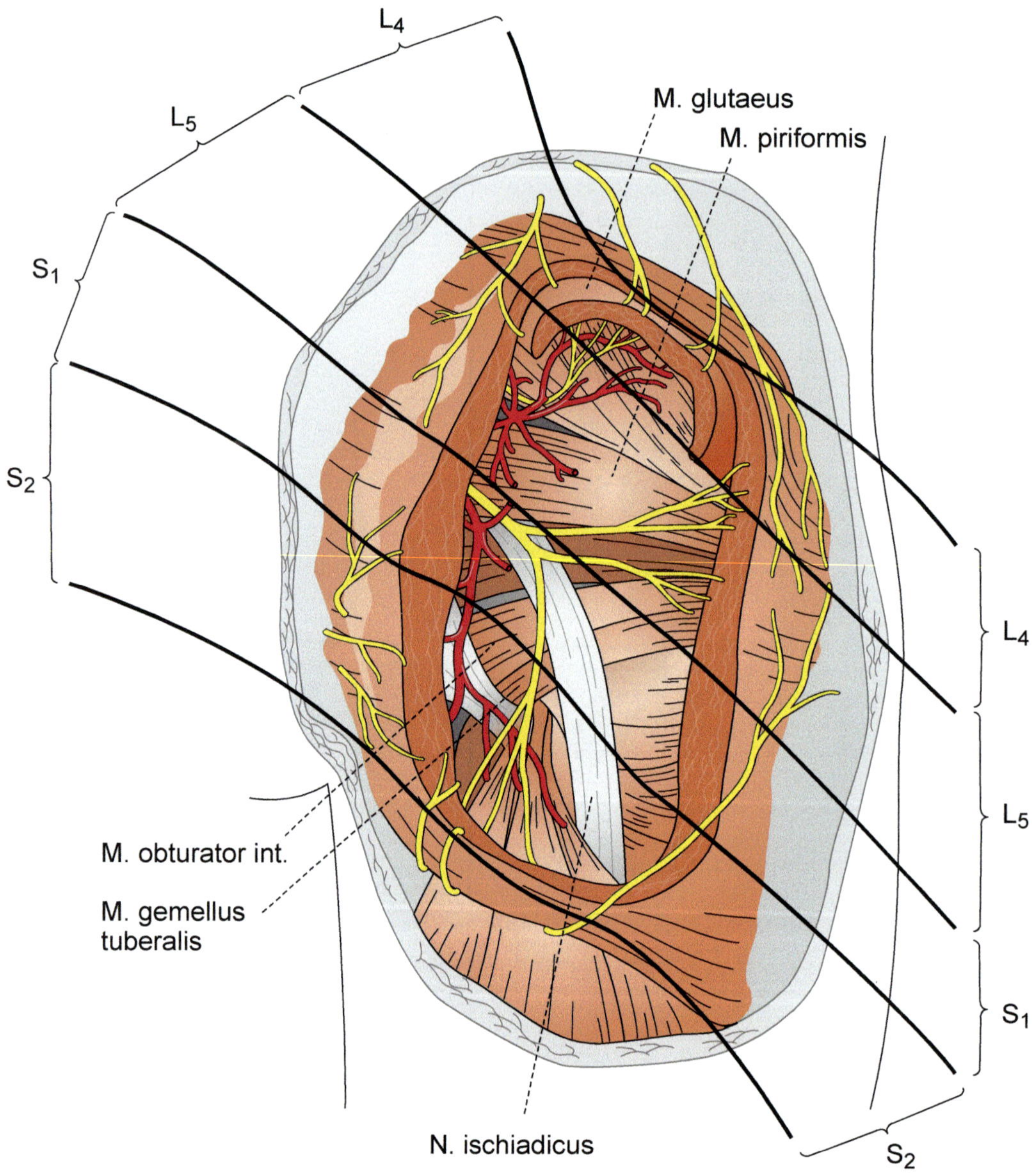

Abb. 11.10 Darstellung der Glutealmuskulatur in metamerer Anordnung von L4 bis S2. Der M. glutaeus maximus ist in der Abbildung gefenstert dargestellt, modifiziert nach Kahle, Leonhardt, Platzer 1979.

Literatur

Abegg L.: Ostasien denkt anders. Atlantis Verl., Zürich 1949

Albrecht C.: Persönliche Mitteilung, Dresden 2009

Arnstein A.: Herpes zoster als einziges manifestes Symptom von im Übrigen latent verlaufenden Erkrankungen innerer Organe. Wien. klin. Wschr. 34 (1921) 13

Atzenhofer K. u. Schnetz H.: Über funktionelle Zusammenhänge zwischen Erkrankungen der Wirbelsäule im Zervikothorakalbereich und Herzrhythmusstörungen, Angina pectoris sowie Oberbaucherkrankungen und deren therapeutische Beeinflußbarkeit. Wien, med. Wschr. 121 (1971) 286

Auberger H.: Regionale Schmerztherapie. G. Thieme, Stuttgart 1971

Auerswald W. u. König G.: Ist Akupunktur Naturwissenschaft? Bd. I u. II. Maudrich, Wien – München – Bern 1986

Barop H.: Lehrbuch und Atlas Neuraltherapie nach Huneke. Hippokrates, Stuttgart 1996

Becke H., Wagner R. u. Wander R.: Taschenatlas Naturheilkundliche Untersuchungstechniken. Hippokrates Verl., Stuttgart 2000

Benninghoff u. Görttler: Lehrbuch der Anatomie des Menschen. Bd. I–III. Urban & Schwarzenberg, München – Wien – Baltimore 1977

Berg G.: Der Kopfschmerz aus der Sicht des Internisten. Dtsch. med. J. 9 (1957) 485

Bergsmann O. u. Bergsmann R.: Projektionssymptome. 4. Aufl., Facultas, Wien 1997

Bergsmann O.: Beziehungen zwischen Haut und Organ am Beispiel Lunge, DZA 1966/2

Blaschko A.: Die Nervenverteilung in der Haut in ihrer Beziehung zu den Erkrankungen der Haut. Deutsche Dermatologische Gesellschaft VII. Congress, 1901

Blechschmidt E.: Anatomie und Ontogenese des Menschen. FE-Medienverlag Kisslegg, 1978

Blechschmidt E.: Die Entwicklungsbewegungen der Somiten und ihre Bedeutung für die Gliederung der Wirbelsäule. Z. Anat. Entw. gesch. 120 (1957) 150

Bodechtel G.: Neuraltherapie, Betrachtungen eines Schulmediziners, Münch. med. Wschr. 101 (1955)

Bodechtel G.: Kopfschmerzen, in W. Hadorn: Vom Symptom zur Diagnose. S. Karger, Basel – New York 1960

Bohnstedt R. M.: Krankheitssymptome an der Haut, in Beziehung zu Störungen anderer Organe. G. Thieme, Stuttgart 1965

Bolk L.: Beiträge zur Affenanatomie. III. Der Plexus cervico-brachialis der Primaten. Petrus Camper, Bd. I, 1902

Bolk L.: Segmentaldifferenzierung des menschlichen Rumpfes und seiner Extremitäten. Beiträge zur Anatomie und Morphogenese des menschlichen Körpers, I, II, III und IV. Morphol. Jahrb., Bd. 25, 26, 27 und 28, 1898

Braeucker W.: Die konservative Neuraltherapie am Kopf. Acta neuroveget. III (1952) 246

Braus H. u. Elze C.: Anatomie des Menschen. Bd. I, II und III. 2. Aufl., Springer, Berlin 1960

Brügger A.: Die Erkrankungen des Bewegungsapparates und seines Nervensystems. G. Fischer Verl., Stuttgart – New York 1977

Bues E.: Dermatome C 2 und C 3. Dtsch. Zschr. f. Nervenheilkunde, Bd. 171, S. 37–46 (1953)

Buytendijk F. J.: Allgemeine Theorie der menschlichen Haltung und Bewegung als Verbindung und Gegenüberstellung von physiologischer und psychologischer Betrachtungsweise. Springer, Berlin 1956

Catel W.: Medizin und Intuition, G. Thieme, Stuttgart – New York 1979

Chusid, J.: Correlative neuroanatomy – functional neurology. Lange Medical Publikations. Los Altos, Cal. 1970

Clara M.: Das Nervensystem des Menschen. Johann Ambrosius Barth, Leipzig 1942

Clara M.: Die Anatomie der Sensibilität unter besonderer Berücksichtigung der vegetativen Leitungsbahnen. Acta neuroveget. VII (1953) 4

Clara M.: Entwicklungsgeschichte des Menschen. G. Thieme, Leipzig 1966

Coster M. u. Pollaris A.: Viszerale Osteopathie. Hippokrates, Stuttgart 1997

Curtius F.: Vom medizinischen Denken und Meinen. F. Enke, Stuttgart 1968

Derbolowsky U.: Haltungsanalytische Atem-, Sprech- und Stimmtherapie. Haug, Heidelberg 1978

Derbolowsky U.: Kränkung, Krankheit und Heilung in leiblicher, seelischer und geistiger Sicht. Haug, Heidelberg 1976

Dick W.: Die Hautreizquaddel als Diagnostikum bei akuten abdominellen Erkrankungen. Dtsch. med. Wschr. (1952) 637

Dicke E., Schlick H. u. Wolff A.: Bindegewebsmassage, 5. Aufl., Hippokrates, Stuttgart 1968

Dittmar F.: Die Segmentdiagnostik als Maßnahme zur Objektivierung von Wirbelsäulenschäden. Die Wirbelsäule i. Forschg. u. Praxis Bd. IX, 76 – 80. Hippokrates, Stuttgart 1959

Dittmar F. u. Dobner E.: Die neurotopische Diagnose und Therapie innerer Krankheiten. Haug, Ulm 1961

Döring G.: Die Lehre vom Zoster in relationspathologischer Betrachtung. Fortschr. Neurol. 17 (1949) 115
Dosch P.: Lehrbuch der Neuraltherapie nach Huneke. 9. Aufl., Haug, Heidelberg 1980
Dvorak J. u.a.: Manuelle Medizin. 3. Aufl., G. Thieme, Stuttgart – New York 1997
Eder M. u. Tilscher H.: Chirotherapie. Hippokrates, Stuttgart 1988
Eder M. u. Tilscher H.: Schmerzsyndrome der Wirbelsäule, Grundlagen, Diagnostik, Therapie. 4. Aufl., Hippokrates, Stuttgart 1988
Eibl-Eibesfeldt I.: Liebe und Haß. Zur Naturgeschichte elementarer Verhaltensweisen. Piper, München – Zürich 1989
Eibl-Eibesfeldt I.: Grundriß der vergleichenden Verhaltensforschung. Piper, München – Zürich 1989
Elze C., siehe Braus H. und Elze C.
Fanghänel J. u.a.: Waldeyer – Anatomie des Menschen. 17. Aufl., Walter de Gruyter, Berlin – New York 2003
Fegeler R. u. Kautzky R.: Systematisierte Hautveränderungen, Metamerie und Innervation. Arch. Dermat. Syph. 194 (1952) 614
Feyerabend P.: Wider den Methodenzwang. Suhrkamp, 1986
Foerster O. u. Bumke O.: Handbuch der Neurologie Bd. V, Springer, Berlin 1936
Foerster O. u. Bumke O.: Die Symptomatologie der Schußverletzungen der peripheren Nerven. Bd. II/2, zu Handb. d. Neurol., Hrsg. von Lewandowsky. Springer, Berlin 1929
Foerster O., Altenburger H. u. Kroll F. W.: Über die Beziehungen des vegetativen Nervensystems zur Sensibilität. Breslau 1929
Foerster O.: Reizungen einer hinteren Wurzel. Dtsch. Zschr. f. Nervenkr., 107, 41 (1920)
Foerster O.: Über die Vasodilatatoren in den peripheren Nerven und hinteren Rückenmarkswurzeln beim Menschen. Breslau
Franck D.: Verhaltensbiologie. 3. Aufl., G. Thieme, Stuttgart – New York 1997
Franke H.: Die Bedeutung und der Nachweis reflektorischer Krankheitszeichen in der inneren Medizin. Wien. klin. Wschr. (1943) 735.
Frey S.: Die Macht des Bildes. Der Einfluß der nonverbalen Kommunikation auf Kultur und Politik. Hans Huber, Bern – Göttingen – Toronto – Seattle 1999
Frick H. u.a.: Lehrbuch der Anatomie. Bd. I und II. G. Thieme, Stuttgart – New York 1992
Frisch H.: Programmierte Untersuchung des Bewegungsapparates. Springer, Berlin – Heidelberg – New York 1983
Gagel O.: Entstehung und Auswirkung der Schmerzempfindung. Regensb. J. ärztl. Fortb. 4 (1955) 13
Ganong W. u. Auerswald W.: Lehrbuch der Medizinischen Physiologie. Springer, Berlin – Heidelberg – New York 1974
Gauer u.a.: Allgemeine Neurophysiologie. Urban und Schwarzenberg, Wien 1971
Gertz D.: Basiswissen der Neuroanatomie, G. Thieme, 1993
Gleditsch J.: Reflexzonen und Somatotopien als Schlüssel zu einer Gesamtschau des Menschen. WBV Biologisch-Medizinische Verlagsgesellschaft mbH & CO KG, 1983
Gleditsch J.: MAPS. Hippokrates, Stuttgart 2002
Gleissner O.: Über die kutiviszerale Beeinflussung der Harnsäure- und Chlorausscheidung. Medizinische Wochenschr. (1954) 757
Goethe J. W.: Schriften zur Biologie. Langen-Müller, München – Wien 1982
Granet, M.: Das chinesische Denken – Inhalt, Form, Charakter. Piper, München 1971
Gross D.: Beitrag zum Wirkungsmechanismus der Reflexzonen- oder Bindegewebsmassage. Arch. physik. Therap. 1 (1961) 73
Gross D.: Die vasale (arterielle) Ordnung der Körperoberfläche und was sie bedeutet. Acta neuroveget. III (1952) 171
Gross D.: Schmerz und vegetatives Nervensystem. Hippokrates, Stuttgart 1971
Grosser O. u. Fröhlich A.: Beiträge zur Kenntnis der Dermatome der menschlichen Rumpfhaut. Morphol. Jahrbuch, 1902 zitiert bei Braus-Elze
Gunn C. C.: Die Behandlung chronischer Schmerzen nach Gunn. Medizinische Verlagsgesellschaft mbH, Uelzen 1999
Gutmann G.: Die Chirotherapie, Versuch einer Zwischenbilanz. Hippokrates 34 (1963) 685–692.
Gutzeit K.: Wirbelsäule und innere Krankheiten. Münch. med. Wochenschr. 100 (1953) 1, 47
Hadorn E. und Wehner R.: Allgemeine Zoologie. G. Thieme, Stuttgart 1978
Hadorn W.: Vom Symptom zur Diagnose. 6. Aufl., S. Karger, Basel – New York 1969
Hahn u.a.: Regionalanästhesie. Ullstein Medical, 1999
Hansen K. u. Schliack H.: Segmentale Innervation. Ihre Bedeutung für Klinik und Praxis. (Zugl. 2. Aufl. von „Reflektorische und algetische Krankheitszeichen der inneren Organe" von K. Hansen und H. v. Staa), G. Thieme, Stuttgart 1962
Harrer G.: Affekt und Muskelspannung in Psyche u. Rheuma. Psychosomat. Schmerzsyndrome d. Bewegungsapparates 58 – 67. Schwabe / Eular Publ. Basel 1975

Hauser W.: Die Bedeutung segmentaler Innervation für die Pathogenese von Krankheiten an der Haut. Fortschr. Med. 85. Jg. 1967, Nr. 14
Hauser W.: Die Lokalisation von Hautkrankheiten im Gesicht. Fortschr. Med. 92, 877–881 (1974)
Hauser W.: Periorale Dermatitis: Affektion im kleinen Becken. Med. Tribune, Kongreßbericht 6 (1974)
Hauser W.: Viscero-cutane Reflexe in der Pathogenese von Dermatosen. Therapiewoche 20, 21, 925 (1970)
Hauswirth O.: Vegetative Konstitutionstherapie. Springer, Wien 1953
Haymaker W., Woothall B.: Pheripheral Nerve injuries, Saunders, Philadelphia 1953 (in: Schuler C.: zur Behandlung der geschlossenen Verletzungen des Plexus brachialis. Schweiz. med. Wschr. 88, 801/1958)
Head H.: Die Sensibilitätsstörungen der Haut bei Visceralerkrankungen. Übersetzt von W. Seiffer. A. Hirschwald, Berlin 1898
Heesch D.: Persönliche Mitteilung 2002
Hegglin R.: Differentialdiagnose innerer Krankheiten. 10. Aufl., G. Thieme, Stuttgart 1966
Heine H.: Anatomische Struktur der Akupunkturpunkte. DZA 1988/26–30
Herringham W. P.: Zitiert bei van Rynberk.
Hess W. R.: Die funktionelle Organisation des vegetativen Nerven-Systems. B. Schwabe, Basel 1948
Heyck H.: Der Kopfschmerz. 4. Aufl., G. Thieme, Stuttgart 1975
Higier H.: Der Schmerz als sympathische Erscheinung und seine Stellung zum animalen und vegetativen Nervensystem im Allgemeinen. Dtsch. Zschr. Nervenkrankheiten 89 (1926) 196
Huneke F.: Neuraltherapie, Betrachtungen eines Schulmediziners. Hippokrates 26 (1955) 633 und 671
Iatridis, J. C. u.a.: Subcutaneous Tissue Mechanical Behavior is Linear and Viscoelastic Under Uniaxial Tension. Connective Tissue Research, 44: 208–217, 2003
Iliev E.: Behandlung psoriatischer Arthritis mit Akupunktur. DZA 2004
Irnich D. (Hrsg.): Leitfaden Triggerpunkte. Elsevier Urban & Fischer, München 2009
Janda V.: Muskelfunktionsdiagnostik. Verlag für Medizin E. Fischer, 1979
Janzen R. u.a.: Schmerz. G. Thieme, Stuttgart 1972
Janzen R.: Neurologische Diagnostik – Therapie – Prognostik. Ferdinand Enke, Stuttgart 1975
Janzen R.: Schmerzanalyse. G. Thieme, Stuttgart 1966
Jenkner F. L.: Nervenblockaden auf pharmakologischem und auf elektrischem Weg. 3. Aufl., Springer, Wien – New York 1980
Jonas D. F. u. Jonas A. D.: Signale der Urzeit. Hippokrates, Stuttgart 1977
Jonas D.: Das erste Wort. Wie die Menschen sprechen lernten. Hoffmann u. Campe, Hamburg 1979
Jores A.: Symptom und Organbefund. Schattauer, Stuttgart 1964
Jung C. G.: Psychologische Typen. Walter, Olten u. Freiburg i. Breisgau 1976
Junghanns H.: Wirbelsäule/ Schmerz – Trauma – Begutachtung. Hippokrates, Stuttgart 1959
Kahle W., Leonhardt H. u. Platzer W.: Taschenatlas der Anatomie. Bd. I Bewegungsapparat. 3. Aufl., G. Thieme, Stuttgart 1979
Kalchschmidt G.: Eine Headsche Zone als diagnostisches Hilfsmittel bei der Fremdkörpererkrankung des Rindes. Wien. tierärztl. Mschr. 41 (1954) 531
Kautzky R.: Kritische Betrachtungen über den Begriff der sogenannten peripheren und segmentalen Innervationsfelder im Bereiche des Kopfes. Dtsch. Zschr. f. Nervenheilkunde, Bd. 171, S. 148 – 160 (1953)
Keidel W. D.: Kurzgefaßtes Lehrbuch der Physiologie. G. Thieme, Stuttgart 1973
Kibler M.: Das Störungsfeld bei Gelenkerkrankungen und inneren Krankheiten. 3. Aufl., Hippokrates, Stuttgart 1958
Kitzinger E.: Der Akupunktur-Punkt – Topographie und Chinesische Stichtechnik. Maudrich, Wien – München – Bern 1989
Knotz J.: Die Phänomene der reflektorischen Halbseitenabwehr, insbesondere die Halbseitenspannung, als diagnostische Wegweiser. Münch. med. Wschr. (1931) 1039 und 1086.
Kohlrausch W.: Die reflektorischen Wechselbeziehungen zwischen Inneren Organen und Skelettmuskeln und ihre therapeutische Ausnützbarkeit. Z. Nervenhk. 144 (1937) 205
Kohlrausch W.: Reflexzonenmassage in Muskulatur und Bindegewebe. Hippokrates, Stuttgart 1955
König G. u. Wancura I.: Die Grundlagen der Akupunktur und ihre Erklärungsmöglichkeiten. Vortr. Gesell. d. Ärzte Wien (15.03.1974), Ref. Wi. Klin. Wsch. 259–260 (1974)
König G. u. Wancura I.: Einführung in die chin. Ohr-Akupunktur. 9. Aufl., Haug, Heidelberg 1989
König G. u. Wancura I.: Neue chinesische Akupunktur. 6. Aufl. Maudrich, Wien – München – Bern 1989
König G. u. Wancura I.: Ohr-Akupunktur in China. Akupunktur Theorie und Praxis 1, 27 – 40, 1978
König G. u. Wancura I.: Praxis und Theorie der Neuen chinesischen Akupunktur. Bd. I, II und III. 3. Aufl. Maudrich, Wien – München – Bern 1994
König G. u. Wancura I.: Punkte und Regeln der Neuen chinesischen Akupunktur. 6. Aufl., Maudrich, Wien 1994
König O.: Urmotiv Auge. Piper und Co., München – Zürich 1975
Kretschmer E.: Körperbau und Charakter. Springer, Berlin – Heidelberg – New York, 1977

Kunert W.: Wirbelsäule und Innere Medizin. 2. Aufl., F. Enke, Stuttgart 1975
Langelaan, zit. bei Van Rynberk
Langevin H. M. u.a.: Relationship of Acupuncture Points and Meridians to Connective Tissue Planes. The anatomical record (New anat.) 269; 257–265, 2002
Langevin H. M.: Acupuncture: Does it work and, if so, how? Sem Clin Neuropsychiatry, Vol. 4, No. 3 (July), 1999: pp 167–175
Langley J. N.: Das autonome Nervensystem. Springer, Berlin 1922
Langley J. N.: Das sympathische und verwandte nervöse System der Wirbeltiere (autonomes nervöses System). Zeitschrift in: Ergebnisse der Physiologie 818–877 (1903)
Langman J.: Medizinische Embryologie. G. Thieme, Stuttgart 1972
Lanz – Wachsmuth: Praktische Anatomie. Springer, Berlin – Heidelberg – New York 1959
Laubenthal F. u. Schliack H.: Leitfaden der Neurologie. G. Thieme, Stuttgart 1967.
Leonhardt H. et al.: Innere Organe, G. Thieme, Stuttgart 1976
Lériche R.: Chirurgie des Schmerzes. Johann Ambrosius Barth, Leipzig 1958
Lériche R.: Grundlagen einer physiologischen Chirurgie. Hippokrates, Stuttgart 1958
Lewit K. u.a.: Manuelle Medizin. 4. Aufl. Urban & Schwarzenberg, München – Wien – Baltimore 1984
Lie F. u. Skopek H.: Chinesische Heilmassage – Tuina-Therapie – Akupressur. Maudrich, Wien 1988
Lorenz K.: Das sogenannte Böse. G. Borotha, Wien 1971
Lorenz K.: Der Abbau des Menschlichen. R. Piper & Co., München – Zürich 1983
Lorenz K.: Die Rückseite des Spiegels. Deutscher Taschenbuch, München 1980
Ma Y. u.a.: Schmerzbehandlung mit biomedizinischer Akupunktur. Elsevier/Urban & Fischer, München 2006
Mackenzie J.: Krankheitszeichen und ihre Auslegung. 3. Aufl.. Übersetzt von J. Müller. Kabitzsch, Würzburg 1917
Malisch C., Putz R.: Topografische Anatomie des Blasenmeridians beim Menschen. Medizinische Dissertation. LMU München, 2004
Maric-Oehler W.: Meridiandarstellung mit Infrarotkamera? Plenarveranst. DGfAN Jena 2008.
Masuhr K. F. u. Neumann M.: Neurologie. 2. Aufl., Hippokrates, Stuttgart 1992
Mayor D.F.: Die Shu- und Mu-Akupunkturpunkte und ihre segmentale Innervation. Dtsch. Zschr. f. Akup. 2 / 2008
Mayor D.F.: Electroacupuncture – A practical manual and resource. Churchill Livingstone, Elsevier, Edinburg 2007
Melzack R.: Das Rätsel des Schmerzes. Hippokrates, Stuttgart 1978
Mitchell G. A.: Anatomy of the autonomic nervous system. E. & S. Livingstone, Edinburgh/London 1953, p. 205
Monnier M.: Physiologie und Pathophysiologie des vegetativen Nervensystems. Bd. I und II, Hippokrates, 1963
Moser H.: Untersuchungen über das Wesen der Head'schen Zonen. Ärztl. M.hefte berufl. Fortb. 10 (1949/ 52) 817
Müller W.: Dermadrome – Begleitsymptome der Haut bei Erkrankungen innerer Organe. Brüder Hartmann, Berlin 1970.
Mumenthaler M. u. Mattle H.: Neurologie. 11. Aufl., G. Thieme, Stuttgart – New York 2002
Mumenthaler M. u. Schliack H.: Läsionen peripherer Nerven – Diagnostik und Therapie. 2. Aufl., G. Thieme, Stuttgart 1973
Mumenthaler M.: Der Schulter-Arm-Schmerz. 2. Aufl., Hans Huber, Bern – Stuttgart – Wien 1982
Needham J.: La science chinoise et l´occident. Ed. du Seuil, Paris 1973
Netter F. H. u.a.: Nervensystem I – Neuroanatomie und Physiologie. G. Thieme, Stuttgart – New York 1987
Netter F. H.: Farbatlanten der Medizin. Bewegungsapparat I. G. Thieme, Stuttgart – New York 1992
Netter F. H.: Farbatlanten der Medizin. Nervensystem II – Klinische Neurologie. G. Thieme, Stuttgart – New York 1989
Netter H. F.: Netter`s Neurologie. G. Thieme, Stuttgart – New York 2001
Neumann A.: Zur Frage der Sensibilität der inneren Organe. Zbl. Physiol. 25 (1911) 53
Ornstein R.: Die Psychologie des Bewußtseins. Fischer Taschenbuch, Frankfurt 1976
Ots T.: Lumbago – das Konzept Niere. DZA 2004
Paracelsustag 1978 Vorträge: Paracelsus in der Tradition. Verband d. wissenschaft. Gesellschaften Österreichs, Wien 1980
Paterson A.M.: Zitiert bei van Rynberk
Paterson A.M.: The origin and distribution of the nerves of the lower limb. II. Journ. of Anat. and Phys. Vol. XXVIII. p. 169, 1894
Perschke O.: Akupunktur und manuelle Medizin in Praxis und Theorie. Maudrich, Wien – München – Bern 1996
Perschke O.: Kombination von Akupunktur, Neuraltherapie und Manualtherapie bei Gelenkerkrankungen. DZA 1989

Pietschmann H.: Das Ende des naturwissenschaftlichen Zeitalters. Ullstein Sachbuch 1983
Platzer W. et al.: Taschenatlas der Anatomie. G. Thieme, Stuttgart – New York 1975
Plügge H.: Über Head'sche Zonen. Dtsch. Z. Nervenhk. 146 (1938) 78
Poetzschner R.: Typen der sympathischen Antwort auf Nadelreize. Deutscher Akupunkturkongress 2007
Pollmann A.: Fünf Wandlungsphasen in fünf Streichen. Haug, Heidelberg 1991
Pollmann A.: Kritische Betrachtung zur medizinischen Relevanz der Akupunkturlehre. Deutscher Akupunkturkongress 2007
Porkert M.: Die theoretischen Grundlagen der chinesischen Medizin. (Entsprechungssystem). F. Steiner, Wiesbaden 1973
Portmann A.: Biologie und Geist. Suhrkamp, Frankfurt – Main 1982.
Portmann A.: Das Tier als soziales Wesen. Suhrkamp, Frankfurt – Main 1978.
Portmann A.: Manipulation des Menschen als Schicksal und Bedrohung. Arche, Zürich 1969
Portmann A.: Um das Menschenbild. Reclam, Stuttgart 1974
Portmann A.: Vom Lebendigen. Versuche zu einer Wissenschaft vom Menschen, Suhrkamp, 1979
Portmann A.: Zoologie und das neue Bild des Menschen. Rowohlt Verl., Hamburg 1956
Puttkammer J. v.: Therapeutische Beeinflussung innerer Organe durch Reflexwirkung von den Head'schen Zonen aus. Dtsch. Z. Homöop. 1 (1942) 10
Ranke O. u.a.: Lehrbuch der Physiologie (Gehör, Stimmen und Sprache). Springer, Berlin – Heidelberg 1953
Rauber A., Kopsch F.: Anatomie des Menschen Bd. I, II, III. G. Thieme, 1998
Rein H. und Schneider M.: Physiologie des Menschen. Springer, Berlin 1971
Ricker G. u. Speransky A. D.: Allgemeine Pathophysiologie als Beitrag für eine Grundlage der Theorie der Medizin von A. D. Speransky. Hippokrates, 1948
Ricker G.: Betrachtungen über die allgemeine Physiologie und Pathologie der Gegenwart: 1. Das Nervensystem und das Innervierte. Allg. Patholog. Schriftenreihe H 1. Hippokrates, Stuttgart 1941
Riedl R. J. u. Kreuzer F.: Evolution und Menschenbild. Hoffmann u. Campe, 1983
Riese J.: Gesundheit – Krankheit – Heilung. G. Ricker's Stufengesetz in Theorie und Praxis der modernen Medizin. Hollinek, Wien 1953
Risak E.: Der klinische Blick. 6. Aufl., Springer, Wien 1942
Rohen J. W. u. Lütjen-Drecoll E.: Funktionelle Anatomie des Menschen. Schattauer, Stuttgart 2001
Ross J.: Zitiert bei van Rynberk
Rüdinger H.: Der Akupunkturpunkt und die Zukunft der Akupunkturforschung. Dtsch. Ztschr. f. Akup. 2008; 51,2: 5–7
Schadé J. P.: Anatomischer Atlas des Menschen. Gustav Fischer, Stuttgart 1991
Schandry R.: Lehrbuch Psychophysiologie. 3. Aufl., Beltz Psychologie Verlags Union, 1996
Schettler G.: Innere Medizin. Bd. I. 4. Aufl., G. Thieme, Stuttgart 1976
Schlesinger H.: Die Metamerie der Haut. Centralblatt f. d. Gr. d. Med. u. Chir. VII. Gustav Fischer, Jena 1903
Schliack H.: Grundriß einer klinischen Segmentalpathologie, 33/741. Hippokrates, Stuttgart 1962
Schmid J.: Neuraltherapie. Springer, Wien – New York 1987
Schünke M. u. a.: Prometheus Lernatlas der Anatomie, G. Thieme, Stuttgart – New York 2006
Schumacher S.: Zur Kenntnis der segmentalen (insbesondere motorischen) Innervation der oberen Extremitäten. Sitzung der mathem.-naturwissen. Kl. Band CXVII, alt. III, 1908.
Scott B.: Techniken der Regionalanästhesie. 3. Aufl., G. Thieme, Stuttgart – New York 1998
Seem M.: Akupunktur und myofasziale Lösung. Medizinisch Literarische Verlagsgesellschaft mbH, Uelzen 1993
Sherrington C. S.: The integrative action of the nervous system. Univ. Press, Cambridge 1947.
Sobotta – Becher: Atlas der Anatomie I – III. Elsevier, München
Sölder F.: Der segmentale Begrenzungstypus bei Hautanästhesien am Kopfe, insbesondere in Fällen von Syringomyelie. Aus d. II. psychiatr. Klinik (Hofrath v. Krafft-Ebing) in Wien
Stacher G. u. Wancura I.: Die Wirkung von Akupunktur-Analgesie auf Schwelle u. Toleranz gegen experimentellen Hautschmerz. Akup. Theorie u. Praxis 2, 81–83, 1975
Stofft E.: Akupunktur und Anatomie. DZA 2004
Sturm A.: Das Metamerieproblem in der inneren Medizin. Acta neuroveget. III (1951) 132
Thoden U.: Neurogene Schmerzsyndrome. Hippokrates, Stuttgart 1987
Tilscher H. u. Eder M.: Lehrbuch der Reflextherapie. Hippokrates, Stuttgart 1986
Tilscher H. u. Eder M.: Die Rehabilitation von Wirbelsäulengestörten. 2. Aufl., Springer, Berlin – Heidelberg – New York – Tokyo 1983
Tilscher H.: Ursachen für Lumbalsyndrome. D. Steinkopff, Darmstadt, 1979
Tischendorf F. W.: Der diagnostische Blick. 5. Aufl., Schattauer, 1993.
Travell J. G. u. Simons D. G.: Handbuch der Muskel-Triggerpunkte. 2. Aufl., Urban & Fischer, München 1992

Trepel M.: Neuroanatomie – Struktur und Form, Urban Fischer, München 2004
Vaillancourt P. D.: Painful peripheral Neuropathies. Med Clin North Am. Vol. 83, No. 3, May 1999
Van Rynberk G.: La metameria somatica, nervosa, cutanea e muscolare: Reale Accademia die Lincei 1906. Dtsch. Übersetzung von K. A. Scholl
Van Rynberk G.: Versuch einer Segmentalanatomie. J. F. Bergmann, Wiesbaden 1910
Veit O.: Grundsätzliches zum Bau des Nervensystems der Wirbeltiere. Z. wiss. Zoologie 132 (1928) 187.
Villinger E.: Die periphere Innervation. Monographie. Engelmann Verl., Leipzig 1933
Voegt H.: Reflektorische Krankheitszeichen und Segmenttherapie. Klin. d. Gegenw. Bd. 9, 341–355. Urban & Schwarzenberg, München 1960
Voigt Ch. A.: Abhandlung über die Richtung der Haare am menschlichen Körper. Ibid., Bd – XIII, zitiert bei Blaschko
Voigt Ch. A.: Beiträge zur Dermato-Neurologie nebst der Beschreibung eines Systems neu entdeckter Linien an der Oberfläche des menschlichen Körpers. Ibid., Bd. XXII
Voigt Ch. A.: Über ein System neu entdeckter Linien an der Oberfläche des menschlichen Körpers und über die Hauptverästelungs-Gebiete der Hautnerven, nebst der Art der Verteilung der Hautnerven in denselben. Sitzb. d. mathem.-naturw. Cl. XXII. Bd. I Hft. 1851
Waal F.: Der Affe in uns. Warum wir sind, wie wir sind. Carl Hanser, 2006
Wagner R. u. Poetzschner R.: Lasergestützte Visualisierung der Akupunktur-Leitbahnen. DGfAN, Jena 2008
Wagner R. u. Wander R.: Akupunktur und Neuraltherapie in der Tumortherapie. DGfAN, Jena 2007
Waldeyer A., siehe Fanghänel J.
Wancura I. u. König G.: Die „inneren Organe" in trad. chin. Sicht. Akup. Theorie und Praxis 4, 178 – 182, 1977.
Wancura I. u. König G.: On the neurophysiological Explanation of Acup. Analg. Am. J. chin. Med. 2/2/193–195, 1974
Wancura I. u. König G.: Standortbestimmung der Akupunktur am Modell vertebragener Beschwerden. Der praktische Arzt, Kongreßband Akademie für Allgemeine Medizin 1977
Wancura I. u. König G.: Zur neurophysiolog. Erklärung der Akupunkturanalgesie. Wien. med. Wschr. 124, 5, 62 – 65, (1974)
Wander R.: Neuraltherapie bei Kniegelenkserkrankungen. DZA 2004.
Wander R.: Schwindel. DZA 2007.
Weintraub A. u.a.: Psychosomatische Schmerzsyndrome des Bewegungsapparates. Schwabe & Co, Basel – Stuttgart 1975. Eular Publishers
Wernoe O.: Viscero-cutane Reflexe, Pflügers Arch. Physiol. 210, 1 (1925)
Wilson E. O.: Biologie als Schicksal. Ullstein, Frankfurt/Main – Berlin – Wien 1980
Wolff H. D.: Neurophysiologische Aspekte der manuellen Medizin. Springer, Berlin – Heidelberg – New York – Tokyo 1983
Wolff H. D.: Die Sonderstellung des Kopfgelenkbereichs. Springer, Berlin – Heidelberg – New York – London – Paris – Tokyo 1988
Wünsche G.: Über segmentale Schwellung der Haut und des Unterhautgewebes bei inneren Erkrankungen. Dtsch. med. Wschr. (1949) 578
Ziegler A. J.: Krankheits-Bilder. Elemente einer archetypischen Medizin. Fischer Taschenbuch 1989

Register